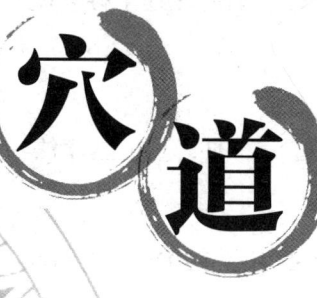

穴道

的奥秘

——风伯伯的回春指

曾培杰 ◎ **著**

朗照清度　唐婉瑜　张榆羚 ◎ **整理**

辽宁科学技术出版社
LIAONING SCIENCE AND TECHNOLOGY PUBLISHING HOUSE

拂石医典
FU SHI MEDBOOK

图书在版编目（CIP）数据

穴道的奥秘 / 曾培杰著. — 沈阳：辽宁科学技术出版社，
2021.3
ISBN 978-7-5591-1823-3

Ⅰ.①穴… Ⅱ.①曾… Ⅲ.①穴位疗法—基本知识 Ⅳ.①R245.9

中国版本图书馆CIP数据核字（2020）第200801号

出版发行：辽宁科学技术出版社
　　　　　北京拂石医典图书有限公司
地　　址：北京海淀区车公庄西路华通大厦B座15层
联系电话：010-57262361/024-23284376
E-mail：fushimedbook@163.com
印 刷 者：河北环京美印刷有限公司
经 销 者：各地新华书店

幅面尺寸：145mm×210mm
字　　数：592千字　　　　印　　张：21.125
出版时间：2021年3月第1版　印刷时间：2023年8月第2次印刷

责任编辑：李俊卿　　　　　责任校对：梁晓洁
封面设计：潇　潇　　　　　封面制作：潇　潇
版式设计：天地鹏博　　　　责任印制：丁　艾

如有质量问题，请速与印务部联系　　联系电话：010-57262361

定　　价：88.00元

前 言

推拿点按，病去一半。对于有功夫的点穴手而言，常常是拔除病痛，斩断病根。

譬如，鼻塞点迎香穴，鼻头冒汗，嗅觉复通；

吹风头痛，点风池穴，汗出痛止；

皮肤瘙痒，点血海穴，血行风痒灭；

怒冲胸，胁肋痛，点太冲，人轻松。

食不化，胃撑胀，点三里，助消化；

胃口痛，点合谷，肠胃通，谷道畅。

不论大便秘结，或大便泄泻，点天枢，常手到病除。

胸若闷，点膻中；

心若痛，点内关。

痰多打呼噜，丰隆底下收；

咽喉疼痛苦，太溪能根治……

凡点穴得效，一在于辨证认穴之准，二在于用力火候到位，三在于坚持推拿点按。

越是顽固恶疾，越需要更多时间和功力。

而民间有高手，高手在乡野。

风伯伯就是人称点到为止的"风三穴"！

他一生仗游大江南北，塞外边疆，人常行踪飘渺，游方不定。路见不平，常出手相救。空手凭眼明手快，点点按按，就让患者病去身轻，误认为得遇神人！

风伯伯经常取穴点按不过三两处，只需盏茶功夫，效如桴鼓，前后判若天渊。

庆幸因缘际会，天道慈悲，得知风伯伯的行持、故事，然后勤于笔头，炼成小说文章，不至于瑰宝埋没，珠玉失光。

穴道小说的创作，跟轻松学穴位的课程，是同时进行的。

一边讲课，一边写作，两者互相碰撞，互相启发，互相补充，每天都能迸发出闪亮的文字。

在不到一年的时间里，能够这么顺利把360多个穴位讲完，写完，真的是不可思议，稀有难得。

在写作过程中，好像冥冥之中，得到了先贤前辈们的精神传承，天地灵气的灌注，犹如打通了思维的任督二脉，才有如今讲课的英姿勃发，写作的如有神助。

也许，这就是至诚感通，精诚所至，金石为开吧。

吾辈普及中医的道路，虽然才刚刚迈开蹒跚的脚步，但不管前路是泥泞，还是坎坷，我们都将会把它踏成坦途，劈出大道来！

目 录

目录

目录

目录

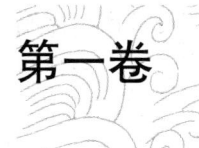

第一卷

督　脉

督脉经穴歌

督脉中行二十八，长强腰俞阳关密。
命门悬枢接脊中，筋缩至阳灵台逸。
神道身柱陶道长，大椎平肩二十一。
哑门风府脑户深，强间后顶百会率。
前顶囟会上星圆，神庭素髎水沟窟。
兑端开口唇中央，龈交唇内任督毕（二十八穴）。

此经不取井荥输合也。

脉起下极之腧，并于脊里，上至风府，入脑上巅，循额至鼻柱，属阳脉之海。以人之脉络，周流于诸阳之分，譬犹水也，而督脉则为之都纲，故名曰海焉。用药难拘定法，针灸贵察病源。

要知任督二脉一功，先将四门外闭，两目内观。默想黍米之珠，权作黄庭之主。却乃徐徐咽气一口，缓缓纳入丹田。冲起命门，引督脉过尾闾，而上升泥丸；追动性元，引任脉降重楼，而下返气海。二脉上下，旋转如圆；前降后升，络绎不绝。心如止水，身似空壶，即将谷道轻提，鼻息渐闭。倘或气急，徐徐咽之；若仍神昏，勤加注想。意倦放参。久而行之，关窍自开，脉络流通，百病不作。广成子曰："丹灶河车休砭砭。"此之谓也。督任原是通真路，丹经设作许多言，余今指出玄机理，但愿人人寿万年！

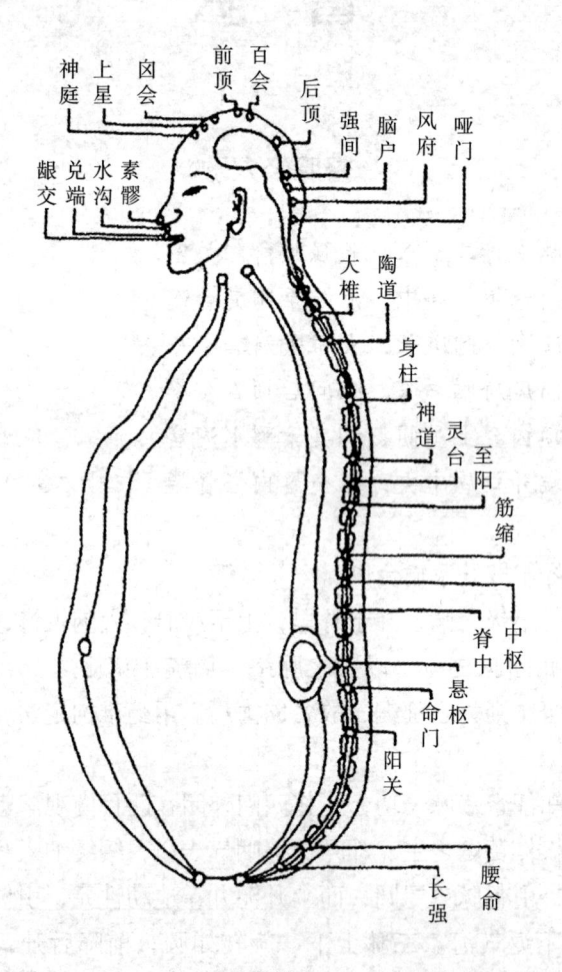

督脉

第1篇 回阳救逆之穴

昆仑山，大雪封山，一片白茫茫，客栈早已关门。在千山白雪之间，一鹤发童颜的老者，见到路上雪地倒下一人，叹一口气，认为又是弃尸荒野。

老者上前，看到这人胸口还有微微起伏，马上蹲下，缓缓伸出右手，用左手托住晕倒的人，以右手中指点于人中，持续用力。

晕倒者露出痛苦表情，老者露出笑脸说："知道痛，死不了，世间的苦，你还没受够呢！"

在谈笑风生中，力量再次增强。雪里的人"啊"地一声，醒过来，本来低微的快要消失的呼吸，又重新开始深长起来。

"恩公，请留下姓名！"

老者说："行踪不定，何须留名！"起身就走了。

风伯伯说："不少在风雪中脱力、晕厥之人，及时重点人中，便能醒神开窍，回阳救命。我练习此术，先以指插水，再插雪，再以指插沙，最后，用指头插香蕉树。一插没指，内功告成。从此，认穴点按，得心应手。人称我这指头为回春指！"

第2篇 生长强大之穴

洞庭湖，波光粼粼。湖边，一洗衣妇女，边洗衣边掉泪叹息。

风伯路过，说："大好美景，何故伤心落泪？"

洗衣妇女说："家有女儿，经闭多年，自卑，闭不出门，终日无笑脸，嫁不出去。"

风伯说："她是不是常腰胀、头胀、胸胁胀？"

洗衣妇女惊讶说："真神仙！没见我女儿，怎知她病变？"

风伯说："回去你拿头上的金钗扎刺她腰尾的长强穴，或许有机会健康向愈。"

结果半个月后，洗衣妇女的女儿经通，头腹胀闷多年尽消，重新恢复笑脸，走出家外。

洗衣妇女想找恩公老人谢恩，却再也找不到。

后来，女儿也顺意嫁出去，生两子，幸福美满。这在当地一时传为美谈。

原来，风伯伯的《点穴神书》上有此记载：凡经闭，情志异常多年者，点长强一穴，可助新陈代谢，让身体重新生长强壮，令气机长久自强不息，周流不止。

【穴道小贴士】

长强（一名气之阴郄，一名橛骨）：脊骶骨端计三分，伏地取之。足少阴、少阳之会。督脉络，别走任脉。《铜人》针三分，转针以大痛为度。灸不及针，日灸三十壮，止二百壮，此痔根本。《甲乙》针二分，留七呼。《明堂》灸五壮。

主肠风下血，久痔瘘，腰脊痛，狂病，大小便难，头重，洞泄，五淋，疳蚀下部，小儿囟陷，惊痫瘛疭，呕血，惊恐失精，瞻视不正。慎冷食、房劳。

第3篇 强腰壮肾之穴

三峡两岸，猿声啼不住，一叶轻舟，顺流而下。

舟上，一船夫捂着腰板，皱着眉，表情痛苦。

风伯乘坐在舟上，轻描淡写说道："你这腰中好像带了五千钱，早上起来，想翻身都很辛苦。"

船夫惊讶地说："我没向人说过，你怎么知道？"

风伯说："这跟你长期汗出入水，久坐湿地有关。若不及时治理，恐有瘫痪危险。"

于是，教船夫点按腰底部的腰俞穴，再用土烟代艾条熏腰俞。

当下，船夫腰部转动灵活，破涕为笑，化愁为喜。

船夫说："恩公请留下姓名！"

风伯说："萍水相逢，举手之劳，不足挂齿！"便飘然而去。

在风伯的《点穴神书》中记载：凡背部腧穴者，即枢纽也。腰俞，就能让腰转输灵活。凡腰部转动不利，湿性重浊，僵硬难受，点灸此穴，常能除根。

若养生家常以双掌反复搓腰俞强肾，等于添命门，暖元气，壮督脉，延命寿。此道家不传之秘也！

【穴道小贴士】

腰俞（一名背解，一名髓孔，一名腰柱，一名腰户）：

二十一椎下宛宛中，以挺身伏地舒身，两手相重支额，纵四体后，乃取其穴。《铜人》针八分，留三呼，泻五吸。灸七壮，至七七壮。慎房劳、举重强力。《明堂》灸三壮。

主腰髋腰脊痛，不得俯仰，温疟汗不出，足痹不仁，伤寒四肢热不已，妇人月水闭，溺赤。

第4篇　精阳关锁之穴

黄山，一片云海。不多时，霞光万丈。

有一柴夫，口吐白气，瑟瑟发抖，砍起柴来一点力气都没有，但迫于生计，他又必须上山打柴。

风伯见这柴夫唇爪发白，便说："大哥，你夜间是否常漏精？"

真是一语戳中要害！

柴夫马上放下斧头，以为遇到活神仙，说："老神仙，我不单夜间漏精，还阳痿。现在不要说担柴，就是空身上山都气喘吁吁。"

风伯伸出手指在柴夫腰上阳关穴一点，说："此穴名腰阳关，能够关紧真阳，免除妄泄。"

柴夫只觉腰部一股暖流，上达大脑，下至跟脚，好像一下子被充电，浑身是劲。

赶忙拜谢说："恩公再生之德，无以为报！"

风伯说："回去常修炼此穴点按、火烤，可免阳痿、漏精之患。小则百病难侵，大则年百岁，动作不衰，仍可上山打柴。"

风伯伯的《点穴神书》上记到：点灸阳关穴，能让精阳关锁，不偷漏，善治阳痿、身冷、体寒、尿频、遗尿、夜尿。阳关者，关锁阳气开关也，即金锁玉关。

【穴道小贴士】
阳关： 十六椎下，坐而取之。《铜人》针五分，灸三壮。主膝外不可屈伸，风痹不仁，筋挛不行。

第5篇　生命之门之穴

荒山破庙，四处积雪。

一个老乞丐，冻成一团，奄奄一息，在草堆里打哆嗦。

风伯点起了一团火，用雪水煮开随身带的面条，加进暖命门的胡椒，芳香四溢。对于饥寒交迫的人来说，胡椒面就是灵丹仙药。"

老乞丐一碗面下去，苍白的脸转红润，就是冻僵的两条腿没办法伸直。

凡物遇寒则冷僵，得温则暖洋。

风伯叫老乞丐趴下，用手点他命门穴，再用掌根搓热。同时，为加强火力，风伯特意拿出烧红的炭火帮他烤命门。

老乞丐松口气，终于站起来了！

立马又跪下去，说："叩谢恩公救命之情！"

风伯留下一点钱粮，飘然而去……

在《点穴神书》上面讲：督脉命门乃两肾之间生命之门，沟通督脉跟肾精的门户，能暖肾阳，壮督脉，使人通体回暖，遍身温和。善治一切寒主收引、寒性凝滞之病，如关节冷痛，肢体屈伸不利，完谷不化，腹冷痛经等。按摩手搓，加艾灸，效果奇佳。

【穴道小贴士】

命门（一名属累）：十四椎下，伏而取之。《铜人》针五分，灸三壮。

主头痛如破，身热如火，汗不出，寒热疟疾，腰脊相引痛，骨蒸五脏热，小儿发痫，张口摇头，身反折角弓。

第6篇　悬空旋转之穴

西藏高原，天蓝草青，牛羊成群。

风伯路过，见到一放羊的孩童，走路上半身都不能扭动，便用藏语说："小孩子，你怎么不去读书？"

小孩子说："我得了强直性脊柱炎，读不了书，在这里放羊。"

风伯说："你喜欢读书吗？"

小孩从兜里拿出课本，说："我的课本还天天带在身上，我爸妈说，身体病好了，就去读书。"

风伯摸摸这乖巧孩子的头，说："你我相见，即是有缘，这本《点穴神书》传给你了！你天庭饱满，地阁方圆。这年少灾疾关一过，中年必将大展宏图，帮到许多人。"

小孩子似懂非懂地点头。

风伯叫他仰卧，在腰脊处，有数寸悬空的地方，风伯捡了个石头放那里，说："小家伙，你天天放羊的时候，就仰卧在这石头上，让石头点按悬枢穴位，身体来回地蹭动，像那羊用屁股去蹭那树，久久必有奇功。"

天真的孩子，蹭完一个月，衣服都蹭破了。强直的脊柱，居然能够左右旋转，幅度变大。

原来，这个穴位叫悬枢，就是悬空、旋转的中枢。

小孩后来成功读书，又成为庙宇里的药师佛，懂得用经络点穴，帮藏民疗疾愈病，享誉藏地。还学了汉文，把这《点穴神书》翻译到藏地去了。

想不到，有缘遇贵人，既改变了疾病，又改变了命运。

在《点穴神书》上记到：悬枢，乃悬空转动之枢，专治腰脊强直，不得屈伸，前后转摇不得，辛苦难耐。小儿仰卧时，此处悬空最明显，老弱病残者，此处悬空便微弱了。故，点按悬枢，能助旋转运输，以抗衰老，保持悬空有力。

【穴道小贴士】

悬枢：十三椎下，伏而取之。《铜人》针三分，灸三壮。

主腰脊强不得屈伸，积气上下行，水谷不化，下利，腹中留积。

第7篇　脊柱中正之穴

繁华的上海，人来人往。

有个驼背的小孩子，突然倒地抽筋，两眼上翻。众搬运工束手无策。

风伯见他眼往上吊，腿脚强直地抽动，说："上下有病，当治其中。神志问题，就调脊柱。处于脊柱中间的穴位，就叫脊中穴。"

风伯马上将孩子翻过来，伸手点脊中穴。

孩子抽动的眼睛随之松下来，抖动的双脚也平和了。

原来，这驼背癫痫发作的小孩，是被父母遗弃在上海码头，平时靠捡工人的剩饭剩菜过活。

风伯随手从码头找来一根棍子，示范棍子向后拍督脉的道家秘传功法，说："小家伙，这动作练好了，将来你弯的腰会直，发作的癫痫会消失，遗弃你的父母会回到你身边，捡别人剩饭剩菜的日子就不再出现。"

没有人会怀疑一个高手讲出的话。

小孩子见到恩公救了自己的命，更是深信不疑，拿起棍棒就开始向后甩，拍自己督脉。每天一有空，就棍棒拍打督脉。

自从习练"棍棒疗法"后，小孩癫痫再未发作。

奇迹的是，两三年不间断的棍棒拍督脉，驼背竟然好了。

更不可思议的是，他成为帮码头工人拍打治疗颈肩背痛小有名气的外治法医生，从此都是码头工人送饭给他吃。

再后来，他的亲生父母居然来找他看病，因此垂泪相认。

大家都惊讶这江湖奇士预言之精准！

风伯在《点穴神书》上写到：拍打脊背，点按脊中，不仅能让弯腰变直，更能寻回生命的自信！自信归位，美好的生活会有，美好的理想也能实现。故，点按脊中穴，能让脊柱中正，可使脱肛上提，泄泻内收，癫痫抽动之症平息，黄疸肝郁之症解除。能治疗的范畴实在太广泛，不胜枚举。

脊中（一名神宗，一名脊俞）：十一椎下，俯而取之。《铜人》针五分，得气即泻。禁灸，灸之令人腰伛偻。

主风痫癫邪，黄疸，腹满，不嗜食，五痔便血，温病，积聚，下利，小儿脱肛。

第 8 篇 补土和中之穴

大漠孤烟直，长河落日圆。

在这荒无人烟的塞北大漠，商旅频繁，商人得病常客死他乡，连个收尸的人都没有。

一群骆驼队停留在那里，原来一个商人上吐下泻，肚子胀满，身体发抽，岌岌可危。众人束手无策。

风伯路过，便说："你们谁带行军散或藿香正气散了？"

驼夫出来说："我们带了，可是药倒到他嘴里就吐出来，根本进不了胃。"

风伯将商人扶起，伸出平凡而又神奇的指头，朝商人的背脊中枢穴上一点，用力上下来回转圈蹭动。

一阵剧痛，商人"啊"地一声，吐出黄绿的汁水。清醒过来，索要水喝。

这时，藿香正气散一吃下去，人也不吐了，腹也不胀了，站起来走路，腿也不抽了，前后判若两人。

商人感动地抱住风伯，视为救命恩人，不让他走，说无论如何都要用骆驼送他一程。然后拿出重金十两，以报救命之恩。

风伯说:"凡碰到上吐下泻,水谷不入,点此背脊中枢穴,就能运转中土,以纳水谷。"

在《点穴神书》上面记载:凡舟车劳顿,水土不服,出现上吐下泻,腰脊强痛,手足抽搐,点按中枢穴,可以恢复脾胃中土枢纽,使升清降浊顺畅,一气交流圆满。

此中枢穴,就相当于霍香正气散,或行军散,大有平息中焦紊乱之功。不论是清阳在下的飧泄,或浊阴在上的䐜胀,中枢穴,都能一举恢复升降,调和清浊,使邪得去,身得安!

【穴道小贴士】

中枢: 在第十椎节下间,俯而取之。背与心相控而痛,所治天突与十椎及上纪。眼暗,灸大椎下,数节第十当脊中,安灸二百壮,惟多为佳,至验。一传云此穴能退热进饮食,可灸三壮,常用常效,未见佝偻。

第9篇 舒筋解痉之穴

贵州十万大山,时常云雾笼罩,如同仙境。

王阳明在这龙场悟道,李时珍在这仙山采药。

一老药工,刚从悬崖峭壁上吊绳子上来,强忍着痛苦,额汗淋漓,像刺猬一样缩成一团。

原来,他在悬崖峭壁上采石斛,剧烈的运动量,汗出湿水,让他全身抽筋。几乎每次上悬崖采药下来都要抽一次,可为了生计,又不得不下去。

风伯见了,伸出手,在采药工背上的筋缩穴使劲一按,瞬间就缓解了抽筋。

脚上还有点肌肉蜷缩，便在阳陵泉（筋会）跟承筋两个穴位补按一下，小腿抽筋的余波也消失了。

老药工感恩涕零拜谢，送一包悬崖峭壁上的金钗石斛给风伯。

风伯伸手拒绝说："你回去，用这石斛配点小伸筋草各15克熬来喝，日后就不抽了。此二物天干物燥都不会枯死，最能滋润筋脉。"

《点穴神书》上记载：督脉上筋缩一穴，能治一切抽搐筋挛之症，比如中风、癫痫抽搐、血虚手抖、心惊胆颤、脚软没力，此皆筋缩之症，治以筋缩之穴。

【穴道小贴士】

筋缩：九椎下，俯而取之。《铜人》针五分，灸三壮。《明下》灸七壮。

主癫疾狂走，脊急强，目转反戴，上视，目瞪，瘈病多言，心痛。

第10篇
至阳消阴之穴

云南大理，寺庙林立，一年四季如春。

连绵下了几场雨后，多日不见阳光，东西就容易发霉。

这时，流行一种寒湿之病，人们普遍吃东西没胃口，严重的发冷、发热，舌苔白腻。

人的胃经叫阳明胃经，得不到足够的阳气，胃就很难光明。

风伯路过，看到大量这样的患者，知道自己双拳不敌四手，独木难撑大厦，必须想一招四两拨千斤之道。

他便到当地最热闹的百草大药房。药堂的伙计正得了寒热病，倒在地上忽冷忽热，吓得抓药的人都闪到一边，怕被传染，一时人心惶惶。

风伯上前，伸手在伙计背上的督脉至阳穴用力上下点按。原本寒热交争势均力敌、不相上下的伙计，觉得身体突然得到阳气辅助增热，犹如生力军突来增援，马上一汗而解，站了起来，若无其事。

乡亲们都鼓掌，第一次看到寒热病发作这么快就好。

风伯便将点穴至阳之法传给大众。凡碰到寒热交争之症，点按此穴，便能力挽狂澜，逢凶化吉。

这招一普及开，当地寒热病就销声匿迹了。

从此，点按至阳穴居然成为云南当地人在连番阴雨天时保健养生的秘法。

《点穴神书》上记载：至阳穴，顾名思义，能令太阳至，阴霾消；增阳热，祛寒湿。故，疟疾寒热，以及湿气阻隔，胃纳不开，昏沉痴呆，头重如裹，皆可取至阳之穴，以补阳气不够，祛除一派阴霾。这是一个能让人朝气蓬勃、活力四射之穴。

【穴道小贴士】

至阳：七椎下，俯而取之。《铜人》针五分，灸三壮。《明下》灸七壮。

主腰脊痛，胃中寒气，不能食，胸胁支满，身羸瘦，背中气上下行，腹中鸣，寒热解㑊，淫泺胫酸，四肢重痛，少气难言，卒痓㤄，攻心胸。

第11篇　神灵阳台之穴

四川，天府之国，号称中国雾都。

连绵的大雾，使人的心都潮湿了。

风伯路过一石桥，见到一少妇被众人从河里捞起。

原来，少妇一时想不开，投河了，一问之下，居然是丈夫骂她笨手笨脚这些鸡毛蒜皮的琐事。

少妇还想再跳下去，一死了之。风伯临危出手，在她百会上一拍，然后又在她背后灵台穴一点。

少妇马上呕出几口水，带痰的。哭闹停了，欲投河的举动也没了，人一下子清醒过来，方才觉得当时多么危险。

少妇的家人赶到，得知后拜谢不已。

风伯说："妇人多阴性，灵台亦为阴霾寒湿所笼罩，从而做出轻生短见、自残之事，平时多点按灵台，可消寻死觅活之症，能灭抑郁悲伤之疾。灵台但有三寸光，能消人心向死亡。"

川中之人，从此得知这道家秘法，再也不怕大雾天情绪低落。但凡郁闷不适，心思沮丧，就请人点按灵台，或者自己到大树底下蹭背。

故，中国四川，即便雾都，人的心，亦不为迷雾所笼罩。灵台穴，真乃迷雾中的太阳也！

《点穴神书》记载：凡心虚胆怯，又为雾露寒湿蒙蔽，而见精神不振，神灵失常者，但取灵台穴。古代国君设灵台，乃施德布政之处，如阳春布德泽，万物生光辉。此穴内应心经，可主神明。

【穴道小贴士】

灵台： 六椎下，俯而取之。《铜人》缺治病。见《素问》。今俗灸之，以治气喘不能卧，火到便愈。禁针。

第 *12* 篇　神出鬼没之穴

岭南珠江，白云山脚下。

此地民风纯朴，商贸频繁。

一位广州商人，在自己布匹店铺门口贴一张告示："本人为失眠所困二十年，未得一好睡眠。若有高人能治我，愿将重金奉上先。"

来揭榜的人不少，可未能将商人的失眠治愈。

风伯路过，肚子咕咕叫，走进店铺，说："赏顿饭钱，便帮你。"

老板笑着说："若治愈，千顿饭都给你。"

风伯在商人背上神道穴来回点按，商人觉得酸麻胀痛，昏昏欲睡。出了一身汗，趴在桌上，居然呼呼大睡。

等到醒来后，风伯已经浪迹天涯，飘然而去了。从此，商人失眠怪症不再发作，一时传为佳话。

《点穴神书》上记载：神道一穴，专能调神，凡萎靡不振者，能使人清醒；亢奋躁扰者，能令人平静。一切精神异常之疾，不管失眠、多动、癫痫、梦鬼等，神道穴出，大有神出鬼没之功。精神一出来，病鬼就隐没了。

【穴道小贴士】

神道： 五椎下，俯而取之。《铜人》灸七七壮，止百壮，禁针。《明下》灸三壮，针五分。《千金》灸五壮。

主伤寒发热，头痛，进退往来，疟疾，恍惚，悲愁健忘，惊悸。失欠、牙车蹉，张口不合。小儿风痫，瘛疭，可灸七壮。

第13篇 周身支柱之穴

广东丹霞山，群峰耸立，如丹似霞，有龙首峰、天柱峰，这些大自然鬼斧神工的经典。

风伯由丹霞山下来，顿感神清气爽，飘飘欲仙。

正巧，碰到一游客，登到半山，天旋地转，气喘吁吁，摇摇欲坠，不得已躺下。

原来是体力不支，恐高症发作。这该如何，别说上山，连下山腿都软。

风伯上前帮游客点按推拿督脉的身柱穴。

游客渐渐呼吸深沉，喘息得平，眼冒金星消失，胆战心惊平息。居然一鼓作气站起，有后劲继续登山去，不禁拜谢不已。

风伯说："若下次再遇脱力，在后背身柱上推拿，便能顶天立地，支撑八面，使气力相续，亏虚可愈。"

旅客再次拜谢不已，赠以礼品。

在《点穴神书》上写到：身柱一穴，功同人体中流砥柱，凡人不能正直前行，皆身柱塌陷。故，脑力不足而眩晕，中气不足而喘息，精气不足，摇摇欲坠，神气衰落，心惊胆战，大气下陷，脱肛脚软，骨气亏虚，恐高惊慌，此皆督脉身柱无力，但取身柱一穴，大有补气壮督之功。

【穴道小贴士】

身柱：三椎下，俯而取之。《铜人》针五分，灸七七壮，止百壮。《明堂》灸五壮。《下经》灸三壮。

主腰脊痛，癫病狂走，瘈疭，怒欲杀人，身热，妄言见鬼，小儿惊痫。

《难经》云："治洪长伏三脉。风痫发狂，恶人与火，灸三椎，九椎。"

第14篇　一气周流之穴

江西景德镇——瓷都，烧出的陶瓷制品天下第一。在古代京城宫廷都为抢手之物。

风伯路过景德镇，见到有一陶工，长吁短叹。

凡叹息之处，必有苦楚。

一问之下，这陶工，多年制陶瓷，夜以继日，百节酸痛，眼冒金星，眩晕耳鸣，腿痿不行。从此，为医病荡尽家财，衣食不续。身体做不了陶瓷，连衣食都丢了。

风伯蹲下来，帮陶工点按推拿背部陶道穴，现场推完，陶工顿觉眼目昏花之症消失。惊讶遇到活神仙，赶紧下跪道谢。

原本下蹲起来会眼冒金星，连续十个磕头下来居然没事。陶工居然不再眼冒金星，立马破涕为笑，转悲为喜。

风伯说："将来若见百节酸痛，眩晕眼花，就在后背陶道穴上点按推拿。令气血周转，病去身轻。"

《点穴神书》上记载：凡物旋转，快速滑利者，莫过于制造陶器的转盘机。一旦转盘滞塞，则百事俱废。人体陶道穴，如转盘机的陶心，长期伏案压迫，陶道闭塞，必致眩晕耳鸣，烦满抽筋，眼冒金星，足痿不行。

凡百千怪症，不外一气周流滞塞。陶道穴善通一气周流，非独治局部背痛，凡人体大气不转，周身整体病变，皆可调治。

譬如旱涝灾害，得大气旋转，则风调雨顺，五谷丰登；人体燥湿不均，得陶道旋转，则气行血活，五脏安和。

【穴道小贴士】

陶道：一椎下，俯而取之。足太阳、督脉之会。《铜人》灸五壮，针五分。

主痎疟寒热，洒淅脊强，烦满，汗不出，头重，目瞑，瘛瘲，恍惚不乐。

第15篇 阳中之阳之穴

九寨沟风景如画，在山水交相辉映的村寨里，人民安居乐业。

风伯路过一小寨，听到孩子啼哭悲切，循着哭声上前，见一妇人抱着一孩子，怎么哄，孩子都停不下来。

风伯说："孩子满面通红，乃高热不退也。热不退，啼哭不休。"

妇人惊讶这游方神医断病之精准，当下请教方法，并礼请风伯去她家作客。

风伯用手在孩子颈背椎骨最大、最隆起的地方点按推拿，边推边说："此穴名大椎，背为阳，大椎又隆起，乃阳中之阳，最善于退热，小孩子若有个风寒高热，在大椎刮痧点按，必汗出热退。故，有俗话讲：揉大椎，风热退。"

盏茶功夫，小孩子就停止了啼哭，呼呼大睡，一觉醒来，热退身安，又哈哈大笑了。

《点穴神书》上记载：大椎，乃最大颈椎骨，上主头颈发热，下管督脉不正。凡是身体风热病，骨蒸劳热病，伏案颈椎病，疟疾发热，咳嗽寒热，皆可取此穴按摩，点揉得平。

又因此穴乃阳中之阳，阳气之总纲，阳生阴必长，故对于体虚血少、面白身凉、一派阳微阴盛之疾，如大手术放化疗后细胞减少，常拍揉此穴，大有刺激生长、令细胞猛增、抵抗力强大之神效。

【穴位小贴士】

大椎：一椎上，陷者宛宛中。手足三阳、督脉之会。《铜人》针五分，留三呼，泻五吸，灸以年为壮。

主肺胀胁满，呕吐上气，五劳七伤，乏力，温疟痎疟，气注背膊拘急，颈项强不得回顾，风劳食气、骨热，前板齿燥。

仲景曰："太阳与少阳并病，颈项强痛或眩冒，时如结胸，心下痞硬者，当刺大椎第一间。"

第16篇　破哑开门之穴

青城天下秀。青城山里的道观，天下第一。

一位道姑带着一位小女孩云游，在青松岭头歇脚。风伯见这小女孩，叹了口气，说："长得亭亭玉立，何以喉轮萎缩。"

这一番话让道姑大吃一惊，连忙上前作礼，说："敢问神仙，可有方法救此女。"

原来，这小女孩到八九岁还不能讲话，家里人早就将她遗弃在道观里。道姑带她四处求医，皆不能令女孩口吐半句。

风伯说："若五年前碰到我，就不用等到现在来开口。"

说完，伸出手指，在女孩后脑哑门处来回点按。此处直接通达前面咽喉舌头。

女孩子"啊"地一声，好像撕心裂肺。众人听了皆恐惧，唯独道姑欢喜。因为这么多年，她没听过这么大声清脆的叫声。

风伯笑说："回去常点按此处，假以时日，便能音声亮丽，言语顺心。将来可是雏凤清于老凤声啊！"

果然，半个月后，就像小孩子牙牙学语一样，会叫师父，喊吃饭这些常用语了。一年后，果然音声比老道姑还清丽。

在《点穴神书》上写到：哑门穴内应舌咽，点刺能使人发音声，道家称此穴乃开喉轮奇穴。凡音声嘶哑，皆是嘴笨，治可取此穴。龙吟虎啸，口吐莲花，气贯长虹，皆可在此穴处得到巨大利益。佛门云：此处可提高音声明能力，故为讲经说法人才所重视。

【穴道小贴士】

哑门（一名舌厌，一名舌横，一名喑门）：项后入发际五分，项中央宛宛中，仰头取之。督脉、阳维之会。入系舌本。《素注》针四分。《铜人》针二分，可绕针八分，留三呼，泻五吸，泻尽更留针取之。禁灸，灸之令人哑。

主舌急不语，重舌，诸阳热气盛，衄血不止，寒热风哑，脊强反折，瘛疭癫疾，头重风汗不出。

第 17 篇　邪风出府之穴

飞流直下三千尺，疑是银河落九天。

在这庐山之中，瀑布盛景乃为天下一绝。常有各地游客来观赏这诗仙李白都赞不绝口的飞瀑。

风伯见到一中年男子，挂着拐杖，眼睛发红，便说："这位大哥，你每天午时，浑身发痒，头皮难耐，子时腿脚抽痛，有没有这回事？"

中年大哥，立马跪下去："仙人从哪里来？我这病苦只有我知道，未向他人泄露。"

风伯说："你没搞修炼不知道，气脉在子午二时，上达头首，下至膝脚。你午时头皮发痒，子时腿脚瘅僵，乃风府穴长久不通。以前是不是头发湿了就睡觉？"

中年男子泪流满面说："后悔这习惯，五六年了。以前我到瀑布下游泳戏水，头发湿了，未干就睡觉。"

风伯伸出手来，点通男子的风府穴。

随即，男子居然把拐杖一丢，能走路了。原来《肘后歌》上记载：头面有疾针至阴，腿脚有疾风府寻。

从此，中午头皮发痒、全身难耐的现象也消失了。

中年男子欲拜风伯为师。

风伯婉拒说："你俗缘未了"，便飘然而去。

《点穴神书》上记载：风府者，统领风穴之衙府也。凡风气客于腠理，畏风怕冷，瘙痒难耐，头痛流涕，风府一点即愈。若邪风束骨，导致腿脚不利，重按风府，可以发骨节风，令残疾腿得康复。修道者，常按摩风府，可保持周身风调雨顺，气通血和，活络舒筋，百病不侵。

故孙真人在《千金方》上讲到："子欲不死修昆仑。"昆仑即头首，养生延年要重视后脑勺跟头面部风府、百会、太阳等穴位的点按。

【穴位小贴士】

风府（一名舌本）：项后入发际一寸，大筋内宛宛中，疾言其肉立起，言休立下。足太阳、督脉、阳维之会。《铜人》针三分，禁灸，灸之使人失音。《明堂》针四分，留三呼。《素注》针四分。

主中风，舌缓不语，振寒汗出，身重恶寒，头痛，项急不得回顾，偏风半身不遂，鼻衄，咽喉肿痛，伤寒狂走欲自杀，目妄视，头中百病，马黄黄疸。

疟论曰："邪客于风府，循膂而下。卫气一日夜大会于风府，明日日下一节，故其作晏。每至于风府，则腠理开；腠理开，则邪气入；邪气入，则病作，以此日作稍益晏也。其出于风府，日下一节，二十五日下至骶骨，二十六日入于脊内，故日作益晏也。"

昔魏武帝患伤风项急，华佗治此穴得效。

第18篇　透脑门户之穴

桂林山水甲天下。

此处奇山怪石林立，玉带环腰的溪水交叉，如人间仙境。

风伯坐在竹排上顺流而下。在这林山秀水盛景里，不禁陶醉其中。

突然，被岸边的哭声打破。

风伯示意船夫，撑舟靠岸。

船夫说："不用了，那疯婆子自从高烧发疯后，常在这江边啼哭，日夜不止。刚开始我们打渔还害怕，后来习以为常了。"

风伯跳上岸，循着哭声看到一村妇，头发蓬乱，眼目充血。说："还好，邪只到脑皮，未深入脑髓。"

马上健步冲过去，在妇人的百会穴一拍，妇人愣住不哭。然后风伯在妇人脑户上面点按推拿，来回有将近半个时辰。

随着妇人"啊"地一声，风伯松口气，停下来。

只见妇人醒过来说："我是谁？我在哪里啊？怎么我头

发这么乱？"

船夫在旁边看惊呆了，说："还不赶快拜谢恩人！"

语无伦次的妇人，一下变为温达条理。整个村都要请风伯为座上客。

原来，在《点穴神书》上记载：脑喜清凉，若怒气冲头，或妇人郁怒，或受凉后发热，高烧头部郁热不出，就会导致神志错乱。此时，点按脑户穴，能透热外出。

此穴乃透脑之门户，而养生家常按摩此穴，加以推敲、搓揉，能使神清气爽，头脑灵敏。以其能放出脑部郁热，恢复头顶清凉。

【穴道小贴士】

脑户（一名合颅）：枕骨上，强间后一寸半。足太阳、督脉之会。《铜人》禁灸，灸之令人哑。《明堂》针三分。《素注》针四分。《素问》刺脑户，入脑立死。

主面赤目黄，面痛，头重肿痛，瘿瘤。此穴针灸俱不宜。

第**19**篇 天地坚强之穴

江苏太湖，碧波万顷。一叶扁舟，随风飘荡。

船夫突然头晕目眩，一下子倒在船上。众人惊慌失措。

只见一长者，一手按船夫的前额，一手点船夫的后脑勺。不过盏茶功夫，船夫若无其事，重新站立起来，连连称谢。

这人就是风伯伯。

这船夫得的病就叫头目病。原来，船夫多年行船，在太湖上，风很清凉，都不戴帽，脑首常为邪风所吹，得了顽固的头风症。一发作起来，昏天暗地，人栽倒不起。有次直接在船上发作，掉在水里，差点淹死。

自从船夫掌握了点按后脑勺强间穴，骨头缝间变得更强健，头风病不再发作。

原来，行船戴帽子，不单为挡雨防湿，更为遮风防病。据说，曹操得了头风病，有一个重要原因就是在船舟上横槊赋诗，任风雨吹打，不戴帽子。

《点穴神书》上记载：后脑硬骨下，有穴，名曰强间。善治风从后脑来的头风病、癫痫病、眼花目眩病、记性下降病，此处头骨坚强，勤点勤按，能提高肌表固密能力，抗邪风干扰。养生家勤按摩此处，能强壮大脑，耐寒暑风雨，成为天地间一坚强人。故名强间穴。

【穴位小贴士】

强间（一名大羽）：后顶后一寸半。《铜人》针二分，灸七壮。《明堂》灸五壮。

主头痛目眩；脑旋烦心，呕吐涎沫；项强左右不得回顾，狂走不卧。

第20篇　高顶之后之穴

承德避暑山庄，即便外面酷暑难耐，此处仍然清新凉爽，故有避暑圣地之称。

此地乃古代皇宫贵族，在暑热难耐之时，纷至沓来的地方。

有一军人，在大石上面睡觉，醒来后后脑勺冷痛像块冰，颈部僵硬，难以转动。

风伯看了军人痛苦的表情，说："面前敌易防，背后风难挡。此病伤于疲劳卧凉。"

说完，在军人后顶穴上来回点按，手法纯熟，像工人拧螺丝一样。一个意志坚强的军官都痛得皱眉，咬牙切齿，仍然忍不住叫出来，大汗淋漓。

不过片刻功夫，军人再转颈部，头项明显不僵硬了，后脑勺冰凉疼痛感也消失。

军人高兴地说："我们部队里经常枕着兵器入睡，得这种后脑凉痛病的人不少，现在学到这招就不怕了。"

风伯笑着说："走路要挺胸，军人都做得到。坐卧不当风，大多军人不当回事，就容易病了。强敌有时能避免，但形寒饮冷，贪凉枕冻，这糖衣炮弹，就难防。"

《点穴神书》上记载：在人体巅顶后面有穴，名曰后顶，专门治疗后脑勺为风寒所侵袭，以致颈项僵硬疼痛。风从后面来，以后顶治之。

道家修炼者认为，常按后顶穴，能祛肌表风寒之邪，疗肩颈关节之痛。相当于中医的葛根配羌活，有通经发汗之功。

【穴道小贴士】

后顶（一名交冲）：百会后一寸半，枕骨上。《铜人》灸五壮，针二分。《明堂》针四分。《素注》针三分。

主头项强急，恶风寒，风眩，目䀮䀮，额颅上痛，历节汗出，狂走癫疾不卧，痫发瘛瘲，头偏痛。

第 21 篇　百脉朝会之穴

武夷山四季如春，茶叶飘香。

风伯在半山亭品茶，赏心悦目，真是"到此亭台，渴看风景不用茶。下至半山，醉人美色何须酒"。

在此亭台中，整个武夷山最美的景色，尽收眼底。

"救命啊！"从山顶上传来一阵呼叫声。

风伯放下茶杯，三步并作两步，一阵风，上山如履平地，循着那声音，不到片刻就到了。

一对采茶夫妻，茶夫晕倒在地，身体僵硬。茶娘看到了，惊得花容失色，哭得凄惨欲绝。

风伯迅速为茶夫掐人中，按百会，并叫茶妻帮忙揉劳宫，按内关。

这样推宫过血，不到盏茶功夫，茶夫醒了过来。

原来，这西方医学叫脑供血不足，一过性脑缺血，整个人失忆晕掉。中医民间叫脱力、晕厥。

茶夫喝下一杯热水后，终于缓过来。一问之下，原来早上没吃早餐就来干重活。

在《点穴神书》中记载：百会穴，位于人体最高正中之处，如天星北极，群星朝拱，专门聚精会神，提神醒脑。晕厥者按了可以促醒，脑充血，刺络放血能够减压。

道家认为，百会穴像昆仑祖山，百脉朝宗，有地理学的世界屋脊之称，地位至高无上，乃头部各种神志病的总开关穴，故有一身之中，百神之会的说法。

故，养生修炼家常按摩此处，能升清阳，长记性，抗衰老，除健忘。是护脑第一神穴，保头不二孔窍。

【穴位小贴士】

百会（一名三阳，一名五会，一名巅上，一名天满）：前顶后一寸五分，顶中央旋毛中，可容豆，直两耳尖。性理北溪陈氏曰："略退些子，犹天之极星居北。"手足三阳、督脉之会。《素注》针二分。《铜人》灸七壮，止七七壮。凡灸头顶，不得过七壮，缘头顶皮薄，灸不宜多。针二分，得气即泻。又《素注》针四分。

主头风中风，言语謇涩，口噤不开，偏风半身不遂，心烦闷，惊悸健忘，忘前失后，心神恍惚，无心力，瘈疭，脱肛，风痫，青风，心风，角弓反张，羊鸣多哭，语言不择，发时即死，吐沫，汗出而呕，饮酒面赤，脑重鼻塞，头痛目眩，食无味，百病皆治。

虢太子尸厥，扁鹊取三阳五会，有间太子苏。唐高宗头痛，秦鸣鹤曰："宜刺百会出血。"武后曰："岂有至尊头上出血之理。已而刺之，微出血，立愈。"

第22篇　高顶之前之穴

富春江风景如画。人在江边走，像是身在画里游。

有一老农，边耕地，边皱眉叹息。

风伯路过，见状便说："老哥，你是否前额常痛？且劳累加重。"

真是一语中的。

老农放下锄头，上来说："敢问神仙，可有方法医治？"

风伯在老农前额上到头顶百会这条线上来回点按，最后，在前顶穴重点按摩。

现场老农头痛若失，像变魔术一样。

老农高兴得现场磕头拜谢，同时面露忧色说："可惜我常年耕地，身无分文，家徒四壁，想供养上仙，却拿不出东西。"

只见风伯淡淡微笑说："清贫长居富春山，健康勤耕荒凉地。"

老农居然茅塞顿开，从此学会点按前顶、后顶、百会等众穴位，帮富春山村民治病无数，专疗头痛之疾，善医眩晕之病，从此居然衣食不缺，五谷丰登。

原来风伯伯留下暗语："健康勤耕荒凉地。"

人体肌肉四肢，能够经常运动到，唯独头顶很少按摩，就像荒凉的山一样。农夫顿悟，从此学会用十指叩头，点按满头穴位，帮人疗头风、头痛之疾。

《点穴神书》上记载：如果说后顶擅长治后脑勺、颈项病，那前顶偏重于治前额痛、头面病。后顶能治颈背僵硬，前顶可疗眼花目眩。

【穴位小贴士】

前顶： 囟会后一寸半，骨间陷中。《铜人》针一分，灸三壮，止七七壮。《素注》针四分。

主头风目眩，面赤肿，水肿，小儿惊痫，瘛疭，发即无时，鼻多清涕，顶肿痛。

第23篇 囟门所会之穴

安徽九华山，有东南第一山之美称。

崇山峻岭。人们光来朝山就得花个一天时间，可一点儿都阻挡不了众人朝圣的决心。

地藏殿的讲经堂有位讲经法师，常年头晕目胀。

一次在讲经的讲台上站立不稳，居然栽倒下来。

风伯健步上前，一摸，囟会处灼热烫手，说："此脑充血也。"

迅速在法师的头上囟会处拍打点按，隐隐有出血点。

片刻，法师清醒过来，头晕目胀感消失了。

风伯说："此乃思虑之人多得疾患，人思虑时，注意力就上注囟会。久得不到释放，便会头晕目胀。而拍打点按囟会，便能疏泄思虑汇聚之压力火气，能够减轻头脑充血之弊端。此穴乃为用心动脑者缓解思虑压力之妙穴也！"

《点穴神书》讲：人在思虑时，神识上注囟门，故名囟会。凡心思脑记，导致头晕目胀者，手若摸到囟会发热，一刺血，血出必愈。若不发热，此乃虚证，用补法按摩，便得治愈。

【穴道小贴士】

囟会：上星后一寸陷中。《铜人》灸二七壮，至七七壮。初灸不痛，病去即痛，痛止灸。若是鼻塞，灸至四日渐退，七日顿愈。针二分，留三呼，得气即泻。八岁以下不可针，缘囟门未合，刺之恐伤其骨，令人夭。《素注》针四分。

主脑虚冷，或饮酒过多，脑疼如破，衄血，面赤暴肿，头皮肿，生白屑风，头眩，颜青目眩，鼻塞不闻香臭，惊悸目戴上不识人。

第24篇　破迷启明之穴

嵩山少林寺，号称天下第一名刹。这里的僧人，大多习武强身，体格彪悍。

有一位武僧，赶路回寺庙。天一黑，他就停下来，准备露宿荒野。

风伯说："何不乘夜赶回？不过两时辰就可以到山上了。"

武僧忧虑地说："自小，我便得了夜盲症，一旦夜幕降临，双眼就看不清，如灰雾迷蒙，似鸡禽暮夜眼难睁。如果勉强再走，恐怕会跌落山崖，粉身碎骨。"

风伯听完，伸出回春指，在武僧头顶的上星穴来回搓按，指力透达脑髓。

武僧平时也练过功夫，居然痛得咬牙切齿，涕泪直流。

盏茶功夫，武僧惊呼："远处松叶我都看得见，眼睛一下亮了！"

于是兴高采烈，诚邀风伯暮夜赶路，回到嵩山少林寺。

武僧高兴地说："暗夜中能视物明了，几十年未有之事也。"

风伯说："此穴名上星，带有暗夜之中头常带星光环绕也。专治疗近视眼、老花眼、飞蚊眼、夜盲眼，总之一切视力问题，上星可启明之。"

《点穴神书》上记载：上星穴犹如暗夜中星光，故一切迷雾笼罩，阴霾遮脑，头目不清，转头即忘，记忆模糊，视力减退之症，皆可取上星之穴，自然破迷开悟，清楚明了。

【穴道小贴士】

上星（一名神堂）：神庭后，入发际一寸陷中，容豆。《素注》针三分，留六呼，灸五壮。《铜人》灸七壮。以细三棱针，宣泄诸阳热气，无令上冲头目。

主面赤肿，头风，头皮肿，面虚，鼻中息肉，鼻塞头痛，疟疾振寒，热病汗不出，目眩，目睛痛，不能远视，口鼻出血不止。不宜多灸。恐拔气上，令人目不明。

第25篇　心神宫廷之穴

陕西华山，乃天下第一奇险之山。

风伯游玩华山下来，感叹说："踏遍三山五岳，能称上奇险二字者，非华山莫属。"

只见路上有一官人，居然恐高，神情慌张，腿都迈不开，胆战心惊下不了山。

风伯见这官人两眉间悬针纹深刻，便问："官人平时是否夜难寐，神不守舍，虽然眼睛闭目，常会觉得有鬼怪来追捕？"

官人听后大吃一惊，连忙点头弯腰，说："上仙知道我多年宿疾，必有解救之法。若能拔我出疾恶，我愿追随上仙。"

只见风伯伸出回春指，在官人头上神庭穴来回点按搓摩，像扫把洒扫庭除一样。

而官人，顿觉前额脑首如风吹乌云，拨云见日，明明朗朗，重见苍天。

不过抽支烟的功夫，官人觉得神清气爽，居然心安魂定，一下子站起来，跟着风伯大胆走下山去。

后来，官人常按照风伯教的道家搓摩神庭之法，晚上睡前点按后，便得睡眠深沉、噩梦不扰的快乐体验。

风伯说："人之恐高害怕、胆战心惊、疑神疑鬼，大都是神庭一穴，为思维的残花败柳、枯枝落叶所遮蔽，使神光不显，则灰暗丛生。只需点按，如洒扫庭除，遂得清明。"

在《点穴神书》上记载：神庭穴，乃神识所在。在颜面上方，喜欢宽广，不喜欢狭窄。故额角宽大者，神志旺盛；狭窄者，神衰志退。尤其前额有悬针纹，人常皱眉者，大都神庭为俗世羁绊，神识被痰浊迷笼，搓摩神庭穴，像刷新眼目脸面，洒扫大脑浊阴，自然清阳上升，神志灵敏。故医治心意识之病，神庭第一。

【穴位小贴士】

神庭： 直鼻上入发际五分。足太阳、督脉之会。《素注》灸三壮。《铜人》灸二七壮，止七七壮。禁针，针则发狂，目失睛。

主登高而歌，弃衣而走，角弓反张，吐舌，癫疾风痫，目上视不识人，头风目眩，鼻出清涕不止，目泪出，惊悸不得安寝，呕吐烦满，寒热头痛，喘渴。

歧伯曰："凡欲疗风，勿令灸多。缘风性轻，多即伤，惟宜灸七壮，至三七壮止。"张子和曰："目肿、目翳，针神庭、上星、囟会、前顶，翳者可使立退，肿者可使立消。"

第26篇　清肺凝神之穴

湖南岳阳楼，素有天下第一楼之美称。

风伯登岳阳楼，由这湖楼盛景忆古圣先贤"不以物喜，不以己悲""先天下之忧而忧，后天下之乐而乐"的家国情怀，世界担当！

忽闻一小女孩哭叫不止，原来，她的宠物狗从楼上摔下，气厥昏迷。

大人说："莫哭，再买一只给你！"

谁知小女孩哭得声更大，她已经跟小狗狗有感情了，不忍离去。

风伯见状，对小女孩说："你的发簪子借来一用。"

小女孩哭得完全没回应。

只见风伯的回春手，在迅雷不及掩耳之中，夺过女孩子发簪，便往宠物狗的鼻尖上一刺。

闭塞晕厥过去的狗瞬间就跳起来，又呼吸顺畅，来回走动。

众人见了莫不啧啧称奇，掌声连连。

而风伯顺便普及了下穴道文化，说："凡动物的鼻尖，跟人一样，叫做素髎穴，又号鼻尖穴，能主气，司呼吸。善治疗喘息鼻塞，严重的昏迷窒息。凡遇溺水晕厥，新生儿窒息，或跌仆闭气，针鼻尖穴，能速起清醒。"

小女孩听完，破涕为笑，说要将发簪子送给风伯伯，将来可以救更多的人和动物。

《点穴奇书》上记载，素髎穴，位于鼻尖正中骨缝隙，又名面正，最擅长调和肺气。据说，常搓素髎穴，能让人呼吸深沉，气脉绵长。

肺为金秋，主肃降，其色为素白，喜清凉洁净，而厌恶热浊。故，酒渣鼻、鼻头红赤、鼻出血，凡一切火克金，浊阴不降，迫血妄行的病证，针刺素髎穴，好像秋风起，天地间下起霜雪，如银妆素裹，自然炎热消退，血出得止，浊阴速降，天清地宁。

道家认为，常搓素髎鼻尖一穴，能让人心清肺气静，气顺神安宁，降伏五毒烦恼，熄灭贪嗔痴慢。这是一个让人冷静、平静的穴位。

【穴道小贴士】

素髎（一名面正）：鼻柱上端准头。此穴诸方阙治。《外台》不宜灸，针一分。《素注》针三分。

主鼻中息肉不消，多涕，生疮鼻窒，喘息不利，鼻喁僻，衄衉。

第27篇　沟通渠畅之穴

贵州黄果树瀑布，壮观磅礴，水脉丰富，落差大。

风伯赏完瀑布，感慨这从天而降的白色大水沟，壮阔非凡。

随后，路过小山村，一家人正在收割稻谷，一派喜气洋洋的丰收景象。

国泰民安真好，风调雨顺大妙！

谁知，男子扛稻谷过沟坎时，一个滑倒，"啊"地一声，闪着腰，动不了了。

一家人马上愁眉苦脸，真是一人生病，满堂不乐。

风伯跳下沟坎，伸出回春指，在男子的人中穴上使劲一点按。

男子"啊"地一声，深吸一口气，居然站了起来，摇摇腰背，痛失无踪。立马愁眉换为喜颜，苦痛变为感恩。

一家人马上拜谢不已，一定要请风伯吃顿饭。

风伯看了下这家中妇女，见她人中长有痤疮，便说："你整日劳心，有尿道炎症，盆腔疾患。"

妇人听完，不断点头。原来她已被妇科炎症困扰数月。

风伯随手借来缝衣小针，烧灼针后，在妇人人中穴上扎几下，泄出恶血。从此居然盆腔炎症消失，尿道赤热不见了。

人问其故。

风伯科普了下中医穴道文化，说："古针诀《通玄指要赋》云：人中除腰背之强痛，神门去心性之痴呆。凡急性腰岔气、扭伤，人中就能正回。

人中，又名水沟，凡沟渠堵塞，必定污臭熏天，妇女阴沟滞塞，必炎热灼体，但见水沟周围长痤疮，可知其有阴道、尿道炎症，刺通水沟，使呼吸顺畅如黄果树瀑布，降落通达，炎症自消，污浊自去。"

《点穴神书》记载：鼻通天气，口通地气。人中居中，能升清降浊，主呼吸消化。所以，跌仆昏迷岔气、腰背强痛，点按人中，能顺气。消化不良，痰浊蒙蔽心窍，癫痫胸闷腹胀，点按人中，可以助消化排浊。

人中穴，又名水沟。养生家闭口藏舌，舌抵上腭，产生金津玉液，分多次吞咽，号千口一杯饮。能润泽五脏，令五谷丰登；灌溉六腑，使六时吉祥。令七窍火气平息，五脏热毒清宁。如此沟通渠畅，何来炎症之有。水足液行，哪会污臭熏天。

故水沟穴有善除口臭、妇科炎症、便秘、尿道炎诸症，凡三焦水道不利者，皆可主之。

注：千口水，即是活字，欲活命、延寿、耐老，常需做此动作。此字乃泄天地之谜，因为反复吞咽，下喉入胃，就像黄果树瀑布，从天而降。

【穴道小贴士】

水沟（一名人中）：鼻柱下，沟中央，近鼻孔陷中。督脉、手足阳明之会。《素注》针三分，留六呼，灸三壮。《铜人》针四分，留五呼，得气即泻，灸不及针，日灸三壮。《明堂》日灸三壮，至二百壮。《下经》灸五壮。

主消渴，饮水无度，水气遍身肿；失笑无时，癫痫语不识尊卑，乍哭乍喜，中风口噤，牙关不开；面肿唇动，状如虫行；卒中恶，鬼击，喘喝，目不可视，黄疸马黄，瘟疫，通身黄，口㖞僻。灸不及针，艾炷小雀粪大。水面肿，针此一穴，出水尽即愈。

第28篇
唇舌端正之穴

风伯一路风尘仆仆，正要赶往普陀山朝圣。

名山盛景，虔诚来朝拜的人络绎不绝。

有非常诚意的居士，三步一叩。

原来，这居士中过风，口眼㖞斜，讲话漏风，语言含糊。他听说朝圣能广结善缘，积累福德，于是虔诚来拜山。

风伯伸出回春指，在居士人中下的兑端穴使劲按，来回有一盏茶功夫。

居士自出生到现在，未受过如此深入骨髓之痛，泪流满面，刻骨铭心之体验。

而风伯已经拿出铜镜，让他看看。

居士立马痛苦表情转为欢乐模式。原本面歪嘴角漏风的，全部正回来。他立马下跪，开口说："阿弥陀佛，肯定是遇上佛菩萨了！"连讲话声音都变清晰不含糊了。

风伯赶紧扶他起来说："我不是佛菩萨，只是壮游天下的一介草医而已，不过通达点经穴之道，掌握些点按之理。"

顺带留下一句话："对于虔诚的居士，遇到贵人、善人几率特别高。"

《点穴神书》上记载：督脉下到口唇的尽端，此穴名兑端，位于上唇正中。读过《易经》者，方知兑卦为泽，为口舌；而端有端正、尽端、极端、终结之意。

故，兑端一穴，可以端正面部歪斜，终结口舌含糊。乃是鼻腔堵塞，口舌含糊，发音障碍，面目歪曲之疾的克星。

而深通道家修炼的讲经法师，无不以勤按兑端穴来端正口舌，使吐字清晰，辩才无碍。

【穴道小贴士】

兑端：唇上端。《铜人》针二分，灸三壮。

主癫疾吐沫，小便黄，舌干消渴，衄血不止，唇吻强，齿龈痛，鼻塞，痰涎，口噤鼓颔。炷如大麦。

第29篇　阴阳交会之穴

风伯到了普陀山，这里正举行大法会，人员众多，整个场面庄严肃穆。

法师在台上讲法。突然一位虔诚的信徒，龇牙咧嘴，挤眉弄眼，坐立不安，像不倒翁一样，摇来晃去，严重影响道场的庄严性。

维持道场秩序的戒师立马拿戒尺下来，轻轻拍一下他肩膀。

谁知这信徒却说："不好意思，师父，我痔疮发作，如万蚁咬肛门，百虫啃屁股。"

大家一下愣了，不知怎么办。

风伯在旁边，帮这信徒翻开上唇，看到龈交穴周围有淤青的血脉一团团，说："你这痔疮还不止一个。"

随手拿出牙签往上面刺几下，暗红的血就流出来。

前后不过几秒钟，这虔诚的信徒面露喜色，说："感谢神医佛菩萨，我下面肛门一点也不痒痛了。"

直到整个法会结束，这虔诚的信徒都坐如介石不动，心情异常平静欢喜。

风伯说："此龈交穴周围刺络放血，乃治疗痔疮肿痒之奇术也，乃是古代道家秘传！现将此术贡献给佛门僧人，共同普度众生。"

普陀山的医僧们大喜，这样碰到打坐听法时坐不住，屁股有火，心烦气躁，痔疮发作时，就有招了！

《点穴神书》上记载：龈交穴乃任督二脉在口中的交会，而肛门，乃任督二脉在海底的交会。

手足阳明胃肠经，又连络在上下牙齿，所以龈交穴放血，能缓解肠胃痔疮压迫热毒，可以让瘀肿的疮痛瘪掉。

道家认为，此龈交穴，能让督脉交往任脉，就是阳入于阴，所以顽固失眠，寻到此穴便可终结。故癫狂，心意识止不住，参禅时出现狂禅，修道时遇到躁乱，但咬紧牙关，龈交刺血，就可以使热随血去心安宁，狂躁下行人平静。

故龈交一穴，有强大安神定志之效果！非常有助于修道者打坐入静，练功人气沉丹田。因为龈交穴，对应的就是牙齿跟舌头，齿为肾所主，舌乃心之窍，故勤按龈交，能让心肾相交。心肾相交，狂躁得消。

【穴道小贴士】

龈交：唇内齿上龈缝中。任、督、足阳明之会。《铜人》针三分，灸三壮。

主鼻中息肉，蚀疮，鼻塞不利，额颊中痛，颈项强，目泪眵汁，牙疳肿痛，内眦赤痒痛，生白翳，面赤心烦，马黄，黄疸，寒暑瘟疫，小儿面疮癣，久不除，点烙亦佳。

第一卷

督脉

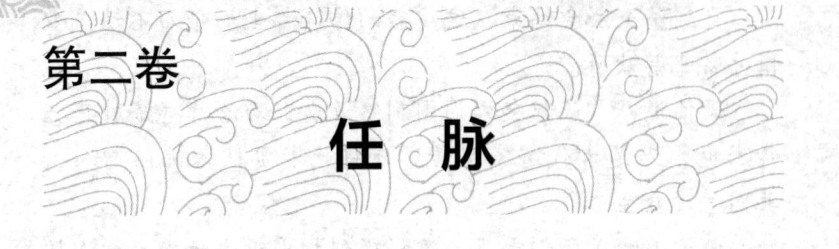

第二卷

任　脉

任脉经穴歌

任脉三八起会阴，曲骨中极关元锐。

石门气海阴交仍，神阙水分下脘配。

建里中上脘相连，巨阙鸠尾蔽骨下。

中庭膻中慕玉堂，紫宫华盖璇玑夜。

天突结喉是廉泉，唇下宛宛承浆舍（二十四穴）。

此经不取井荥输合也。

脉起中极之下，以上毛际，循腹里上关元，至喉咙，属阴脉之海，以人之脉络，周流于诸阴之分，譬犹水也，而任脉则为之总会，故名曰阴脉之海焉。

用药当分男女，月事多主冲任，是任之为言妊也。乃夫人生养之本，调摄之源，督则由会阴而行背，任则由会阴而行腹，人身之有任督，犹天地之有子午也。人身之任督，以腹背言，天地之子午，以南北言，可以分，可以合者也。分之以见阴阳之不杂，合之以见浑沦之无间，一而二，二而一也。

但在僧道，不明此脉，各执所尚，禁食、禁足、禁语、断臂、燃指、烧身，枯坐而亡，良可悲夫！

间有存中黄一事，而待神气凝聚者；有运三华五气之精，而洗骨伐毛者；有搬运周天火候者；有日运脐，夜运泥丸炼体者；有呼九灵，注三精而归灵府者；有倒斗柄而运化机者；有默朝上帝者；有服气吞霞者；有闭息存神者；有采炼日精月华者；有吐纳导引者；有单运气行火候者；有投胎夺舍者；有旁门九品渐法三乘者，种种不同，岂离任督。

盖明任督以保其身，亦犹明君能爱民以安其国也。民毙国亡，任衰身谢，是以上人哲士，先依前注，导引各经，调养纯熟，即仙家之能筑基是也。

然后扫除妄念，以静定为基本，而收视返听。含光默默，调息绵绵，握固内守，注意玄关，顷刻水中火发，雪里花开，两肾如汤煎，膀胱似火热，任督犹车轮，四肢若山石，一饮之间，天机自动，于是轻轻然运，默默然举，微以意定，则金水自然混融，水火自然升降，如桔槔之呼水，稻花之凝露，忽然一粒大如黍米，落于黄庭之中。此采铅投汞之真秘，子不揣鄙陋，扫却旁蹊曲径，指出一条大路，使人人可行也。

到此之时，意不可散，意散则丹不成矣。

紫阳真人曰："真汞生于离，其用却在坎，姹女过南园，手持玉橄榄。"正此谓也。

日日行之无间断，无毫发之差，如是炼之一刻，则一刻之周天；炼之一时，则一时之周天；炼之一日，则一日之周天；炼之百日，则百日之周天，谓之立基。炼之十月，谓之胎仙。

功夫至此，身心混沌，与虚空等，不知身之为我，我之为身，亦不知神之为气，气之为神，不规中而自规中，不胎息而自胎息，水不求而自生，火不求而自出，虚室生白，黑地引针，不知其所以然而然，亦不知任之为督，督之为任也。

至于六害不除，十少不存，五要不调，虽为小节之常，终为大道之累。何名六害？一曰薄名利，二曰禁声色，三曰廉货财，四曰损滋味，五曰屏虚妄，六曰除嫉妒，六者有一，卫生之道远，而未见其有得也。虽心希妙理，口念真经，咀嚼英华，呼吸景象，不能补其失也。

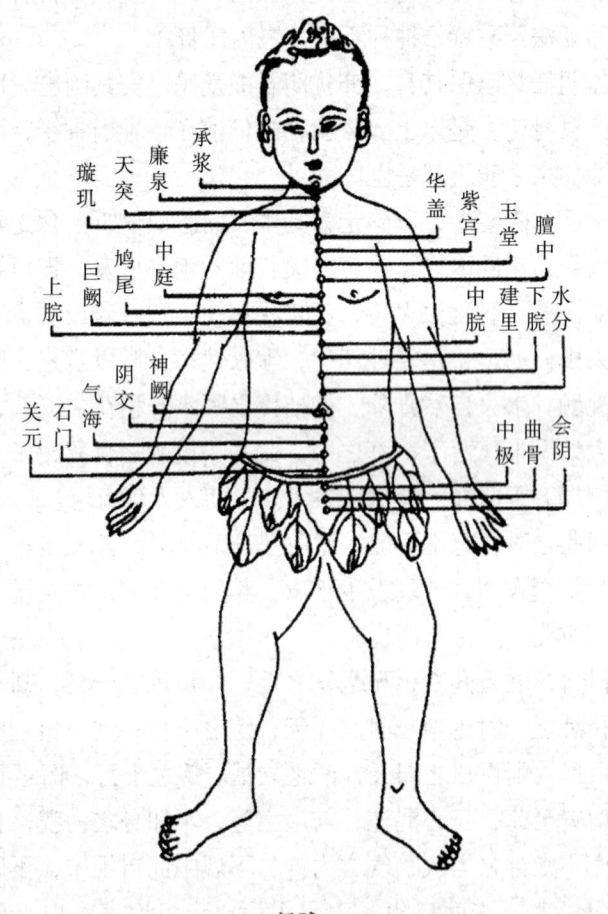

任脉

何名十少？一曰少思，二曰少念，三曰少笑，四曰少言，五曰少饮，六曰少怒，七曰少乐，八曰少愁，九曰少好，十曰少机。

夫多思则神散，多念则心劳，多笑则肺腑翻，多言则气血虚耗，多饮则伤神损寿，多怒则腠理奔浮，多乐则心神邪荡，多愁则头面焦枯，多好则志气溃散，多机则志虑沉迷。

兹乃伐人之生，甚于斤斧；蚀人之性，猛于豺狼也。卫生者，戒之哉！

第30篇 阴处所会之穴

海南五指山，椰子满地。

当地土著人生活安逸，喜欢豪饮久坐。不少人得了痔疮、前列腺炎、阴道炎。

风伯伯游览完这天涯海角美景，见当地人愁眉苦脸，便心知肚明，他们是会阴堵住了。

会阴乃隐蔽之处，不适合点穴进针。

身无彩凤双飞翼，心有灵犀一点通。

这点难不倒风伯伯，他不用推拿点按，就教当地土著人把脚伸上栏杆，传授以马王堆出土的导引吐纳法。

众人都笑称黄狗撒尿。

风伯伯笑说："黄狗没有前列腺炎跟痔疮啊！"

结果，一时之间，当地泌尿生殖系统疾患大为改善。土著人都奉风伯伯为神医！

真是会阴一打开，邪气就下来。

在《点穴神书》上记载：会阴穴，处于肛门尿道口间，善治前后二阴之病，能调子宫精室之疾。但凡隐蔽私处之病，开会阴皆能治之。

开会阴之法，不在于点穴针刺，而在于大步走、一字马、瑜伽拉筋。所谓会阴者，众多阴道疾患，它都会治，能调。此处久坐闭塞，必致百病丛生。如同长江入水口堵住，则灾难泛滥矣。

【穴位小贴士】

会阴（一名屏翳）：两阴间、任、督、冲三脉所起。督由会阴而行背，任由会阴而行腹，冲由会阴而行足少阴。《铜人》灸三壮。《指微》禁针。

主阴汗，阴头痛，阴中诸病，前后相引痛，不得大小便，男子阴端寒冲心，窍中热，皮疼痛，谷道瘙痒，久痔相通，女子经水不通，阴门肿痛。卒死者，针一寸补之。溺死者，令人倒拖出水，针补，尿屎出则活，余不可针。

第31篇 曲直傲骨之穴

南海寺，香火鼎盛，万人来朝。

寺里，后院花草繁茂，真是曲径通幽处，禅房花木深呐！

经常接待客人的禅师，得了尿潴留病，小便排不出，难受至极。

小腹憋堵胀，尿道不通畅。

风伯伯说："尿道管，狭细之处也，绕曲多弯，遇寒则凝，久坐必瘕。"

伸出回春指，在禅师下腹曲骨处轻轻来回推揉，就像推波助澜一样。

禅师觉得小腹有股暖流。盏茶功夫，自动上厕所排尿，排得一干二净，通体舒泰。

禅师拜服说："若非圣手回春一指，我这老骨头免不了插管导尿之忧啊！"

然后奉风伯为庙宇贵宾，请其为众人讲演穴道与生命科学。

在《点穴神书》上记载：曲骨，脐下五寸，连接尿道膀胱。凡尿道虚冷，膀胱刺痛、水液潴留诸症，曲骨推拿或敷贴炒热的葱姜，皆可温阳化气，使水道通利，符合道家"曲则全"的宗旨。

修炼家认为，曲骨者，肝肾也。肾主骨，属水；肝主木，木曰曲直，主筋。常以双手敷贴曲骨，能壮骨舒筋，帮助封藏骨髓，生发精血，乃补肾强肝之大要穴！

大凡修道者，常作合掌抱腹动作，大有延年益寿、冬藏春生之意，即《道德经》曰：是以圣人，抱一为天下式。

以曲则春生，木曰曲直，如豆芽，有无限生机；骨则冬藏，如石头，坚硬无比，善耐寒暑。

一个人，有曲水般百折不挠的精神与傲骨坚硬如石的意志，何病不克？抚摸曲骨，热水袋温贴，便是道家秘传逆生长之秘诀！

【穴道小贴士】

曲骨：横骨上，中极下一寸，毛际陷中，动脉应手。足厥阴、任脉之会。《铜人》灸七壮、至七七壮。针二寸。《素注》针六分，留七呼。又云：针一寸。

主失精，五脏虚弱，虚乏冷极，小腹胀满，小便淋涩不通，颓疝，小腹痛，妇人赤白带下。

第32篇
至中至极之穴

四川渔米之乡，这片盆地，非常富饶。

饱暖思淫欲，饥寒起盗心。不少孩子染上邪淫的恶习。

风伯伯在路上看到一青年，弯腰驼背，像小老头，一不小心被石头一绊，栽倒在地上，马上像散架的木偶，难以回收。

风伯伯蹲下去，伸手帮他推拿中极。片刻功夫，青年缓过气来，居然站起来，腰杆挺直背不驼，前后判若两人。

风伯伯说："你这邪淫恶疾，有多年了！"

青年大吃一惊，说："老神仙，你救救我，我也不想，可控制不住。经常流精，使我没记性，走路没精神。"

风伯伯说："我现在传你中极揉，气沉丹田法。"

青年学到这一道家秘术后轻松对付手淫，不再漏精，从此腰杆挺直，阳光自信。

《点穴奇书》上记载：中极，内应胞宫精室。胞宫精室，乃人体极内之处，又处于头脚的中间。在人体，有至中至极之特点，故名中极。

凡胞宫虚冷，小便失禁，邪淫漏丹，滑精梦遗，一切看起来属于走极端的病痛，在中极处，皆可调和折中。道家认为，"多言数穷，不如守中"，即守住膻中、中极。又云："止漏增元，百日金刚"。

只要能将偏离中和的极端邪思妄想行为止住，元气就会剧增。坚持中极揉一百天不漏精，身体就如同金刚，百病难侵，寒暑不惧，冷热不病。

故，中极，不愧为中正平和之穴！能调理穷凶极恶之病——即万恶淫为首！

【穴道小贴士】

中极（一名玉泉，一名气原）：关元下一寸，脐下四寸。膀胱之募。足三阴、任脉之会。《铜人》针八分，留十呼，得气即泻，灸百壮，至三百壮止。《明堂》灸不及针，日三七壮。《下经》灸五壮。

主冷气积聚，时上冲心，腹中热，脐下结块，贲豚抢心，阴汗水肿，阳气虚惫，小便频数，失精绝子，疝瘕，妇人产后恶露不行，胎衣不下，月事不调，血结成块，子门肿痛不端，小腹苦寒，阴痒而热，阴痛，恍惚尸厥，饥不能食，临经行房羸瘦，寒热，转胞不得尿，妇人断绪，四度针即有子。

第33篇　关锁精元之穴

八百里秦川，风光秀丽，这里民风彪悍，骁勇善战。

壮汉们砌墙盖房子，都是全力以赴，舍身性命地干。

风伯路过，发现一汉子蹲在那里喘气，便说："壮汉，你脱力了！气吸不下去是吧！"

壮汉点头。

风伯随手在壮汉的肚脐下三寸关元处来回按摩。

才盏茶功夫，壮汉气纳丹田，呼吸绵绵。站起来不再头晕目眩，心慌气短。

　　壮汉抱拳说："感恩神医出手相救！"

　　风伯说："元气走泄，努力过度，名曰脱力。按摩关元，举手之劳，不足挂齿！"

　　在《点穴神书》上记载：关元穴，乃元气开关也。能关锁精元，善封闭气血。凡透支身体，过度用力，导致脱力、阳痿、遗精、尿频、血崩，但在关元穴上按摩，便可聚精会神，关锁精元。

　　道家向来崇尚"顺则凡，逆则仙，只在其中颠倒颠"，把关元倒过来读叫元关，元又通玄，故此穴乃玄关穴，是养生家纳气延年之要穴，修道人保密守窍之灵处。

　　但凡五劳七伤虚损之证，双手按摩关元，吸必归田，如此久久，气必饱满，身必强健。能耐寒暑，可冬不炉，夏不扇。

　　【穴道小贴士】

　　关元：　脐下三寸。小肠之募。足三阴、任脉之会。下纪者，关元也。《素注》针一寸二分，留七呼，灸七壮。又云：针二寸。《铜人》针八分，留三呼，泻五吸，灸百壮，止三百壮。《明堂》娠妇禁针，若针而落胎，胎多不出，针外昆仑立出。

　　主积冷虚乏，脐下绞痛，渐入阴中，发作无时，冷气结块痛；寒气入腹痛，失精白浊，溺血七疝，风眩头痛，转脬闭塞，小便不通，黄赤，劳热，石淋五淋，泄利，贲豚抢心，脐下结血，状如覆杯，妇人带下，月经不通，绝嗣不生，胞门闭塞，胎漏下血，产后恶露不止。

第*34*篇　含藏玉石之穴

在甘肃大漠，此地有举世闻名的敦煌壁画。

风伯赏壁画，见七十岁守壁老人行步蹒跚，颤颤巍巍。

一问之下，原来老人为保护壁画毕生不离敦煌。如今风烛残年，骨质疏松，几次走平地都绊倒骨折，现在挂着拐杖走得很艰难。

风伯伸出回春指，教授老人点按石门，纳气入骨之术。此为道家延年秘法，壮骨神术！

老人通过数月练习，居然吐纳饱满多一倍，丢掉拐杖，登高上楼梯如履平地，不再骨质疏松，丢掉腰酸背痛。

老人不禁感叹道："原以为骨质疏松，乃年老无奈，腰酸背痛，是岁月所催！殊不知，得点按石门，纳气入骨秘法，居然可以抗衰老，耐光阴。"

老人到九十岁还在守壁画，生活自理，人皆惊为奇迹！这跟老人有事没事就点按石门，壮骨纳气有关！

真是不要万两金，也要一窍诀！金多不买寿，窍诀可延命！

《点穴神书》上记载：石门穴，坚硬如石之门户、门径也！此穴最善闭藏精血，坚固骨髓。如同宝藏都藏在石山，玉石皆含在石里。

修道之人，把人体精气神看作三宝，玉石、翡翠、玛瑙。人年老，三宝会随之流失，通过点按石门纳气入骨，可以延缓流失速度，对抗骨质疏松。真乃加强身体坚硬度之要穴，增大人体耐劳损之孔窍！

【穴道小贴士】

石门（一名利机，一名精露，一名丹田，一名命门）：脐下二寸。三焦募也。《铜人》灸二七壮，止一百壮。《甲乙》针八分，留三呼，得气即泻。《千金》针五分。《下经》灸七壮。《素注》针六分，留七呼，妇人禁针、禁灸，犯之绝子。

主伤寒，小便不利，泄利不禁，小腹绞痛，阴囊入小腹，贲豚抢心，腹痛坚硬，卒疝绕脐，气淋血淋，小便黄，呕吐血，食谷不化，水肿，水气行皮肤，小腹皮敦敦然，气满，妇人因产恶露不止，结成块，崩中漏下。

第35篇　元气之海之穴

莫高窟，世界最伟大的佛教艺术宝库。

风伯参观完后，就吃当地最为著名的兰州拉面。真是民风彪悍，做出的面都特有能量感！

面馆老板的父亲，八十岁，走路上气不接下气，时常气喘如牛，呼吸粗重，好像一不小心就要断气一样。

正逢气喘病发作，只有出气没进气，倒地，很快脸色就暗黑。面馆众人全都慌了手脚。

风伯放下筷子，伸出回春指，在老人脐下气海处来回点按。

老人顿感气能纳下，脐腹渐渐呼吸顺畅，暗黑的脸转红润。

救护车到来时，老人已经坐起，一点都不像危重的模样。

面馆老板立即磕头拜谢，感恩涕零。风伯顺带把揉气海的道家调息秘籍传授给面馆老板。

从此老人哮喘病得到控制，安享晚年。不再声粗气短，呼吸艰难。

真是得一穴之秘，胜得良田万顷。

《点穴神书》上记载：气者，纳气元气也；海者，无量无边也。故气海穴，能纳无边之气归于肚脐，以延命数，增寿年。

养生家以为，气入胸肺咽喉者，为常人，多病多难；气入丹田膝脚者，为超人，少病少痛。

由常人变身超人，就要过气海之关。此处乃是度病痛苦海，到健康彼岸的鸿沟。

故，一切老年哮喘，少年精亏，中年嗔恨气逆、久咳不愈，但取气海穴按摩推揉，便有百川归海、水不上逆之效。又有云雨下海，不增不减之妙！

故，《道藏》讲服元气法，便是做气海吞吐，肚腹鼓荡。《道德经》谓：绵绵若存，动而愈出。全在守气海也。

可见，龙精虎猛、容光焕发、愈挫愈勇、百折不回之人，皆属气海量大，海纳百川者。俗云：量大福大，即是气海宽阔通畅之人，福泽深厚也！

所以，无事常生闷气，小事动则着急，做事急功近利，皆属气海壅塞，海量不大也。推揉此处，皆可化之。

【穴道小贴士】

气海（一名脖胦，一名下肓）：脐下一寸半宛宛中。男子生气之海。《铜人》针八分，得气即泻，泻后宜补之。可灸百壮。《明下》灸七壮。

主伤寒，饮水过多，腹胀肿，气喘心下痛，冷病面赤，脏虚气惫，真气不足，一切气疾久不瘥，肌体羸瘦，四肢力弱，贲豚七疝，小肠膀胱肾余，癥瘕结块，状如覆杯，腹暴胀，按之不下，脐下冷气痛，中恶脱阳欲死，阴症卵缩，四肢厥冷，大便不通，小便赤，卒心痛，妇人临经行房羸瘦，崩中，赤白带下，月事不调，产后恶露不止，绕脐疼痛，闪着腰痛，小儿遗尿。

浦江郑义宗患滞下昏仆，目上视，溲注汗泄，脉大，此阴虚阳暴绝，得之病后酒色。丹溪为灸气海渐苏，服人参膏数斤愈。

第36篇　阴经交会之穴

剑门古道，名胜古迹繁多，乃陕西入四川的千年崎岖山路。

风伯路过剑门关，有石头工人在修百年崎岖之路，造千万人往来之桥。

有一石工，终身不长胡须，常年疲劳没力。

风伯观察石工下巴有黑点，便说："此乃冲脉在阴交处堵塞，你是否夜间觉得脐下隐痛？"

石工惊讶地问："此事我未向人说，您老怎知道？"

原来，人先天靠肚脐吸营养，后天靠嘴巴吃东西。如果嘴巴下面有郁堵，暗指人体肚脐下面穴位闭塞。

风伯说："脐下阴交穴，乃冲、任、肾三经交汇，三经皆属阴经，故名阴交。若此处堵塞，则女子乳房发育不良，男子胡须难以生长。"

风伯遂教石工按揉阴交，解开多年经脉交阻之症，数月修炼，居然胡须生长，人皆叹返老还童。

《点穴神书》上记载：脐下阴交穴，穴中最奇妙。冲任肾之交，发育才良好。

冲为血海，任主胞胎，肾能藏精。故而女子血液不能上冲乳房，男子精气难以上灌头面，乃阴交闭阻。此处如喷泉之开关，按通则水液冲顶，滋灌百脉。

道家修炼认为，人无冲劲，成事不足。后劲不足，败事有余。故打通肾脉跟冲脉在阴交处的汇合很重要！

人在趴下时，如同壁虎爬行，正是阴交贴地，旋转不止。此穴在任脉上，大有任重道远，符合任脉经旨。又有百川归海，包含肾脏功能，还具足贴地冲天。有不飞则已，一飞冲天，不鸣则已，一鸣惊人之意。

故歌唱家打通阴交穴后，音声必定上冲霄汉，不可思议。但凡肚腹诸疾，此穴皆统管无余。

此乃虚者救星，亢者福音。

【穴道小贴士】

阴交（一名横户）：脐下一寸，当膀胱上际。三焦之募，任脉、少阴、冲脉之会。《铜人》针八分，得气即泻，泻后宜补，灸百壮。《明堂》灸不及针，日三七壮，止百壮。

主气痛如刀搅，腹膜坚痛，下引阴中，不得小便，两丸骞，疝痛，阴汗湿痒，腰膝拘挛，脐下热，鬼击，鼻出血，妇人血崩，月事不绝，带下，产后恶露不止，绕脐冷痛，绝子，阴痒，贲豚上腹，小儿陷囟。

第37篇 先天神归之穴

都江堰，历史最出名的变水害为水利大工程，使四川成为天府之国。

风伯游完如此澎湃壮阔的工程，惊叹先人智慧，它居然能自动分流、排沙、防洪，在世界奇观中都属于叹为观止的存在！

有一老者，得了肺结核后，形容憔悴，瘦骨嶙峋，须发尽脱，面色惨白。

老者问："过度用药后，免疫力下降怎么办？"

风伯教他在肚脐眼放盐巴，拿艾条灸。连灸数月，老人发落重生，肉脱再长，如枯木逢春，病去若失。

众人无不惊叹风伯仙人指点。

何以盐灸肚脐神阙穴，能转瘦弱为雄强？

风伯说："神阙穴，乃人体都江堰之口，灌溉五脏六腑之根结。先有都江堰，而后有天府之国。先有神阙温暖，而后有脏腑富饶，通体舒泰！

人先天系统，全靠神阙去灌溉五脏六腑，当后天倍受损伤时，便可借助盐艾灸，启动先天之气，以恢复生机！"

《点穴神书》上记载：神阙穴，在肚脐，实乃穷苦人的人参、黄芪，虚弱者的当归、熟地。具有八珍汤之妙，能造十全大补之功。

道家言："大而化之，谓之神。"神乃一身主宰，变化无穷。此处乃神变的入口，故名神阙。

阙者，门口出入也。故心慌神乱或神神怪怪者，但以劳宫按神阙，即是心肾相交诀，遂得心肾相交，通体舒调。

由于此穴在肚腹，故大凡消化不良，水谷不分，按摩运转此穴，最能消积化滞，强壮生殖。

古代道人秘传"仙人揉腹法"，皆以此穴为中心，来回按揉，则虚弱者能逐渐强壮，强壮者能益发慈悲。习练此术，人能日奔驰数十里，而脸不红，气不喘。

此穴后对腰肾，将手心放神阙上，便能引神入肾，则心肾相交，万病得消。

但凡水火不调，双手贴摩神阙皆可调之。古今修炼者，无一不以意守此处，为飞升阶梯。

【穴道小贴士】

神阙（一名气舍）：当脐中。《素注》禁针，针之使人脐中恶疡溃，屎出者死。灸三壮。《铜人》灸百壮。

主中风不省人事，腹中虚冷，伤败脏腑，泄利不止，水肿鼓胀，肠鸣状如流水声，腹痛绕脐，小儿奶利不绝，脱肛，风痫，角弓反张。

徐平仲中风不苏，桃源簿为灸脐中百壮始苏，不起，再灸百壮。

第38篇　分解水液之穴

黄河龙门口，此处汹涌澎湃，乃大禹治水之要害，此处乃黄河最狭窄处，一旦郁塞，必泛滥成灾。

风伯在龙门下的小镇见到一小儿水肿，连大脑都积水变大。众医束手无策，父母哭得呼天抢地，肝肠寸断。

风伯伸出回春指，点按小孩水分穴，此穴有分解水湿之功，同时令其父母烧艾条来灸，因为水得阳气化更快。

在出太阳时挖沟，地面就干得快。不出半个月，孩子的水肿全部消退。

真是不怕病情危笃，就怕遇不到贵人指路。

《点穴神书》上记载：上焦不治，水泛高原，头晕目眩，颅脑积液。中焦不治，水停中脘，舌苔腻滞，肥胖胃胀。下焦不治，水乱二便，便溏拉稀，阴囊疝气。

不管何处水湿泛滥，水分穴点按，皆可帮助分解水湿，若加艾灸，阳能化气，水得阳气，便雾化掉了。

所以，不论晨起面肿，夜间尿多，脏腑积液，肉体水胖，但取水分穴，无不应手取效。

此穴真乃分水神穴，排湿要窍，是通身上下水液代谢总开关，人体内外水湿排泄大闸门。

【穴道小贴士】

水分（一名分水）：下脘下一寸，脐上一寸，穴当小肠上口。至是而泌别清浊，水液入膀胱，渣滓入大肠，故曰水分。《素注》针一寸。《铜人》针八分，留三呼，泻五吸。水病灸大良。又云："禁针。针之水尽即死。"《明堂》水病灸七七壮，止四百壮，针五分，留三呼。《资生》云："不针为是。"

主水病，腹坚肿如鼓，转筋，不嗜食，肠胃虚胀，绕脐痛冲心，腰脊急强，肠鸣状如雷声，上冲心，鬼击，鼻出血，小儿陷囟。

第 *39* 篇　胃病头颈之穴

古丝绸之路，不少名城被风沙吞没。

楼兰古城，乃丝路要冲，东西门户，号称西域最繁华之处。

风伯路过，发现古城在修复。有匠工水土不服，终日拉肚子。

风伯见状说："是否拉稀完谷不化？"

工匠点头。

风伯说："此乃胃虚下陷，《千金方》曰：泻痢食不消，下脘穴最好。"

遂帮工匠点按下脘。

当天，泻痢得止，水土不服得以克服。

《点穴神书》上记载：下脘者，胃底大弯处下陷。凡胃病下垂下陷，极有效益。食物下陷，完谷不化，下脘可化。

下脘乃胃炎、头颈胀痛要害，食物堆积最丰满之处，正如楼兰是丝路要冲，乃西域最繁华之处，文明最灿烂之所。当代医学认为，幽门螺杆菌感染就停留在下脘处，此处乃菌虫窝点。但凡胃炎、痞满、胀痛，下脘点按，遂得轻松。

【穴道小贴士】

下脘：建里下一寸，脐上二寸，穴当胃下口，小肠上口，水谷于是入焉。足太阴、任脉之会。《铜人》针八分，留三呼，泻五吸，灸二七壮，止二百壮。

主脐下厥气动，腹坚硬，胃胀，羸瘦，腹痛，六腑气寒，谷不转化，不嗜食，小便赤，痞块连脐上厥气动，日渐瘦，脉厥动，翻胃。

第40篇　建设内里之穴

新疆素有瓜果歌舞之城的称号。

吐鲁番的葡萄，哈密的瓜，库尔勒的香梨没有渣。

这里美食众多，令人流连忘返。游客常载歌载舞，神采飞扬。

一个少数民族小伙子，唱歌欢快，饮酒无度，导致胃胀吐血，卧床难耐。

真是福兮祸之所伏啊！

风伯亲手为他在建里穴处烧艾条，随即，多日胃痛得安，吐泻得平，不再吐血，可下地活动。

风伯说："大吐大泻后，元气大伤，可用建里穴重建内脏家园。"

《点穴神书》记载：建里者，建设内里，安定善后之穴也。凡大病后体虚力弱，建里似小建中汤，能重建脏腑气血。若吐泻后元气大伤，建里似补中益气汤，能善后稳定，补益亏虚。好像地震后重建家园，内伤动荡后重续道路血脉。

故此穴，有重生之妙，具再生之能。

道家修炼者，常以揉建里来让五劳七伤疗愈，符合"有胃气则生"之宗旨。

建里：中脘下一寸，脐上三寸。《铜人》针五分，留十呼，灸五壮。《明堂》针一寸二分。

主腹胀，身肿，心痛，上气，肠中疼，呕逆，不嗜食。

第41篇　太仓粮官之穴

新疆天池，乃高山湖泊，水面清澈，晶莹如玉，群山环抱，绿草如茵，叶芳飘香，素有天山明珠美称！

风伯在挺拔的云杉下穿行，陶醉在苍翠的塔松间。

一家猎户，得了重症肌无力，眼睑下垂，大肉脱陷，眼见生命垂危，难以延续。

风伯说："胃主肌肉。凡肌肉没力脱陷，病在中脘。"便在胃部中脘处帮猎户点按与烧艾。

所谓病去如抽丝，病来如山倒。

风伯在天池小茅屋住了个把月，把瘫萎在床的猎户，调理得能翻山越岭，肌肉重新长回来。

风伯说："中脘穴，乃人体大仓库，气血最丰富之处，就像靠近天池的草木，都特别滋润荣光。"

《点穴神书》上记载：中脘，胃之募穴也。募有募兵、募捐之意。凡脏腑体力不行，点中脘，便能给五脏六腑提供粮草；凡免疫细胞不够骁勇善战，点中脘，等于给它们打鸡血，加能量。可以勇往直前，奋不顾身。

所谓兵马未动，粮草先行。粮草一断，万众立散。

故，中脘穴乃粮草穴，是人体太仓粮官。五脏亏空，要靠

第二卷

任脉

中脘来补充；通身虚劳，需仗中脘开仓放粮，赈灾救难。

道家认为，守住中脘穴，大病不会死。中脘又是腑会，故六腑之疾，它统管。从咽喉到肛门的病，它都有权利去控制。

【穴道小贴士】

中脘（一名太仓）：上脘下一寸，脐上四寸，居心蔽骨与脐之中。手太阳、少阳、足阳明、任脉之会。上纪者，中脘也。胃之募也。《难经》曰："腑会中脘。"疏曰："腑病治此。"《铜人》针八分，留七呼，泻五吸，疾出针。灸二七壮，止二百壮。《明堂》日灸二七壮，止四百壮。《素注》针一寸二分，灸七壮。

主五膈，喘息不止，腹暴胀，中恶，脾疼，饮食不进，翻胃，赤白痢，寒癖，气心疼，伏梁，心下如覆杯，心膨胀，面色萎黄，天行伤寒热不已，温疟先腹痛，先泻，霍乱，泻出不知，食饮不化，心痛，身寒，不可俯仰，气发噎。

东垣曰："气在于肠胃者，取之足太阴、阳明；不下，取三里、章门、中脘。"又曰："胃虚而致太阴无所禀者，于足阳明募穴中引导之。"

第*42*篇　贲门开口之穴

风伯正在游览宁夏的一座清真寺，路遇一位回族的男子，手捂着胸口。

风伯见状说："你心口痛多久了？"

男子说："有半年多。"

风伯说："这叫贲门狭窄，即胃上口堵塞，你应该常呕吐气逆。"

回族男子惊讶说："此事你怎知？"

风伯说："我还能教你怎么治。"

说完，便用回春指，点按回族男子的上脘穴。点完以后，心口痛消失，真有心开意解之感。

回族男子惊喜地说："这是什么医学，能否传授给我族人？"

风伯说："此乃中医经穴学。我这里正有一本《穴道》手抄，若平时碰到身心疾苦，这书一般都能帮到人。"

回族男子大喜，用回族最高尚的礼仪接待了风伯伯。

《点穴神书》上记载：上脘，内应贲门，能调胃上口之疾，善医心口痛之症。它治起吐逆打嗝，易如反掌；调理满闷不乐，轻而易举。

道家常用手拍上脘穴，则心开意解，喜悦进食。

上脘穴，实乃开心、开胃良穴！能将胃口往上一提，则贲门狭窄呕逆消失。善将膈肌向下放松，则胸膈痉挛咳嗽尽除。

【穴道小贴士】

上脘（一名胃脘）：巨阙下一寸，脐上五寸。上脘、中脘属胃，络脾。足阳明、手太阳、任脉之会。《素注》、《铜人》针八分，先补后泻。风痫热病，先泻后补，立愈。日灸二七壮，至百壮，未愈倍之。《明下》灸三壮。

主腹中雷鸣相逐，食不化，腹疠刺痛，霍乱吐利，腹痛，身热，汗不出，翻胃呕吐食不下，腹胀气满，心忪惊悸，时呕血，痰多吐涎，贲豚，伏梁，二虫，卒心痛，风痫，热病，马黄，黄疸，积聚坚大如盘，虚劳吐血，五毒疰不能食。

第43篇　巨阙宝剑之穴

天下黄河富宁夏。此处名银川，黄河拐角富裕之处，乃古代游牧民族聚集地，素有小江南之称。

风伯从六盘山上下来，感受到地势险要，素为兵家必争之地，果然不同凡响，原来如此秀丽，风光独俱。

山下有一牧民，脸色苍白，眉头紧皱。

风伯说："你是否胸闷欲呕，肚痛难耐？"

牧民点点头，原来吃了凉冷的羊奶，消化不良，浑身难耐。

风伯伸出回春指，当下帮他点按巨阙要穴。边点，牧民边打嗝，感到胸腹暖热，闷胀消失。

牧民高兴地一定要拉风伯回去喝羊奶。

《点穴神书》上记载：巨阙，古代宝剑名，乃越王勾践所佩。穴位以剑名号，大有除暴安良之意。

此穴正位于胸骨剑突之下，故一切胸满心痛，呕吐霍乱，痰饮胃胀，消化不良，气机不畅，清浊混乱，不得入安之暴乱病，本穴皆可治之。

素闻男儿腰带三尺剑，丈夫腹藏五经书。

此穴能让人有勇气，果敢。

道家认为，琴医心，剑医胆。故胆小怕事者，勤按巨阙穴，你胆子小、缺陷症，就会变得大胆、巨胆起来。就像尚方宝剑在手，应对叛乱无忧。

而巨阙又是心之募穴，募有汇集之意。《内经》云："心藏神"。此穴能让人聚精会神，高度专注。

所以，人神识散乱者，点按此穴，便能专心致志。

【穴道小贴士】

巨阙： 鸠尾下一寸，心之募。《铜人》针六分，留七呼，得气即泻。灸七壮，止七七壮。

主上气咳逆，胸满短气，背痛胸痛，痞塞，数种心痛，冷痛，蛔虫痛，蛊毒猫鬼，胸中痰饮，先心痛，先吐，霍乱不识人，惊悸，腹胀暴痛，恍惚不止，吐逆不食，伤寒烦心，喜呕发狂，少气腹痛，黄疸，急疸，急疫，咳嗽，狐疝，小腹胀噎，烦热，膈中不利，五脏气相干，卒心痛，尸厥。妊娠子上冲心昏闷，刺巨阙，下针令人立苏不闷，次补合谷，泻三阴交，胎应针而落，如子手掬心，生下手有针痕，顶母心向前，人中有针痕，向后枕骨有针痕，是验。

按《十四经发挥》云："凡人心下有膈膜，前齐鸠尾，后齐十一椎，周围着脊，所以遮隔浊气，不使上熏心肺，是心在膈上也。难产之妇，若子上冲，至膈则止。况儿腹中又有衣胞裹之，岂能破膈掬心哉？心为一身之主，神明出焉。不容小有所犯，岂有被冲掬而不死哉？盖以其上冲近心，故云尔。如胃脘痛，曰心痛之类是也。学者，不可以辞害意。"

第44篇 — 鸠鸟之尾之穴

贺兰山，连绵起伏，成为宁夏银川平原挡住西北沙漠入侵的天然屏障。

故而，此地风情浓郁，有不少历史文物古迹。

风伯跟着骆驼队一起，在风沙中穿越。

有一位商人，因水土不服，得了呛咳病，一路咳个不停。严重时，好像要把肺咳出来。众人甚是忧虑。

风伯从骆驼上下来，伸出回春指，帮商人点按胸口鸠尾。按完以后，咳嗽声随即消失。

众人莫不惊讶！

风伯说："剧咳不愈，必是膈肌逆气。此穴名鸠尾，正处胸骨剑突下，两旁肋骨就像它的两个大翅膀，故点按鸠尾，便能调顺膈肌，理平胸胁。"

众人听完大喜，将来碰到风沙呛肺，便有招了！

鸠尾，好像贺兰山脉将风沙挡在西北一样，此穴能将邪气格挡出体外。

《点穴神书》上记载：鸠尾，如禽鸟之尾。凡鸟尾，善于下垂。此穴最善理顺上逆的咳呛之气，有下垂抚顺之意。

故，凡跌仆胸闷，吸烟呛肺，油烟冲鼻，风沙灌胸，导致呼吸不利，吐纳作痛，咳嗽不愈者，鸠尾点按，便能轻松调理。

此穴又寓示鸟尾巴，尾者，排泄也，故鸠尾穴，最善排泄赌气噘嘴生闷气造就的心胸憋堵胀，胁胁不通畅。

穴名鸠尾，乃通人体尾椎肛门，凡胸以上的邪气，此处揉按，能导引入腹；腹中的浊气，就点按腰背长强，能导引排出。

【穴道小贴士】

鸠尾（一名尾翳，一名𩩲骬）：在两歧骨下一寸。曰鸠尾者，言其骨垂下如鸠尾形。任脉之别。《铜人》禁灸，灸之令人少心力，大妙手方针，不然针取气多，令人夭。针三分，留三呼，泻五吸，肥人倍之。《明堂》灸三壮。《素注》不可刺灸。

主息贲，热病，偏头痛引目外眦，噎喘，喉鸣，胸满咳呕，喉痹咽肿，水浆不下，癫痫狂走，不择言语，心中气闷，不喜闻人语，咳唾血，心惊悸，精神耗散，少年房劳，短气少气。

又《灵枢经》云："膏之原，出于鸠尾。"

第45篇　中央庭院之穴

长江三峡，奇峰连绵，云雾升腾，景色迷人。有巫峡、神女峰、白帝城，以及让考古学家都难解的悬棺之谜。

何以悬棺的头部，始终都朝东方，太阳升起的地方。

何以俗语讲："宁可少吃一顿饭，做房也要朝东南。"

从神女峰下来，风伯见一傻女，终日傻笑哭叫。

风伯问："此女是否住在山北？"

船夫惊讶说："正是！"

"重阴癫傻，女子性阴，北面为阴，神为阴寒所闭。房子周围，尚且不可为树木遮蔽，心胸岂能为阴寒所阻。"

当下帮傻女点按中庭。按完，傻笑的表情减轻，怪异动作稍安不躁。

傻女父母得知，前来拜谢。

风伯说："必须选择靠北朝南，温暖向阳之处居住，对身体有百利。"

结果，经风伯指点，换个朝阳的村庄，傻女居然不傻了。

真是地灵人杰！好的朝向、环境、地理，会影响人的心理、命运、精神！

《点穴奇书》上记到：中庭者，乃中央空庭院落。俗云："洒扫庭除，黎明即起"之功夫。庭除干净，人自然神清气爽。

此早起三光之意也！庭院光洁，厨房光洁，精神光洁。

故，道家以为，旭日东升时，用拇指揉中庭，相当于扫把扫地，即洒扫身体庭院，则喘咳、胸满、心烦、郁闷之症，似灰尘被扫走，如污垢被抹尽。

故，中庭位于胸腔，却有扫除胸廓不舒，阔清四方，还我神安气定之效。此穴大有清道夫之功，保洁工之效！

【穴位小贴士】

中庭：膻中下一寸六分陷中。《铜人》灸五壮，针三分。《明堂》灸三壮。

主胸胁支满，噎塞，食饮不下，呕吐食出，小儿呕奶。

第46篇　喜乐气会之穴

天下山水之冠，在川蜀，峨眉山金顶。峨眉山，四大佛教名山之一，与普陀山、九华山、五台山并称。

古之隐士，喜欢于奇峰秀丽之所，著书立说；

世之高人，偏好于白云青松之处，清修延年。

风伯从峨眉云海金顶下来，路上遇见一位老妪在道旁向游客兜售当地特产，行走不便。一看就知道是骨性关节炎，老态龙钟。

风伯说："此老妇不像老病，乃心中悲忧，喜乐不出，故神情萧索，行步难移。"

说完上前伸出回春指，帮老妇揉膻中。老妇支支吾吾，像要诉说什么，又讲不清楚。

风伯就说："不用讲了，你想说的我都知道。"

原来老妇痛失爱子，从此食不知味，行步无力。

如此，风伯帮老妇揉了盏茶功夫，老妇居然活动自如，脸上也露出了笑容。

风伯说："老妇不是老病了，并非老瘫，而是悲瘫。悲从心中来，膻中气足，人就不悲伤、沮丧。"

《点穴神书》上记载：膻中，臣使之官，喜乐出焉。

此处气足，则人开朗乐观积极，百病消散；此处气虚，则人郁闷皱眉消极，万念俱灰。

道家以为，人身形虽老，膻中若气足，则表情丰富，不显老矣；人身形虽少，若膻中气虚，则表情木讷，步态龙钟，憔悴老残。

膻中又名气会，百病皆生于气。故百病点按膻中，皆能聚气以驱病，可医百病也。

百病缠身，正气无能之时，点按膻中，好像兵士汇聚一处，农民揭竿而起，一举将控制身体的邪气寒湿赶出体外。

可见，膻中非独治胸口郁闷诸疾，周身萧条无力，百病丛生，它都能理。

正所谓：

乐一乐，天堂有个座；忧一忧，地狱游一游。

又云：

喜乐的心，乃疗伤的圣药；

悲伤的灵，能令骨头枯槁。

足见，膻中乃治骨性关节炎之妙穴也！

【穴位小贴士】

膻中（一名元见）：玉堂下一寸六分，横直两乳间陷中，仰而取之。足太阴、少阴、手太阳、少阳、任脉之会。《难经》曰："气会膻中。"疏曰："气病治此。"灸五壮。《明堂》灸七壮，止二七壮，禁针。

主上气短气，咳逆，噎气，膈气，喉鸣喘嗽，不下食，胸中如塞，心胸痛，风痛，咳嗽、肺痈唾脓，呕吐涎沫，妇人乳汁少。

第47篇 堂正坦荡之穴

四川剑门关，素有剑门天下险，一夫当关，万夫莫开之美誉。

关口两旁，悬崖峭壁，直插云霄。如倚天之剑，似大殿之门，故名剑门。

风伯穿过剑门关，见一老妇在路旁啼哭，原来她身上的存钱被骗走，哭得悲痛欲绝，咳逆上气，脸上都乌暗。

风伯感叹到："剑门不险，人心最险。"

遂伸出回春指，帮老妇点开玉堂穴，此穴一点开，便有股堂堂正正之气，如金似玉，从胸中升起，相貌为之堂堂庄严。好像升国旗，万众起立，胸中灰暗之气烟消云散。

转眼间，老妇停止了哭声，缓和了咳嗽，乌暗的脸恢复清亮。

风伯说：“钱财乃身外物，人若气死了，没人将你救助。财去了，人还在，要看得开。”

瞬间，老妇转忧为喜，不再陷入病疾阴影。

《点穴神书》上记载：玉堂者，极尊贵之所，不可为悲忧之气蔽阻，切莫因得失之心遮住。

宁失千两金，不失玉堂之光明！

千两金失去，可以再赚回；玉堂的光明丢弃了，就很难找到。

道家认为，堂者，胸膛也；玉者，明亮洁白也。君子胸中坦荡荡，常按玉堂可开朗；小人胸中长戚戚，玉堂为名利钱财所蒙蔽。

故曰：“利名不曾挂胸中，由此胸中气自冲。既爱且憎皆是病，灵台何曾得从容？”

道家修真者，认为搓按玉堂，能淡化对名闻利养的追求。点揉玉堂，可驱散患得患失的阴霾。

堂堂正正，百邪不侵。

清清白白，心无挂碍。

【穴道小贴士】

玉堂（一名玉英）：紫宫下一寸六分陷中。《铜人》灸五壮，针三分。

主胸膺疼痛，心烦咳逆，上气，胸满不得息，喘急，呕吐寒痰。

第48篇　紫禁宫殿之穴

北京故宫，紫禁城，人居其中，肃然起敬。

风伯参观完紫禁城，不禁震撼，古之能工巧匠，真是巧夺天工！

在这庄严肃穆、正大光明的宫殿里，人自然心潮澎湃，志存高远。

同行的一游客，心绞痛发作，痰浊上涌，喘不过气来，救心丹服下去，还开解不了。

风伯伸出回春指，指点对方紫宫穴，此乃君主之官，心脏宫殿，如同紫禁城，乃皇宫帝王所居。

救心丹的药力，借助这一指之力，一下子通开胸腔，游客呼吸顺畅，难看的脸色逐渐和缓。

这一指的外力，就好像诸侯群王会师，清君侧，去痰恶。

故云：

痰瘀堵心胸，手指点紫宫。

气通人不同，血活身轻松。

《点穴神书》上记载：紫宫，心君神识寄居之所。凡痰浊瘀血蒙蔽，胸满气闷，咳嗽绞痛，点按此穴，如同紫禁城内锦衣卫云集，一举将邪恶势力驱逐出去。

道家修炼者认为，紫宫穴，乃守备森严，极其重要之所，命令上下，调和左右的要冲。但凡神不导气，知觉麻痹，此处揉按，便能恢复生机，如君王掌权，百臣听令。

【穴道小贴士】

紫宫：华盖下一寸六分陷中，仰面取之。《铜人》灸五壮，针三分。《明下》灸七壮。

主胸胁支满，胸膺骨痛，饮食不下，呕逆上气，烦心，咳逆吐血，唾如白胶。

第 *49* 篇 清凉伞盖之穴

新疆吐鲁番，此处有火州之称。盛夏烈日当空，山体赤红，如大火燃烧，红光闪烁。"飞鸟千里不敢来"的火焰山便在此处。

风伯途经火焰山，见一新疆牧民倒在石头上，原来天气太热，中暑了。

风伯伸出回春指，点按牧民的胸口华盖穴。

《道藏》有言：华盖底下多清凉。此穴最能清心凉火，退暑解热。

盏茶功夫，牧民从昏迷中醒过来，喝了几口水，连连称谢，顶礼拜服。

《点穴神书》上记载：人身五脏，肺喜清凉，肺像五脏之盖，荫护帝王心脏。故，此穴名华盖，寓示此处能降金生水，令五脏受余荫而不燥热。同时，亦是此穴喜清凉，不喜热闷。

道家修真，认为拍打华盖穴，可令心静如止水。故，五志过极，皆能化火。不管哪种情志引起的紧张、火气，华盖点按，皆可渐渐平息，如同置物于阴凉下，久久必清凉。

第二卷

任脉

养生家认为，华盖能延年耐老，好比物放于温热处容易腐坏，放置清凉处，更能耐留。

故，酒要放酒窖，菜要藏地窖，以窖能封藏遮盖，如华盖大伞。点按此穴，可让细胞、脏腑更耐用，人体更耐老。

【穴道小贴士】

华盖：璇玑下一寸六分陷中，仰面取之。《铜人》针三分，灸五壮。《明下》灸三壮。

主喘急上气，咳逆哮嗽，喉痹咽肿，水浆不下，胸胁支满痛。

第50篇　旋转要机之穴

青海，真是多山多水之美地！高山终年积雪，长江、黄河皆发源于此，素有江河源之美称！

路过通天河上的大桥，风伯见一马车夫，咽喉干涩，声音燥烈，吐字不清，含含糊糊。

风伯说："我来帮你！"

伸出回春指，在车夫的喉咙璇玑穴处来去拨动。

车夫不断地吞口水，须臾，声音圆润，吐字清晰。

途中行人都投以惊奇的目光，这种化腐朽为神奇的点穴术，他们似乎从没见过、听过。

车夫高兴地请风伯上车，无论如何，都要送风伯一程。

《点穴神书》上记载：璇玑，乃天上北斗七星中重量级星斗。北斗一转，璇玑随之。

人体音声一出，璇玑穴必会旋转，璇玑若滞塞，音声必沙哑。

故，璇玑宜圆润光滑，不宜干涩瘀阻。

养生家以按璇玑，为治喉痹妙法；修炼者以揉璇玑，为消胸满神方！

璇玑穴，真如润滑油，善滑窍利管，有通窍活血之功，具消肿祛瘀之能。诸病枯燥干涩，此穴按之，有不可思议之妙！

【穴道小贴士】

璇玑： 天突下一寸六分陷中，仰头取之。《铜人》灸五壮，针三分。

主胸胁支满痛，咳逆上气，喉鸣喘不能言，喉痹咽痛，水浆不下，胃中有积。

第51篇 解郁天窗之穴

西安，古称长安，乃汉唐丝绸之路的起源，中国七大古都之一。

秦朝的兵马俑，唐朝的大雁塔，都有着丰厚的历史文化沉淀。

风伯游览完古城，见一妇人因大怒气晕过去，众人惊慌失措。

风伯速将妇人扶正，用中指点拨妇人天突穴，力量由小到大。

妇人"啊"地一声大叫，然后醒过来。

众人皆投以赞赏之色。

　　风伯现场普及穴道救人常识，说："此法名点按天突，有通痰导气，开窍醒迷的作用。"

　　《点穴神书》上记载：天突穴，乃胸腔之最上，如同房屋有烟窗，向天空突出。若烟窗堵住，则烟熏火燎，乌烟瘴气。烟窗一开通，诸般郁闷在胸，统统往外涌。故，点天突，善能将浊气往外，往上通也。

　　此乃道家回阳之神术，救命之秘宝。

　　平常无事常生闷气者，点天突，可释放压力。心急火燎，焦头烂额者，点天突，可缓解郁闷。

　　故天突一穴，小可解郁救闷，大可回生救死。

【穴道小贴士】

　　天突（一名天瞿）：在颈结喉下四寸宛宛中。阴维、任脉之会。《铜人》针五分，留三呼，得气即泻，灸亦得，不及针。若下针当直下，不得低手即五脏之气，伤人短寿。《明堂》灸五壮，针一分。《素注》针一寸，留七呼，灸三壮。

　　主面皮热，上气咳逆，气暴喘，咽肿咽冷，声破，喉中生疮，喉猜猜，咯脓血，暗不能言，身寒热，颈肿，哮喘，喉中翁翁如水鸡声，胸中气梗梗，侠舌缝青脉，舌下急，心与背相控而痛，五噎，黄疸，醋心，多唾，呕吐，瘿瘤。

　　许氏曰："此穴一针四效。凡下针后良久，先脾磨食，觉针动为一效；次针破病根，腹中作声为二效；次觉流入膀胱为三效；然后觉气流行，入腰背肾堂间为四效矣。"

第52篇

帘洞出泉之穴

陕西，革命圣地，先驱摇篮。延安精神，自力更生，艰苦奋斗，成就了大中国！

风伯来到这个历史悠久的延安古城，游览无数进步青年向往的精神摇篮。

在这延安宝塔驻足良久，塔有九层，建于明朝。如同天地间大竹笋，文笔峰，向空中突破，代表此处文人蜂涌，俊秀挺拔，才气冲天，如雨后春笋。

风伯大赞，果然是风水宝地。

塔下小山村，风伯见一男子向他问路。男子支支吾吾，讲不出话，原来舌根萎缩。

风伯教他点按脖子下廉泉穴，同时教他艾灸之法。

结果，一月有余，萎缩的舌头重新舒展，干燥的咽喉变得滋润，沙哑的声音恢复清凉，含糊的语言变得明晰。

《点穴神书》上记载：舌下有孔窍，叫作海泉，能涌出津液，润泽口舌，灌溉脏腑。能操控津液涌出的穴位叫廉泉，大有水帘洞出泉水之意。

此穴点按，能生津润燥，可利咽开音。

养生家常把口比喻成海，舌头比喻成龙，舌下比喻成天池或华池，舌头在口腔中搅动，能生津长液，故名赤龙搅海。以心在色为赤也，故，此动作能治疗一切赤火炎症，心烦气躁，乃有水升火降，阴盛涵阳之妙。

赤龙搅海产生之津液，若天池水，源源不断，经过咽喉，下降胸腹，内润五脏，外泽肌窍，百病逢之皆可消，万邪遇此俱融化。

道家认为，舌下水，即活也。舌下就是源头活水，生命之源，故赤龙搅海，作千口一杯饮，缓缓吞下。非独能治病，更能延年耐老，使人身强体健，邪恶得消。

至于它治疗口疮、咽炎、咳嗽、头痛、消渴、厌食等症，实乃小菜一碟，不足道哉！

【穴道小贴士】

廉泉（一名舌本）：颈下结喉上中央，仰面取之。阴维、任脉之会。《素注》低针取之，针一寸，留七呼。《铜人》灸三壮，针三分，得气即泻。《明堂》针二分。

主咳嗽上气，喘息，呕沫，舌下肿难言，舌根缩急不食，舌纵涎出，口疮。

第53篇 承载浆液之穴

西藏雪域高原，有雅鲁藏布江，乃世界上海拔最高的大河，周围有大量高山天湖，靠冰雪融水，造成人间圣地。

风伯穿越各大峡谷，行走在湖泊边缘。终于，到了藏民聚集地。

这里肉食偏重，得消渴之症患者多，血液普遍黏稠。有几个藏民口干舌燥，饮水不解，身热火烫，把衣服脱了都难解烦热。

风伯见状，伸出回春指，帮他们一个个点按下巴承浆穴。

说来也怪，众藏民，原本脱衣都觉得赤热的，点按完承浆穴后，顿觉浆液满口，徐徐咽下，居然心平气和，通身清凉。穿上衣裳，亦不觉烦热矣。

众人皆欲探究风伯这神奇疗法。

风伯说："此乃中医穴道文化，点按穴位，如同打井，按准了，好似打到水脉。得到水液灌溉，何来火燥？"

众人听完，鼓掌乐受，欢喜学穴。

《点穴神书》上记载：承浆者，口连下巴处窝窝也，此窝能承受浆液。

消渴咽干，承浆可灌溉；

烦热燥火，承浆能平息。

命相家以为，承浆处有窝，代表老来有福。以下巴管下半身，承浆有窝，能承琼浆玉液，受五福临门。

此处乃任督二脉交会，阳明胃经交叉之十字路口也！

凡穴道在交通要塞，穴虽然小，必有大用。

凡穴位在人体正中，穴虽然微，却有巨功。

以交通要道，四通八达也！

因位居中正，能调四周也！

而承浆，正是这样微穴大用之处。表面上看它只是沾收饮食之余沥浆液，实则通身福气，靠此处得以封藏。

俗言下巴圆满丰厚者福气大，便是承浆穴位宽大也！

【穴道小贴士】

承浆（一名悬浆）：唇棱下陷中，开口取之。大肠脉、胃脉、督脉、任脉之会。《素注》针二分，留五呼，灸三壮。《铜人》灸七壮，止七七壮。《明堂》针三分，得气即泻，留三呼，徐徐引气而出。日灸七壮，过七七停四五日后，灸七七壮。若一向不灸，恐足阳明脉断，其病不愈，停息复灸，令血脉通宣，其病立愈。

主偏风，半身不遂，口眼㖞斜，面肿消渴，口齿疳蚀生疮，暴喑不能言。

第三卷
手太阴肺经

手太阴肺经穴主治

《内经》曰："肺者，相傅之官，治节出焉。"

肺者，气之本，魄之处也。其华在毛，其充在皮，为阳中之太阴，通于秋气。

西方白色，入通于肺，开窍于鼻，藏精于肺，故病在背。其味辛，其类金，其畜马，其谷稻，其应四时，上为太白星，是以知病之在皮毛也。其音商，其数九，其臭腥，其液涕。

西方生燥，燥生金，金生辛，辛生肺，肺生皮毛，皮毛生肾。肺主鼻，其在天为燥，在地为金，在体为皮毛，在脏为肺，在声为哭，在变动为咳，在志为忧，忧伤肺，喜胜忧，热伤皮毛，寒胜热，辛伤皮毛，苦胜辛。

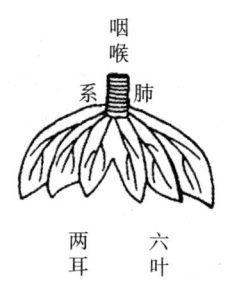

肺脏图

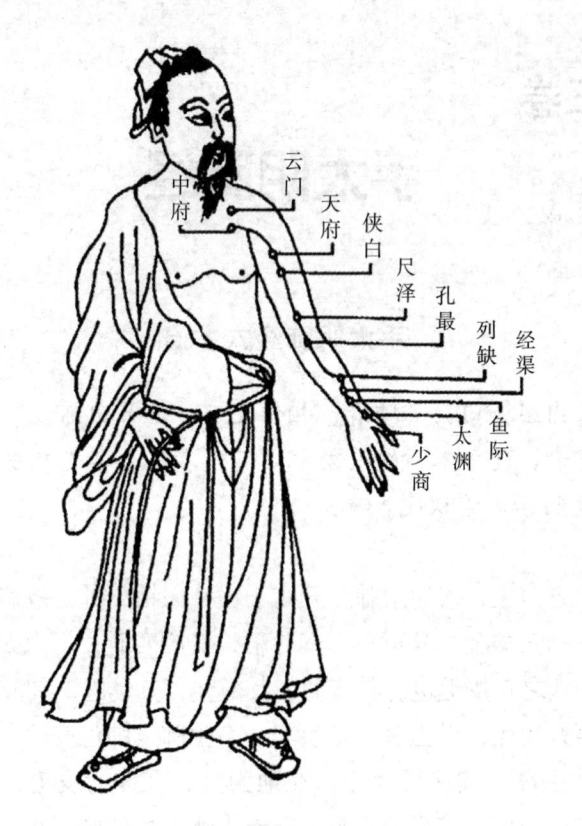

手太阴肺经穴歌

手太阴肺十一穴，中府云门天府诀。

侠白尺泽孔最存，列缺经渠太渊涉。

鱼际少商如韭叶（左右二十二穴）。

　　此一经起于中府，终始少商，取少商、鱼际、太渊、经渠、尺泽与井荥输经合也。

　　脉起中焦，下络大肠，还循胃口，上膈属肺。从肺系横出腋下，循臑内行少阴心主之前，下肘中，循臂内上骨下廉，入寸口，上鱼。循鱼际出大指端。其支者，从腕后列缺穴，直出次指内廉出其端，交手阳明也。多气少血，寅时注此。

辛金之脏，脉居右寸，实则脉实，上热气粗兼鼻壅，泻必辛凉。虚则脉虚，少气不足息低微，补须酸热，橘甘下痰气之神方，姜除去气嗽之圣药。七情郁结因而喘，沉香乌药参槟；胸痞喘急彻而痛，半夏栝蒌桔梗。鼻塞不通，丸荆穗澄茄薄荷；鼻渊不止，末龙脑苍芷辛夷。百花却去红痰，二母偏除热嗽。黄连赤茯阿胶，抑心火而清肺脏，诃子杏仁通草，利久嗽以出喉音，流注疼痛因痰饮，半夏倍于朴硝；瘾疹痒痛为风热，苦参少于皂荚。哮嗽鼽鼽，兜铃蝉蜕杏（除尖）砒霜（少入），热壅咽喉，鸡苏荆芥桔防风，参牛甘草消酒疸，轻粉硫黄去鼻痔。白矾甘遂白砒霜性情实重，入豆豉偏治吼喘；百草霜气味虽轻，和海盐却消舌肿。甜葶苈良治肺痈，苦熊胆寒涂肠痔。琼玉膏理嗽调元，流金丹清痰降火。人参非大剂不补，少则凝滞，大则流通；黄芩非枯薄不泻，细则凉肠，枯则清金，升麻白芷，东垣曾云报使；葱白麻黄，仲景常用引经。紫菀五味能补敛，桑白防风实开通。寒热温凉，名方选辨，轻重缓急，指下详明，更参一字之秘，价值千金之重，会得其中旨，草木总皆空。

《导引本经》："肺为五脏之华盖，声音之所从出，皮肤赖之而润泽者也。人惟内伤七情，外感六淫，而呼吸出入不定，肺金于是乎不清矣。然欲清金，必先调息，息调则动患不生，而心火自静，一者下着安心，二者宽中体，三者想气遍毛孔出入，通用无障，而细其心，令息微微，此为真息也。盖息从心起，心静气调，息息归根，金丹之母。"《心印经》曰："回风混合，百日通灵。"《内经》曰："秋三月，此谓容平，天气以急，地气以明，早卧早起，与鸡俱兴，使志安宁，以缓秋刑，收敛神气，使秋气平。无外其志，使肺气清。逆之则伤肺。"若过食瓜果，宜微利一行，静息二日，以薤白粥加羊肾空心补之；如无羊肾，以猪腰代之，胜服补剂。秋当温足凉头，其时清肃之气，与体收敛也。自夏至以来，阴气渐旺，当薄衽席，以培寿基。其或夏伤于暑，至秋发为痎疟，阳上阴下，交争为寒；阳下阴上，交争为热。寒热交争，皆肺之受病，如二少阳脉微弦，即是夏食生冷，积滞留中，至秋变为痢疾。如足阳明、太阴微弦濡而紧，乃反时之脉，病恐危急。然秋脉当如毫毛，治法详后与前也。《素问》云："秋伤于湿，冬生咳嗽，纯阳归空。"《秘法》云："行住坐卧常噤口，呼吸调息定音声，甘津玉液频频咽。"无非润肺，使邪火下降，而清肺金也。

第*54*篇　中华神庭之穴

开眼看世界，闭眼观经穴。

风伯开启了世界之旅，他将游化七大洲五大洋，两百多个国家，认识各种肤色的人种，传递穴道薪火，为医灯续焰，医火加薪，使穴道学问遍布全球，救灾疾人民于水深火热之中。

联合国，风伯现场演讲穴道文化。

为了让大家眼见为实，风伯说："我听到台下有远道的朋友连续咳嗽，可否请他上来，让我一亮中华小技。"

结果，非洲的一个大使，边咳嗽，边上台。一两分钟就要咳几下，停不下来。

风伯伸出回春指，只帮非洲大使点按胸口中府穴，随即咳嗽止，一直到下课，没咳一声，满堂鼓掌！

非洲大使竖大拇指，说他被咳嗽困扰三天，咳到彻夜难寐，想不到一招治愈，说要以最隆重的欢迎仪式，将风伯请到非洲去，为非洲人民传道授技，以解决非洲缺医少药的病疾。

《点穴神书》上记载：中府，肺经募穴。能够聚集肺气，将风寒湿发散出去，可以宽胸解郁，令郁闷之气宣散出去。

道家《拍打三字经》认为：拍中府，浊气吐。常拍打点按中府穴，人心开气朗，不易郁闷咳喘。

【穴道小贴士】

中府（一名膺俞）：云门下一寸六分，乳上三肋间，动脉应手陷中，去胸中行各六寸。肺之募①，手足太阴二脉之会。针三分，留五呼，灸五壮。

①募犹结募也，言经气聚此。

主腹胀，四肢肿，食不下，喘气胸满，肩背痛，呕哕，咳逆上气，肺系急，肺寒热，胸悚悚，胆热呕逆，咳唾浊涕，风汗出，皮痛面肿，少气不得卧，伤寒胸中热，飞尸遁疰，瘿瘤。

第55篇 云开雾散之穴

风伯在台上说："三个案例，现在第二个！谁有问题可以上来！"

这时，一欧洲的白人大使，自告奋勇，手举得最高。他想体验中华五千年绝学——穴道文化！因为他长期胸闷，严重时，不吸氧气，人都快窒息。

风伯伸出回春指，边按边说："你是不是在欧洲雾气重的雾都生活？"

欧洲大使点点头。

而风伯的回春指，已在他的云门之上来回拨动，如拨云见日。

欧洲大使发现，呼吸吞吐量明显剧增。片刻，胸闷抑郁之感顿然消失。

他双手竖起大拇指，说："比我用药喷鼻子效果还好！我代表我祖国，请风老先生务必前去，传授绝技！"

后来，这位欧洲大使，自从学会点云门穴后，居然再也也不窒息胸闷，不用吸氧气了。

《点穴神书》上记载：云门，乃行云流水之门户，专治心肺气血流通受阻，乃是缺氧缺气首选穴位。故凡心慌胸闷，舍此不作第二穴选！

道家以为，云门者，气化飞升，云开雾散之门。点按此穴，能使阴匿之气，化云行空；滞塞之感，烟消云散。

云，又有流行快速，山高不碍白云飞，故胸口如有大石压迫，块垒阻碍，云门即可疏散之。

【穴道小贴士】

云门：巨骨下，侠气户旁二寸陷中，动脉应手，举臂取之，去胸中行各六寸。《素注》针七分。《铜人》针三分，灸五壮。

主伤寒四肢热不已，咳逆，喘不得息，胸胁短气，气上冲心，胸中烦满，胁彻背痛，喉痹，肩痛臂不举，瘿气。

第56篇 天清府宁之穴

风伯自信地说："各国来宾，不知你们有没有复杂一点的疾病？"

突然，一位美洲的大使，故意刁难说："不是说古老的东西退步了吗？中国叫封建迷信，落后的医学怎能跟现代比！古旧的东西还有用吗？"

风伯轻轻笑道，说："我们中国叫故旧不遗，古董虽然古老，但价值却很高！"

现场掌声连连！

风伯即兴赋诗一首：

秋霜造就满城花，片片金黄似朝霞；

寒风冷雨都不怕，天生傲骨暖千家！

中医的古文明，像菊花一样，会经历过秋霜拷打，现代人欲知它的好，只有体验者能知道！

然后，一位亚洲的使者，迫不及待上来，说："我常年哮喘，上不来气，稍微走快点，就气喘吁吁，不知先生有何高招？"

大家看他走上讲堂十几步，都如吴牛喘月。

风伯自信地说："我能现场让你在会场跑起来，你想体验吗？"

众人听后，都目瞪口呆，难道你是神仙？

说完，风伯伸出回春指，点按这位亚洲朋友的天府穴，来回拨弄，亚洲朋友，顿觉呼吸畅快淋漓。

风伯说："试着沿会场小跑一圈。"

他听完不相信：我走都喘，你还叫我跑，不把我累死？

可，他刚迈出脚，就颠覆了自己的想法，在会场连跑三圈，气息绵绵，停下来后面带微笑，心中雀跃。像开心的小马驹，疑惑地问："你那只是上帝之手吗？"

雷鸣般的掌声，响透会场每个角落。

从此这位亚洲朋友，勤按天府穴，不费吹灰之力，气喘病就这样好了！

《点穴神书》上记载：肺如天，府者聚集也。天府穴，能集中气血，可治疗一切气不归元，虚不纳气之症。比如心慌哮喘，短气乏力，咳逆多汗……

总之，气不守中，神不归藏，点按此穴，皆能集中天地清气、脏腑灵气，使呼吸有力，身强体健！

道家修士认为：真人之吸在脚踵，常人之息在肺咽。点按天府穴，便能令呼吸下脚踵，获得行走如风，大步流星的高级体验！

【穴道小贴士】

天府：腋下三寸，肘腕上五寸，动脉中，用鼻尖点墨，到处是穴。禁灸，针四分，留七呼。主暴痹，口鼻衄血，中风邪，泣出，喜忘，飞尸恶疰，鬼语，喘息，寒热疟，目眩，远视䀮䀮，瘿气。

第57篇 行气夹道之穴

尼泊尔，相传释迦牟尼佛诞生在此。

此处居民逍遥自在，乐观积极。众人见面，大都双手合十。有着古老浓厚的宗教文化。

风伯参观了这个高山之国，在一个寺庙处落脚。

庙宇内，不少孩童得了百日咳，风伯现场亮技，教授他们点按疏理侠白穴，专治气郁咳逆诸症。凡回春手点按之处，咳嗽如钥匙解锁，纷纷松解开。

《点穴神书》上记载：侠白穴，乃手太阴肺经行气之夹道也。此穴最善行气解郁，治疗胸闷咳嗽，烦满呕逆诸症。如同大峡谷的瀑布，夹着白色的水流下来。

道家修士以为，拍按此穴，能提高气血对冲能力，瓦解肺部郁闷之气，包块顽疾。

此穴相当于药物中的枳壳，乃破胸锤也，能从天而降，冲破淤滞。

【穴道小贴士】

侠白：天府下，去肘五寸动脉中。针三分，灸五壮。主心痛，短气，干呕逆，烦满。

第58篇　深谷布泽之穴

风伯收到热情的尼泊尔人送的帽子、刀子和布鞋三大礼物。

原来，他们用这表示深切的感恩。

有一尼泊尔僧人，浑身炽热，骨头似火烧。众人以为恶疾怪病，纷纷远离他不敢靠近。

　　谁知，风伯只在僧人的尺泽穴处点刺放血，随即热随血出，骨蒸潮热之症俱除。

　　僧人以隆重之礼请风伯留在庙宇，认为风伯是上天派来的神医！

　　风伯说："我并非神医，只是精通孔穴医道，知道人体脏腑热炽，点刺尺泽，便可降火滋润。"

　　在《点穴神书》写到：尺泽者，连尺部肾主骨层面出现火烧火燎，都可滋润，它的润泽效果是深层次的，具有降金生水，润泽深层之意。故，对骨蒸劳热有神奇功效，于咽干口燥具非凡作用。

　　凡津液不能润泽五脏六腑，尺泽穴，能从肌表寸部一直润泽到深处筋骨尺部，堪称甘霖布泽神穴，灌溉万物灵窍！此处放血，大可泻热外出，乃手上放血之要穴也！

　　道家修士认为，泽有沼泽之意，拍打尺泽，可以缓解消渴、燥病、五官干涩、六腑秘结、四肢拘挛、手脚抽筋。

【穴道小贴士】

　　尺泽：肘中约纹上，动脉中，屈肘横纹，筋骨罅陷中。手太阴肺脉所入为合水，肺实泻之。针三分，留三呼，灸五壮。

　　主肩臂痛，汗出中风，小便数，善嚏，悲哭，寒热风痹，臑肘挛，手臂不举，喉痹，上气呕吐，口干，咳嗽唾浊，疟疾，四肢暴肿，心疼臂寒，短气，肺膨胀，心烦闷，少气，劳热，喘满，腰脊强痛，小儿慢惊风。

第59篇 通窍孔隙之穴

尼泊尔人，多才多艺，有的拥有过人登山本领，有的拥有超人战斗胆识，有的拥有精美雕花能力……

但是，这里医疗水平并不太高，就连一个急性咳血的患者，居然让当地医生慌了手脚。

风伯伸出回春指，帮他点按孔最穴，随即咳止血收。

众人第一次见到中国神奇的穴道医术，纷纷以最隆重的国礼，请风伯登台演讲。

风伯说："我刚才施展的是点按郄穴原理。"

然后风伯念出《郄穴歌》：

郄乃孔隙义，气血深藏聚。

病症反应点，临床能救急。

而孔最穴，就在肺经上，是肺经郄穴，专治孔窍出血最厉害的穴。

众人听得如痴如醉，有尼泊尔医师居然提出要到中国学穴道医术。

《点穴神书》上记载：孔最穴，此穴治孔窍病最厉害也！它上能化云行天，通达毛窍，如晴空万里，万丈光芒；下可活血逐瘀，通经开络，如雨后天晴，百川入海。

此穴最善开通窍，是治肺部、孔窍出血最得意之穴，比如咳血、吐血、鼻流血。凡有关孔窍不通或出血者，孔最穴皆能管之。它有通窍之功，相当于名方通窍活血汤也！

故无事常生闷气，转头即忘，诸多业障深重，福薄慧浅，孔窍不通之疾，孔最穴，无疑是上上之选！

道家认为，拍打孔最穴，可以让一窍不通之人，灵气充足，脑窍灵光，智慧增长！乃治痴呆要穴，疗神昏孔窍！

【穴道小贴士】

孔最： 去腕上七寸，侧取之。灸五壮，针三分。

主热病汗不出，咳逆，肘臂厥痛屈伸难，手不及头，指不握，吐血，失音，咽肿头痛。

第60篇　电闪雷鸣之穴

全世界最神圣而高远的存在——喜马拉雅，一个最令人幽然神往，肃然起敬的地方。

这里山脉雄伟，冰雪连天。最出名的叫珠穆朗玛峰，号称世界第一高峰，乃中国与尼泊尔交界处。

几乎每年都有世界各地探险者与登山爱好者来此挑战巅峰体验。

风雪连天，风伯从珠峰上下来。路遇一登山客，头痛咳嗽，半途而止。

风伯帮他按列缺穴，随即病去若失，天朗气清，如霹雳行空，阴霾消散。

登山客答谢不已，拿出食物与风伯共享。

风伯笑笑说："不学点经穴常识，也敢出来登山探险？"

说完，顺带传他几个登山保命救急的穴位。比如，心胸内关，面口合谷，头项列缺，肚腹三里，窒息人中……

《点穴奇书》上记载：列缺穴，古之雷电之神也。雷电在天地之中，有通上彻下之能。

列缺穴，上治巅顶痛，下医肠胃沉闷，堪称肺与大肠相表里、共连络之要穴！

但凡人体阴翳在胸，如雾霾遮天，点按列缺，便似霹雳惊天，遂得雨过天晴，云开雾散，如此经身舒畅，沟渠通畅，郁闷得消，晴明凉爽。

道家修炼以为：

列缺配太溪，有云升雨降，人工降雨之妙，可消炎症火燎。

列缺配风府，有电神、风神携手之妙，能疏肝理气，治疗周身一切郁结之疾。

若能领悟天人合一之旨，精通穴道，便能明心御物，无所障阻。

【穴道小贴士】

列缺： 手太阴络，别走阳明。去腕侧上一寸五分，以两手交叉，食指尽处，两筋骨罅中。针二分，留五呼，泻五吸，灸七壮。

主偏风口面㖞斜，手腕无力，半身不遂，掌中热，口噤不开，寒热疟，呕沫，咳嗽，善笑，纵唇口，健忘，溺血精出，阴茎痛，小便热，痫惊妄见，面目四肢臃肿，肩痹，胸背寒栗，少气不足以息，尸厥寒热，交两手而瞀。实则胸背热，汗出，四肢暴肿；虚则胸背寒栗，少气不足以息。

《素问》曰："实则手锐掌热，泻之。虚则欠㰦，则便遗数，补之。"直行者谓之经，旁出者谓之络。手太阴之支，从腕后直出次指内廉出其端，是列缺为太阴别走阳明之络。人或有寸、关、尺三部脉不见，自列缺至阳溪脉见者，俗谓之反关脉。此经脉虚而络脉满。《千金翼》谓阳脉逆，反大于寸口三倍。惜叔和尚未之及，而况高阳生哉。

第61篇 接经续渠之穴

蒙古，这个马背上的民族，干旱与风暴，把这里的人民雕琢得意志坚定，骁勇善战。这里人好游牧，喜骑马射箭，能摔跤，住蒙古包。

风伯到一个风吹草低见牛羊的地方，这是天然辽阔的牧场。

正逢蒙古人举行摔跤比赛。

一摔跤手，栽倒在地上，胸腔满胀，呼吸不畅，顿时面黑唇乌。

众人手足无措。

风伯走向前，伸出回春指帮这蒙古大汉点按经渠，疏通气息。

不过喝杯马奶的时间，摔跤手唇色转红润，脸色变和缓，呼吸恢复均匀。

这时，热腾腾的马奶酒，纷纷端了上来，进献给来自远方最尊贵的朋友。

风伯说："刚才是摔伤胸背岔气，点按经渠，就能接经续渠，将经络穴道重新修理。"

这时几个蒙古青年跳出来，纷纷要向风伯学习这理伤疗病的回春神手！

《点穴神书》上记载：经渠穴，乃十二经络渠道也，是肺朝百脉的通道。善能泻热逐瘀，精通接经顺气，对于跌打损伤，胸中冲撞，逆气咳喘，背痛脑热等症有奇效！

此穴能开源疏流，道家以为，拍通经渠，便无干燥之疾，如眼干、鼻干、口干、皮肤干、六腑肠道干、四肢手脚干。

故西北牧民居高原缺水之地，勤按经渠，可使人延缓老化，使肌肉丰腴，如同水丰草肥，溪通鱼美。

【穴道小贴士】

经渠： 寸口动脉陷中。肺脉所行为经金。针入二分，留三呼，禁灸，灸伤神明。

主疟寒热，胸背拘急，胸满膨，喉痹，掌中热，咳逆上气，伤寒，热病汗不出，暴痹喘促，心痛呕吐。

第62篇　清凉深渊之穴

风伯被请到蒙古包里，这蒙古包中，顶上有天窗，可透气；帐内有炉灶，可暖身体；地上还铺有羊毛毯，软绵绵，很舒适。

外表像一个面包，里面竟如此精巧，不愧为蒙古人抗寒防风的温暖窝。

有一痴呆的老者，口中喃喃自语。蒙古大汉说："若先生能令我母亲神情复苏，我必以成群牛羊相送。"

风伯说："学医志于道，岂志于牛羊！你孝心可嘉，必定孝感动天！"

风伯看到老人心胸喘满，喃喃自语，说完便伸出回春指，帮她点按腕口太渊处。

这可是众血脉之大会，有脉会太渊之称。一切血脉神志痴呆之症，此穴必须出鞘。故云：太渊神门去痴呆之疾。

将近一小时的点揉，老人家居然狂言止息，喘满平复，还能认出她儿子来。

这下，蒙古壮汉，一边跪倒在妈妈面前，一边跪倒在风伯膝下。激动惊喜得热血沸腾。

风伯随即教他按穴救母，由于壮汉天生骨骼精壮，力量雄厚，救母亲心切，很快就将揉按穴位法练得炉火纯青。不到一个月，就将痴呆的母亲治好。从此，老人外出去串门，也不会忘了回来的路。

这一事例，传遍了周围蒙古包。

《点穴神书》上记载：太渊，非常大的深渊，深渊就相当清凉。此穴善清心凉血，能让脑热沸腾、狂言暴躁者得到内心的清凉体验！

此穴善医咽干口燥，能治喘满咳嗽，可调心浮气躁，长于解郁降火。故，诸般郁热，喜得清凉者，如肝郁化火，目珠胀痛，人暴粗口，太渊主之。

道家修炼认为，太清之渊随时凉，此乃凉降百脉之穴也。《道藏》曰："太渊玉浆甘如饴"。按摩太渊后，吞口水都特别甘甜，可消五官炎火，善疗七窍冒烟。此穴诚乃消除火爆脾气之要穴，怒火关头，让人冷静之开关也！

【穴道小贴士】

太渊（一名太泉，避唐祖讳）：掌后内侧横纹头，动脉中。肺脉所注为俞土。肺虚补之。《难经》曰："脉会太渊。"疏曰："脉病治此。"平旦寅时，气血从此始，故曰寸口者，脉之大要会，手太阴之动脉也。灸三壮，针二分，留三呼。

主胸痹逆气，善哕，呕饮食，咳嗽，烦闷不得眠，肺胀膨，臂内廉痛，目生白翳，眼痛赤，乍寒乍热，缺盆中引痛，掌中热，数欠，肩背痛寒，喘不得息，噫气上逆，心痛，脉涩，咳血呕血，振寒，咽干，狂言，口僻，溺色变，卒遗失无度。

第63篇 丰盛鱼腹之穴

风伯来到了一个樱花众多的国度——日本。

在富士山脚下，这日本第一高峰，当地人称其为神山、圣山，当地居民推崇武士道精神，对自身要求相当严格，造剑精益求精。

一位武士，比剑过程中受伤，伤口一直难以愈合，刀口发炎难愈。

风伯教他点按鱼际穴，这掌中肉最丰厚之处，形如鱼腹。此穴最善生肌长肉，如此数日间，刀口完美愈合，炎症消退。

武士亲自体验中华穴道神奇，无论如何也要到中国去学习穴道文化，做一个既能打斗比试，又可疗伤愈病的武士！

《点穴神书》上记载：鱼际穴，掌内侧丰满肉际处，形如鱼腹。凡水深处，多藏鱼龙，肌肉丰满处，气血繁华，故，鱼际有生肌长肉之能，善疗伤消炎。

道家以为，脾主肌肉，此处肌肉丰满，勤拍打点按鱼际，能加强脾胃消化功能，使人膘肥体壮，生殖繁衍功能加强。乃加强精子数目，重要穴道；增进卵泡发育，不错孔窍。是积聚生机之所，生发之气一出，病死的烂肉伤口便结痂脱落。

【穴道小贴士】

鱼际： 大指本节后，内侧白肉际陷中。又云："散脉中。"肺脉所溜为荥火。针二分，留二呼，禁灸。

主酒病，恶风寒，虚热，舌上黄，身热头痛，咳嗽，伤寒汗不出，痹走胸背痛不得息，目眩，心烦少气，腹痛不下食，肘挛肢满，喉中干燥，寒栗鼓颔，咳引尻痛，溺血呕血，心痹悲恐，乳痈。东垣曰："胃气下溜，五脏气皆乱，在于肺者，取之手太阴鱼际，足少阴俞。"

第 *64* 篇　泻热通瘀之穴

日本国，人喜穿和服，着木屐，吃各色料理，口味偏甜。

风伯观赏当地极富人气的相扑比赛，此历久不衰的项目，原本起源于拜祭神坛前的庆贺活动，战绩辉煌的相扑手将获得无上荣耀，成为众人崇拜的偶像。

有一相扑手，赛前饱食辛辣，咽喉肿痛，发烧发热，正准备取消比赛，不能上场。

风伯在相扑手少商穴道上放血。手太阴肺经联络咽喉的热毒，像水龙头开放一样从少商穴一泻而出，咽喉肿跟高热同时退下，比赛照常进行。

而且，这相扑手还一举夺魁，当他们要四处找风伯答谢时，风伯像风一样，轻轻来，轻轻走，不留下丝毫痕迹。

《点穴神书》上记载：少商穴，位于手太阴肺经之末端，能将肺经之余热从拇指端一泻而出。此穴最善通瘀泻热，乃咽喉肿热神穴，鼻衄发烧要穴！

肺经属金，在音为商，在节气为秋。道家修炼以为，少商穴，乃鸣金收兵，秋风肃降之穴。

勤按此穴，能收摄心神，可收伏狂躁。此穴肃降肺气力量极强，多动大拇指少商穴，有助于通便排血，通肠化积，通腹排气，通里消炎。

总而言之，一派火热上炎、疾病嚣张之象，少商点按，大有鸣金收兵，萧条止定之功！

【穴道小贴士】

少商： 大指内侧，去爪甲角如韭叶。肺脉所出为井木。宜以三棱针刺之，微出血，泄诸脏热凑，不宜灸。

主颔肿喉闭，烦心善哕，心下满，汗出而寒，咳逆，疟疾振寒，腹满，唾沫，唇干引饮，食不下，膨膨，手挛指痛，掌热，寒栗鼓颔，喉中鸣，小儿乳蛾。

唐刺史成君绰，忽颔肿，大如升，喉中闭塞，水粒不下三日。甄权以三棱针刺之，微出血，立愈，泻脏热也。《素注》留一呼。《明堂》灸三壮。《甲乙》灸一壮。

第四卷

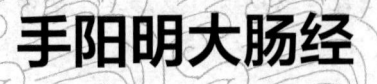

手阳明大肠经

手阳明大肠经穴主治

《内经》曰："大肠者，传道之官，变化出焉"。又云："大肠为白肠。"

大肠上口，
即小肠下口

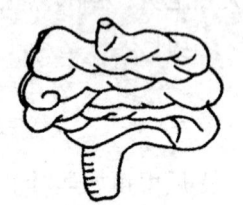

大肠下接直肠，直肠
下接肛门，谷道也

大肠腑图

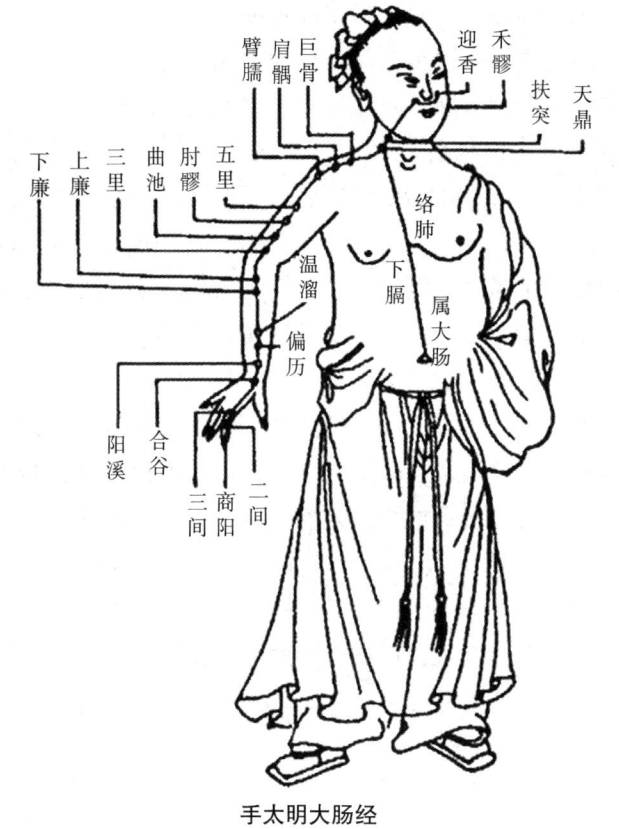

手太阴大肠经

手阳明大肠经穴歌

手阳明穴起商阳，二间三间合谷藏。

阳溪偏历温溜长，下廉上廉手三里。

曲池肘髎五里近，臂臑肩髃巨骨当。

天鼎扶突禾髎接，鼻旁五分号迎香（左右四十穴）。

此一经起于商阳，终于迎香，取商阳、二间、三间、合谷、阳溪、曲池，与井荥输原经合也。

其脉起于大指次指之端，循指上廉出合谷两骨之间，上入两筋之中，循臂上廉，入肘外廉，上循臑外前廉，上肩，出髃骨之前廉，上出柱骨之会上，下入缺盆，络肺，下膈，属大肠；其支者，从缺盆上颈贯颊，入下齿中，还出夹口，交人中，左之右，右之左，上夹鼻孔，循禾髎，迎香而终，以交于足阳明也。是经气血俱多，卯时气血注此，受手太阴之交。

庚金之腑，脉详右寸。实则脉实，伤热而肠满不通，辛温可泻。虚则脉虚，伤寒而肠鸣泄痛，补必酸凉。蒸黄连而解酒毒，炒厚朴而止便红。肠风妙川乌荆芥，脏毒奇卷柏黄芪。痢中六神丸，宜调则调；带下百中散，可止则止。润肠通秘，麻仁丸果有神效，行滞推坚，六磨汤岂无奇功。痔疮热痛，脑麝研入蜗牛，胆冰磨敷井水；痢疾腹痛，姜茶煎治出坡仙，梅蜜饮方书登父，肠内生痈，返魂汤而加减随宜，十宣散去增适可。尝闻食石饮水，可作充肠之馔；饵松食柏，亦成清腑之方。是以疗饥者不在珍馐，调肠者何烦异术，能穷针里阴阳，自获殊常效验。

第65篇　除烦解热之穴

日本东京，乃世界最大城市之一。人口密集，显得极其拥挤。

当地最传统的住宅结构就是榻榻米，有浓郁的民族风，用木结构制造，抗震抗灾，防潮防湿。

一张榻榻米，约两平方米，每间房子常放三四张而已，真是寸土寸金之地。

风伯进榻榻米房时，先脱掉鞋赤脚，这是当地传统习惯，以保持室内清洁。

突然，隔壁榻榻米传来呼救的声音。原来有人得了热病昏迷，餐馆的老板慌了手脚，若是死在这里，那该怎么办？

风伯闻声而去，随手拗断一根筷子，以筷子的竹尖刺破昏迷者食指的商阳穴，先流出乌暗的血，最后血回归清澈鲜红，人也醒过来没事。

榻榻米传来热烈的掌声，人们纷纷流露出赞叹目光。

一时之间，风伯被众人奉为机智的英雄！

《点穴神书》上记载：商阳穴，阳明大肠经之井穴也。井主心下满，但凡井穴，多能治心下满闷烦热。所以道家修炼者，以搓食指的指头来缓解心烦意乱。

有人数钱数久了会开心，此商阳穴疏通也。井穴通，则心满去。

中医认为，六经实热，总清阳明。不管你热得多厉害，手阳明大肠经的商阳穴就是泻热大闸门，清火总开关。一切眼耳鼻舌肿痛，咽喉脖子发热，点刺商阳出血，无不热随血泄。

【穴道小贴士】

商阳（一名绝阳）：手大指次指内侧，去爪甲角如韭叶。手阳明大肠脉所出为井金。《铜人》灸三壮，针一分，留一呼。

主胸中气满，喘咳支肿，热病汗不出，耳鸣聋，寒热疟疾，口干，颐颔肿，齿痛，恶寒，肩背急相引缺盆中痛，目青盲。灸三壮，左取右，右取左，如食顷立已。

第66篇 飞鸟展翅之穴

朝鲜半岛，这里盛产高丽参，世界享有盛誉。一般高丽参长到五六年以上的，已属稀世珍品。

在朝鲜，几乎各个地区都有种植。湖泊、山脉、水系、气候，极其丰富，乃高丽参安家落户的最佳选择。

一位参农，常年种参，得了严重的肩周炎，手都举不上头顶。

风伯说："此汗出入水，疲劳招风。"只帮他点按手上的二间、三间穴，两穴同开，现场让参农可轻松甩手，举过头顶。

参农兴高采烈，请风伯吃高丽参面饼。原来朝鲜人将高丽参粉掺进面食，大有增强活力，养颜耐肌之功。

他们对风伯的回春指，不用药物，不用针刀，却将病疾疗愈，视为美谈，啧啧称奇！

在《点穴神书》中记载：二间、三间，食指内侧。若将拇指比喻成头，食指便是平肩。按全息对应，搓按二间、三间，大有利于双肩。

把两手拇指靠拢，其余八指摆动，便像飞鸟扑翅，故拇指治头颈，其余八指，皆飞鸟之翅。故二间、三间，有展翅飞翔之意，具开肩甩手之功！

凡肩膀闭塞，一切风寒湿痹阻之证，二间、三间重按，皆能发汗，祛除关节间隙的湿痹梗阻。

道家以为，凡间隙处，最容易堵，好像机器的关节，胶钳的枢纽，此处点按灵活，便无废用之忧。故肢麻腿痿关节炎，二间三间功效显。

道家修士认为，二间三间点按通畅，能接二连三，肩挑大义，负重十方。此穴，诚乃任重道远之要穴，担当四方之关窍。

【穴道小贴士】

二间（一名间谷）：食指本节前内侧陷中。手阳明大肠脉所溜为荥水。大肠实泻之。《铜人》针三分，留六呼，灸三壮。

主喉痹，颔肿，肩背痛，振寒，鼻鼽衄血，多惊，齿痛，目黄，口干，口喎，急食不通，伤寒水结。

三间（一名少谷）：食指本节后内侧陷中。手阳明大肠脉所注为输木。《铜人》针三分，留三呼，灸三壮。

主喉痹，咽中如梗，下齿龋痛，嗜卧，胸腹满，肠鸣洞泄，寒热疟，唇焦口干，气喘，目眦急痛，吐舌，戾颈，喜惊多唾，急食不通，伤寒气热，身寒结水。

东垣曰："气在于臂足取之，先去血脉，后深取手阳明之荥输二间、三间。"

第67篇　饿虎扑食之穴

首尔，是韩国首都所在。地势险要，乃兵家必争之地。历史悠久，名胜古迹繁多。

首尔有个南大门，乃韩国第一大国宝。此处人民热爱运动，尤其喜好表演跟实战一体的跆拳道。

一跆拳道手，得了重感冒，寝食难安，发热难耐，面口红赤。

风伯伸出回春指，随手帮其掐合谷，痛得他汗大出。

跆拳道手大惊，老人家朴素衣着，平常打扮，居然深藏不露，力道如此雄强，使得他汗泪剧飙。随即，周身清爽，索要米谷养胃。当天，病去若失。

跆拳道手不禁问："此是何等神术？"

风伯说："掐穴位也。合谷穴，主肌肉，能扩张毛孔，发汗解表。重按既可发汗，又可通肠。对付重感冒，常常一按即效。"

跆拳道手听完后，一定要研究中国古医学。结果，点按穴位，在当地武术圈，一下子成为热门。

《点穴神书》上记载：合谷，又名虎口。点按此穴，能令厌食积滞者，逢食则喜，如狼吞虎咽。虎口，又在掌上，开张最大的裂口。故点按此穴，能让经脉大开张，汗孔大开放。

道家善长开四关疗法，能通治一切寒热痹证，讲的就是开合谷、太冲，两个大扩张的穴位。故《标幽赋》上曰："寒热痹痛，开四关而已。"

这样，毛窍得开，风寒湿自动外排。汗孔一打开，痰饮瘀血滑下来。

合谷又是止痛奇穴，痛者不通也，痛者不荣也。此处既有助于五谷杂粮消化通畅，又能将营养送至五脏六腑去荣华。轻揉即补，重按即泻，真乃补泻一体奇穴！

所谓面口合谷收，对于一切开口之处的问题，比如眼口、鼻口、耳口、咽口、胃口、尿道口、肛门口、毛孔口，但凡带口处糜烂发炎坏死，合谷皆能令其生肌长肉，恢复口的张合能力。

此悟性，乃道家不传六耳之秘要也！故有修士，单凭点按合谷，以治百病也！

【穴道小贴士】

合谷（一名虎口）：手大指次指歧骨间陷中。手阳明大肠脉所过为原。虚实皆拔之。《铜人》针三分，留六呼，灸三壮。

主伤寒大渴，脉浮在表，发热恶寒，头痛脊强，无汗，寒热疟，鼻衄不止，热病汗不出，目视不明，生白翳，下齿龋，耳聋，喉痹，面肿，唇吻不收，暗不能言，口噤不开，偏风，风疹，痂疥，偏正头痛，腰脊内引痛，小儿单乳蛾。

按：合谷，妇人妊娠可泻不可补，补即堕胎，详见足太阴脾经三阴交下。

第68篇 阳光溪流之穴

朝鲜民族能歌善舞，每逢喜庆节日，或劳动之余，众人便云集一起，敲鼓弹琴，欢声笑语，载歌载舞。

正逢五谷丰登，朝鲜族人民跳起了鼓舞，代表着热情奔放，阳光向上，感恩精进。

一位朝鲜妇女，跳完舞后，仍然穿着大长袖衫，裹得严严实实。

风伯说："她小肚子痛，宫寒，手脚常年冰寒，头部怕风。"

对于一个素未相识的人，一下子就将对方的隐疾明察秋毫，全盘道破。

朝鲜舞者惊讶求教。

风伯教她点按阳溪穴，现场点按完，半边身体暖洋洋。另外一边再点按，舞者居然取下帽子，不怕风冷了。

风伯说："此穴名阳溪。溪者血脉流水也；阳者，热气能量也！此穴点按，能让血液沸腾有热量，让肠道消化彻底，让浑身从头到脚暖洋洋，使人感觉如日中天，春阳化雪。"

此舞者自从点按阳溪穴后，不再裹得严严实实、畏风怕冷了。

《点穴神书》上记载：阳溪穴，能让冰冷流动的像溪水的血脉恢复温暖和煦。故，专治宫冷不孕，善医体寒怕风，能疗瘀冷血痹，巧去寒凝包块。

道家以为，阳溪者，溪水流通带动阳气，故阳溪穴，又名温泉穴。温泉所过之处，手脚柔软，筋脉通畅。

《内经》云："血气遇寒则凝，得温则行。"

故道家修士认为，勤按阳溪穴，能让顽固不化，有暴力倾向的牛脾气者，获得流暖轻安，如泡温泉之感。让一切寒凝血瘀的症状得到消解。

凡体液清冷者，比如流清鼻涕，口水清稀，痰饮清澈，或小便清长，大便不成形，点按阳溪穴，便能让体液有温度，流通有力量。

道家修士拍打阳溪穴后，通身血脉有温度，遍体穴位有热气。此穴诚乃助阳第一穴，暖身不二选！

阳溪（一名中魁）：腕中上侧两筋间陷中。手阳明大肠脉所行为经火。《铜人》针三分，留七呼，灸三壮。

主狂言喜笑见鬼，热病烦心，目风赤烂有翳，厥逆头痛，胸满不得息，寒热疟疾，寒嗽呕沫，喉痹，耳鸣，耳聋，惊掣，肘臂不举，痂疥。

第69篇 惊蛰霹雳之穴

泰国多山多水，盛产水稻，享有"东南亚粮仓"之美称！泰民好客，常面带微笑，有微笑国度之称。所谓笑迎天下客，静开世间慧。故，世界人们也喜爱到泰国旅游。

泰国舞蹈，丰富多姿，他们善用手印变化各种造型。但若论对手的研究，到细致入微地步，泰国还需好好向中国学习穴道文明。

在曼谷，一位舞者，在舞台上摔下，手臂牵痛如电击，时不时颤抖。

风伯伸出回春指，点按偏历穴。现场舞者手不抖了，随之电击感消失。

泰民惊讶问之是何方奇术？

风伯说："此乃东土穴道文明，是未来世界开启健康宝藏的钥匙！"

泰民听完后，欢呼雀跃，满场欢腾，皆欲向风伯学习穴道文明。

《点穴神书》上记载：偏历者，即霹雳也，偏者，僻也。

它与列缺穴，一为雷声，一为闪电。二穴组合，有风驰电掣之能，善治神经肌肉似触电般抽动疼痛。

道家以为，偏历穴，又叫雷公穴；列缺穴，又名闪电穴。偏历叫手雷公，脚上的丰隆，又名轰隆隆，是足雷公，雷公的作用，是壮胆，行天地正气，苏醒迷糊。

《二十四节气歌》有曰："惊蛰到，虫蛇动。"雷公惊天霹雳，蛰伏在洞中的青蛙、蛇虫，就会从冬眠中醒来。

所以，这偏历跟丰隆，善治昏沉人，痴呆者，以及植物人。一切冬藏心神蒙昧，皆可点按偏历，如雷电行空，雾霾扩散，大有佛门金刚吼，虎豹龙雷音之效。

道家通过拍打偏历与丰隆，能驱逐痰迷心窍，获得勇敢大胆，对治恐惧不安，能够勇于承担！

【穴道小贴士】

偏历：腕中后三寸。手阳明络脉，别走太阴。《铜人》针三分，留七呼，灸三壮。《明下》灸五壮。

主肩膊肘腕酸疼，瞇目㿠㿠，齿痛，鼻衄，寒热疟，癫疾多言，咽喉干，喉痹，耳鸣，风汗不出，利小便。实则龋聋，泻之，虚则齿寒痹膈，补之。

第70篇　温暖流通之穴

泰国，非常舒泰之国，意思是自由之国。此地佛寺林立，大象数量居亚洲之首，故有"千佛国，万象城"之美称！

泰国把出家看得比服兵役更重要，规定男性一生必须出家一次，时间最少三个月。未经历过出家清修生活者，会被认为资历不够完整，故泰国的僧侣，地位极其崇高。

风伯在一所古寺参加重大庆典活动，众僧侣诵经持典，庄严肃穆。

有一老僧，年近迟暮，双手居然难以上举。老僧一阵叹息，他不是感叹身体老化，而是可惜自己不能将礼仪做完美，有失恭敬。

风伯见状，悄悄帮他推按温溜穴。老僧感到有股温和的暖流周流全身，所过之处，经开脉通。随即像是机器获得充电一样，又生猛有劲起来了，各种礼仪动作一气呵成。

众人看到老僧一下子容光焕发，以为是佛力加持，纷纷顶礼膜拜，欢喜雀跃。

老僧从此学到点按温溜穴，可以保持关节温和，血脉流通，动作灵活，肢体轻快。不禁大叹："果然，东土有大圣智慧！我必须派遣僧侣到中国学习！"

《点穴神书》上记载：温溜穴，温即温暖，补人能量也；溜即流通，如同溜冰，或脚底抹油，溜了！可以流通能量。

此穴位既补又能通，乃痛症克星。因为众痛机理，不外两端，一曰不荣，二曰不通。

温溜穴，能引阳明肠胃能量，像温泉一样，在五脏六腑、四肢九窍轻快流通，毫无障碍。

故，肘臂寒痛、关节僵硬、便秘冷结、肠寒肚冷、痛经血少、面白唇瘀等一切寒冷不通之象，温溜穴点按或艾灸，如同春阳融雪，瓦解冰消，好似凉水加温，焕然冰释！

真有：

百病缠身，解锁释缚的功能；

万邪留体，舒筋活络之效果！

故道家修士，勤按温溜穴，能令气血上行下达，通身温暖，延年益寿，美肤耐老。

【穴道小贴士】

温溜（一名逆注，一名池头）：腕后大士五寸，小士六寸。《明堂》在腕后五寸、六寸间。《铜人》针三分，灸三壮。

主肠鸣腹痛，伤寒哕逆噫，膈中气闭，寒热，头痛，喜笑，狂言，见鬼，吐涎沫，风逆四肢肿，吐舌，口舌痛，喉痹。

第71篇　廉洁排污之穴

泰国是名副其实的水果王国，菠萝蜜、榴莲、芒果、葡萄、木瓜，堪称四季果蔬不断！

泰国的曼谷，相当于中国上海，素有"东方威尼斯"之称，乃首都与最大港口。以金碧辉煌的王宫寺庙著称于世。

这里舟船如梭，货运似箭，港口吞吐量超级大，世界人都爱来曼谷。

有一俄国人，出来旅游，喝泰国一种冰茶喝不习惯，现场上吐下泻，面色发青。他就大吵大闹，说这饮料有问题。

商家一再解释，可俄国壮汉听不进，要商家陪他去医院检查。

风伯站出来说："冤家宜解不宜结。"随即伸出回春指，找准俄国壮汉的上廉、下廉穴，点按完后，居然腹痛消解，立止上吐下泻。真是让人肠胃迅速洗干净，变廉洁的穴位啊！

风伯笑着说："此乃水土不服。"

说完把剩下半杯冰茶一口饮掉，谈笑风生。

众人纷纷鼓掌。壮汉见状，也就作罢。

大家看完都惊叹中国修士点穴救人功夫。众人都以为中国的功夫，只能用来格斗比赛、拍电影、打架，想不到，还可以用来治病救人。

正好一个美国记者看到了这一幕，拍摄了下来，并且录下了风伯一席话："打打杀杀，是世人对中国功夫的误解。救人于危急，才是中国功夫的至高境地！"

这份稿件，很快被投到世界顶级周刊去了。

《点穴神书》上记载：上廉、下廉二穴，分别主上半身、下半身不廉洁，不清洁。故水土不服，上吐下泻，有关肠胃病痛者，此二穴，就是肠胃清理双雄，洁污兄弟！

它们常常联合出手，不论是下半身的便秘、腹泻、痢疾、带下，还是上半身的头风、鼻塞、牙痛、胸闷，总而言之，浊气在身，此二穴能推陈出新，令血脉廉洁干净。

由于此二穴有安定平和之效，似药中甘草，乃有调和上下，平衡左右，理顺寒热，流通虚实之功。

道家修炼认为：上下廉勤按，通治周身上下病；内外关多点，广调全身内外疾。

此乃对穴之神奇！

【穴道小贴士】

下廉：辅骨下，去上廉一寸，辅脱肉分外。《铜人》斜针五分，留五呼，灸三壮。

主飧泄，劳瘵，小腹满，小便黄，便血，狂言，偏风，热风，冷痹不遂，风湿痹，小肠气不足，面无颜色，疬癖，腹痛若刀刺不可忍，腹胁痛满，狂走，夹脐痛，食不化，喘息不能行，唇干涎出，乳痈。

上廉：

三里下一寸，其分独抵阳明之会外。《铜人》斜针五分，灸五壮。

主小便难、黄赤，肠鸣，胸痛，偏风，半身不遂，骨髓冷，手足不仁，喘息，大肠气，脑风头痛。

第72篇　理顺三焦之穴

柬埔寨，有东南亚最大的湖泊——洞里萨湖，又叫金边湖。物产富饶，似天然调节水库。

风伯更感兴趣的是，柬埔寨有一处文明古迹，叫吴哥古迹，若非探险家发现，这雨林中的古老的神秘建筑群，不可能震惊世界。

有位老人常年留守在此处，他斩钉截铁地说："我要保护古迹直至最后一口气。"

对于伟大的古迹保护者，风伯都肃然起敬。只是这老人常年忧劳成疾，得了食积气块，坐卧不安。两肋下可以摸到茶杯大的包积，如果继续再长，会危及生命。

《针灸大成》上讲："手足上下针三里，食积气块能消去。"

对付积聚，莫过于用针。风伯很少出针，以指代针，同样能达到效果。

古人把用手法点按穴位叫做指针。

前后十天，一边参观古迹，一边帮老人治疗积聚。治疗的穴位就是手三里跟足三里。

风伯离开时，老人已经通体舒泰，积聚消散。

《点穴神书》上记载：手三里，言三里者，能理顺三焦，调理三宝。凡穴位带三或五者，皆言其能调理多经疾病。

故，手三里是手上能理顺上、中、下三部之病的穴位。上能理呼吸系统，让鼻司天气，外感得愈；中能理消化系统，使口司地气，五谷杂粮消化彻底；下能理排泄系统，使胱肠能排浊气。

故学者能潜心此穴位真谛，扩充含义，针道之飞速进步，将无边无际。

【穴道小贴士】

三里（一名手三里）：曲池下二寸，按之肉起，锐肉之端。《铜人》灸三壮，针二分。

主霍乱遗矢，失音气，齿痛，颊颔肿，瘰疬，手臂不仁，肘挛不伸，中风口㖞，手足不遂。

第 *73* 篇 曲则周全之穴

柬埔寨的男子喜好纹身，女人多戴首饰。无论男女，都喜欢涂香料。

在这吴哥古迹，号称"东方四大奇迹之一"的地方，有个小巧玲珑的建筑群，叫女王宫。宫殿有美轮美奂的浮雕，浮雕建筑群被称为丛林中的珍珠。

这些建筑群在四季常绿的芭蕉、椰树与攀爬的蔓藤中熠熠生辉。

当地，一位管理椰子林的纹身男子，头目暴胀，眼中满布血丝。

风伯一见便说："此人性格刚烈，凡怒目圆睁者，肝火旺也！"

众人惊讶风伯察言观色能力。

原来此纹身男子，正是善怒、粗鲁、莽撞，一言不合便大打出手，几次都差点中风偏瘫。这次火气一起来，眼珠又红了。

风伯随手帮他点按曲池穴。说来也怪，按完后，红胀的眼珠转清凉，势不可挡的脾气一下子无影无踪。

威震四海，勇冠三军，只没本事，降伏自心。

柬埔寨对医生非常崇敬，对徒手自然疗法就能将性躁之人变柔和的医生更是顶礼膜拜。他们都想知道风伯这手绝活。

风伯说："这在中国，是穴道常识。有点经穴知识的人都知道，按曲池能缓解心中压力。《风水学》上有九曲水主宰相公卿之说，此穴是一个秘而不宣的风水奇穴，里面不可思议的妙处一言难尽。"

《点穴神书》上记载：曲池，在曲肘横纹外端。木曰曲直，池乃肾水，此穴乃水生木之穴，能滋水涵木，富有无限生机，能令肝木强直获得柔和委曲，使肝木燥火得到池水滋润。

故此穴，能治肝阳化火引起的咽痛、头痛、目珠肿痛、手屈伸不利，以及脊椎强直不利等一切刚强之病。

《地藏经》以为，大地众生，起心动念，刚强难伏，故生罪苦。而曲池一穴，正是调柔心念要穴，缓解刚强灵窍，堪乃百病之主，万邪克星！

但凡一切关节难以屈伸，缺乏津液柔顺之病，曲池皆能滋肾柔肝，缓解刚烈脾气，增强容人之量。正有《道德经》曲则全之大智慧。此穴能称为大富大贵之穴，因为按此穴，能令肚里撑船，额头赛马，令人心宽义阔，志存高远。故此穴有宰相公侯富贵之意，不可心思，不可口议。

道家修士以为，常按曲池穴，能在功成名遂的危险境地里，弯曲身退，免遭屈辱。故此穴，有居辱得宠之意。可将彪悍的血压弯曲降到肾水池中去，乃导龙入渊，潜藏退隐之穴！

【穴道小贴士】

曲池：肘外辅骨，屈肘横纹头陷中，以手拱胸取之。手阳明大肠脉所入为合土。《素注》针五分，留七呼。《铜人》针七分，得气先泻后补，灸三壮。《明堂》日灸七壮，至二百壮，且停十余日，更灸止二百壮。

主绕踝风，手臂红肿，肘中痛，偏风，半身不遂，恶风邪气，泣出喜忘，风瘾疹，喉痹不能言，胸中烦满，臂膊疼痛，筋缓捉物不得，挽弓不开，屈伸难，风痹，肘细无力，伤寒余热不尽，皮肤干燥，瘰疬癫疾，举体痛痒如虫啮，皮脱作疮，皮肤痂疥，妇人经脉不通。

第74篇
攻尖破结之穴

越南多山地高原，盛产稻米，渔业丰富，素有鱼米之乡之称。

这里有世界知名的自然景观——下龙湾，号称海上桂林，龙湾山水甲越南。

越南水热条件非常好，水稻常两到三个月就成熟，一年可种三次。

越南妇女特别会干活，耕种十亩八亩地都轻而易举。

风伯经过会安古城，这是古代贸易重要城所，现在被联合国作为文化遗产保护了。

古城的一位风霜老妇，常年手脚泡在水里，得了关节炎，屈伸不利。她们对中医的了知甚少，不知道"汗水不干，冷水莫沾"的道理，经常在风湿的痛苦折磨中翻来覆去。

风伯立即帮她推拿点按肘髎穴。肘部乃对治关节屈伸不利的重要位置，就像商贸古城，乃对流南北东西货物的关键处。

古城繁华，则东南西北富饶。

肘髎不堵塞，则腕跟肩都灵活。

不到盏茶功夫，这位饱经风霜的越南老妇高兴地站起来，欢喜地想用跳舞来报答风伯的救命之恩。

她的肩臂肘完全不痛麻了，挣脱了风寒湿的束缚。

风伯叹息说："只因穴道文明未普及世界，这些颈肩腰腿痛才横行霸道，欺凌众生。"

《点穴神书》上记载：肘髎穴，专治腕肘屈伸不利，肩臂酸胀麻木。由于它靠近肘尖，此穴有锋利顶撞之意，故人体包块积聚，勤按肘尖、肘髎，能够破碎消去。

肘髎相当于皂角刺，具备开破威力，能够攻邪进取。以肘善攻击，尖能破结也。

道家修炼认为，只要将肘髎肘尖修炼得锋利有力，身体不容易有包块恶病。好像将箭削尖，就能射穿木板。人体肘髎练得尖锐，便能克服包块积聚。

据说，肘髎穴按通，肘尖有力之人，大都有钉子精神，善钻研，不论学问技术，皆能锐意进取，登峰造极。

【穴道小贴士】

肘髎：肘大骨外廉陷中。《铜人》灸三壮，针三分。

主风劳嗜卧，肘节风痹，臂痛不举，屈伸挛急，麻木不仁。

第75篇　理顺五脏之穴

在缅甸这个国家，佛教特别兴盛，堪称塔庙林立，每个村落都有自己的佛寺。故缅甸，又称万塔之国。

缅甸渔业非常发达，渔民众多。

风伯在一家鱼粥馆喝粥。

所谓物离乡贵，人离乡贱。可离乡的风伯怎么就不贱反贵呢？因为他有一双回春妙手。

一游客肚子剧痛，原来鱼片吃多了。少吃有滋味，多吃胃受罪。

五脏饱胀怎么办？

风伯伸出回春指帮他理顺五里穴。不过盏茶功夫，客人眉间舒展，疼痛消除。

老板也很惊讶，并且爽快地请风伯喝粥，都想探个究竟，为何在手上搓一搓，肚子就好很多了！

风伯一把穴道常识点破，一下就成为人中尊贵。

看来这些贵人，不是才华横溢，就是身怀绝技。

练就一双回春手，闯荡天下任我走。

《点穴神书》上记载：手五里，里者，内也，理也，在手上能理顺五脏内部的问题。

《针灸大成》提到：肺的咳吐血，心的烦惊悸，脾的胀满呕，肝的急抽搐，肾的喘虚劳，凡有关五脏之病，手五里皆能理顺之。

道家修士，通过练习拍打手五里，能内壮肝心脾肺肾，滋养皮肉筋骨脉。故，手五里穴，乃五劳七伤要穴，是虚损百病灵窍。

祖师传此秘诀，莫向庸人轻提。

【穴道小贴士】

五里： 肘上三寸，行向里大脉中央。《铜人》灸十壮。《素问》大禁针。

主风劳惊恐，吐血咳嗽，肘臂痛，嗜卧，四肢不得动，心下胀满，上气，身黄，时有微热，瘰疬，目视眈眈，疼疟。

第*76*篇 生肌长肉之穴

印度尼西亚，乃世界上最大的群岛国家。它有上万个大小岛，有数千个适宜居住，故称千岛之国。

群岛上经常有火山喷发，故而土壤肥沃，物产丰富。其中最著名的，莫过于巴厘岛上完整的锥形火山——阿贡火山，被称为世界的肚脐！

真是赤道上一道亮丽的色彩。

火山周围有土著人。有一土著人得了寒热痹痛，手举不起来，要靠同伴喂食食物。

如臂使指，是一种正常人很轻松做到的事，现在手臂使不动手指了，也举不起。这土著人心灰意冷，以为要步先人后尘，只有等死。

风伯说："若无医学文明，小病还以为恶狼恶虎挡道，没救了。"随即伸出回春指，点按土著人的臂臑穴。

土著人只觉得穴位处火辣辣地烧，先是有点惊恐，后来手能上举了，不禁手舞足蹈，跳起土著舞来。

《点穴神书》上记载：凡腕臂疼痛不能抬举，乃至牵连肌肉酸痛，手脚无力，但取臂臑穴，无不应手而愈。

道家修士以为，臑字，乃需肉也。但凡五脏六腑体力肉力不够，肌肉不致密，能量不充溢，勤点臂臑穴，能够提升肌肉力。

国外研究发现，通过提升肌肉力量训练，百分之九十以上的关节炎可以通过百日锻炼好一半。

故臂臑穴，乃重症肌无力者福音，乃关节疼痛者曙光，大肉已脱者的救命穴位，瘦骨嶙峋者补充的要穴。总而言之，生肌长肉，臂臑穴也。

【穴道小贴士】

臂臑：肘上七寸，臑肉端，肩髃下一夫，两筋两骨罅陷宛宛中，举臂取之。手阳明络，手足太阳、阳维之会。《铜人》灸三壮，针三分。《明堂》宜灸不宜针；日灸七壮，至二百壮；若针，不得过三、五分。

主寒热臂痛，不得举，瘰疬，颈项拘急。

第77篇　铁肩担道之穴

巴厘岛，简直是艺术的岛屿。岛民擅长各类舞蹈，而且舞艺超群。

郁闷时跳舞，可以解郁；高兴时跳舞，可以助兴。

在橡胶林里，割橡胶的一位工人，常年低头收橡胶，汗湿衣衫，穿在身上，落下了严重的肩颈疾患。要叫他头往天上仰，他举得很困难。低头工作的后遗症就是颈椎前倾，压迫神经，常年头晕。

风伯一眼看他两边的肩都不等高，便说："你这肩周痹痛有很多年了。"

工人大吃一惊，初次见面，便道出他老病。

风伯伸出回春指，边按边说："将你病讲到，没什么稀奇，将你治好，方显功夫。"

经过肩髃穴的点按，很快肩臂痛现场化解。

风伯叫他试着挥一下手。一挥，他惊讶得嘴巴闭不拢。

头部不经意间向天空一仰望，居然毫无困难。

多年的冰冻肩，一朝得到松绑，轻松得好像入天之鸟，脱网之鱼。

他高兴地对风伯说："我要送这里最贵重的橡胶给你。"

风伯说："橡胶没有什么用，给我胡椒还能救到许多人。"

这工人立马备了许多当地最好的胡椒给风伯。

《点穴神书》上记载：肩髃穴，正在肩头也，专治肩颈背痛，或耸肩、塌肩。

道家修士以为，铁肩担道义。肩髃穴点通的人，更有肩负大任之感，具有肩挑四方之耐力。

凡双肩高耸者，一般有提心吊胆的状态，容易恐惧不安。此时点按肩髃，能让人放心，可令患者如释重负。故，肩髃穴，乃减压穴，缓解恐惧穴，放松神经穴！

劳苦大众，过用肩膀，必致左右高低不平，压迫内脏，百病缠身。只需将双肩点按正平，使得身体气机中正，不偏不倚，则无疾少病。

【穴道小贴士】

肩髃（一名中肩井，一名偏肩）：膊骨头肩端上，两骨罅间陷者宛宛中，举臂取之有空。手阳明、阳跷之会。《铜人》灸七壮，至二七壮，以瘥为度；若灸偏风，灸七七壮，不宜多，恐手臂细。若风病，筋骨无力，久不瘥，灸不畏细；刺即泄肩臂热气。《明堂》针八分，留三呼，泻五吸；灸不及针，以平手取其穴，灸七壮，增至二七壮。《素注》针一寸，灸五壮；又云："针六分，留六呼。"

主中风手足不遂，偏风，风痪，风痿，风病，半身不遂，热风，肩中热，头不可回顾，肩臂疼痛臂无力，手不能向头，挛急，风热瘾疹，颜色枯焦，劳气泄精，伤寒热不已，四肢热，诸瘿气。

唐鲁州刺史库狄嵚风痹，不能挽弓，甄权针肩髃，针进即可射。

第78篇　巨梁支撑之穴

婆罗浮屠，是一处宏伟的佛塔建筑，有十层，号称世界上最大的佛教神塔！如同金字塔建造，极其庄严肃穆，气势恢宏！

巨大的石块不下两百万，稳如泰山，属于世界未解之谜。在印尼伊斯兰教的国度里，有此独特的佛教圣塔，真乃稀世罕见。

神塔有大力士，常年维护，号称佛门金刚。

大力士，曾因搬抬巨石而锁骨错位，如今力量锐减大半。

风伯伸出回春指，帮其点按锁骨、肩胛骨以及上臂骨，三骨交会的巨骨穴，迅速化掉他肩部瘀阻。

大力士再挥手，痛去不复。开心地抱起风伯，将他抛到空中再接住，如同胜利者凯旋的欢喜！

真是：

穴位一释放，便有大力量！

穴道一束缚，气力便打住。

《点穴神书》上记载：巨骨者，此骨有巨大力量。此穴善开巨力，倍体力，增肩力，能治肩臂不能举，胸口压力如巨石横亘。

道家修士认为，巨骨主胸中瘀血，善于支撑八面。故胸口塌陷，点按此穴可撑起，如同建筑物有巨梁之撑，不至坍塌。肩颈胸背有巨骨穴承载，则能支撑头颈。

此穴乃支撑穴也，负重穴也！

此穴乃增高增重之要穴，诚强肌健力之重点！

【穴道小贴士】

巨骨： 肩尖端上行，两叉骨罅间陷中。手阳明、阳跷之会。《铜人》灸五壮，针一寸半。《明堂》灸三壮至七壮。《素注》禁针。针则倒悬，一食顷，乃得下针，针四分，泻之勿补，针出始得正卧。《明堂》灸三壮。

主惊痫，破心吐血，臂膊痛，胸中有瘀血，肩臂不得屈伸。

第79篇
鼎镇天下之穴

马来西亚，橡胶、胡椒、棕油产量及出口，皆居世界前列，故有橡胶王国之称。

风伯来到马六甲海峡，这个沟通太平洋与印度洋的要道，大量的物资石油从这里经过。此处的航运量、航运史皆是世界第一的。

停船靠岸时，一位水手常年爱吃鲜鱼片，导致咽喉梗阻，如粒粒串珠，最后呼吸困难，吞吐疼痛，不得不放弃航海工作。

风伯见状，知道让水手离开船就像让鱼离开水一样。随手一出，风伯便帮船员点通天鼎穴，随之吞吐上下。

船员现场觉得咽通喉畅，音声清亮，他试着喝水，已经找不到梗阻感。高兴地向风伯行大拜之礼。

风伯说："将来少荤多素，点按喉部，自然不再梗阻。"

这天鼎穴，像半夏厚朴汤，能化狭隘处痰结。天鼎所在的咽喉，就像马六甲海峡咽喉要塞，一刻都不能梗阻，稍微堵住，吞吐不利，就有生命危机。

《点穴神书》上记载：天鼎者，肺司天气咽喉呼吸，有水升火降之意，而鼎调水火，位于天部肺咽，故此穴，能煲烂一切气阻痰滞，喉痹吞咽不利，上下楼喘息，以及睡觉呼噜鸣响。

总而言之，一切痰火阻在咽喉，影响到呼吸、吞咽、发音的，天鼎皆能治，且善治。

道家修炼认为，良将用刀兵打天下，良相如鼎，重镇当权，调理内外，不动刀兵，而能令天下安宁。

故天鼎穴乃宰相穴，古人认为能消灾难于无形，灭大患于未萌，而有益于家国社稷者，为之调和鼎鼐。

也就是说，天鼎穴，乃预防穴，能将通身结节如鼎煮食般消融。故常拍打点按此穴，能加火助鼎，烹调燃掉一切积聚，从而产生力量跟正气，以鼎镇天下！

【穴道小贴士】

天鼎：颈缺盆上，直扶突后一寸。《素注》针四分。《铜人》灸三壮，针三分。《明堂》灸七壮。

主暴喑气哽，喉痹嗌肿，不得息，饮食不下，喉中鸣。

第80篇 扶摇上突之穴

新加坡，号称花园城市。由于版图似头狮子，人称狮城。

国土虽不大，人口极其密集，但环境的干净程度堪称世界第一。国民之守法，也是天下少见。

新加坡居民以华裔为主，风伯来到这里，倍感亲切。

真是他乡遇故知，居然撞见一位年近古稀的中国老人，常年定居新加坡。

老人早年号称烟枪，一天得五六包烟，早已将肺熏黑，常年的哮喘。来新加坡儿子处安度晚年。虽然烟已戒掉，但咳喘一直未好。

风伯一见他，手指甲发黄，连牙齿都布满烟油，便说："老烟鬼，我知道你的病，你肯定，夜吐黑痰，晨起口苦。"

老人惊讶地说："此事怕被儿子知道，我连儿子都隐瞒，你怎知道？"

风伯边伸出回春指，帮他点扶突，边跟他讲解说："此穴专排肺咽郁气浊痰。"

点完后，老人气顺呼吸畅，心开精神爽。他急着要请风伯回家做客，用最丰盛的饭菜款待这位贵人。

后来老人按照点揉扶突法，果然一举将多年痰痹之证根治。

《点穴神书》上记载：扶突穴，扶者，扶摇直上；突者，向上向外突出。一间房子，扶摇向上突的，唯有烟窗而已。故，此穴又号称烟窗穴，专排胸肺乌烟瘴气，善消鼻管痰浊油腻，诚乃喘气痰阻要穴，冲动气闷重点。

又因此穴周围明显有跳动感，应手突突，如泉涌冲撞，极富生机，故道家修士认为，点按此穴，能令人突破进取，突出重围，如雨后春笋，脱颖而出！似棉里藏针，突破而出。

故常揉此穴，能突破结节，似种子破土而出；拍打此处，有助于淋巴免疫细胞突击邪气，吞灭恶疾。

故此穴，能将细胞、脏腑勇魄精力突飞猛进之势扶起来，号称扶突！

【穴道小贴士】

扶突（一名水穴）：气舍上一寸五分，在颈当曲颊下一寸，人迎后一寸五分，仰而取之。《铜人》灸三壮，针三分。《素注》针四分。

主咳嗽多唾，上气，咽引喘息，喉中如水鸡声，暴喑气哽。

第81篇　提高味觉之穴

菲律宾，号称椰子王国。它的椰子产量以及出口，位居世界第一。

椰农开着吉普车，在崎岖的山路上见到了风伯，顺带载风伯一程，随手递一个椰子过来。

风伯在这炎热的天气里，畅饮这香甜可口的椰子汁，真是人生一大享受！

椰农看后，美慕地说："我自从一次交通意外，味觉大降，吃饭不知米香，尝椰子也不知汁甜，人生之苦，莫过食不知味啊！"

风伯笑着说："你嘴角都没牵正，怎么品尝食物之美。"

说完，就在椰子林帮椰农点按口禾髎穴，不到盏茶功夫，嘴角便被牵正回去。

椰农一阵惊呼："我闻到花香了！"

接着他又拿起椰子汁水往嘴里灌。喝完后，哈哈笑说："我尝到椰子味了！"

风伯说："闻香食美，人之常情，何乐之有？"

椰农说："不能闻香，不能食美，那真是苦不堪言！"

椰农再次礼请风伯，挽留他共进晚餐，待为上宾。真是与人方便，自己方便。路上这顺风车搭别人一程，别人却救你一生！

《点穴神书》上记载：口禾髎穴，通于齿根，又因穴位靠近鼻子，善医鼻塞、鼻衄，提升嗅觉。

道家修士认为，口不知味，鼻不闻香，通过点按口禾髎穴，可以使嗅觉、味觉灵敏性加强。故，鼻塞、口腔溃疡、打呼噜、咽肿等口鼻五官问题，此穴皆能主之！

【穴道小贴士】

禾髎（一名长髎）：鼻孔下，夹水沟旁五分。手阳明脉气所发。《铜人》针三分，禁灸。

主尸厥及口不可开，鼻疮息肉，鼻塞不闻香臭，衄衄不止。

第82篇　喜迎清气之穴

马尔代夫，位于印度洋中的群岛，周围珊瑚环绕，乃世界闻名的珊瑚岛，岛上风光旖旎，海底珊瑚美丽。

这里，气候适宜，鱼类繁多，虾蟹、海龟、海贝不计其数。加上美丽的珊瑚礁，更成为千姿百态鱼类幸福的栖身圣地。

市场上，五颜六色的鱼，让人看得目瞪口呆。

有位渔农，真是久在鱼鳖之地不闻腥臭，他的嗅觉失灵已多年。

风伯伸出回春指，帮他点按迎香。他觉得鼻子酸胀，涕泪直流，好像多年梗阻被冲刷开了，顿时各种味道齐聚，灌到鼻子来。

他惊讶地说："我闻到对面街的油烟味了，我闻到鱼池里的鱼腥味了，我闻到奶茶的香味了！"

后来，这渔农，不单嗅觉恢复，养成勤按迎香穴后，晚上打呼噜也消失了！

《点穴神书》上记载：迎香穴，靠近于鼻旁，乃迎接香气之穴。故，鼻塞、鼻病、嗅觉不敏，此穴即效！

道家修士认为，鼻通天气，鼻息通畅，则脑袋灵光。点按迎香穴，可以增强脑力，提升神气，令思维敏捷，反应迅速。

人活一口气，此气吸纳饱满，则精充神壮；此气短促受阻，则神疲乏力。

迎香穴，能让头面五官，兴高采烈地欢迎天地清气进入身体，如同领导视察，列队欢迎，庄严肃穆，热情澎湃。故此穴，能对治抑郁寡欢，不能笑脸迎人。

【穴道小贴士】

迎香： 禾髎上一寸，鼻下孔旁五分。手足阳明之会。针三分，留三呼，禁灸。

主鼻塞不闻香臭，偏风口㖞，面痒浮肿，风动叶落，状如虫行，唇肿痛，喘息不利，鼻㖞多涕，鼽衄骨疮，鼻有息肉。

第五卷

足阳明胃经

足阳明胃经穴主治

《内经》曰："胃者，仓廪之官，五味出焉。"又曰："胃为黄肠。"

五味入口藏于胃，以养五脏气。胃者，水谷之海，六腑之大原也。是以五脏六腑之气味，皆出于胃。

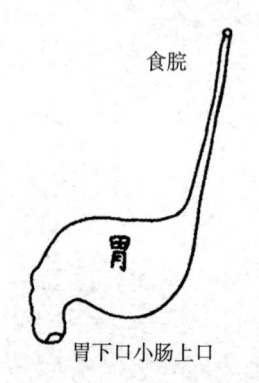

食脘

胃

胃下口小肠上口

胃腑图

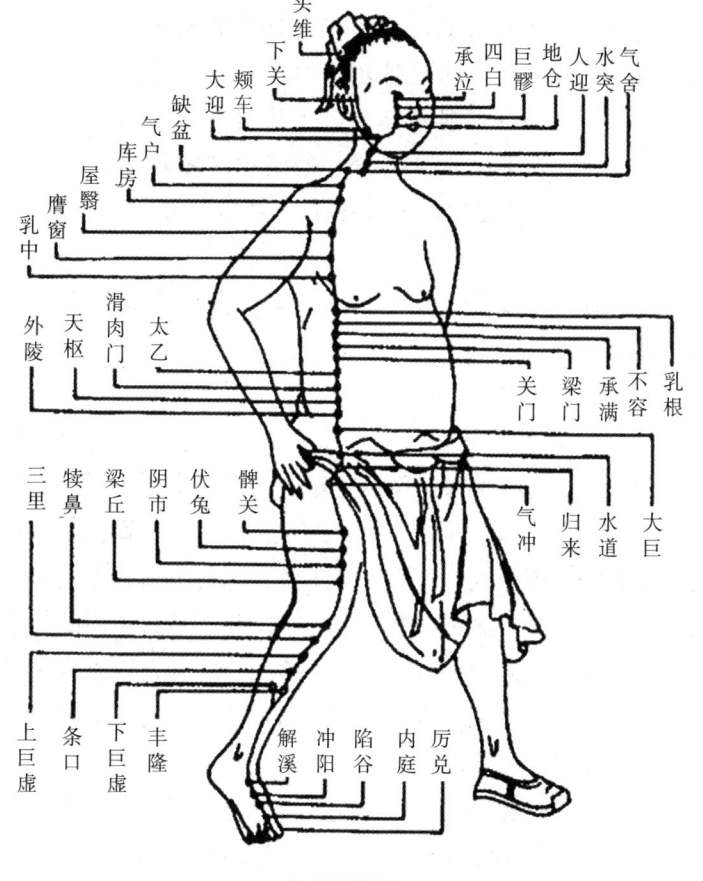

足阳明胃经

足阳明胃经穴歌

四十五穴足阳明，头维下关颊车停。

承泣四白巨髎经，地仓大迎对人迎。

水突气舍连缺盆，气户库房屋翳屯。

　　膺窗乳中延乳根，不容承满梁门起。
　　关门太乙滑肉门，天枢外陵大巨存。
　　水道归来气冲次，髀关伏兔走阴市。
　　梁丘犊鼻足三里，上巨虚连条口位。
　　下巨虚跳上丰隆，解溪冲阳陷谷中，
　　内庭厉兑经穴终（左右九十穴）。

　　此一经起于头维，终于厉兑，取厉兑、内庭、陷谷、冲阳、解溪、三里，与井荥输原经合也。

　　脉起于鼻交頞中，旁约太阳之脉，下循鼻外，上入齿中，还出挟口，环唇，下交承浆，却循颐后下廉，出大迎，循颊车，上耳前，过客主人，循发际至额颅。其支别者，从大迎前下人迎，循喉咙入缺盆，下膈，属胃，络脾；其直行者，从缺盆下乳内廉，挟脐入气冲中；其支者，起胃下口，循腹里，下至气冲而合，以下髀关，抵伏兔，下入膝膑中，下循胻外廉，下足跗，入中趾外间；其支者，下膝三寸而别，以下入中趾外间；其支者，别跗上，入大趾间，出其端，以交于太阴也。多血多气，辰时气血注此。

　　戊土之腑，脉右关部。胃气平调，五脏安堵。实则脉实，唇口干而腋下肿疼，宜泻胃土；虚则脉虚，腹痛鸣而面目虚浮，药行温补。验实热兮，必口内壅干，泻黄散而得效；审虚寒兮，须骨节皆痛，人参散而最奇。橘皮竹茹汤，治热渴而频频呕哕；乌药沉香散，疗寒痛而日日攒眉。人参治翻胃之良，豆蔻消积气之冷，粥药不停，藿叶人参橘皮；心脾刺痛，砂仁香附乌沉。胃冷生痰，半夏姜煎生附子；中寒停水，曲丸苍术久陈皮。芫花消症癖，丸共朱砂；黄芪治消渴，煎同甘草。硫汞结成砂子，吐逆立痊；参苓煎用枣姜，酸咽即可。霍乱转筋肢逆冷，木瓜盐炒吴茱萸；食瘕酒癖胁胸疼，莪术芫棱同醋煮。胃虚咳逆，人参甘草倍陈皮；胃实痰喘，藿叶丁皮增半夏。补虚降火，竹茹甘草橘皮红，或加枳术；扶弱驱寒，橘皮良姜丁半夏，参草姜苓。抑闻上部有脉，下部无脉者为食寒，点盐汤探吐宽舒；倘或三部俱急，人迎带数者号内壅，服灵丸泻利便宜。调脾助胃之药最难，热则消于肌肉，须用中和饮子；变通加减之法不易，寒则减于饮食，要施仁义丹头。如心不在焉，食而不知其味，正心为剂，口不谨兮，饮而不中其节，缄口良方。须知病后能服药，孰若病前能自防。

第83篇　维护头角之穴

四大文明古国之一的印度，古老的佛教在此发源。

有一修士，在菩提树下终日打坐，时常头痛。风餐露宿的生活，非但没有使他得到苦行真谛，反倒让他百病缠体。

风伯吃完印度咖喱饭，帮这修士拍打头维。

拍完后，修士涕泪俱出，头痛若失，兴高采烈，极迫切地问："这是什么法门？"并且作大礼叩首请教。

风伯说："此名拍打法门，乃东土大唐古传，是道家秘术。古之道家，云游四方，为防止风寒入体，邪气侵袭，便拍打额角、胸口、腰背，可以驱散邪气，获得健康身体。"

修士大喜，将此法门学习，从此风餐露宿，身无恶疾；冒雨淋水，不怕病欺。

《点穴神书》上记载：头维穴，乃维护维持头部抵抗力之要穴，穴位在额头角，犹如角类动物之善防御也。故此穴，善激发人体斗志勇气，可以维护头部的健康。专治各类外感内伤头痛，风寒风热头晕。

道家修士认为，头角者，抵御外辱之意也。故风雨寒暑伤形，风餐露宿困体，拍打头维，便可排邪外出。

头维穴，诚乃头部之篱笆护墙，面首之万里长城！

掌握此穴拍打，风里来雨里去皆不怕！

【穴道小贴士】

头维： 额角入发际，本神旁一寸五分，神庭旁四寸五分。足阳明、少阳二脉之会。《铜人》针三分。《素注》针五分，禁灸。

主头痛如破，目痛如脱，目瞤，目风泪出，偏风，视物不明。

第84篇　下身开关之穴

印度恒河，乃神圣的河流。

印度人笃信，在圣河恒河中沐浴，可洗净一生罪孽。喝恒河水，可延年益寿。故常来恒河沐浴者，络绎不绝。

有一印度妇女，不敢下恒河沐浴。

风伯观察她脸部下关穴处有块黑斑，便对她说：“你的妇科炎症已有数月之久了。”

妇女大惊失色，问风伯何以知之？

风伯说：“下关穴，关乎下半身疾患，女子带下，男子泌尿。”

说完，教她点按左右两边下关穴，按到瘀斑消散。结果，妇科炎症去除，阴道湿痒没了。

原来，中医的穴道学问，不单是治疗开关，更是诊断窗口。

穴道真乃病痛反应点，临证能救急！

《点穴神书》上记载：下关穴，专管牙齿下巴，故，牙痛、咬肌退化，以及牙齿开合不利，下关皆能统管。

道家修士认为，人面有全息图，天庭对心肺，鼻与颧骨对脾胃肝胆，下巴嘴唇对泌尿生殖系统与肾。

故，下关穴主下半身疾患。勤点按下关穴，能令下身湿邪退却，腰脚关节强劲。

世人以为偏瘫，下半身难动摇，不知如何下手，道家修士通过针刺点按拍打下关穴，有助于下半身关节康复。

【穴道小贴士】

下关：

客主人下，耳前动脉下廉，合口有空，开口则闭，侧卧闭口取之。足阳明、少阳之会。《素注》针三分，留七呼，灸三壮。《铜人》针四分，得气即泻，禁灸。

主聤耳有脓汁出，偏风口目㖞，牙车脱臼。牙龈肿处，张口以三棱针出脓血，多含盐汤，即不畏风。

第85篇 夹队如车之穴

瑜伽，乃印度一门炼身国学，修体艺术，风靡世界，神秘莫测。

据说，真正的瑜伽，绝不是把身体搞得变形扭曲，而是通过吃苦，以摆脱世俗烦恼，以达到无我解脱，天人合一之境界也！

风伯路过新德里，这街头到处有人耍蛇，蛇乃印度教崇拜的神，极受尊宠！

一耍蛇男子，面容枯槁憔悴，号称三年没胃口。原来，曾经替村民抓蛇被咬后，胃口就大受打击，蠕动变缓，几乎闻食不喜，勉强进餐维续生命而已。

最好的咖喱饭端上来，耍蛇人都冷漠不欲动手。

风伯见状，伸出回春指，帮他点按颊车穴。

左右两边按完，这耍蛇人突然间像变了一个人，精神焕发。齿牙咬动，手抓起咖喱饭就往嘴里塞，一碗吃完还要第二碗。数年食欲，像被禁锢一样，一朝解除封印，狼吞虎咽，人人惊奇！

风伯说："此乃口齿被蛇毒封闭，胃口瘫痪，颊车穴，专门能解！"

《点穴神书》写到：颊车穴，又名牙车穴，所有牙齿排列在牙槽上，在两腮帮颊部列队如车，故齿牙疾患，面部歪斜，颊车最擅长主之！

道家修士认为，颊车，古之穴道高手、创穴神人在命名之时，故意将玄妙之理隐蔽，留与后世聪明才慧者去揭秘。

揭秘的方法就是谐音。

古人云：同音必同义。故，颊车，通夹吃，即夹菜吃饭之意。

此穴勤按，能令人夹菜吃饭有冲动感，饮食能狼吞虎咽。

对五谷杂粮，皆产生无上的欢喜，即便粗茶淡饭，也能尝得津津有味。

故一切厌食、挑食、胃瘫、肠蠕动差，甚至吃东西后反胃吐出，皆是颊车功能主治。

道家修士勤点勤按颊车，可以增强人体胃气，壮大巨噬细胞，从而达到有胃气则生的保健延年之效！

也就是说，颊车穴，实乃保胃气之要穴！延年命之妙处！

【穴道小贴士】

颊车（一名机关，一名曲牙）：耳下八分，曲颊端近前陷中，侧卧开口有空取之。《铜人》针四分，得气即泻；日灸七壮，止七七壮，炷如麦大。《明堂》灸三壮。《素注》针三分。

主中风牙关不开，口噤不语，失音，牙车疼痛，颔颊肿，牙不开嚼物，颈强不得回顾，口眼㖞。

第86篇 承载泪珠之穴

印度的舞蹈，在世界上享有盛誉。

风伯边尝印度菜边观赏舞蹈。这菜居然含有丁香、肉蔻、辣椒，眼泪都被辣出来了。

印度的舞蹈演员，单凭手上就能摆二十八种手势，千姿百态。天地日月，山河草木，江河湖海，各种自然景观现象，皆可在舞蹈动作中体现。

有位舞神眼中常流出凉冷的泪水，风一吹更厉害。

风伯说："此迎风流泪也，只需按泪窝穴，即眼睛下面的承泣穴即可。"

果然，这舞神按了承泣穴后，迎风流泪的烦恼就消失了。

大众惊讶不已。

风伯说："没什么神奇的，中华穴道文化，相当灿烂多彩。

按水分穴，有助于排尿水，

按太阳穴，便有利于光明。

按太溪穴，可以滋养干燥；

按百会穴，让人头脑聪慧；

按身柱穴，令人昂首挺胸；

按哑门穴，能使音声嘶哑者恢复清脆；

按迎香穴，可以闻到大自然的芬香；

按关元穴，能令虚脱者元气巩固……"

风伯边讲边在身上指指点点。众人听到如此精彩的论说，莫不对中华穴道文化心驰神往。

《点穴神书》上记载：承泣穴，在目珠下七分，穴处在泪窝点，承受断线珍珠般的泪水。故，此穴善治目珠疾病，能调眼睑问题。

道家修士认为，勤按承泣穴，可防止老来夜盲，口眼㖞斜。

眼珠靠泪水以濡养，承泣穴能滋水涵目，故对于目珠胀痛，目赤红肿，眼睑莫名其妙胀痛，勤按此穴，有莫大好处。

不论左右眼跳，皆主紧张激动也，按承泣穴，可缓解眼睑跳动。

承泣：目下七分，直瞳子陷中。足阳明、阳跷脉、任脉之会。《铜人》灸三壮；禁针，针之令人目乌色。《明堂》针四分半；不宜灸，灸后令人目下大如拳，息肉日加如桃，至三十日定不见物。《资生》云："当不灸不针。"

主目冷泪出，上观，瞳子痒，远视𥇐𥇐，昏夜无见，目瞤动与项口相引，口眼㖞斜，口不能言，面叶叶牵动，眼赤痛，耳鸣耳聋。

第87篇　四面洁白之穴

风伯接着又参观了印度美丽的泰姬陵。

泰姬是印度某位大帝的爱妃。出入相随，却红颜薄命。大帝为她修建举世无双的建筑，以表深切怀念哀悼。

游泰姬陵出来，风伯见一满面愁容，形容憔悴，面部多斑的妇女。一问之下，才知这妇女思念远方的孩子，因思成结，因结长斑。

风伯说："你不能让你孩子回来看到你老脸斑斑啊!"

说着，便教妇人点按脸面四白穴，能令脸部四面八方清清白白。此穴乃眼保健操常做之处，世人不知四白穴乃脸保健操重要穴位，专门保证脸面清白，堪称美容要穴。

结果，一周左右，妇人脸上的愁斑纷纷脱落，重新容光焕发，面目生辉。

《点穴神书》上记载：四白穴，离眼、耳、鼻、口五官四处最为亲近。故，眼灰暗不光白，耳闭塞不明白，鼻堵塞不清白，口臭浊不洁白，五官四处有浊气障碍，四白穴，能还我官窍清白。

道家修士认为，子欲不死修昆仑，劝君揩摩常在面。敲头部的穴位，能让人聪明灵敏；揉脸上的四白，可让人色泽清净。

凡属阳明胃经浊气攻面，四白能降浊，诚乃反腐倡廉之要穴也。

俗言，面黑者，必便难。此时，按四白，可通肠洁面，降肺排浊。以白属肺，主肃降也。

【穴道小贴士】

四白：目下一寸，直瞳子，令病人正视取之。《素注》针四分。《甲乙》、《铜人》针三分，灸七壮。凡用针稳当，方可下针；刺太深，令人目乌色。

主头痛，目眩，目赤痛，僻泪不明，目痒目肤翳，口眼㖞斜不能言。

第88篇 髎动周身之穴

巴基斯坦，地势低平，湿热多雨，常有台风暴雨袭击。

这里是伊斯兰教的圣地，每天他们都有五次祈祷，有《古兰经》的朗诵比赛。

风伯遇到一《古兰经》的修士，因过度精进读经，导致口眼㖞斜。风伯伸出回春指，点按巨髎穴，此穴专正口脸唇齿。

点完后，面目牵正，修士不禁敬仰。

风伯说："生病起于过用。饭要一口口吃，书要一页页读，不可急功近利。"

修士说："可人生苦短，世事无常。"

风伯却说："苟有恒，何必三更灯火五更鸡。最无益，莫过一日曝之十日寒。"

修士受到指点，豁然开朗，从此制订循序渐进读经法，不再急功近利，身体从此安好。

可见，点中肌肉要穴，能令病苦消灭。真正点中人的心灵思想误点，方能令病苦不生。

《点穴神书》上记载：巨髎穴，瞳孔下平鼻翼下方。上能正眼目，下可纠口鼻。所谓髎者，骨孔缝隙也。巨髎，即巨大骨孔缝隙。

人身上的穴道孔隙，如巨髎、八髎、素髎、口禾髎，均是天气风寒暑湿燥火作用人体的关键之处。

人在天地间，如提线木偶，为天气所抽动。尤其越年老，体悟越明显。

天气一恶变，髎孔第一时间有反应，鼻塞的素髎，面麻的巨髎，腰酸的八髎，口浊的禾髎，提醒此髎孔不通，与天地不应也。

故道家修真志士，顿悟天人合一，按此重要髎穴，可抗击一切外邪，从而平衡身体，不至于像线断木偶被废弃，故知，髎窍闭，则身体得瘫废之疾。

在道家修真界认为，瘫痪痿痹，好比断线木偶，了无生机。此时，各髎穴，便是恢复生机的关键之处。

【穴道小贴士】

巨髎： 侠鼻孔旁八分，直瞳子，平水沟，手足阳明、阳跷脉之会。《铜人》针三分，得气即泻；灸七壮。《明堂》灸七七壮。

主瘿瘤，唇颊肿痛，口㖞斜，目障无见，远视俪俪，淫肤白膜，翳覆瞳子，面风，鼻肿臃痛，招摇视瞻，脚气膝肿。

第89篇　大地仓库之穴

孟加拉国，此地素有河川国之美称，纵横交错，密布水网。

船夫们常一边工作一边唱歌，逍遥自在，怡然自得。游客们都喜欢这里的船夫小景。

风伯坐在船上，一船夫腮帮子痛，吃饭不能嚼东西，只能喝浆粥。

风伯说："此地仓为湿气所痹，就像机器，放在潮湿地方就会废弃。常年在潮湿的水面工作，牙齿腰脚都会痛。"

风伯伸出回春指，帮他点按腮帮的地仓穴。船夫出了一身汗，两边口角热辣辣的。嚼起食物来，居然回归平常。他乐得欢呼雀跃。

《点穴神书》上记载：地仓穴，口角旁四分也。眼睛为天，嘴巴乃地。人在含食物时，食物会鼓荡在腮帮之间。此处能暂存食物，故曰仓。此穴善治口角漏风、口角流水、口合不全、口眼㖞斜。一切口齿疾患，近处取穴，首推地仓。

道家修炼者认为，地仓者，大地之仓库也。若两边地仓穴凹陷低瘪，必仓廪虚，岁月乏。

故瓜子脸，尖下巴，反映脾胃虚，体质差。久病后出现地仓掉肉，暗指内部储存的气血将挥霍殆尽，使用一空。

人年老，地仓周围缺陷，提醒胃下垂，补中益气汤主治。而四君子汤，小建中汤，皆扩充地仓，饱满腮帮之名方也，善治一切土虚肉陷之疾。

凡带仓者，比如太仓中脘，地仓腮帮，皆为正气粮仓，扶正气之要穴也。

所谓，

仓廪实，则知荣辱。

衣冠足，必读诗书。

此穴饱满，常点按，有助于提升礼仪，开发智慧。

【穴道小贴士】

地仓：侠口吻旁四分外如近，下有脉微动。手足阳明、阳跷脉之会。《铜人》针三分。《明堂》针三分半，留五呼，得气即泻；日可灸二七壮，重者七七壮，炷如粗钗股脚大，艾炷若大，口转㖞，却灸承浆七七壮，即愈。

主偏风口㖞，目不得闭，脚肿，失音不语，饮水不收，水浆漏落，眼瞤动不止，瞳子痒，远视䀮䀮，昏夜无见，病左治右，病右治左，宜频针灸，以取尽风气；口眼㖞斜者，以正为度。

第90篇 喜迎阳光之穴

死海，在巴基斯坦跟约旦之间的裂谷。

它不是海，是一个大咸水湖。湖中盐量极高，四周既无草，也无鸟，人跳到水中，居然可上漂，还可躺在水面看书睡觉，做各种动作都不会下沉。

一游客，在死海看书看太久，颈椎僵硬错位，旋转不利，歪着脖子，迎面走来。

风伯示意他坐下，用手帮他掰一下肩颈。只听大迎穴周围跟后面的颈部"咔嚓"一声响，这游客的颈僵就好了。他高兴地要请风伯共进午餐。

《点穴神书》上记载：大迎穴，有逆者迎之之意。经脉叛逆错乱，此处旋转颈部，就能迎合理顺。

故，正脊柱颈项，极重视大迎大椎。

凡鸟雀动物在出生时，首先要迎接外物：空气、水分、食物，此处当先。

故，口齿咽喉病，大迎穴能主。

食物不能大口进入胃，必大迎穴有堵，揉捏大迎，能大大促进食物咽下。

道家修士认为，颜面五官，不够欢荣喜笑，如迎贵人，人体必有五劳七伤，即五脏劳损，七情内伤。此时，揉按大迎，便有喜气盈盈之意。

凡妇女如遇不平之事，必会怄气在胸，积痰在咽，出现梅核气、喉梗，此时点按大迎穴，便可疗咽喉之疾，治横亘之气。

而自信之人，积极阳光者，大迎穴必通畅，无有梗塞。相反，大迎穴堵塞者，人很难自信阳光。大迎穴若揉顺通畅，虽逆境，必畅天怀！

【穴道小贴士】

大迎： 曲颔前一寸二分，骨陷中动脉。又以口下当两肩是穴。《素注》针三分，留七呼，灸三壮。

主风痉，口噤不开，唇吻瞤动，颊肿牙疼，寒热颈痛，瘰疬，口喎，齿龋痛，数欠气，恶寒，舌强不能言，风壅面浮肿，目痛不得闭。

第91篇　送往迎来之穴

圣城耶路撒冷，乃巴勒斯坦的首都，是令人神往的历史古城。

宗教、古迹，跟虔诚的教徒，使这里充满神圣的气息。

在特殊的祈祷日，人们集集一处。

有位教徒，嘴唇莫名其妙颤抖，众人不知所措。

风伯站出，说："此乃温热病，热极生风之象，可摸他人迎脉，必定跳动快速。"

牧师一摸，果然喉间脉动急剧。

风伯随手便在教徒的少商、商阳穴上刺血泄热。所谓治风先治血，血热一泄，风动自灭。

这教徒从昏迷中醒过来，嘴唇也不抖了，热赤之象消退下来。

众人看到风伯临危救急，只在分秒之间，不禁鼓掌称赞，视为上宾贵人。

《点穴神书》上记载：颈部两侧，显得易见之处，乃人事送迎，饮食之所，堪称迎来送往之穴，故名人迎。

此穴点揉按摩，

能治呕逆、喘满之病，

善医咽痛、瘰疬之疾。

嘴唇颤抖逢之可平息，

脸颊肿胀淤滞能消散。

道家修士认为，凡属温热病，热极生风动血，颈上人迎脉处必跳动有力，洪大滑数，人迎强劲，便可确诊温热无疑。此时，用白虎承气汤撤热下行，或刺少商、商阳泄热，皆可急则治标，临危救急。

此穴又名天五会，乃天窗、天牖、天鼎、天容、天突五穴齐会人迎之处。故，揉捏人迎，能迎合天气，有天人合一之意。

众多老寿星，喜欢捋胡子，捏人迎，此皆理顺气机之举，能尽终天年之穴。善按此穴，年过百岁，而动作不衰也。

【穴道小贴士】

人迎（一名五会）：颈大动脉应手，侠结喉两旁一寸五分，仰而取之，以候五脏气。足阳明、少阳之会。滑氏曰："古以侠喉两旁为气口，人迎。至晋王叔和直以左右手寸口为人迎、气口。"《铜人》禁针。《明堂》针四分。《素注》刺过深杀人。

主吐逆霍乱，胸中满，喘呼不得息，咽喉臃肿，瘰疬。

第 *92* 篇　肾水鼓突之穴

以色列，是中东第一工业国。拥有世界最先进的钻石加工技术。无论是抛光工艺，还是宝石产量，皆领先世界。

风伯在一钻石加工厂前停下，各类宝石五光十色，晶莹剔透。

一个专门负责抛光工艺的艺师，呛咳不止。原来，紧张的工作环境令他连喝水时间都没有，一不小心呛到了，咳了大半天没好。

风伯伸出回春指，帮他捏喉结下两旁的水突穴。此穴最善通利降逆，专治气水冲突。

两分钟不到，艺师咳嗽就好。他开心地拿出点心来款待风伯。

风伯笑着说："打磨钻石珠玉你们在行，可是打磨脏腑气机，还是我们东方在行。"

这点穴疗法，无疑就是打磨穴道躯体障碍突出的上等疗法。

《点穴神书》上记载：水突穴，在喉结下的两旁。人饮水食物时，向下吞咽，此穴往上冲动，有突出之意。此穴善治咳逆上气之疾，能疗咽喉梗阻之患。

道家修士认为，勤揉捏水突穴，可以缓解喉结萎缩，到老讲话不哑，吃饭不呛。

此穴善通利降逆，故，勤按勤揉，可以防止喉癌咽火。

古人讲："上焦不治，水泛高原。"人咳嗽不止，痰水冲上头面。揉捏此穴，可以降下水气。因水液涌突能平息，故名水突。

同时，一切腰椎间盘突出，骨头长骨刺，叫骨突。中医认为肾主水，骨突即水突也。故，揉捏此处，能大大提升咽肺吞吐量，从而降金生水，将突起冲平。

【穴道小贴士】

水突（一名水门）：颈大筋前，直人迎下，气舍上。《铜人》针三分，灸三壮。

主咳逆上气，咽喉臃肿，呼吸短气，喘息不得卧。

第93篇　元气住舍之穴

古之波斯帝国，今之伊朗也。在首都德黑兰的自由纪念塔，高耸入云，气势雄伟，代表伊朗人自由、向上、胜利的精神。

在一辆餐车前，餐车老板推着车气喘吁吁。

风伯上前说："你的胸口是否感觉有块大石横亘其中，气息不饱满，一吸多点就痛？"

餐车老板惊讶地点头。原来，早年他曾被餐车压到胸口，留下呼吸不利的后遗症。

风伯说："若在中国，三七粉一小撮就解决的问题，用不着拖这么多年。"

于是，伸出回春指，点按他的气舍。此乃气之宿舍，宿舍狭窄，如何能容物？当然喘不过气来，不舒服。

点按完后，餐车老板觉得胸口从所未有的快意，横亘的大石无形中消失。

他惊讶地说："这是怎么回事？是何方神术？"

风伯中肯地说："东方点穴绝技！"

《点穴神书》上记载：气舍，乃气之住舍。吸气饱满时，气存在此，若做俯卧撑，或努力负重，气舍便会拓宽。

本穴，

善治胸闷哽噎，能疗咳逆上气。

专医跌打胸痛，巧治颈背强直。

以背痛治胸，胸痛治背也。

道家修士认为，勤拍打气舍穴，能令人胸怀大志，气舍在上胸也。常拍打气冲穴，能令人大肚能容，以气冲在下腹也。

二穴能将气存胸腹，使人心包太虚，腹有良策。

每天坚持练俯卧撑100个，可冲开气舍穴，使人无抑郁之疾。坚持练仰卧起坐100个，能拓宽气冲穴，使人不会小肚鸡肠，不至于锱铢计较也。

此二穴合练，大有气壮山河，牛气冲天，气沉丹田，气贯长虹之势也！

【穴道小贴士】

气舍：颈直人迎下，挟天突陷者中。《铜人》灸三壮，针三分。

主咳逆上气，颈项强不得回顾，喉痹哽噎，咽肿不消，瘿瘤。

第94篇 掘缺泄洪之穴

叙利亚，在地中海东岸。这里有古老的水车，古城哈马就是水车之邦。

哈马人，代代在不绝于耳的水车咿呀声中辛勤劳动，过上美满生活。那些干燥的地带，因为水车常满，也得到灌溉。

风伯观察这水车巧妙造型，不禁拍案叫绝！古人的智慧，令人叹服，能工巧匠的技艺，让人赞叹。

一妇人，带着她的孩子，在溪边洗衣服。

风伯问："孩子这么大了，怎么不让他上学？"

妇人说："此子瘦骨嶙峋，体力不支，一看书就累倒，只能跟我过活。"

风伯观察这孩子，果然面黄肌瘦，神情萧索，似大病体弱，又像先天不足。

风伯说："这孩子气都没吸饱满过。瓜枣不饱满，叫歪瓜裂枣。人气不充盈，叫残缺病弱。"

妇人说，这孩子就是走快两步，气都吸不上，会蹲下。

风伯教他拍打缺盆穴，盆乃容物之处，盆浅则容物寡少，把缺盆穴拍大，气量必大。

结果，这小男孩自从练习拍打缺盆后，吸气自动饱满，每日千拍，百日下来，居然能小跑而不喘，爬坡而不累，顺利上学去了，还考出了优异成绩。

当妇人再想找这东方贵人报恩之时，已经不知踪迹在何处了。

《点穴神书》上记载：缺盆，在乳头直上，锁骨凹陷正中。缺者，缺口也；盆者，容器也。凡通身上下，六腑皆有缺口，又像包容物质的容器，又如胆、胃、大小肠、膀胱、三焦，皆如缺盆。

六腑有实堵，拍打缺盆穴，可以倾倒之，令人身宽松。

肺部有积块，咽喉有瘰疬，缺盆皆可通之。因为盆之性，乃流利不藏，善倾倒万物。

道家修士认为，无论水火燥湿，气血津液，交阻在身体，拍打缺盆穴，可于饱满肿胀之处掘一缺口，疏泄压力。如同黄河满盈，掘缺泄洪一样。

故，

脏腑压力大，周身体质差。

勤拍缺盆穴，效果令人夸。

缺盆，又有鱼塘穴之称。时常清理拍打，可免除污垢痰湿拥堵，以免细胞、脏腑弱小憔悴。

【穴道小贴士】

缺盆（一名天盖）：肩下横骨陷中。《铜人》灸三壮，针三分。《素注》针二分，留七呼，不宜太深，深则使人逆息。《素问》刺缺盆中内陷，气泄令人喘咳。

主息奔，胸满，喘急，水肿，瘰疬，喉痹，汗出寒热，缺盆中肿，外溃则生，胸中热满，伤寒胸热不已。

第95篇 气机门户之穴

土耳其，是个勇敢的国家。风景秀丽，气候宜人。

有个棉花堡，整片望去白茫茫，温泉吐出来的热气如棉似花，包绕堡垒。

堡下山庄有一牧民，乳房胀痛，红肿发热，不可触碰。

风伯见她痛苦的样子，便说："此乃乳痈。左痛点按右气户，右痛点按左气户。"

点完后，现场痛疮平复，红热消除。

牧民请风伯去游梯田温泉，果然，如堆雪砌玉，叹为观止。如入天池，白雾氤氲，仙云缭绕。

《点穴神书》上记载：气户，乃气机升降门户，旋转中枢。

门枢一堵上，门开合不利；气户一滞塞，胸口百病来。

故，气户乃治咳逆上气要穴，能疗胸背疼痛奇点。

由于本穴内通乳腺，故，乳痛初起，胁肋胀满，按之则消，揉之必平。

道家修士认为，勤拍打胸口气户穴，能使气机疏散，百病不生。

一切气病聚于胸，揉按气户人不同。

如同开窗迎清风，心宽意解少病痛。

气户相当于香附、川芎，能行气调血。故，拍打气户，能令周身气凝血聚之包块臃肿及时消去。

一切气得咬牙切齿，七窍冒烟，点按窝里气户，皆可将七情气消于无形。

故此穴，

好比柴胡疏肝散名方，善疗胸胁荆棘；

又似半夏厚朴汤经方，专主咽喉气机梗阻。

【穴道小贴士】

气户：巨骨下，俞府两旁各二寸陷中，去中行各四寸，仰而取之。《铜人》针三分，灸五壮。

主咳逆上气，胸背痛，咳不得息，不知味，胸胁支满，喘急。

第96篇　胸肺仓库之穴

土耳其人，只爱喝红茶，还要加糖。他们喝起茶来，极其悠闲缓慢，如同中国人品酒。

在这千年古都——伊斯坦布尔，古城乃亚欧交通要塞。

在这街头，有个土耳其人，抽着水烟，烟管长近一米，可他边抽边皱额头，时不时还呛咳几下。

风伯见他印堂发黑，便说："你这心肺久病，吐痰黑浊，夜间常惊醒，不知对否？"

土耳其抽烟男子大惊，说："因为这病，几乎已丢失工作，只能流落街头，只要一动作干活就吐黑痰，人皆以为我得了恶病，不与我靠近。"

风伯说："此乃痰饮病，不是什么奇难恶病。"

遂教授他点按库房穴。

肺像一个存东西的大库房，胸廓就是储藏室，储藏室年久失修，湿气腐浊侵袭，就会灰尘黑垢蒙蔽。

这男子现场按完库房穴，咳吐了半碗黑痰，他吓了一跳。

风伯说："脏东西都清理掉了，应该高兴，而不是惊吓！"

男子按照风伯所教天天点按库房穴，不出半个月，黑痰不见了，快乐上班去。

在《点穴神书》上记载：库房，乃胸之储藏室，是肺的大仓库。

所以，库房穴，专清理浓痰留肺，善消除湿气在胸。

道家修士认为，凡库房久积，像仓库蒙尘一样，人灰头土脸。勤拍打点按库房穴，就是给库房清洗，恢复干净。

库，又有入库之意，故拍打库房，能让气吸得更饱满。凡喝水呛，走路喘，年老咳，点击按摩库房，即可腾空仓库之房，装满正气兵马！令得邪不敢犯，病无处藏。

【穴道小贴士】

库房： 气户下一寸六分陷中，去中行各四寸。《铜人》灸五壮，针三分。

主胸胁满，咳逆上气，呼吸不至息，唾脓血浊沫。

第97篇　屋檐遮翳之穴

远古时期，有超级火山群在土耳其高原喷发，此处寸草不生，岩石裸露。

火山熄灭沉睡后，经多年风化，便形成土耳其奇石地貌——火山岩高原。

这里到处是布满空隙的怪状石笋。甚至有牧民还住进石笋窟窿里面去，真是穴居奇迹。

一场大雨过后，风伯在茶馆小歇。茶馆老板娘，喷嚏不止，咳嗽难受。原来，她常年淋不得雨，吹不了大风。一经风雨，必定咳嗽流涕，数十年未愈。

风伯教她点按胸口乳房上的屋翳穴。

现场点完，鼻涕消失，咳嗽消去。上一秒还风雨大作，下一秒就风平浪静。

风伯马上被视为座上贵宾，接受上等红茶贵迎。

老板娘想知何方神术，疗疾如此神速！

风伯说："此乃东方穴道，出自于中国，必将耀眼于世界！"

在《点穴神书》上记载：屋翳穴，乃屋檐的遮翳，就是保护屋子免受风雨侵袭。故，屋翳穴，乃防风要穴，挡雨重点。好似窗檐遮蔽，窗不漏雨。

道家修士认为，凡风雨寒暑，都容易从空隙穿入。所以，天寒地冻，人就鼻塞流涕，关节交接处疼痛。此为缝隙受邪风所侵。点按屋翳穴，好像给窗户加个帽子，给屋子盖个屋檐，如此，风雨寒暑就被格挡住。

道家修士认为，勤按屋翳穴，可以增强身体抵抗风雨能力，它相当于玉屏风散，凡邪风暴雨为病，屋翳皆可救治，譬如关节炎、鼻塞、咳嗽、肌肉酸痛等。

而屋翳，又像人体雨衣，能屏蔽湿气。所以，勤拍屋翳，有病治病，无病防疾。此穴相当于防风，又好似苍术，专门辟除风湿，拦截阴雨。

【穴道小贴士】

屋翳：库房下一寸六分陷中，去中行各四寸，仰而取之。《素注》针四分。《铜人》灸五壮，针三分。

主咳逆上气，唾血多浊沫脓血，痰饮，身体肿，皮肤痛不可近衣，淫泺，瘛瘲不仁。

第98篇 气机对流之穴

欧洲阿尔卑斯山脉乃最大山脉，众多大河皆发源于此。漂亮的少女峰，白雪皑皑，号称欧洲的脊梁。

有一老妇，常年咳嗽，嘴唇乌暗，她用热情的汤茶招待了风伯。

风伯说："秋冬天，你家中是否常闭户塞牖？"

老妇边咳边点头。

风伯说："你这叫浊气中毒。炭火燃烧的浊气没跟屋外的清气对流，久了氧气减少，故嘴唇发乌。"

真是一语点醒梦中人。

风伯随手伸出回春指，教其点按胸中膺窗穴，如同开窗顺气，当下咳嗽平，唇乌转红润。

从此，老妇夜间睡觉，窗都要留一条缝，不管多冷，绝不闭户塞牖。这咳嗽唇乌的多年怪疾就消失了。

《点穴神书》上记载：膺窗，胸口乳房上，善排胸中闷气，能泄肺中积郁。

窗有沟通内外清气的作用，膺窗就令胸中清气常清，烦闷积郁咳嗽俱平。

道家修士认为，拍膺窗，呼吸畅，尤其在高原缺氧，或隆冬宅闷在家中，日久，便致膺窗堵塞，人多消沉，唇乌面暗，血瘀死气，此时急需拍膺窗，令气机畅。

此穴，又能治胸中跌打伤，还可疗贫血气少，以气能生血，窗户善招纳清气也。

【穴道小贴士】

膺窗： 屋翳下一寸六分陷中，去中行各四寸。《铜人》针四分，灸五壮。

主胸满短气卧不安，唇肿，肠鸣注泄，乳痈寒热。

第99篇

功同藁本之穴

北欧，白雪飞舞。风伯坐在雪橇上，在驯鹿的牵拉下，在雪地里滑行。

一个养驯鹿的俄罗斯人，有一边眼睛长个瘤子，血红血红的，挺吓人。

在这酷寒之地，人们仍然热情地生存着，真不容易。

苏武牧羊，吞毡饮雪。

思前人之艰辛，感当今之庆幸。

风伯说："你这目瘤应该有好些年了，夜间一两点是否常醒过来？"

这壮汉惊讶说："你怎么知道？"

风伯又说："你头顶还经常会痛！"

壮汉更惊讶说："你是神，还是人？何以知道我病伤，了如指掌？"

风伯说："先把你目瘤治好，再告诉你。"

随手，风伯在壮汉乳中处刺络放血。放了大半杯后，但见那壮汉，由惊讶到惊喜，原来他看东西，眼睛梗阻感消失了，一照镜子，目瘤减小一半。

风伯帮他三天放一次血，一共放三次，目瘤就不见了。

穴位乃医病的窗口，作用太强大！

可针可灸可点按，可拍可打可放血，可以刮痧可推拿，百病逢之皆可解。

在《点穴神书》上写到：乳中穴，在乳头正中也，乳头，

第五卷

足阳明胃经

159

厥阴肝经所过，肝开窍于目，故，乳中放血，专治肝郁化火，眼疾目瘤也。此穴善泻热逐瘀，能调经顺气。

道家修士认为，乳头乃胸之巅峰，头顶乃身之巅峰，巅峰至上，唯厥阴肝木可到。故，不论乳头疼，巅顶痛，皆重用藁本有奇功。若国外无藁本，又逢目珠巅顶痛，拍打乳中，即可祛除。

若非精通经穴大道，不能得此要妙！

【穴道小贴士】

乳中：当乳中是。《铜人》微刺三分，禁灸，灸则生蚀疮，疮中有脓血清汁可治；疮中有息肉若蚀疮者死。《素问》云："刺乳上，中乳房为肿根蚀。"

丹溪曰："乳房阳明胃所经，乳头厥阴肝所属。乳子之母，不知调养，忿怒所逆，郁闷所遏，厚味所酿，以致厥阴之气不行，窍不得通，汁不得出，阳明之血沸腾，热甚化脓。亦有所乳之子，膈有滞痰，口气焮热，含乳而睡，热气所吹，遂生结核。初起时，便须忍痛，揉令稍软，吮令汁透，自可消散。失此不治，必成痈疖。若加以艾火两三壮，其效尤捷。粗工便用针刀，卒惹拙病。若不得夫与舅姑，忧怒郁闷，脾气消沮，肝气横逆，遂成结核如棋子，不痛不痒，十数年后为疮陷，名曰奶岩。以疮形如嵌凹，似岩穴也，不可治矣。若于始生之际，能消息病根，使心清神安，然后医治，庶有可安之理。"

第*100*篇 **阳明深根之穴**

伏尔加河，欧洲最长的河流。被俄罗斯人誉为"母亲河"。

在河上，有位妇女撑船，单臂不能上举，只手撑船，极为辛苦。

风伯坐在船上，看着妇女说："你的病因不在臂，而在乳。"

妇女震惊道："此我个人秘密，你怎么知道？"

原来，早年，妇人在山上采野菜，翻下山来，肋骨断了两根，胸乳撞伤，从此右臂不能伸展上举。

风伯说："若你早点遇上中国点穴奇术，就不用瘫手多年。"

说完，风伯帮她点按乳根穴，并且做牵拉手臂动作。

原本手不能上举，点完后，轻松就举上去。从前手没力，现在居然一举可以将篮子提起。

妇女惊喜道："我是否见到上帝之手了！"

风伯笑着说："这叫中华回春指。枯木逢春尚发芽，人生岂无再辉煌？"

《点穴神书》上记载：乳根穴，在乳房下。乳房，阳明胃经所主也。此穴，善治乳痈乳痛，能医胸膈满闷；能够促进胃肠消化食物，擅长吸收转化营养。因为万物的营养，都从根中生。

道家修士认为，拍打点按乳根，能令人体丰满，增高变壮，但必须点按深入筋骨，以根深蒂固，方能花繁叶茂。

至于点按乳根能祛除肘臂疼痛，因肘臂之气血，皆胸乳发散出去也。中医认为，治痿独取阳明。阳明胃肠气血满壮不郁，四肢必定丰满有力。

故胸乳有跌打伤瘀气，则肘臂没有力气。扫除胸乳淤滞，双臂力大无比。观世间，大都是胸怀坦荡，不计较之人力如泉涌，纠结较劲者，常力微不能任重。

【穴道小贴士】

乳根：乳中下一寸六分陷中，去中行各四寸，仰而取之。《铜人》灸五壮，针三分。《素注》针四分，灸三壮。

主胸下满闷，胸痛膈气，不下食，噎病，臂痛肿，乳痛，乳痈，凄惨寒痛，不可按抑，咳逆，霍乱转筋，四厥。

第101篇
难容能容之穴

精耕细作，加大规模生产，乃欧洲农业质优产量大，享誉世界的两大特色。

荷兰，又大丰收了！

所谓丰年多病，饥岁少疾。这是中国两千年流传下来的警世恒言。

荷兰大农场的农场主，吃什么都吐，胸口堵住，百事皆废，万念俱灰。

风伯说："这叫痞证，上下不通，拥堵于中。"

马上伸出回春指，在农场主的不容穴处点按，按完后打嗝放屁，胸口悬挂的巨石掉下去。

农场主高兴得拿出上等葡萄酒来招待风伯。

《点穴神书》上记载：不容穴，专治胸膈梗阻，胃不容物。凡痰饮在胸，积食堵胃，不论幽门狭窄或贲门堵塞，不容穴点按后，皆可开通。

道家修士认为，不容者，不可容物也。凡容物者，六腑。故，六腑痞满实坚，一派堵塞壅聚，如便秘、痞证、肠梗阻、哮喘、胆囊炎、胃息肉、肝囊肿等，点按不容穴，皆可清空肠道胃里内容物，使心开意解，呼吸顺畅。

勤拍打不容穴，脏腑无痰饮留聚；

常点按不容穴，经络少气血堵瘀。

凡无事常生闷气，肚小不能容忍，此皆脏腑狭窄，不容痞塞，点按穴道，可以让心量宽广，肚腹能容。

此穴诚乃增加人际关系之润滑剂，提升心胸肚量之灵丹药！

【穴道小贴士】

不容：幽门旁相去各一寸五分，去中行各三寸。《铜人》灸五壮。《明堂》灸三壮，针五分。《素注》针八分。

主腹满痃癖，吐血，肩胁痛，口干，心痛，胸背相引痛，喘咳，不嗜食，腹虚鸣，呕吐，痰癖，疝瘕。

第102篇
承载饱满之穴

荷兰的鲜花，丹麦的奶茶，皆闻名于世界！

此处得天独厚，人民辛勤，做工精细，要求高端。

一位丹麦奶制品商，得了哮喘之疾，他生产的牛奶安全合格，别人吃了都没问题，他一吃，就上气喘满。

风伯见了后，说："你的肚脐以上，摸一下，有块积聚在那里。"

这丹麦商人试着一摸，果然，如茶杯大的硬疙瘩，就在胃下。他惊奇地问："你怎么知道？"

风伯说："《千金方》叫：心下坚满病。心下即胃下也。心下堵塞，胃下堵闷。"

马上伸出回春指，在他身上的承满穴来回点按，将胃肠脾下的硬结推散。

做完以后，大商顿觉呼吸顺畅，吃嘛嘛香。

这时，再饮其奶茶，吃其米面，毫无梗阻感，亦无喘满。他高兴地对风伯说："你是我的恩人，我厂里生产的食品食物，供养你一辈子饮食！"

风伯笑笑说："鸟巢森林，不过一枝；鼹鼠饮河，不过裹腹。贪多为病，节制寿康。知此道理，不致夭亡。"

说完，分文不取，飘然离去。

丹麦大商，豁然开朗，从此七分饱，胜调脾剂；不吃撑，乃调命方。尽终天年，动作不衰。时刻思量报答风伯之恩，居然不可得。

《点穴神书》上记载：承满穴，乃仓廪之官，水谷之海，胃里饱满后撑胀之处。

故，一切胃中撑胀痛，胸胁胀满闷等上焦浊气不能下降之疾，皆承满穴口有瘀。

点按承满，能治肚腹胀满；拍打承满，可疗食物不能向下传承。

故，吐血气胀之疾，逢之立愈；哮喘胃撑之病，遇之速消。

道家修士认为，勤揉按承满穴，可抗疲劳，耐衰老，能令胃上中气饱满，而昂首挺胸；常令肠里血液充足，而目光炯炯。

承满：不容下一寸，去中行各三寸。《铜人》针三分，灸五壮。《明堂》灸三壮。

主肠鸣腹胀，上气喘逆，食饮不下，肩息唾血。

第*103*篇 破梁彻门之穴

瑞士钟表业，举世闻名。对一技一艺的精研达到登峰造极，举世稀有。

有位钟表匠人，堪称大师级人物，在瑞士，受到极高的尊崇。

钟表巨匠，常年食欲不振，腹胀腹痛，他甚至到美国去医治，皆不能根除而返。

风伯见他满脸皱纹，眉头深锁，明显中焦拥堵，便说："敢问大匠，洗澡时，是否自摸到脐周有蛋大包块？"

大匠惊讶地问："我在美国检查，仪器尚且查不出，你何以知道我脐周有包？"

风伯说："此乃中医诊断学，观面治病法。中华医道，素有相面学问。你口腔周围有瘀点，口是后天门，脐乃先天户，脐口对应，故知你脐周必有结索。而且，我还知道，此病生于长期久坐修钟表，终日高度紧张专注，年深月久，积成痞块。"

钟表巨匠原来一坐，就大半天，他听后，佩服得五体投地。

风伯遂伸出回春指，帮其点揉脐周，重按梁门穴，并且来回做顺时针旋转，并传他揉腹功。

不到五日，脐周硬邪消去芥蒂，从此腹胀厌食之感去不复顾。

钟表巨匠拿出最钟爱的一枚手表，价值万金，双手奉送给风伯。

《点穴神书》上记载：梁门，胃下脐上之穴，最容易为膏粱厚味堵塞。故，凡息肉、腹胀、包聚等潜伏横堵，如梁木横亘在肚之病，又似与仇人结梁子一般的赌气噘嘴之疾，或苦大仇深之象，揉肚按梁门，皆可解散气化之。

道家修士认为，梁门者，善益阳气以消阴翳，能开痞塞而解寒凝。

故，饮食冰凉，导致谷气如横木梗在胃肠间，梁门艾灸拍打速去。或久坐饱食，喝高粱酒，食物梗阻于肠道不下，导致横胀塞满，梁门点按速通，如开门迎客，厌食之症便除。

或久坐湿地，不爱运动，养尊处优，没有胃口，伏案工作，肠胃压迫，此皆梁门约束，不得放松，须站立拍打，双手揉腹，梁门松开，健康自来。

与人斗气嗔怒，仇怨人日久，必致梁门被绑架锁死，而致百病缠身，万药莫救，此时必须破横亘之梁，开通彻之门，梁门破开，百病下来。

故曰小人梁门堵塞，君子云门开放。

以君子坦荡荡，如云卷云舒；小人长戚戚，似幽泉梗阻。

故，梁门穴，诚乃医治口蜜腹剑之良穴也，是疗愈怀恨在心之重点，乃点穴者，应该重视、下重力、用重功夫之处！

【穴道小贴士】

梁门： 承满下一寸，去中行各三寸。《铜人》针三分，灸五壮。

主胁下积气，食饮不思，大肠滑泄，完谷不化。

第104篇　阴阳关口之穴

意大利，有世界最著名的火山，火山喷发时，壮丽无比，竟引众多好奇游客、探险者，冒着危险也要去观看。

这里的人们喜欢吃意大利面，面食入口香，多吃容易痞满，肠胃不通畅。

麦子长在旱地上，为了不干旱死掉，它是收敛的；

水稻长在水田里，为了不泡水烂掉，它是通利的。

一意大利工匠，大半个月没什么胃口。

风伯说："此黏滞面积，若在中国，只需开焦三仙，就能一举将面腻消化去。药物能到的效果，点穴也能到。"

风伯伸出回春指，帮其点按关门穴。点完后，他大汗淋漓，打嗝放屁，痞满消顿而去。他高兴地请风伯一起进餐，久违的胃口又重新打开来。

《点穴神书》上记载：关门穴，乃食物气机开合出入之关口也。凡腻滞之物最容易在此壅阻，以关口多狭隘。

故，此穴，善调肥甘厚腻壅阻肠胃，痰饮水湿堵塞经络，譬如腹胀、胃胀、水肿、泄泻诸症。

道家修士认为，胃肠周围各穴都冠名为门字，乃人体关卡所在，上有梁门，下有太乙、滑肉门，乃能沟通内外，调和表里的重要所在，如同房屋中的门户。

故，带门之穴位，多能通表里，调虚实，理阴阳，平寒热，是身体重点要穴。

故，大凡怕冷怕热，一虚一实，时而浮躁，时而懒惰，时而兴奋，时而冷漠，属于《伤寒论》上讲"少阳证"。冷热不均，虚实不平者，拍打四门（梁门、关门、太乙门、滑肉门），便能使上焦得通，津液得下，胃气因和，身濈然汗出而解。

故，门穴的最大意义就是，向外可以发汗解表，向里可以通肠化积，疏肝解郁，它相当于柴胡汤剂。

【穴道小贴士】

关门：梁门下一寸，去中行各三寸。《铜人》针八分，灸五壮。

主善满积气，肠鸣卒痛，泄利，不欲食，腹中气走，夹脐急痛，身肿，痰疟振寒，遗溺。

第105篇　蜿蜒曲折之穴

意大利首都罗马，乃欧洲古城。这里有神殿、商业街、元老院、帝国大道，有不少名胜古迹的断壁残垣。

在商业街上灯红酒绿，一意大利车夫，捂着肚子倒在地上，冷汗淋漓，咬牙皱眉。原来，阑尾炎发作。

风伯迅速伸出回春指，点按他的太乙门，专门治急性肠胃炎、阑尾炎等，两分钟，车夫就若无其事地站了起来，喝了一碗水，前后判若两人，痛去若失。

周围人都相当惊讶，还以为是表演魔术。

《点穴神书》上记载：太者，大也；乙者，弯曲也。这是一个大弯曲的门，是肠子九曲十八弯的拐弯抹角之门。

中华文化认为，植物破土而出曰甲，然后弯曲盘旋，螺旋式上升曰乙。故，乙字有螺旋之意，委曲之象，好似肠道多曲，凡弯曲处，糟粕容易梗阻，从而并发急慢性肠炎。而胃有大弯小弯，又像一个乙字，还有十二指肠，皆成乙字之象。

故，太乙门，善治急慢性阑尾炎、胃痛、消化系统绞痛，比如绞肠痧。

由于小肠与心相表里，小肠扭曲，必定心烦。肠胃纠结，必然引起神躁。故，一切心烦神躁，癫狂剧痛之症，太乙门，皆可辅助治愈。

中医理论认为，六经实热，总清阳明，能够清阳明经拐弯抹角的，就这太乙门了，所以清阳明经，釜底抽薪，令狂躁潮热退却下来。

道家修士认为，常按太乙门者，可以缓解食物中毒。当今时代，食物慢性中毒居多，最容易屯居的就是肠胃九曲十八弯之处，故，揉腹拍打太乙门，就能使肠道通畅，周身舒泰。

【穴道小贴士】

太乙：关门下一寸，去中行各三寸。《铜人》灸五壮，针八分。

主癫疾狂走，心烦吐舌。

第106篇　痰湿滑利之穴

古老美丽的意大利，是世界文艺中心，像达芬奇的

《蒙娜丽莎》、米开朗基罗的"大卫雕像"、但丁的《神曲》，皆是脍炙人口，不朽的传世杰作！

一位画家，常绞尽脑汁，使得身体削弱憔悴，居然想放弃作画。

风伯说："任何人若没有强壮的身体，想要做事有始有终都很困难。当你碰到障碍时，不要一下子想到换工作、跳槽，应当先想到将身体调好，去适应它，创造奇迹。"

画家觉得风伯讲的这话很在理。

风伯现场教画家点按滑肉门，能强肌长肉，拍打身柱，能拔节增高。

结果这画家揉滑肉门、拍打身柱都上瘾了。

画前画后，不是揉就是拍，只要做了这动作，气血就特别充足，画画就特精神，作品也特有水平，供不应求。几年下来，画家长壮了不少。

人家问他，如何做到画美人壮？

他毫不吝啬地回答："这是一个中国游客旅行途中告诉我的东方健身秘笈。"

画家还特别将身柱跟滑肉门画成画，在当地流行。

风伯得知后，开怀大笑，说："我只传他一对增高强壮穴，他就受益匪浅，还有丰隆配大椎，这对更强大的内壮穴，他如果得知，受益会更大！"

《点穴神书》上记载：滑肉门，即身体增加油脂、肉质之门户也。滑肉，即腹膜油脂。此穴有双向调节作用，水桶腰、将军肚、赘肉多的，按滑肉门能消肉减肥；竹竿身、水蛇腰的，按揉滑肉门能丰满腰腹。

由于此穴在胃肠，它能令饮食肉积之物滑动排泄，因为往来流利谓之滑。滑脉又主痰湿，所以舌苔滑腻，脉象滑利，按摩滑肉门，就有助于痰湿滑利出去。

故，一切的脂肪瘤、三高、食积、便秘、肠子不滑利，按摩滑肉门，有助于将脏垢浊气滑利出体外。

故，肠梗阻、肠套叠等梗塞之症，按滑肉门以通利开来，大有塞者通之之意。

由于此穴，在腰带束带周围，凡属于束带过紧导致腰腹不适者，点按滑肉门，能调理之。

【穴道小贴士】

滑肉门：太乙下一寸，去中行各三寸。《铜人》灸五壮，针八分。

主癫狂，呕逆，吐舌，舌强。

第107篇　肠腹总枢之穴

意大利盛产葡萄酒，品种繁多，历史悠久。有客到，常以葡萄酒相待。

在酒馆里，风伯尝着美味的披萨饼，当然，还有意大利最好的番茄酱。

烤饼的大叔，脸色暗黑。风伯看后，心知肚明，便说："你的肚肠经常不通畅吧！"

烤饼汉惊讶地点头，说："这你怎么知道？"

风伯说："面黑者，必便难。对于善诊的医家而言，许多消息望而知之，不需要长久相处。"

于是，现场教他揉按左右两边天枢，有规律地旋转。

自从烤饼汉学了揉天枢法，多年困扰的便秘顽疾一去不复回，暗黑的脸色也转红润。原本关节痛的毛病竟也不治而愈了。

在《点穴神书》上记载：天枢者，天人合一枢纽穴也。此穴善运转肠胃，促进胸腹之气上下沟通。

此穴又名长溪、长谷，形容天枢管大小肠，而大小肠非常长，就像长长的溪谷。不论便秘腹泻，一切消化道炎症、水肿，按之皆灵验，能双向调节也。

道家修士认为，北斗第一星，名天枢，乃群星中心。故，肚中天枢穴，以天道中枢，若常揉腹，即符合天道自然旋转规律。故，航天员在太空缺氧，游客在藏地高原反应，以及容易晕车者，还有颈椎狭窄头晕目眩者，点按天枢穴，常常能手到病除，功莫大焉！

故有天枢常转，通身不滞，脐轮常通，少病少痛之说。

同时，古人以为，枢者，关节关要也。故，通身上下关节炎、骨节病，只要按通到天枢，便可统管关节，统治炎症，通理屈伸不利，统筹寒热痛痹。

【穴道小贴士】

天枢（一名长溪，一名谷门）：去肓俞一寸，侠脐中两旁各二寸陷中。乃大肠之募。《铜人》灸百壮，针五分，留七呼。《千金》云："魂魄之舍不可针。"《素注》针五分，留一呼。

主贲豚，泄泻，胀疝，赤白痢、水痢不止，食不下，水肿，腹胀肠鸣，上气冲胸，不能久立，久积冷气，绕脐切痛，时上冲心，烦满呕吐，霍乱，冬月感寒泄利，疟寒热狂言，伤寒饮水过多，腹胀气喘，妇人女子癥瘕，血结成块，漏下赤白，月事不时。

第108篇 突出如陵之穴

世界闻名的时装秀，在意大利米兰。世界顶级服装设计师，常在此安家落户。

一位叫玛雅的服装师，经常一天十个小时都钻进服装设计之中。由于长期缺乏户外运动，以及纠结思虑，导致肚中隐痛。

她在门口腹痛发作，人蹲下去，愁眉苦脸。原来刚喝过一杯冰饮，肚脐周围像刀绞一样。

风伯见状过来，迅速伸手帮其点按外陵穴。果然肚腹有硬结。片刻，这硬结软化，疼痛消解。

玛雅惊讶地说："原本我以为要被抬到医院。"

风伯说："急性肠道气结，此处会鼓起棱角，如绞似割，常点按此，便可免除肚腹疾患之疼。"

《点穴神书》上记载：外陵，向外突起，像陵墓一样的穴位。陵墓，有埋葬一切邪恶物质之意。此穴，擅长吞噬腹中一切恶疾。故，肚肠胀、绕脐痛、寒热气结、冷热不均、霍乱吐泄、牵肠挂肚、愁肠百结，凡诸般病症，内在不通，则外显隆起如丘陵状，常点揉外陵穴，便可熄灭。

道家修士认为，人在咬牙切齿，努力用力时，肚腹外表会出现一些硬棱，勤拍打此处，可让胃肠更硬气，肚腹更有力，更不容易受邪气侵袭，更能够消化彻底！

【穴道小贴士】

外陵：天枢下一寸，去中行各二寸。《铜人》灸五壮，针三分。

主腹痛，心下如悬，下引脐痛。

第109篇　巨大通畅之穴

梵蒂冈，世界面积最小的国家，堪称袖珍国，却拥有世界最大的天主教堂——圣彼得大教堂。

此教堂，壁画奇特，雕刻精美，堪称艺术之殿堂，文艺之中心。

一位虔诚的信徒，做完礼拜后，小肚子胀满，想尿又尿不出，扶着墙壁走，很痛苦。

风伯说："我来帮你。"便伸出回春指，帮其点揉大巨穴。

此穴能让管道巨大，排量增强，故名大巨。有助于水液通利也。

不到盏茶功夫，这位虔诚的信徒便直起腰，能轻松小便，回来若无其事，一扫先前颓废难耐的病象。

他高兴地说："你是主派遣来搭救我的天使吧！"

《点穴神书》上记载：大巨穴，内应小肠膀胱。大，即太也，巨阳，又称太阳。故，大巨穴，专主手太阳小肠经跟足太阳膀胱经之病，以及胱肠不利，小便癃闭，肚腹胀疾，一切小肠膀胱出事，寻找大巨，便能让六腑巨大有力，变得通畅无比。

道家修士认为，勤拍打大巨穴，可以解除烦满之病，消除失眠之疾。因为膀胱跟肾相表里，小肠跟心相表里，凡有助于胱肠者，便有助于心肾。

所以大巨穴，兼治心肾经之病也。诸如心肌炎、肾炎、惊悸、癫痫、腰酸腿软之疾，点揉大巨穴，常有意想不到之效果！

【穴道小贴士】

大巨：外陵下一寸，去中行各二寸。《铜人》针五分，灸五壮。《素注》针八分。

主小腹胀满，烦渴，小便难，癀疝，偏枯，四肢不收，惊悸不眠。

第110篇
治水要道之穴

圣彼得大教堂，有一大理石雕塑，"哀悼基督"，是艺术大师米开朗基罗的杰作。还有众多精美壁画陈列其中，以及"太阳神阿波罗"，残缺石像都异常珍贵。

有位教皇，肚子鼓胀，多次用利尿药后，水去后复胀，束手无策，向全国祈请名医。

风伯毛遂自荐，伸出回春指，帮教皇揉按水道穴。揉完后，小腹温暖，水道通畅。连续揉三天，腹水消平，不再鼓胀。

风伯受到贵宾级的待遇，可如此高的厚待，风伯却一拂而过，没有停留。风伯就是这样《道德经》上讲的"道医"。

持而盈之，不如其已，揣而锐之，不可长保。金玉满堂，莫之能守。富贵而骄，自遗其咎。功遂身退，天之道！

《点穴神书》上记载：水道穴，治水通道也，调水要道也。无论上焦不治，水泛高原，中焦不治，水停中脘，下焦不治，水乱二便，三种情况，水湿混乱，点按水道穴，皆能平息水乱。比如，头晕、吐痰、咳嗽、胃胀、肠鸣、癃闭、腹泻、脚肿、腰胖，此皆水乱之象也。

道家修士认为，按身体带水之穴位，比如水突（上）、水分(中)、水道（下），乃治水三要穴；还有水沟、支沟，亦是调水沟渠；更有阳溪、后溪、太溪、解溪、天溪、侠溪，这些溪沟之穴，亦是调水妙穴，平时多揉按，可免老来头肿、面肿、身肿、脚肿。不论心脏、肾脏问题的水患，皆可调水道穴，得到缓解。

【穴道小贴士】

水道：大巨下三寸，去中行各二寸。《铜人》灸五壮，针三分半。《素注》针二分半。

主腰骨强急，膀胱有寒，三焦结热，妇人小腹胀满，痛引阴中，胞中瘕，子门寒，大小便不通。

第111篇 精元归来之穴

从梵蒂冈离开，风伯感触颇大，原来，这里有个教皇电台。教皇通过电台向全世界传播福音，能覆盖六百万天主教徒听众。大量忠实听众，对电台奉若神明。

电台从创建到现在，用三十四种官方语言普音世界。

风伯想到，中医文明走向世界也不远了。在当今科技盛名之下，中医的大时代已经来了。

路上，有一教徒气喘吁吁，心慌掉气。风伯说："你有疝气。"

教徒点头惊讶。

风伯随手帮他点按归来穴，教徒渐渐气息平复，归根安静。疝气居然缩回，好像自动复位一样。

风伯笑着跟他说："以后常揉此处，让气有归处，则疝气不堕。"

在教徒惊讶的眼神中，风伯又飘然而去了。

《点穴神书》上记载：归来穴，专门纳气归田，乃气喘、气脱要穴，是丧气、堕落重点。本穴善治男子疝气，女子宫脱，老人肛脱，少儿体弱。按摩艾灸此穴，能让脱落之脏器复归原处，故名归来。

古人认为，此穴能令脏腑亏损复原。正如《道德经》讲："归根曰静，静曰复命，复命曰常，知常曰明，不知常，妄作凶。"

故，道家修士认为，勤按归来穴，能让人心清神静，浊阴下降。拍打归来穴，可使百病落叶归根，为我所用，营养周身。

故，归来穴，乃道藏秘穴，延命大穴，大有王者归来，精元归来之意。

【穴道小贴士】

归来：水道下二寸，去中行各二寸。《铜人》灸五壮，针五分。《素注》针八分。

主小腹贲豚，卵上入腹，引茎中痛，七疝，妇人血藏积冷。

第112篇　气血上冲之穴

西班牙，是世界上著名的斗牛王国。人民热情开朗，音乐节奏明快，舞蹈奔放泼辣。

一位斗牛士，年老退出了斗牛舞台。他曾经被牛角顶到肚子，一直弯腰塌背，呼吸不顺。

风伯见状，便说："吸气不能归根，按归来；吐气不能顺畅，按气冲。归来与气冲，一升一降，一吐一纳，乃肚腹升降二要穴。"

随手帮斗牛士点揉气冲穴，不到盏茶功夫，斗牛士站起来，如获新生，昂首挺胸，呼吸顺畅，一下子好像年轻了。

斗牛士抱起风伯，往空中一抛，用西班牙最隆重的礼仪，感谢这位救命恩人。并且向风伯习得此点穴之术，为人疗伤愈伤，口碑无数。

风伯感叹说："这些骁勇之人，学东西如此迅猛。可见，世界并非缺乏文明知识，乃缺乏骁勇好学之气也。"

《点穴神书》上记载：气冲穴，气血上冲要穴也。气血上冲不了，人就会弯腰驼背，沮丧消极。气冲可引丹田气，上冲百会，令脑部荣光灵活，四肢奋勇有力，脊柱正直坚强。

此穴善治面红目赤，能疗嗝逆不止，是颓废者福音，乃力弱者曙光。

举重运动员，勤按气冲，可增强一柱擎天能力；跳高赛手，勤按气冲，能提升纵跃飞升功能；篮球高手，勤按气冲，能大大提升抢篮板、盖帽能力；短跑冠军，勤按气冲，冲刺会愈加快速。

道家修士认为，勤按气冲穴，能令人步履轻盈，绝不拖泥带水。如同火箭升空，干净利落。

【穴道小贴士】

气冲（一名气街）：归来下一寸，去中行各二寸，动脉应手宛宛中，冲脉所起。《铜人》灸七壮，炷如大麦，禁针。《素问》："刺中脉，血不出，为肿鼠仆。"《明堂》针三分，留七呼，气至即泻，灸三壮。

主腹满不得正卧，㿉疝，大肠中热，身热腹痛，大气石水，阴痿茎痛，两丸骞痛，小腹贲豚，腹有逆气上攻心，腹胀满上抢心，痛不得息，腰痛不得俯仰，淫泺，伤寒胃中热，妇人无子，小肠痛，月水不利，妊娠子上冲心，生难胞衣不出。

东垣曰："脾胃虚弱，感湿成痿，汗大泄，妨食，三里、气街以三棱针出血。"又曰："吐血多不愈，以三棱针于气街出血，立愈。"

第113篇 交通关要之穴

西班牙，有个疯狂的传统节日"番茄节"。

众人在投掷番茄时，无需讲究礼貌跟客气，皆以浑身沾满番茄汁为荣耀。跟泼水节有内通之处，意思是带去好运、红运。

有一小镇居民，因过度紧张导致阳亢充血头痛。

风伯告诉他，直接点按小腹髀关穴。此穴连大腿，乃小腹之阴同大腿之阳连通的关口。

点完后，不单头痛消失，连血压也降了。

《点穴神书》上记载：髀关穴，真乃降压神穴，平亢要点。专治腰膝冷痛不仁，善疗腿脚发麻寒凉。

道家修士认为，诸湿肿满，皆属于脾。脾者，卑肉也。此处勤拍打，可治脾湿诸病，能防股骨头坏死。

古人认为，凡经络之气，在阴阳相互交通之处，多称为关或门，即阴阳气血交通关要之意。

而髀关穴，正位于上下阴阳交通要塞，拍打此处，可防止年老肌肉萎缩，腿脚无力，减少中风瘫痪的危机，增强筋骨约束能力，使人不容易脱臼骨折。

【穴道小贴士】

髀关：伏兔后交叉中。《铜人》针六分，灸三壮。

主腰痛，足麻木，膝寒不仁，痿痹，股内筋络急，不屈伸，小腹引喉痛。

第114篇　跪膝降气之穴

在西班牙宫殿之城里，有摩尔人，他们将建筑艺术发挥到登峰造极，是摩尔王朝的发源地。

有个摩尔人，长期养尊处优，无奈大腿麻痹，已多月。

风伯伸出回春指，帮其点按伏兔穴，缓解养尊处优腿麻之病。很快，腿脚气血流通，麻木消解。

摩尔人顿感荣幸，摆下宴席为风伯洗尘。

《点穴神书》上记载：伏兔穴，乃人跪坐之时，膝上六寸肌肉绷紧，推捏不动，如同兔子，牢牢埋伏在草丛纹丝不动一样。

此穴处肌肉牢固，八风不动，故善治养尊处优肉松弛，好吃懒作腿顽麻。

道家修士认为，勤练跪坐，能加强伏兔穴肌肉固密，以缓解年老肌肉酸痛之疾。

同时，跪坐修炼，乃汉朝礼仪，此礼仪专为气沉丹田而设。古人很少三高之病，一个跪坐姿势，每天修炼两小时，在茶余饭后，跪坐谈天论地，有助于缓解压力，降浊排毒。

现代研究发现，有修炼跪坐的瑜伽修士或民族，心气容易平静，如同埋藏在草丛中的兔子一样，能养精蓄锐，谋定后动。

【穴道小贴士】

伏兔：膝上六寸起肉，正跪坐而取之。《铜人》针五分，禁灸。以左右各三指按捺，上有肉起如兔之状，因以此名。

《此事难知》："定痈疽死地分有九，伏兔居一。"刘宗厚曰："脉络所会也。"

主膝冷不得温，风劳痹逆，狂邪，手挛缩，身瘾疹，腹胀少气，头重脚气，妇人八部诸疾。

第**115**篇
从阴转阳之穴

巴塞罗那，乃西班牙名城，艺术巨匠毕加索、米罗等名人皆诞生于此。故文人墨客，皆称其为"艺术之花"。

风伯穿过这古城街区，有一老妇，腰膝如注水，拖着走路，很是辛苦。

风伯随即问道："夜间，你可曾梦过死去的亲人？"

妇人心头一惊，说："你怎么知道？！我这数月间，常梦到与死去老人相见，觉得命不久矣。"

风伯哈哈笑说："只因你不解穴道之故。"遂伸出回春指，帮老妇点按阴市穴。

点完后，老妇居然大步行走，没半点拖泥带水之感。从此居然心中阴霾消散，好像转往阳光的市场，再没梦到阴森恶境。

《点穴神书》上记载：阴市，即阴湿也。阴湿之病此穴行。

阴者，阴暗也；市者，闹市，喜气洋洋之地也。此阴市穴乃从阴转阳之穴，重按阴市，便能消阴翳，灭潮湿，化解寒冷。

道家修士认为，拍打阴市，能益阳光，消阴翳，好像阴霾之病，逢到喜洋洋闹市一样，登时消解无余。

故，一切悲观、消极、阴暗、潮湿、恐惧、无奈，拍打阴市穴后，便能从阴转阳，苦中取乐。此穴诚乃火力要穴，阳光重点。

【穴道小贴士】

阴市（一名阴鼎）：膝上三寸，伏兔下陷中，拜而取之。《铜人》针三分，禁灸。

主腰脚如冷水，膝寒，痿痹不仁，不屈伸，卒寒疝，力痿少气，小腹痛，胀满，脚气，脚以下伏兔上寒，消渴。

第116篇 舒肝和胃之穴

葡萄牙的手工艺极其发达，商店里布满色彩鲜艳的陶瓷以及玻璃制品，堪称五花八门，应有尽有。

风伯边逛边赞赏。

这时，一位顾客突然用手捂住心口，是急性胃痛发作。

风伯见状，迅速伸出回春指，出乎人意料，并没点他的胃口，而是点他膝盖周围的梁丘穴。

不到盏茶功夫，痛去若失，比吃胃药还快。顾客高兴地要在商店买件礼物送给风伯。

《点穴神书》上记载：梁丘穴，足阳明胃经郄穴。阳经郄穴主痛症，阴经郄穴主血症。无论阴阳经郄穴，对炎症效果都好。

梁丘，在膝盖周围，故，它主膝肿痛、下肢不遂。它对胃痛胃出血效果极佳。

道家修士认为，梁者，横梁也；丘者，土丘也。此穴乃土木穴，故肝木克脾土引起的胃痛，效果最好。

无论生气得多厉害，引起胃不开、胃绞痛，点按梁丘，皆能松解筋骨，调和肝脾，使绞痛者平缓，扭曲者疏松。

古语曰："木克土，胃发堵，饮食不化变毒物，再好营养也胀肚。"而梁丘穴，正是解除发堵、胀肚之要穴也！

【穴道小贴士】

梁丘：膝上二寸两筋间。《铜人》灸三壮，针三分。《明堂》针五分。

主膝脚腰痛，冷痹不仁，跪难屈伸，足寒，大惊，乳肿痛。

第117篇 鼻动身动之穴

葡萄牙，繁花似锦，颜色艳丽，奇花异草，争芳斗艳，多姿多彩。

有位作家，严重鼻塞，鲜花的香味也好久闻不到了。他看到别人陶醉在花香之中，羡慕不已。

风伯说："让我来帮你。"随即出手，点按作家膝盖的犊鼻穴。

须臾功夫，作家鼻窍通透，往日闻不到的芬芳，今朝一起聚到大脑来。

他高兴得手舞足蹈，要用笔来记载中国穴道在他身上发挥的奇效！

《点穴神书》上记载：犊鼻穴，在膝盖上，善疗膝脚不利，能医下肢麻痹，对脚气治疗有独到之处。

道家修士认为，犊鼻者，此处形如牛鼻。人走路时，必先提膝，如同牵牛走时，必牵牛鼻子。故，犊鼻穴，乃动力穴。

凡老年人膝关节行动不利，脚软，勤按犊鼻穴，走路有动力。

又人行走时，必是鼻尖跟膝盖在最前，凡鼻尖气塞，可按犊鼻穴。

道家修士通过练习跪坐顶膝盖，终生无鼻炎鼻塞。印度瑜伽修士，他们将犊鼻穴练得有力，能双盘膝跪，经久不累，生命力顽强，寿年绵长。

故，犊鼻穴，有生命之鼻之意，它是牵动生命朝前走的鼻子！

【穴道小贴士】

犊鼻：膝膑下，胻骨上，侠解大筋陷中，形如牛鼻，故名。《素注》针六分。《铜人》针三分，灸三壮。《素问》刺犊鼻出液为跛。

主膝中痛不仁，难跪起，脚气，膝膑溃者不可治，不溃者可治。若犊鼻坚硬，勿便攻，先洗熨，微刺之愈。

第118篇 诸症总舵之穴

葡萄牙的母亲河——杜罗河，发源于西班牙，汇入大西洋，从高源流进低谷，所灌溉之处，无不绿油油，生机勃发，它流经之所，皆朝气蓬勃，大放异彩。

风伯在杜罗河边的小镇，品尝这葡萄牙的特产板栗。

有位五劳七伤的老人，生活没法自理，只能在街边行乞。

风伯知道，分给他板栗吃，只能让他饱一餐；教会他掌舵生命的钥匙，他方能自力更生一辈子。

于是，伸出回春指，教这老人点按足三里。

现场点完，老人好像恢复年轻一样，站立起来，行走自如。他把盆碗往地上一摔，说："只要我能走，我绝不靠施舍过日子！"

风伯笑着说："有此志气，绝对可走！"

老人因此天天按足三里。五劳七伤，瘫痪痿痹，彻底痊愈。

他甚至专门坐飞机来中国，要寻找穴道文化的源头！感恩戴德，溢于言表！

《点穴神书》上记载：足三里，乃身体大补穴，素有"点按足三里，胜服大补鸡"之说。

它善医五劳七伤，能疗虚损脾弱。它可以让气血饱满像加油站，它能够令肌肉生长如雨后春笋。

它相当于四君子汤、八珍汤、十全大补汤，它又好似黄芪、人参、当归、甘草。一切的美誉，交给足三里，都不为过。因为通身上下，只要有亏虚处，按这里，绝对会减轻。

古语讲："诸病万症皆可治，但以治胃为关键。治胃穴道无穷多，皆以三里为总舵。"

道家修士认为，足三里穴乃内壮要穴，保健要穴！

它可以提高机体抗击病邪能力，增强脏腑的新陈代谢。它是癌症放化疗后期瘦骨嶙峋者的福音，它是年老体衰、面黄肌瘦者的曙光！

总而言之，亏虚不离足三里，强壮还得找它去！

【穴道小贴士】

三里：膝下三寸，胻骨外廉大筋内宛宛中，两筋肉分间，举足取之。极重按之，则跗上动脉止矣。足阳明胃脉所入为合土。《素注》刺一寸，灸三壮。《铜人》灸三壮，针五分。《明堂》针八分，留十呼，泻七吸，日灸七壮，止百壮。《千金》灸五百壮。少亦一二百壮。

主胃中寒，心腹胀满，肠鸣，脏气虚惫，真气不足，腹痛食不下，大便不通，心闷不已，卒心痛，腹有逆气上攻，腰痛不得俯仰，小肠气，水气蛊毒，鬼击，痃癖，四肢满，膝胻酸痛，目不明，产妇血晕。

第119篇
空虚能容之穴

在葡萄牙航海纪念碑前，风伯品着葡萄酒，看着这航海家远航世界的年代、地点，跟航线。

一位老航海家，上腹部常胀满。原来，早年航船，饮食不节，饱时吃撑，饿时饿瘪，得了结肠炎。

风伯伸出回春指，帮他点按上巨虚穴。巨虚者，能拓宽胃肠巨大空间也。

不到一柱香时间，航海家肚腹胀满消失，人轻松得像卸下重担，乐不可言。

自从掌握了这招点穴疗腹胀痛之法，航海家结肠炎再没发作过。

《点穴神书》上记载：上巨虚，乃大肠之合穴，六腑合穴，主六腑疾病。

故，此穴善疗大肠炎症，能医肛肠问题。一切肠炎、肠息肉、肠胃胀气、便秘泄泻，上巨虚，真乃专病专穴也。

道家修士认为，唯虚而能容，饱食非所宜。上巨虚就是一个能空掉上腹部饱食积滞的重要穴道。它相当于保和丸、大山楂丸，能消融积滞，恢复六腑空虚能容。

所谓巨虚者，如盆似碗，能倾倒腾出空间，拓宽六腑容量也。故，凡空间狭隘，脏腑瘀堵者，皆可拍打点按巨虚，能将瘀滞倾倒到体外去。

常按巨虚，能令人虚心进步，能让脏邪还腑，使人谦光可掬，令人虚心纳谏，虚怀若谷，虚己敛容。

而此穴，还是肿瘤、癌症、包块，一切胀胃性病变的克星。以它善开窍通肠也。

【穴道小贴士】

上廉（一名上巨虚）：三里下三寸，两筋骨罅中，举足取之。《铜人》灸三壮，针三分。甄权随年为壮。《明堂》针八分，得气即泻；灸日七壮。

主脏气不足，偏风脚气，腰腿手足不仁，脚胫酸痛屈伸难，不久立，风水膝肿，骨髓冷疼，大肠冷，食不化，飧泄，劳瘵，夹脐腹两胁痛，肠中切痛雷鸣，气上冲胸，喘息不能行，不能久立，伤寒胃中热。

东垣曰："脾胃虚弱，湿痿，汗泄，妨食，三里、气街出血，不愈，于上廉出血。"

第120篇　夹缝生存之穴

希腊，有着古老的诗歌神话，建筑哲学，在世界人类史长河中，耀眼无比。

希腊人崇尚勇气、智慧和善良。伟大的作家都爱歌颂天神跟英雄，艺术家更钟爱将这些伟大人物绘成画，雕成塑像。

在雅典城内，供奉着智慧与战争女神——雅典娜。

风伯观赏完塑像，见一游客，疲劳过度，腿脚抽筋，倒在地上。一个箭步过去，伸手帮他点按条口穴。

不到盏茶功夫，游客抽筋抽得狰狞的面目，就变为安详。

在《点穴神书》上记载：条口穴，在上下巨虚之间也。此处骨缝隙，形成一条裂谷样开口，主治脘腹疼痛，下肢痿痹，抽筋、抽搐，大便稀烂不成条。

道家修士认为，凡缝隙之处，容易诞生生命的奇迹。

勤拍打条口这条大缝隙，能提升粗生野长能力，吃苦耐劳本事。

【穴道小贴士】

条口：下廉上一寸，举足取之。《铜人》针五分。《明堂》针八分，灸三壮。

主足麻木，风气，足下热，不能久立，足寒膝痛，胫寒湿痹，脚痛胕肿，转筋，足缓不收。

第121篇 虚心下气之穴

希腊奥林匹克运动场，每年定期举行运动会。这是世界运动会圣火采集的发源地。

正逢千帆竞发，百舸争流的运动大会，到处载歌载舞，人民热情欢腾。

有一位运动员，因过度紧张疲劳导致排便困难，憋胀难耐。

风伯伸出回春指，帮他点按下巨虚穴，下面胱肠憋堵因此而空虚能通。很快二便通畅，化解紧张，解除疲劳，兴高采烈，若无其事。

《点穴神书》上记载：下巨虚，乃小肠合穴也。肠者，畅也。故，小肠不畅，肚腹憋堵胀，下巨虚是总开关，能令实者虚之之要穴，可使堵塞空虚之灵穴！

故，湿气在足，腿沉难耐，下巨虚主之；腰背沉重如带千钱，下巨虚可主之；大腹便便，将军大肚，下巨虚是上等减肥穴；血压高、脉管堵塞，下巨虚是一品降压穴，能令堵者通之；血中尿酸、血脂高，痛风在脚，下巨虚能空掉下半身尿酸、血脂浊阴，有滞者通之之功。

《黄帝内经》认为，六腑满而不能实，可以让肠道充满食物，但不能堵得严严实实。

故，一切六腑炎症，湿热堵塞，下巨虚皆能釜底抽薪，撤浊下行，以恢复六腑巨大空虚的空间，难容能容的环境。

道家修士通过按摩拍打下巨虚，能令人虚心下气，气气归脐。

虚心七窍通，骄傲盲又聋。

下巨虚诚乃谦虚要穴，礼敬重点。常点常按，能使人心包太虚，量周沙界。

【穴道小贴士】

下廉（一名下巨虚）：上廉下三寸，两筋骨罅中，蹲地举足取之。《铜人》针八分，灸三壮。《素注》针三分。《明堂》针六分，得气即泻。《甲乙》灸日七七壮。

主小肠气不足，面无颜色，偏风腿痿，足不履地，热风冷痹不遂，风湿痹，喉痹，脚气不足，沉重，唇干，涎出不觉，不得汗出，毛发焦，肉脱，伤寒胃中热，不嗜食，泄脓血，胸胁小腹控睾而痛，时窘之后，当耳前热，若寒甚，若独肩上热甚及小指次指间热痛，暴惊狂，言语非常，女子乳痈，足跗不收，跟痛。

第122篇　丰满隆盛之穴

希腊三面环海，造就了航海业异常发达。造船厂非常先进，世界五分之一的商船皆出自希腊。

一位船工，专门负责喷漆。多年胸膈停痰，头痛昏沉。

风伯说："此痰饮留胸。"便伸出回春指，帮其点按丰隆穴。

随即，咳停痰消，头痛去掉。

《点穴神书》上记载：丰隆穴，治痰要穴！素有"停痰在胸，就找丰隆"之说。

丰隆，古代雷神名，中医把胸中停痰留饮看作乌云密布。

故丰隆配列缺，即雷神与电神携手，治疗一切痰饮头痛，昏沉嗜睡，如同云雾蒙蔽，忽得晴天霹雳。此时，阴霾之气尽失，雨后天晴，万化得安。

此穴善治食积，能疗气滞，可健胃消痰，行气降浊。一切打呼噜、咳嗽、胃胀、胸满、腿脚不利索，不能雷厉风行，做事优柔寡断，丰隆穴皆可主之。

道家修士认为，勤拍打丰隆穴，能让肌肉满壮，似五谷丰登，可使脏腑固密，日渐隆盛。

对于怯懦患者，丰隆一穴，可以提高音贝，开喉咙，增强飙高音能力，提升顽强抗病力。

丰隆乃云雷之意，云雷势不可挡，威力无穷，气势磅礴。故此穴，亦能补人气血，令人豪迈。

此穴正处于小腿肌肉丰满隆盛之处，颇符合丰年大有之象，故一切丰盈充满之症，比如三高、尿酸多、便积，丰隆皆可去而损之。故此穴，符合道家"虚则补之，有余则损之"之意。

【穴道小贴士】

丰隆：外踝上八寸，下胻外廉陷中，足阳明络别走太阴。《铜人》针三分，灸三壮。《明堂》灸七壮。

主厥逆，大小便难，怠惰，腿膝酸，屈伸难，胸痛如刺，腹若刀切痛，风痰头痛，风逆四肢肿，足青身寒湿，喉痹不能言，登高而歌，弃衣而走，见鬼好笑。气逆则喉痹卒喑，实则癫狂，泻之，虚则足不收，胫枯，补之。

第123篇 改革解放之穴

雅典，乃希腊首都，已有五千年历史。背山面海，山水相辉映，气候宜人。众多不朽大师——苏格拉底、柏拉图、亚里士多德，皆在此诞生居住。

风伯来到这人文荟萃之地，见到一位拉小提琴的乐手，用掌捂住前额，原来，眉棱骨痛发作。

风伯伸出回春指，帮他点按解溪穴，正在解鞋带处，能解开阳明胃经束缚。阳明胃经管眉棱骨，眉头束缚，脚下解除。

现场点按，乐师就松开手，前额不痛了。真是起效快速，莫过点穴啊！

《点穴神书》上记载：解溪穴，顾名思义，能解放像山溪般流动的经络，使气血顺畅，毫无阻滞。

故，此穴善疗眉头紧缩、眉棱骨痛、愁眉不展的束缚样，能医腿脚伤寒、足膝肿胀、行步艰难的艰苦状。

道家修士认为，解溪穴，乃解系也。但见人经络束缚如枷锁套牢，麻绳捆绑不得自由者，解溪皆可主之。

人只有抑郁时，才感受到束缚明显。所以，解溪穴，乃解郁第一奇穴，是行气重要穴道。

但见郁闷不解，不论上郁头痛，中郁胸满，下郁腹胀，外郁肢麻，内郁烦心，喉郁梗阻，目郁赤红，鼻郁呼噜，尿郁结石，肠郁息肉等等，总而言之，郁者行之，系者解之。

勤拍打解溪穴，能解一切郁；

善点按解溪穴，可行一切气。

此穴神奇，不可思议！它起到解放枷锁的效力，堪称穴中神器！

故，人被点穴气滞，或外伤不能动，解溪穴点揉后，会松动，故此穴，又名解穴穴。

【穴道小贴士】

解溪：冲阳后一寸五分，腕上陷中，足大趾次趾直上跗上陷者宛宛中。足阳明胃脉所行为经火。胃虚补之。《铜人》灸三壮，针五分，留三呼。

主风面浮肿，颜黑，厥气上冲，腹胀，大便下重，瘛惊，膝股胻肿，转筋，目眩，头痛，癫疾，烦心悲泣，霍乱，头风面赤、目赤，眉攒疼不可忍。

第124篇　冲气为和之穴

希腊，众多古建筑物都带有十字形，连国旗也不例外，特别是教堂的顶部、墓地的墓碑。

风伯望着十字架入神，想到古人造十字意韵非凡。

上下五千年，一竖也；纵横十万里，一横也。横遍空间，竖尽时间。

竖是经线，横是纬线，横竖结合，代表经天纬地之才，代表惊天动地的智慧，代表天长地久的存在，代表阴阳调和、文武兼修的道法！而佛家也以合十双手作为至高礼仪。

在这欧洲文明源头，克里特人最骄傲的大岛上面，散落各种文明遗址。

一位商贩，脚痛风，走得像鸭步，举步维艰。

风伯伸出回春指，帮他点按冲阳穴。盏茶功夫，商贩再举足迈步，如释重负，双脚灵活，步步生风。

原来，冲阳穴点通，走路能带风。

商贩高兴地要携手风伯共进午餐。

《点穴神书》上记载：冲阳穴，与太冲穴为邻居，皆在脚的阳面，带有冲劲，治疗一切冲动疾病。比如，焦虑、口渴、烦热、脏躁、心急、语快、甲亢，特别甲亢冲动到讲话发抖手颤时，冲阳可以平和。此穴擅长将冲动之气引到脚下去。

故，《道德经》上讲："万物负阴而抱阳，冲气以为和。"讲的就是万物冲和的阳气，对身体大有裨益。

道家修士认为，人走路提腿时，冲阳穴举足轻重，它需要分开气流，好似大雁在空中要分开大气一样。

所以，腿脚障碍，提不高，迈不开，冲阳点按，无不迅速行步有力，抬腿带劲，走路生风，气血流通。

老年步态龙钟，在点穴古书上记到："行步难移，太冲、冲阳最为神奇！"

脚面上巴掌一拍打，太冲、冲阳尽在掌中。老年勤打脚掌面，到老不嫌老脸面。

这冲阳穴，又像火箭，屁股带火能生风，非常有后劲。

对于后劲不足之人而言，他们常常善始不能善终，勤点按冲阳、太冲，人有奋发劲，则能初心不退，坚守始终。

【穴道小贴士】

冲阳： 足跗上五寸，去陷谷二寸，骨间动脉。足阳明胃脉所过为原，胃虚实皆拔之。《素注》针三分，留十呼。《素问》刺足跗上动脉，血出不止死。《铜人》针五分，灸三壮。

主偏风口眼㖞，跗肿，齿龋，发寒热，腹坚大，不嗜食，伤寒病振寒而欠，久狂，登高而歌，弃衣而走，足缓履不收，身前痛。

第125篇　谷道下陷之穴

英国，这是个绅士的国度，衣食丰足，环境优美。

有位皇族的绅士，得了高血脂，头面流油，发落根脱。

风伯教他点按陷谷穴，能够将谷物油脂从谷道下陷，排出胱肠。

结果一个月，血脂下来，面部流油消失，发落重生。

《点穴神书》上记载：陷谷穴，专治头面胃肠之疾，善疗饮食过度之病。比如，脂溢性脱发、酒渣鼻、口臭、胃炎、肠炎、脂肪瘤，皆谷气有余，不能下陷，浊阴上攻，不能归藏之病。

道家修士认为，常拍打陷谷穴，可以加强肠胃蠕动消化功能，进而让食积消失，血脉流通，使血液黏稠变清稀，管道压力变轻松。

它能使五谷之道浊阴下陷，五脏脏垢带出六腑。故，拍打此穴，能通胱肠，令颜面容光焕发。点按此穴，能清六腑，令五官精神振作。

【穴道小贴士】

陷谷：足大趾次趾外间，本节后陷中，去内庭二寸。足阳明胃脉所注为俞木。《铜人》针三分。《素注》针五分，留七呼，灸三壮。

主面目浮肿及水病善噎，肠鸣腹痛，热病无度，汗不出，振寒疟疾。

东垣曰："气在于臂，足取之，先去血脉，后深取足阳明之荥俞：内庭、陷谷。"

第126篇　修内清庭之穴

英国伦敦，人们在重大的仪礼上喜爱吹风笛，用风笛表达快乐与哀愁。

绅士们以听优雅的风笛声为荣，以穿带格子的布裙为骄傲。

有位风琴师，常心腹痛，医院检查是消化道狭窄。

风伯伸出回春指，帮他点按内庭穴。随即心腹痛除，胃口变好。

风琴师说："你真是医生中的绅士，不用片药，不动小刀，将我病治好。"

《点穴神书》上记载：内庭穴，主内脏通道疾患。人有内脏，如门有内庭。庭院年久失修，便杂草丛生，人内脏久不拍打清理，便污浊梗塞，管道狭窄。

道家修士认为，点按内庭穴，能让心腹油浊排空。无论胃胀腹痛、痢疾泄泻、便秘食积、咽喉息肉、胸腔积液、痰饮在肺、肠道长疮，皆是脏腑内面庭院杂草横生，浊气不清之病。勤劳拍打内庭，便使内脏清理干净。

拍打内庭穴，就是如同用拂尘毛毯拂拭庭院，使屋内蛛丝马迹，庭院尘埃落叶顿除，牵肠挂肚没有，愁云惨淡剥开，自然心体光明，气宇轩昂。

【穴道小贴士】

内庭：足大趾次趾外间陷中。足阳明胃脉所溜为荥水。《铜人》灸三壮，针三分，留十呼。

主四肢厥逆，腹胀满，数欠，恶闻人声，振寒，咽中引痛，口㖞，上齿龋，疟不嗜食，脑皮肤痛，鼻衄不止，伤寒手足逆冷，汗不出，赤白痢。

第*127*篇　驱除鬼怪之穴

白金汉宫，自维多利亚女王以后，一直作为王宫，乃召见首相、外宾、大臣的重要场所。

有位外宾访问英国，因水土不服得了呕吐之病，大伤元气，脚趾麻木。

风伯伸出回春指，帮他点按厉兑穴。

不到盏茶功夫，呕吐消失，脚麻停止，索食米粥，遂得痊愈。就连平常容易梦到恶鬼的怪现象也消失了。

《点穴神书》上记载：厉兑者，厉害的口腔消化道疾病。

《易经》认为：兑即口，兑为门，口舌之门户也。

《内经》认为：脾开窍于口。

故，最厉害的胃肠疾病，反映到口上，比如上吐下泻，水土不服，点按厉兑穴，就可以缓解。

而厉兑，在脚趾甲旁，是井穴。井主神志病，主心下满。所以，它善医热病癫狂，如同厉鬼披头散发、登高而歌、弃衣而走；又能疗多梦乱梦、胆战心惊、失魂落魄，如鬼将捕之，似黑白无常前来索命。

道家修士认为，兑者，为泽为少女，乃阴也，夫阳神阴鬼，故厉兑穴，乃厉鬼穴，钟魁穴，从阳引阴之穴。凡鬼鬼怪怪，怪病多有痰作祟，一切痰迷心窍，痰扰神志之病，厉兑穴皆能导痰下行，破迷开悟，令神出鬼没，邪去正复。此中微妙，若非才高识远，不能体证悟出。

由于此穴藏在脚趾缝隙间，故它主埋藏深层次的恶病，比如，老慢病、疑难病、筋骨病。厉者，深也，非常深入疑难的病，厉兑主之。

　　古人认为，犯上为恶曰厉。比如心绞痛、急性心梗、心痛彻背、面色发青、手脚冰凉，皆寒冷阴邪犯上作乱，此时，以劳宫搓厉兑，以至阳至刚之气，去暖至阴至柔之寒，如同春阳融雪，教化普及，恩威并施，自无恶疾。

【穴道小贴士】

厉兑：足大趾次趾之端，去爪甲角如韭叶。足阳明胃脉所出为井金。胃实泻之。《铜人》针一分，灸一壮。

　　主尸厥，口噤气绝，状如中恶，心腹胀满，水肿，热病汗不出，寒疟不嗜食，面肿，足胻寒，喉痹，上齿龋，恶寒鼻不利，多惊好卧，狂欲登高而歌，弃衣而走，黄疸，衄衊，口喎唇疹，颈肿，膝膑肿痛，循胸、乳、气膺、伏兔、胻外廉、足跗上皆痛，消谷善饥，溺黄。

第六卷

足太阴脾经

足太阴脾经穴主治

《内经》曰："脾者，谏议之官，知周出焉。"

脾者，仓禀之本，荣之居也；其华在唇四白，其充在肌，至阴之类，通于土气，孤脏以灌四旁。脾主四肢，为胃行津液。

中央黄色，入通于脾，开窍于口，藏精于脾，故病在舌本。其味甘，其类土，其畜牛，其谷稷，其应四时，上为镇星，是以知病之在肉也。其音宫，其数五，其臭香，其液涎。

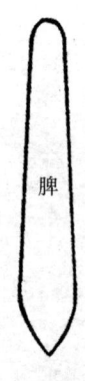

脾脏图

中央生湿，湿生土，土生甘，甘生脾，脾生肉，肉生肺，肺主口。其在天为湿，在地为土，在体为肉，在脏为脾，在声为歌，在变动为哕，在志为思，思伤脾，怒胜思，湿伤肉，风胜湿。甘伤肉，酸胜甘。

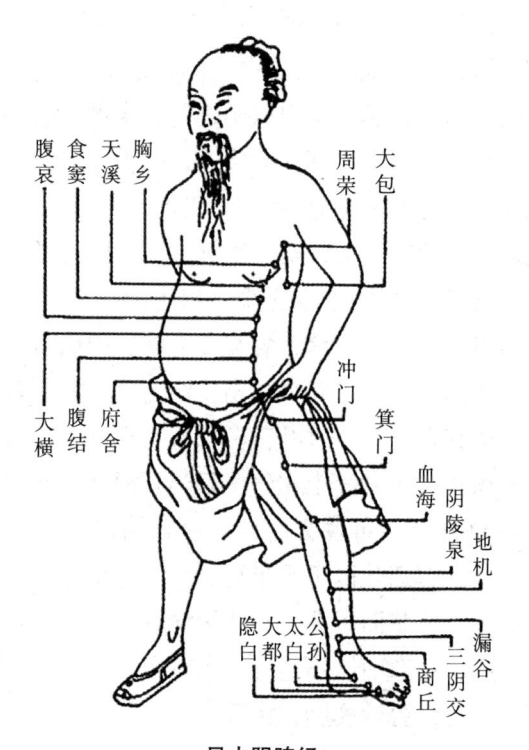

足太阴脾经

足太阴脾经穴歌

二十一穴脾中州，隐白在足大趾头。
大都太白公孙盛，商丘三阴交可求。
漏谷地机阴陵穴，血海箕门冲门开。

府舍腹结大横排，腹哀食窦连天溪，
胸乡周荣大包随（左右四十二穴）。

此一经起于隐白，终于大包，取隐白、大都、太白、商丘、阴陵泉，与井荥输经合也。

脉起大指之端，循指内侧白肉际，过核骨后，上内踝前廉，上腨内，循胫骨后，交出厥阴之前，上循膝股内前廉，入腹，属脾络胃，上膈，夹咽，连舌本，散舌下；其支别者，复从胃别上膈，注心中。少血多气，巳时气血注此。

巳土之脏，脉在右关，实则饮食消而肌肤滑泽，虚则身体瘦而四肢不举。脐凸肢浮生之难，口青唇黑死之易。去病安生，理宜调摄，戒满意之食，省爽口之味，因饮食劳倦之灾，修温多辛少之剂，饮食审寒热之伤，汤药兼补泻之置。气别寒热温凉，用适其宜；味辨甘补苦泻，行当熟记。如白术健脾消食，必青皮枳实；人参缓土和气，须半夏橘红。柴胡除不足之热，佐之甘草升麻；黄芪去有汗之火，辅之芍药川芎。气虚呕而人参茱萸，脾寒吐而丁香半夏。泄泻手足冷而不渴兮，附子干姜，霍乱吐泻兼而不药兮，胡椒绿豆。脾冷而食不磨兮，平胃宜加砂蔻；胃寒而饮不消兮，本方更入参苓。香附微寒，与缩砂消食化气，更妙安胎；沉香少温，共藿香助土调中，奇消水肿，破血消症兮，三棱莪术；去瘀除疼兮，蒲黄五灵。茴香治霍乱转筋，共济木瓜乌药；辣桂主中焦气滞，相扶枳壳生姜。心腹疼痛兮，延胡索入胡椒；胸满咳逆兮，良姜炒同香附。肚实胀兮，大黄滑石朴牵牛，木香苓泻；腹虚胀兮，参苓朴木橘辰砂，曲蘖附子。大抵物滞气伤，补益兼行乎消导，橘皮枳术丸，加减随宜；食多胃壅，推陈并贵乎和中，巴豆备急丸，荡涤何伤。四君子平善，与人处也，使人道德进而功名轻，忽不知其入于圣贤之域；二陈汤纯和，能消痰也，致令脾胃健而中气顺，自不觉其进于仁寿之乡。抑又闻东垣悯生民夭枉，凡治疾必先扶植脾胃，诚不刊之妙典；王安道发前贤未发，辨内伤不足中有有余，实得传之秘旨，万物从土而归出，补肾又不若补脾。

《导引本经》："脾居五脏之中，寄旺四时之内，五味藏之而滋长，五神因之而彰着，四肢百骸，赖之而运动也。人惟饮食不节，劳倦过甚，则脾气受伤矣。脾胃一伤，则饮食不化，口不知味，四肢困倦，心腹痞满，为吐泄，为肠澼，此其见之《内经》诸书，盖班班俱载，可考而知者。然不饥强食则脾劳，不渴强饮则胃胀。食若过饱，则气脉不通，令心塞闭；食若过少，则身羸心悬，意虑不固。食秽浊之物，则心识昏迷，坐念不安；食不宜之物，则四大违反，而动宿疾，皆非卫生之道也。举要言之，食必以时，饮必以节，不饱不饥是也。人能饮食如是，不惟脾胃清纯，而五脏六腑，亦调和矣。盖人之饮食入口，由胃脘入于胃中，其滋味渗入五脏，其质入于小肠乃化之。至小肠下口，始分清浊，浊者为渣滓，入于大肠；清者为津液，入于膀胱，乃津液之府也。至膀胱又分清浊，浊者入于溺中，清者入于胆，胆引入于脾，散于五脏，为涎，为唾，为涕，为泪，为汗，其滋味渗入五脏，乃成五汗，同归于脾，脾和乃化血，复归于脏腑也。经曰：'脾土旺能生万物，衰生百病。'昔东坡调脾土，饮食不过一爵一肉，有召饮者，预以此告：一曰安分以养福，二曰宽胃以养气，三曰省费以养财。善卫生者养内，不善卫生者养外；养内者安恬脏腑，调顺血脉，养外者极滋味之美，穷饮食之乐，虽肌体充腴，而酷烈之气，内蚀脏腑矣。"

第128篇
漏白可隐之穴

英国一贵妇，得了崩漏，难以启齿，由于出血量过多，面色煞白。

在这雄伟壮观的伦敦塔桥旁边，贵妇已经步履维艰，虚乏无力。

风伯见一流浪汉，抽着烟卷，便将他烟借过来，帮贵妇熏大脚趾头。

一熏，血止住了，再熏，脸色红润，三熏，气力恢复。

贵妇惊讶地问："这是什么奇术？"

风伯说："灸隐白，能将崩漏、带下这些隐疾清除制服。"

《点穴神书》上记载：隐白穴，在足大趾之端，乃脾经起始穴，善疗心腹胀满，能医吐泻不安。尤其能止月事不停，鼻衄不止。

道家修士认为，凡妇人内心憋屈有隐曲，难以言说，必致经事失调，神志萧索。点揉掐按隐白穴，便能舒缓隐疾，而不至于闭经，使井穴不能出气血也。

故《黄帝内经》曰："二阳之病发心脾，有不得隐曲，女子不月。"

凡病事急暴缭乱，点按隐白穴，能调动身体清肃肺金，使人镇定舒缓。

道家修士通过练踇趾桩，跐起脚尖，提高隐白穴力，能够根除各类男科、妇科隐疾。

故《八段锦》有云：背后七颠百病消。靠自身的重力来按通隐白穴，只有专搞身心修炼的道门中人才想得到，它不单消的是男女科隐疾，百种弊病，皆能消减。

道家通过观察大自然鱼塘，鱼如果翻白肚子，要么中毒，要么天气恶变，吃撑吃胀，随时会死掉。人如果出现手鱼际外翻，白色暴露，或脚外八，代表肾气不收，亏虚体弱，消化力差，容易生病。此时，点按隐白，便能缓解脚外八，会阴散，能减缓人翻白眼，就像鱼翻白肚子将死一样。此穴，一般是道门不传之秘，是临危救急，延年益寿之要穴。若非天资聪颖，妙识神通者，根本难以将此穴深识透解至此。

【穴道小贴士】

隐白：足大趾端内侧，去爪甲角如韭叶。脾脉所出为井木。《素注》针一分，留三呼。《铜人》针三分，灸三壮。

主腹胀，喘满不得安卧，呕吐食不下，胸中热，暴泄，衄血，尸厥不识人，足寒不能温，妇人月事过时不止，小儿客忤，慢惊风。

第129篇
万物汇都之穴

中国人见面问"吃了没"，英国人见面问"天气如何"。英国人关心呼吸系统，中国人更重消化系统。

英国的气候，世界出名，经常早起阳光明媚，中午就下起小雨，下午又雨过天晴，云开雾散。

在这罗马长城，最宏伟的古罗马遗址面前，有位小商贩，大腹冷痛，原来刚淋过雨，受了寒。

风伯伸出回春指，帮他点按大都穴。

商贩呼吸深沉，肚腹如一股暖流灌入，随即冷痛消失，愁眉得展，高兴地把最好的商品送给风伯。

《点穴神书》上记载：大都穴，大者，广泛也，都者，丰富会集也。此穴好似脾经上的大都市，能帮助脾主大腹功能。它善疗腹满心寒，能医肠寒胀闷，无论小儿食积肚痛，表里寒热，抑或老人伤风淋湿，身体困重，点按大都穴，皆可治之。

道家修士认为，人最宝贵者，莫过精气神，精气神涣散，必身心疲惫，百病丛生。而大都穴，勤点按，能聚精会神，就像大都市，将全国各地的商品货物聚集在一起一样。

道家通过踢打大都穴，能增强腹式呼吸，按摩大都穴，可提高肾主纳气能力，从而使脏腑丰衣足食，气血人丁兴旺！

【穴道小贴士】

大都：足大趾本节后，内侧陷中，骨缝赤白肉际。脾脉所溜为荥火。脾虚补之。《铜人》针三分，灸三壮。

主热病汗不出，不得卧，身重骨疼，伤寒手足逆冷，腹满善呕，烦热闷乱，吐逆目眩，腰痛不可俯仰，绕踝风，胃心痛，腹胀胸满，心蛔痛，小儿客忤。

第130篇 拨乱反正之穴

泰晤士河，国会大厦边，耸立着高高的钟楼，号称大本钟，乃伦敦象征。

钟楼下有一游客，痢疾大便脓血，真是好汉抵不住三泡稀，拉得他腰都站不直。

风伯只帮他点按太白穴，拉肚子止了，腰也挺直了。

游客竖起大拇指，感恩上苍，在异地遇到贵人。

《点穴神书》上记载：太白穴，又名太白金星穴，代表兵室内乱之象，此穴有匡扶正统，平复叛乱的作用，故急腹症、痢疾、里急后重，凡暴病初起，元气尚足，猛按太白，可得速治。如若久病体弱难以恢复，堪称乱后余劫，轻揉太白，乃上等安抚之穴。

此穴又可提高白细胞吞噬身体废物的能力。

道家修士认为，白者肺金也，乃刀兵之象。太白，即太厉害的刀兵，太威武的士卒，故，急症病痛、阴寒潮湿，重用太白，以平干戈。

【穴道小贴士】

太白：足大趾内侧，内踝前核骨下陷中。脾脉所注为俞土。《铜人》针三分，灸三壮。

主身热烦满，腹胀食不化，呕吐，泄泻脓血，腰痛大便难，气逆，霍乱腹中切痛，肠鸣，膝股胻酸转筋，身重骨痛，胃心痛，腹胀胸满，心痛脉缓。

第131篇 三代同堂之穴

英国皇家卫队，身着红衣，头戴高帽，脚穿长靴，威武雄壮，仿佛回到了中世纪。

一个卫队的鼓手，年老心衰，常胸闷痛，眼见要提前退休，实在没有体力再打下去。

风伯帮他点按公孙穴后，居然通上彻下，闷郁全消，如晴空万里，充满中气。

这打鼓手感恩涕零，非但没退休，反而老当益壮，将鼓打得更好。

《点穴神书》上记载：公孙穴，专主胃心胸病，是八脉交会穴，专交接冲脉。歌诀曰："公孙冲脉胃心胸。"

这个八脉交会穴，就能统管所交会之脉的功能，冲脉主血海，任脉主胞胎，公孙就能让血海满盈，如同公生孙，子子孙孙，无穷无尽。

故，后天血少、贫血、生血障碍，公孙最妙；脚气足踝痛，公孙善疗；胃痛、心痛、胸闷，公孙能愈。

公孙又为足太阴脾经之络穴，能连脾络胃，协调胃主受纳，脾主运化之作用。

道家修士认为，公孙穴，乃繁衍要穴，生殖强穴，能续香火，延子孙。故，勤点按公孙穴，上可壮脾经之公，肝木也；下可强脾土之孙，肾水也。此穴诚乃脾肾并调，肝胆同理之要穴。

不论急躁暴病，还是虚缓脱病，公孙穴皆可用之。

它是一个集中老公公和缓从容和小孙孙生机勃发两大特性于一体的双向调节穴。

【穴道小贴士】

公孙：足大趾本节后一寸，内踝前。足太阴络脉，别走阳明胃经。《铜人》针四分，灸三壮。

主寒疟，不嗜食，痫气，好太息，多寒热汗出，病至则喜呕，呕已乃衰，头面肿起，烦心狂言，多饮，胆虚，厥气上逆则霍乱，实则肠中切痛，泻之，虚则鼓胀，补之。

第132篇
商金丘陵之穴

晨雾中的泰晤士河，和谐而宁静。两岸景色优美，牛津大学跟剑桥大学正进行舟船比赛。

有位学士，腿脚拘急抽筋，不得已退出赛场，难以站立。

风伯只重按他的商丘穴，抽筋迅速停止，不到两分钟而已。

凡易抽筋患者，勤按商丘穴，可以缓解根治。

《点穴神书》上记载：商丘穴，善疗腹胀腹泻，能医黄疸、便秘、足痛，效果神奇，抽筋抽痛容易向愈。

抽筋乃一派收引凝滞之象，商丘正秉着商金之气，发于丘陵，带有严肃凌冽之性，专门斩杀悲哀、叹息、肠鸣、便溏等柔弱无刚之病。此穴能以坚强之气矫正之，善主懦弱无刚之疾。

道家修士认为，所谓抽筋，并非身体缺钙，实乃经络堵塞，钙质营养没法充分吸收。重按商丘穴，能将气血精华，汇聚入骨，封藏进肉，进而缓解肌肉萎缩，提高骨质强度。

故，每天勤按商丘十分钟，数日之间，抽筋腹冷之症皆可得以消除。

【穴道小贴士】

商丘：足内踝骨下微前陷中，前有中封，后有照海，其穴

第六卷

足太阴脾经

居中。脾脉所行为经金，脾实泻之。《铜人》灸三壮，针三分。

主腹胀，肠中鸣，不便，脾虚令人不乐，身寒善太息，心悲，骨痹，气逆，痔疾，骨疽蚀，魇梦，痫瘛，寒热好呕，阴股内痛，气壅，狐疝走上下，引小腹痛、不可俯仰、脾积痞气，黄疸，舌本强痛，腹胀，寒疟，溏瘕泄水，面黄，善思善味，食不消，体重节痛，怠惰嗜卧，妇人绝子，小儿慢风。

第133篇　诸阴交会之穴

伦敦的地铁，虽然很古旧，但它像古书一样，表面破旧，内涵丰富。

伦敦的地铁文化，堪称世界榜样。

在地铁列车的箱壁上，有大量现代古代的诗词鉴赏，名人名句，佳作杰作，更有英国独特的顺口溜，让常坐地铁之人皆得到文化熏修，慧日增长，而不自觉也。

地铁上，一位英国妇女捂住小腹，痛经发作，众人束手无策。

风伯伸出回春指，帮她点揉三阴交穴。《十总穴歌》曰："妇科三阴交。"无论妇科何疾，点按三阴交，皆能向愈。

不到一分钟，痛去若失，坐在地铁上若无其事。车厢里传出热烈的掌声。这现象居然被大学教授看到，他因此感受到东方文化之神奇，便建议文化部门在地铁车厢里贴出三阴交治痛经的穴道知识，以减少出行人群临危痛苦感受。

《点穴神书》上记载：三阴交，乃足太阴、少阴、厥阴三经交会之穴，此穴能调脾、肾、肝三脏之病，善疗经带、胎产之疾，能医子宫、精室之病。

无论女子积聚，男子疝瘕，隐私之处，恶病纠缠，三阴交皆可消解调停。

凡身体带三之穴位，皆言其神通广大，作用宽泛。

道家修士认为，三阴交穴，气场超强悍，并补先后天，乃调经神穴，抗衰要点。

勤点揉拨按此穴，能内壮去虚，强身远弱，故三阴交乃弱者福音，虚者希望。是女人保养子宫最好的穴，男子守护睾丸、前列腺最妙的穴。

【穴道小贴士】

三阴交：内踝上三寸，骨下陷中。足太阴、少阴、厥阴之会。《铜人》针三分，灸三壮。

主脾胃虚弱，心腹胀满，不思饮食，脾痛身重，四肢不举，腹胀肠鸣，溏泄食不化，疝癖，腹寒，膝内廉痛，小便不利，阴茎痛，足痿不能行，疝气，小便遗，胆虚，食后吐水，梦遗失精，霍乱，手足逆冷，呵欠，颊车蹉开，张口不合，男子阴茎痛，元脏发动，脐下痛不可忍，小儿客忤，妇人临经行房，羸瘦，癥瘕，漏血不止，月水不止，妊娠胎动横生，产后恶露不行，去血过多，血崩晕，不省人事。

如经脉塞闭不通，泻之立通。经脉虚耗不行者，补之，经脉益盛则通。

第*134*篇 止漏增元之穴

大英博物馆，乃世界上最古老的博物馆，馆内收藏人类百万年的文明史。故，大英博物馆，不仅是英国的，更是世界的！

有位哲学系教授，在图书馆里看书，废寝忘食，因三餐不规律，得了肠鸣肚痛病，现场发作，痛得魂不守舍，难以看书。

风伯过去，伸出回春指，帮他点按漏谷穴。他顿感肚腹一阵暖热，胀逆消除，鸣叫息止，不禁投过来惊讶感恩的眼光。

风伯从博物馆的书架上抽出一本中华穴道的书籍，放在他桌面，此书足以回答他心中所有疑惑。

为何点点按按，病去一半，尽在中华穴道文明。

《点穴神书》上记载：漏谷穴，善医完谷不化腹痛腹泻，能治消化不良、大便溏稀。

顾名思义，五谷之气漏泄，名曰漏谷。故，此穴能降低血糖、血脂，稀释血液，缓解痛风。

道家修士认为，常拍打漏谷穴，就相当于给谷道肠胃补漏，能提高肠蠕动能力，减轻腹冷之疾。

凡脾胃漏泄之病，如流口水、流鼻涕、流眼泪、耳流脓、小便不利、遗精下泻、白带不止、崩漏不禁，这都是五谷漏泄之病，乃是身体有漏洞，好像轮船漏油。此时，点按漏谷穴，好比亡羊补牢，维修漏洞，便能止收精元，令人强健。故有漏谷增元之说！

【穴道小贴士】

漏谷（一名太阴络）：内踝上六寸，胻骨下陷中。《铜人》针三分，禁灸。

主肠鸣，强欠，心悲逆气，腹胀满急，痃癖冷气，食饮不为肌肤，膝痹足不能行。

第 135 篇　大地机关之穴

爱尔兰，一个美丽的岛国，受大西洋暖流影响，四季常绿，故有绿宝石岛的美称。

在这广阔丰饶的大平原上，畜牧业极其发达。一位农场主，得了急性肠炎，吃药不见好。

风伯伸出回春指，帮他点按地机穴时，农场主"啊"的大叫。

风伯说："此穴有压痛，阳性反应明显，一般代表男子急性肠炎，女性痛经。"

农场主一听，赞不绝口，说他正是急性肠炎未愈。

风伯进一步帮他点按地机，由痛按到不痛，肠炎就好了。

《点穴神书》上记载：地机穴，专主脾土大地之病，乃大地土壤机关。又名地基，盖房的基础。

故，一切风湿肿、关节炎、腿脚胀痛、四肢麻木、肌肉酸软，凡不利于行动下肢者，点按地机穴，皆可治之。

地机穴，可以恢复土地肌肉灵活机动的能力。

道家修士认为，机通箕，地机就像挑土的簸箕，能将脾脏多余的土秽扫走。故，积食、痢疾、肠炎、息肉、脂肪粒等一切土气滞塞之症，勤拍打地机，可以运化挑走。故此穴，乃减肥要穴，除湿灵窍。

《百症赋》上言：妇人经事改常，自有地机、血海。此二穴点按温敷，相当于红糖姜水，能轻松调和月经。

又地机穴，乃脾经郄穴，阴经郄穴主血症。所以功能性子宫出血，按地机、膈俞、隐白，便可熄灭。

故，地机穴，又名脾舍，脾主统血的宿舍也。

【穴道小贴士】

地机（一名脾舍）：膝下五寸，膝内侧辅骨下陷中，伸足取之。足太阴郄，别走上一寸有空。《铜人》灸三壮，针三分。

主腰痛不可俯仰，溏泄，腹胁胀，水肿腹坚，不嗜食，小便不利，精不足，女子癥瘕，按之如汤沃股内至膝。

第136篇　阴陵出泉之穴

爱尔兰地阔平坦，人也豪迈爽朗。他们能说会道，幽默风趣。

他们喜爱饮酒放松，消遣娱乐。故，无论城市大小，皆有众多酒馆，酒馆内高朋满座，谈笑风生。

有一爱尔兰酒店掌柜，排尿刺痛如刀割，正束手无策。

风伯品着爱尔兰美酒，知道后，伸出回春指，帮他点揉阴陵泉。

阴陵泉，顾名思义，有助于阴部尿道水液流通也。

片刻功夫，掌柜排尿顺畅，不再刺痛。他惊喜地手舞足蹈，眉飞色舞。向众人介绍风伯的佳迹，并且，要请风伯大喝特饮。

风伯笑着说："你的尿道炎就是大喝特饮得来的，我不步你后尘。"

众人听了，大笑不止。

在《点穴神书》上记载：阴陵泉，即阴侧面，如同山陵下之深泉也，故能主治人体小便之疾，比如遗尿、尿潴留、尿道炎、疝气、腹水、盆腔积液，点按阴陵泉，皆可导尿水液体下排。

道家修士认为，阴陵泉，乃脾经合穴，合主逆气而泄。古语云："上逆下泻取之合。"故，咳喘病，以及暴注下泻，点按阴陵泉，则土能生金，土可制水，这样，咳嗽泻痢，皆可同时治愈。

而那些一咳小便就漏的上逆下泻病，阴陵泉堪称一点就灵，一穴二用。

合穴，代表合力气血满壮。故，癥瘕、积聚、包块，属于体内力量不大，推动不了，如车陷淤泥，非力大之人不能将其拔出。而人体合穴，即力大之人也，能将根深蒂固的积聚连根拔出。

现代研究发现，阴陵泉除湿减肥效果明显，勤拍打，可明显修饰曲线，恢复窈窕。

阴陵泉与阳陵泉，同居膝盖两旁阴阳二面。此二穴联合，最治膝盖诸痛。故双手拍打阴阳陵泉，能大大缓解膝盖退化。

【穴道小贴士】

阴陵泉： 膝下内侧辅骨下陷中，伸足取之；或屈膝取之。在膝横纹头下，与阳陵泉穴相对，稍高一寸。足太阴脾脉所入为合水。《铜人》针五分。

主腹中寒不嗜食，胁下满，水胀腹坚，喘逆不得卧，腰痛不可俯仰，霍乱，疝瘕，遗精，尿失禁不自知，小便不利，气淋，寒热不节，阴痛，胸中热，暴泄飧泄。

第137篇　血症渊海之穴

爱尔兰的威士忌，世界闻名。

一个酒馆的老板娘，爱喝威士忌。喝上瘾了，经常流鼻血，而月经不来，原来这叫倒经。

风伯只帮她点按血海，发现血海周围有气泡结节，用点穴中的导江入海法，向下刮，第二天她的鼻血就不来了，变为月经。

真是会者一点通，不会者朦胧胧。老板娘打开威士忌酒箱，任风伯畅饮豪饮。

风伯笑着说："好喝不多喝，少喝有滋味，多喝人受罪。一个健康的人，应该是对万物都有节制，对欲望能控制的人。"

《点穴神书》上记载：血海，乃血症之渊海，补血行血之要穴。

妇人以血为用，故崩漏、经带，以及各类血分诸症，点揉血海，无不满血恢复。血海堪称补血大穴，生血要穴。

《黄帝内经》曰：目受血而能视。故眼花、飞蚊症，睛明、上星、日月，再配血海，如有神助；足受血而能步，步态龙钟、行步难移，太冲、足三里，再配血海，能令人行走轻快，双腿血满；掌受血而能握，指受血而能摄，掌骨、腕骨，配上血海，便能让手臂握固有力。

道家修士认为，凡皮下出血、衄血，小便有血，检查尿液潜血，诸般血症难愈，血不归经，好像河槽淤，河床上提，河水自然泛溢。此时，效法大禹治水，堵不如疏，筑堤不如导流。在血海处刮痧，如导洪江入巨海，引出血归经隧，遂得血止人安。

【穴道小贴士】

血海：膝膑上内廉，白肉际二寸半。《铜人》针五分，灸三壮。

主气逆腹胀，女子漏下恶血，月事不调。

东垣曰："女子漏下恶血，月事不调，暴崩不止，多下水浆之物，皆由饮食不节，或劳伤形体，或素有气不足，灸太阴脾经七壮。"

第*138*篇 排泄脏垢之穴

爱尔兰大草原，一望无垠，乃欧洲养牛的圣地，到处是绿油油牧场，还有大量的牧马。

爱尔兰人擅长养马，喜欢骑马，更热爱赛马，令世界瞩目的赛马会，经常有爱尔兰纯种马脱颖而出。

一位骑手，常年骑马，摩擦到两边大腿，得了腹股沟肿胀病，看到马都不想骑了。

风伯伸出回春指，帮他点按箕门，随点，腹股沟肿胀就随消。

骑手高兴地重归马背，要请风伯跟他骑上骏马，驰骋疆野。

《点穴神书》上记载：箕门者，垃圾排泄之门，箕者，民间认为是土箕，是粪箕，专门担运脏垢泥土垃圾。

道家修士认为，人五脏六腑就是一个家，凡房室清，墙壁净，几案洁，笔砚正，靠的不外乎就是勤劳的扫把跟粪箕而已。

在这家室里头，一切灰尘水湿，比如，尿浊、便秘、肿胀、包块、血稠、食积、痰饮，皆可通过扫入箕门，搬抬出体外，恢复窗明几净，神清气爽。

而腹股沟斜疝、阴囊潮湿、妇科炎症，这些败浊之物，亦可借助箕门开合出纳力量，清出体外。故，常拍箕门，能将脏腑垢浊清理出门。

【穴道小贴士】

箕门：在鱼腹上越两筋间，阴股内动脉应手。一云股上起筋间。《铜人》灸三壮。

主淋小便不通，遗溺，鼠鼷肿痛。

第139篇　冲劲开合之穴

爱尔兰，有出名的修道院，有些道院遗址虽小，香火却延绵五百年不断。他们通过苦行跟祈祷来淬炼肉体，净化心灵。

修道院的修女经常会去医院帮忙。有位妇女，生完孩子后胎盘残留，腹痛难耐。

修女正愁眉苦脸安慰她。

风伯说："按她的冲门穴，帮她揉一揉。"

结果，揉了半小时，残留的胎盘恶血就下来了，腹痛也止住了。

修女眉头大展，一定要问清楚来龙去脉。为何点按人体的穴位，就有助于排泄脏垢？

风伯送给她一本《中华穴道》书籍。

修女心中大喜，认为这是上天恩赐的治病救人法宝。从此，在医院里头，通过帮妇女点揉冲门穴排出恶露胎衣的，不计其数。

众人追问此术由来，修女便说："中国！"

《点穴神书》上记载：冲门穴，顾名思义，冲下马桶之门，排下败浊恶露的开关。此穴带有冲劲，能冲洗身体浊阴。故，腹痛、崩漏、带下、疝气，这些恶浊在体，冲门可以冲洗出去。

道家修士认为，冲门者，消化道有冲突，肝胆系统有冲动之后，按此穴门，便可平息。

故，

冲门配大敦，能治疝气冲撞；

冲门配风池，可治风痒游窜；

冲门配血海，能治月经紊乱；

冲门配阳陵泉，可治膝盖刺痛；

冲门配足三里，能令头发上冲长出。

勤拍打冲门穴，能令冲气以为和，冲动变舒缓。这也是一个放松舒缓的穴，专门调养神经官能症，紧张焦虑症，情绪波动症。

【穴道小贴士】

冲门（一名上慈宫）：府舍下一寸，横骨两端约中动脉，去腹中行各四寸半。《铜人》针七分，灸五壮。

主腹寒气满，腹中积聚疼，癥，淫泺，阴疝，妇人难乳，妊娠子冲心，不得息。

第140篇
腹积能舍之穴

法国，是跑车的天堂，葡萄的故乡。

一个葡萄园，种植了世界首屈一指的良种葡萄，专用于酿造葡萄美酒。园长长时间沉醉于美酒的品尝中，得了啤酒肚，小腹常坠胀难耐。

风伯帮他点揉府舍穴。这是内腹元气储藏的宿舍住宅。点完后，嗳气放屁，腹中坠胀感消弥。

他高兴地邀请风伯品尝五年的上等葡萄酒。

风伯喝完后，哈哈大笑说："有这等美酒，我也会沉醉，难以自拔。"

《点穴神书》上记载：府舍穴，在少腹之下，专门清空腹物积聚的要穴。

古人云："胸有闷，按中府；腹有积，推府舍。这两穴上下相应，能医胸腹之疾。"

道家修士认为，只需将府舍跟天枢同按，便秘就会通畅；

将府舍跟气海点揉，腹冷就会变暖；将府舍跟气冲搭档，积块就会消散；若府舍跟中府联手，哮喘就能得到平安；若府舍跟太冲同揉，疝气、睾丸胀都会消匿。

据说这种配穴方式，乃是古代临床家以及静坐修炼家反复验证所提炼出来的经验配穴之道，不可以为简单而小瞧。

【穴道小贴士】

府舍：腹结下三寸，去腹中行各四寸半。足太阴、厥阴、阴维之会。三脉上下一一入腹，络脾肝，结心肺，从胁上至肩，此太阴郄，三阴阳明之别。《铜人》灸五壮，针七分。

主疝瘕，痹中急疼，循胁上下抢心，腹满积聚，厥气霍乱。

第141篇 大肚能容之穴

专门生产雷诺跑车的法国公司，有位工人，因为工资不够高，常纠结，因此得了小腹拘挛痛。

风伯一点按他腹结穴，他就大叫。风伯说："你这是牵肠挂肚的事多，愁肠百结的气多。"

工人听后，惊讶地点点头。

风伯让他拍打腹结，就好转了很多。连续拍打半个月，小腹疼痛就彻底好了。

《点穴神书》上记载：腹结，小腹容易产生硬结，纠结之处，专主腹中积聚，善疗六腑结气。

道家修士，通过拍打腹结，可将牵肠挂肚化解，通过揉按腹结，能将愁肠百结的问题舒缓。

凡想念他方，所欲不遂，肚腹就会哀鸣，俗称肝肠寸断，严重者，在此处会长成条索样、念珠样包块集结。揉按腹结，便能及时将郁闷悲哀之气疏泄出体外。

此穴堪称大肚容天下，开怀纳古今之要穴也！

【穴道小贴士】

腹结（一名肠窟）：大横下一寸三分，去腹中行各四寸半。《铜人》针七分，灸五壮。

主绕脐痛，上冲抢心，腹寒泻痢，咳逆。

第142篇　腹内横通之穴

法国种植花卉，极其出名，更有世界驰名的古龙香水。

香水店的销售员，眉头紧锁。

风伯见状后，说："你的肚脐下，是否横梗难受？"

销售员点点头，非常吃惊，难不成你未卜先知，能隔空透视？

风伯教他揉点大横穴，瞬间痛去若失，随即眉开眼笑。

从皱眉到扬眉，前后不到一分钟。

《点穴神书》上记载：大横穴，内应横结肠，专通肠腹气，善疗痢疾、泄泻、肠寒、肠梗阻。

道家修士认为，横者，蛮横也，此穴专治太蛮横之体象。

比如，横眉怒目，引起目珠胀，大横穴配睛明；肝木克脾土，引起腹痛，大横穴配足三里；脸生横肉，血脂血黏度偏高，大横穴配臂臑……

总而言之，大横者，腹内能横通经络之穴也。

【穴道小贴士】

大横：腹哀下三寸五分，去腹中行各四寸半。足太阴、阴维之会。《铜人》针七分，灸五壮。

主大风逆气，多寒善悲，四肢不可举动，多汗洞痢。

第143篇　消解哀忧之穴

法国的凡尔赛宫，以其无与伦比的规模园林，体现了法国王室的豪华与富有。

宫内奇珍异宝无数，油画雕塑比比皆是。配合上巧夺天工的大花坛，此处堪称世界上最大的花园。

有位贵妇，常年肚中忧泣哀鸣，原来她丈夫先她而去，得了抑郁，因此愁肠百结。

根据穴道常识，人哀忧，寂寞难以遣怀，就会忧郁在腹怀。

风伯教她点按腹哀穴，多年的哀忧遂得释解。

《点穴神书》上记载：腹哀，腹中哀鸣也。人有哀气，气息就会闭郁。哀气日深，叫肝肠寸断，愁肠百结。常人说的抽抽噎噎。

故，哀忧会伤肠胃。因为哀忧，乃金之气，大肠便是阳明燥金，故，忧动则肠动，肺悲则肠愁。凡腹中积气，米食不化，便秘腹胀，人受委屈，如同幽禁，脏腑沮丧，经络忧伤，点按腹哀穴，便可祛除哀伤情志。

　　道家修士认为，平时老容易唉声叹气，对前途不够自信，道路不坚定，宜常按腹哀穴，扫除哀伤衰败之气，恢复积极阳刚之心。

　　凡腹中容易雷鸣切痛者，腹哀配合气海，有神奇之效。

【穴道小贴士】

腹哀：日月下一寸五分，去腹中行各四寸半。足太阴、阴维之会。《铜人》针三分。

　　主寒中食不化，大便脓血，腹中痛。

第144篇　通畅食管之穴

　　法国的香槟，世界驰名。法国绝大部分好酒都在当地的农场酿制。古老的庄园，加上小巧的作坊，使得酒香纯正，香飘世界。

　　在一次聚会中，有个小孩贪吃，一直打嗝，呃逆不休，不管坐着、站着、走路、喝水，时时都停不下来。

　　风伯伸手，点按他的食窦穴，不到一分钟，嗝逆就消了。

　　众人纷纷竖起大拇指，居然还有如此奇术！于是，开香槟，礼请风伯传道授术，皆大欢喜！

　　《点穴神书》上记载：食窦，即食管也。本穴主治食管狭隘，食气堵道，呃逆不休，噎膈不止。

　　道家修士认为，点揉食窦穴，可以开胃口，所谓民以食为天，此穴最关乎饮食。

用食窦穴配膻中穴，可以明显增加饮水量；用食窦穴配气海穴，可以增加饭量、酒量。

凡吃饭生气，或生气吃饭，会导致气机冲撞，胃肠得气食病，俗称压气饭，只需点按食窦加太冲穴，遂得治愈。

现代研究发现，反流性食道炎，胃炎，只要点按食窦穴，能让食气下行，减少胃酸上逆，促进溃疡痊愈。真是居家常备，在外必携的一大要穴也！

【穴道小贴士】

食窦：天溪下一寸六分，去胸中行各六寸，举臂取之。《铜人》针四分，灸五壮。

主胸胁支满，膈间雷鸣，常有水声，膈痛。

第145篇 天降清溪之穴

巴黎，最出名的塞纳河，水位平稳，航行便利，风光旖旎，河两岸经济发达。

风伯正在品味着美食大餐，那蒸土豆泥、炸薯条，配上完美的咖啡，真是人生一大享受！

有位妇人，唉声叹气，原来，她生孩子想母乳喂养，却乳汁稀少，支撑不了孩子的生长。

风伯教她点揉太溪、乳中二穴，专门对付乳少的烦恼。只要点按加温敷后，乳汁就会丰富充足。

《点穴神书》上记载：天溪穴，在乳房外侧，由胸肺天空之水下降乳中。故，其善治胸中满痛，咳逆上气，能疗妇人乳肿，痛疮堵塞。

道家修士认为，勤拍打天溪穴，能得气脉常通，胸无郁结，好似溪水顺流而下。

由于天溪乃天部高处，得到溪水清润，故，高处生炎症，此穴最妙。

譬如，喉炎、牙火、角膜炎、鼻炎、气管炎、胸膜炎，这些都是天部高空产生的炎症、热证，勤按天溪穴，能消炎镇痛。

相反，地部的炎热，比如胃炎、肠炎、子宫炎、尿道炎、肛周炎，就要按太溪。

如果天溪配太溪，消炎的面积是通上彻地的。从顶到踵的炎症发热，此二穴，皆可消除之。

现代研究发现，天溪配丰隆勤拍打，可以明显丰乳；天溪配天宗拍打，能让人虎背；天溪配腰俞拍打，能让人熊腰。

凡乳腺小叶增生结节，只需知道天溪配膺窗二穴，由外向内做环状揉按运动，临睡前做十分钟，不出一个月可将结节揉散。

【穴道小贴士】

天溪： 胸乡下一寸六分陷中，去胸中行各六寸，仰而取之。《铜人》针四分，灸五壮。

主胸中满痛，贲膺，咳逆上气，喉中作声，妇人乳肿溃痛。

第146篇　开阔心胸之穴

在世界浪漫之都巴黎，既有兴隆的商业街，世界最新潮的气息，也有古典的建筑宫殿，最古老的魅力。

在巴黎圣母院，这宫殿般的教堂前，风伯流连忘返。

有位修女，拿着检查报告，在旁黯然流泪。

风伯一问，原来，她得了胸腺炎，时常胸胁痛得像刀割一样，要动手术。

风伯说："中国妇女这种问题一是服用逍遥散，确实找不到此药也不要紧，只需拍打背后的肺俞，加上前面的胸乡二穴，便能轻松清除胸肺阴影，肋间包块。"

风伯示意她如何点按拍打。

一个月后，修女的医生等她来做手术，怎么也等不到，再一检查，她的胸腺疾病没了。医生不可思议地说："真是颠覆我过往的认知！"

《点穴神书》上记载：胸乡穴，乃心胸最宽阔的故乡，此穴好似辽阔原野，温情乡村。主治胸胁炎火，乳中胀满，气火攻胸，心胸狭隘。

道家修士认为，胸宜宽广，腹宜包容，心包太虚穴，是胸乡，大肚能容穴，是腹结。

胸乡配腹结常拍打，能让人有气吞山河之气，具备包容磨难挫折之心。

现代研究发现，胸乡点揉，能明显宽胸解郁，缓解抑郁着急。凡郁结包块，无不出于情志抑郁。故，拍打胸廓，令胸乡扩张，心气平和，最能疗郁散结。

庄子《逍遥游》上讲到，人之心胸，要像乡野般开阔，指的就是胸乡穴道要打通，人才能真正逍遥快活。

【穴道小贴士】

胸乡：周荣下一寸六分，去胸中行各六寸，仰而取之。

《铜人》针四分，灸五壮。

主胸胁支满，引胸背痛不得卧，转侧难。

第 147 篇　欣欣向荣之穴

普罗旺斯，是法国乃至世界最著名的薰衣草故乡。紫色的薰衣草花田，香味扑鼻，在风中摇曳，就像童话世界。

看到如此茂盛的景象，风伯不禁心胸开朗，真是七情之病，看花解闷，听曲消愁，犹胜于服药。

有一个花农，她女儿摔断了脚骨，因此，抑郁啼哭，茶饭不思。

风伯就给她们母女讲塞翁失马的故事，她们听完后，居然哈哈大笑，佩服塞翁的远见跟气度。

随即，风伯又教这小女儿跟妈妈，一起点按周荣穴，一个能让周身容光焕发之穴。

果然，情绪一条达，小女孩脚上骨伤恢复速度相当快，而母亲脸上的斑迹，也因为气血周荣而彻底消去。

一家子又和和美美，快快乐乐，就像草木茂盛鲜花盛开一样。

《点穴神书》上记载：周荣穴，在胸部，连着肝胆心包，又与心胃肺肾相靠，它能让脾脏气血荣布周身。

故，

五脏六腑缺气血，找周荣；

十二经络没能量，按周荣。

周荣一穴，善治胸胁满胀，咳嗽气逆，不得俯仰，骨痛骨伤。

道家修士认为，周荣穴，乃一气周荣，如环无端，荣养五脏，灌溉六腑之要穴也。

常拍打周荣，让人容光焕发，心能包容。专门对治不荣则痛之症，以及不通则痛之疾。

《黄帝内经》认为，缺乏气血，叫不荣；缺乏对流，叫不周。如果气血又少，经脉又不通，就叫不周荣。此时，点按周荣穴，便能生气血，行气血。

【穴道小贴士】

周荣：中府下一寸六分，去胸中行各六寸，仰而取之。《铜人》针四分。

主胸胁满不得俯仰，食不下，喜饮，咳唾秽脓，咳逆，多淫。

第148篇 神通广大之穴

法国西餐，看上去数量不多，但营养丰富，味道鲜美。

有位名厨，得了高血脂，厌食病，天下至美之食放在他面前，他都无动于衷。

风伯随手帮他点揉大包穴，又亲自给他露了一手青菜炒饭，还加了点萝卜丝。这位法国厨神，吃完后点赞不止，急急问风伯的厨艺从哪儿学来的，已经有很多年没有人做菜能勾动厨神的食欲了。

风伯哈哈笑，回答三个字："少林寺！"

厨神疑惑地问："那不是打打杀杀，伸张暴力美学，练功的地方吗？"

风伯说："那也是培养厨师的圣地，培养医生、拍打手的摇篮！世界对少林寺只懂得表演拳手，打打杀杀，是个天大的误解！他背后还有诵经读书，打坐参禅，学厨做饭，以及为患者疗伤！庞大的技艺训练系统，尽在少林功夫。"

厨神说："将来一定要拜会少林。"

自从风伯教他点揉大包穴后，他多年降不下的血脂，居然降下去了。

风伯说："大包穴，乃脾之大络，能让脾脏多余的脂质分散到十二经络，而不会囤积在肚腹，堪称减肥要穴，化脂秘诀！"

《点穴神书》上记载：大包穴，在胸胁，连肝胆，贯肺咽，通心肾，调脾胃。它在前后的中间，上下的中部，位置独特，功效奇葩。堪称广大包容，通达四方之穴。故，但凡经络不通，点大包穴，皆有奇功。

由于大包在腋下，被肘部护住，它是人体隐穴，此穴一被撞击，重力冲打，就容易瘫痪，不能动摇。

《针灸大成》讲：大包总统阴阳诸络，借由脾经灌溉脏腑。也就是说，脾经的气血要通过大包穴来分布到通身上下去，它堪称海关。

道家修士，极重视后天脾胃。凡气喘胸闷，大包配上内关就搞定；凡胁痛乳胀，大包配上临泣，就能消去；凡心律不齐，心慌心颤，大包配膻中，就可迅速急救；凡疲劳透支脱力，大包配上脾俞，就很给力。

凡一切络脉大伤瘀血，大包穴包治百络病变，堪称通宣理肺，宽胸健脾之奇穴！

凡身体掉肉，毛枯发脆，大包配足三里，乃脾胃配，速长肌肉。

故，丰胸、美容，妇人知道此二穴，必是如有神助。

更有妇科高手，世代秘传，视为枕中秘诀，绝不轻泄。他们用点拨大包穴治疗人体大胞病，即大胞宫，就是指子宫。子宫为人体肌肉组织，为脾所主。故妇科肌肉恶疾，久治不愈，寻到大包穴去，没有不愈的。

【穴道小贴士】

大包：渊液下三寸，布胸胁中出九肋间。脾之大络，总统阴阳诸络，由脾灌溉五脏。《铜人》灸三壮，针三分。

主胸胁中痛，喘气，实则身尽痛，泻之；虚则百节尽皆纵，补之。

第七卷

手少阴心经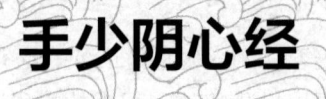

手少阴心经穴主治

《内经》曰："心者，君主之官，神明出焉。"

心者，生之本，神之变也。其华在面，其充在血脉，为阳中之太阳，通于夏气。

南方赤色，入通于心，开窍于舌，藏精于心。故病在五脏，其味苦，其类火，其畜羊，其谷黍，其应四时，上为荧惑星，是以知病之在脉也；其音征，其数七，其臭焦，其液汗。

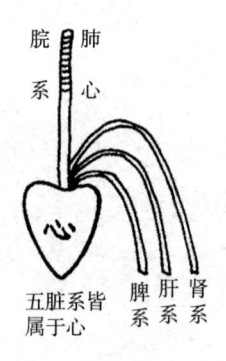

心脏图

南方生热，热生火，火生苦，苦生心，心生血，血生脾，心主舌。其在天为热，在地为火，在体为脉，在脏为心，在声为笑，在变动为忧，在志为喜。喜伤心，恐胜喜，热伤气，寒胜热，苦伤气，咸胜苦。

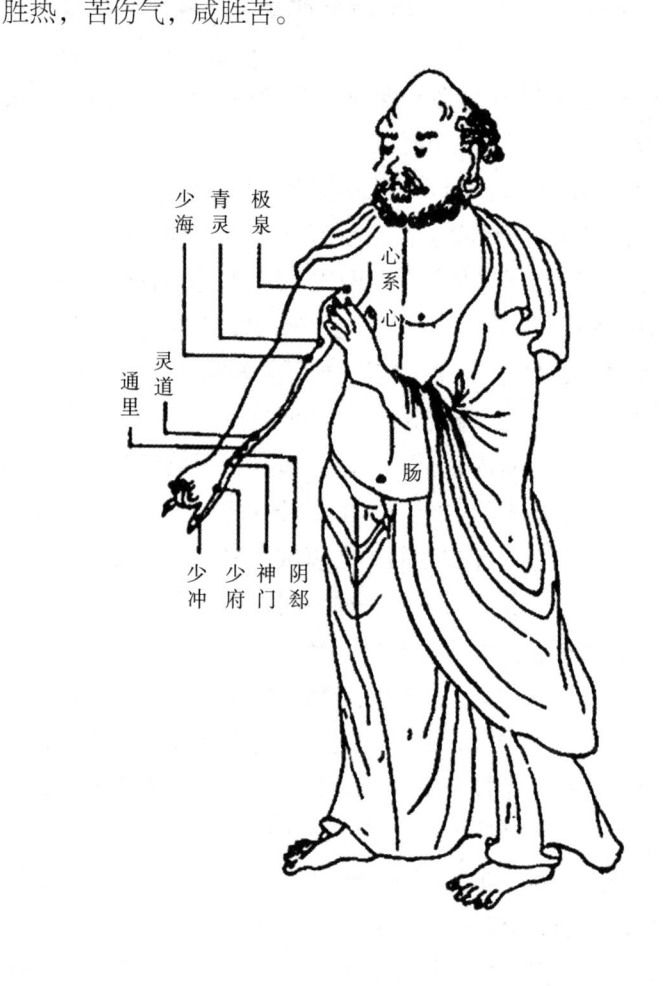

手少阴心经穴歌

九穴午时手少阴，极泉青灵少海深。
灵道通里阴郄邃，神门少府少冲寻（左右一十八穴）。

此一经起于极泉，终于少冲。取少冲、少府、神门、灵道、少海，与井荥输经合也。

脉起心中，出属心系，下膈络小肠；其支者，从心系，上夹咽，系目；其直者，复从心系却上肺，出腋下，下循臑内后廉，行太阴心主之后，下肘内廉，循臂内后廉，抵掌后锐骨之端，入掌内后廉，循小指之内，出其端。多气少血，午时气血注此。

丁火之脏，脉在左寸。实则热而虚则寒，静则安而动则燥。虚寒者怯怕多惊，健忘恍惚，清便自可，诊必濡细迟虚；实热者癫狂谵语，腮赤舌干，二腑涩黄，脉须数洪沉实。心盛则热见乎标，心虚则热收于内。虚则补其母，实则泻其子。虚实既知，补泻必当。味甘泻而补之以咸，气热补而泻之以冷。心阳不足，桂心代赭紫石英，补须参附；离火有余，竹叶大黄山栀子，泻用芩连。凉心者朱砂，壮心者琥珀。舌长过寸，研冰片敷之即收；血衄如泉，炒槐花掺之即止。除疮琥珀膏，犀角与辰砂；定志宁神丸，朱砂共莲草。蔓荆子凉诸经之血，草连翘泻六经之火，惊悸不安，须龙脑沙参小草；健忘失记，必茯神远志当归。多睡饮卢同之苦茶，不眠服雷公之酸枣。凉血补阴生地黄，行津止渴天花粉。文蛤末敷愈口疮，铁锈粉噙消舌肿。中风不语，烧竹沥凉之更良；感热多言，飞朱砂镇之又善。胸间痞痛，开之枳实栝蒌；心内懊侬，治之栀子豆豉。热心痛，炒菖蒲川楝，栀子宜焦；冷心痛，须木香肉桂，玄胡可炒。心惊盗汗，飞辰砂与六黄；鼻衄流血，煮黄芩炒芍药。惊热独妙珍珠，癫狂独加铁粉。安镇灵台，琥珀丹砂和玉屑；开清神府，茯神远志共菖蒲。大哉离兮，应物无迹。倘真血之有亏，觅真铅而补实；至灵心也，操存有要，或元气之有损，求真汞而填完。用药固可言传，上达必由心悟。

《导引本经》："夫心乃一身之主宰，生死之路头也。是故心生则种种欲生，而神不入气；心静则种种欲静，而神气相抱也。《内经》曰：'夏月人身，阳气发外，伏阴在内，是脱精神之时，忌疏通以泄精气。夏三月，此谓蕃秀，天地气交，万物华实，夜卧早起，无厌于日，使志无怒，英华成秀，此夏气之应，养成之道也。逆之则伤心，秋为痎疟。'故人常宜燕居静坐，调心息气，食热戒冷，常要两目垂廉，迈光内照，降心火于丹田，使神气相抱。故太玄养初曰：'藏心于渊，美厥灵根。神不外也。心牵于事，则火动于中矣。心火夏令正旺，脉本洪大，若缓是伤暑，至晚少餐饮食，睡勿挥扇，风邪易入。'昔邝子元有心疾，或曰：'有僧不用符药，能治心疾。'元叩其僧，曰：'贵恙起于烦恼，烦恼生于妄想，夫妄想之来，其机有三：或追忆数十年前荣辱恩仇，悲欢离合，及种种闲情，此是过去妄想也。或事到眼前，可以顺应，却又畏首畏尾，三番四复，犹豫不决，此是现在妄想也。或期望日后富贵皆如愿，或期望功成名遂，告老归田；或期望子孙登庸，以继书香，与夫一切不可必成，不可必得之事，此是未来妄想也。三者妄想，忽然而生，忽然而灭，禅家谓之幻心。能照见其妄，而斩断念头，禅家谓之觉心。'故曰：'不患念起，惟患觉迟，此心若同太虚，烦恼何处安脚？'又曰：'贵恙亦原于水火不交，凡溺爱冶容，而作色荒，禅家谓之外感之欲。夜深枕上，思得冶容，或成宵寐之变，禅家谓之内生之欲。二者之欲，绸缪染着，消耗元精。若能离之，则肾水自然滋生，可以上交于心。至若思索文字，忘其寝食，禅家谓之理障。经纶职业，不顾劬劳，禅家谓之事障。二者虽非人欲，亦损性灵，若能遣之，则火不至上炎，可下交于肾。'故曰：'尘不相缘，根无所偶，返流全一，六用不行。'又曰：'苦海无边，回头是岸。'子元如其言，乃独处一室，扫空万缘，坐静月余，心疾如失。"

第149篇 极深津泉之穴

　　法国，浪漫之都——巴黎，有着世界三大博物馆之一的罗浮宫。

　　这里原本是中世纪城堡，里面藏着珍品雕像、手稿陶器，堪称稀世无比，美号万宝之宫！

　　门口的一个保安，突发上肢僵硬，臂痛难耐，咽干口燥，心烦意乱。

　　风伯帮他点拨腋下极泉穴，两只手臂迅速回暖，随即臂痛僵硬感消失，心安神定，通体舒泰。

　　众人见后，无不啧啧称奇。方才知道，中华穴道文化，是真正千载常新的古文明。

　　《点穴神书》上记载：极泉穴，主腋下臂膀之病。此处津水极深，灌溉面积极广。

　　故，上至目干目黄，中至心痛咽干，下至腿僵腿冷，内至心烦意乱，外至手臂僵痛，极泉，皆可主之。

　　道家修士认为，极泉，乃养心灵穴，心虚液枯就找它。人若悲泣躁扰，如沙漠中干涸，此时按极泉，若逢绿洲，反复拨弹极泉，便有金津玉液涌出，能疗消渴，解饥乏。

道家修士，用甩手功甩通极泉，则通身手脚不冷，皮肤润泽，光鲜照人。

凡心经炎症，血脉血管炎，极泉能以水治火，滋阴涵阳，但见心包炎、心内膜炎，通过拍打极泉，能够明显减轻。

【穴道小贴士】

极泉： 臂内腋下筋间，动脉入胸。《铜人》针三分，灸七壮。

主臂肘厥寒，四肢不收，心痛干呕，烦渴，目黄，胁满痛，悲愁不乐。

第150篇 青木灵火之穴

法国家庭，喜爱小狗，他们研究认为，老人若无儿女陪伴在身边，养条宠物狗牵出去遛，能够延缓老年痴呆。

风伯说："狗，只是小动物，代表少阳，小孩，有活力，若是他们解穴道文明，在身上就有最朝气蓬勃的小动物穴——青灵穴。"

一位老工人，他的爱犬离世后，老年痴呆加重，常出门忘记回家的时间，坐在公园里，一发呆就是几个小时。

风伯见了，叫他点按青灵穴。不到半个月，老人居然脸上笑容增多，表情丰富，记忆回归，健忘好转。

风伯说："青灵穴，专对付老年痴呆，暮气迟重之人。它可让人大脑清醒，耳目灵光。"

《点穴神书》上记载：青灵穴，青者，东方木；灵者，南方火。此乃木生火，朝气蓬勃之穴。是疏肝要穴，乃强心灵穴！

凡郁闷不舒胁肋痛，痴呆僵硬头昏沉，就找青灵来救命。

道家修士认为，青灵穴，木火气足，生长力大，针之能使人精神勃发，拍之青春气足，好似旭日东升，阳光普照。

兵法云：朝气锐。青灵穴，最具有春色青青，朝气锐力。它能运化心血，疏肝宽胸，化解一切腐朽之气，是年老僵化之恢复生机的要穴！

【穴道小贴士】

青灵：肘上三寸，伸肘举臂取之。《铜人》灸七壮。《明堂》灸三壮。

主目黄头痛，振寒胁痛，肩臂不举，不能带衣。

第151篇　喜心利节之穴

所谓穿在法国，法国时装，世界闻名。以其大胆的设计，高超的技艺，以及优质的选材，时常引领着世界时装潮流，以至各国名绅富媛纷纷前来订购。

有位走时装秀的少女，衣着单薄，天气变冷，突发心脏病，手足发青，唇面色白。

众人惊慌。风伯口里念叨一句古语，然后伸手就点按少海穴。

片刻，少女就舒缓过来，心平气和，不再发抖。

旁边正好有个医生，见了后，既佩服又不解，问："你点少海穴，我知道，可你点穴前念咒语，我就不懂了。"

风伯说："我点的是《席弘赋》心动手颤少海间，若要除根觅阴市。就是说，心脏病又手颤抖，在少海处点穴，想要根治，就要常拍打点按阴市。"

众人皆拍手赞赏。

《点穴神书》上记载：少海穴，乃心经合穴，合穴力量大，补心气足。故，一切七情动心，六淫伤脉，无论心慌心颤，或手麻手痹，或心烦意乱，或癫痫狂躁，肌酸肉痛，各种复杂牵动神志之病变，点按少海穴，皆能令百川归海，百病化灭。

道家修士认为，少海穴，又名曲节穴，弯曲处的关节，好像树分叉。故，拍打少海，有助于对治关节剧痛，痛入心扉。譬如白虎历节风，这种严重关节炎，痛到像白老虎咬你，刻骨铭心，胆战心惊。此时，选择少海，能内壮心气，以缓解诸痛痒疮。又能外愈关节，使关节病得愈。

故，道门秘传，凡属天气巨变，引起关节对接处疼痛的，或关节上面的皮肤病，拍打少海，或少海放血，皆可轻松度过节难，突破梗节。

此以节治节也，以少海的肘节，来对治节气关节病也。

另外，少海能喜心，曲池可悦肠。此二穴，皆心与肠的合穴，有大力量。若是遇见对世界心存偏见，对人不存好感者，乃心肠不喜悦，用少海透曲池按法，可以让人心肠好，改变对世界的看法。

对于穴道高手来说，他不会特意去改变他人，他会通过改变自己的穴道空间，从而提高看世界的境界，进而让人心生景仰，满怀钦佩。

【穴道小贴士】

少海（一名曲节）：肘内廉节后，大骨外，去肘端五分，屈肘向头得之。手少阴心脉所入为合水。《铜人》针三分，灸三壮。甄权云："不宜灸，针五分。"《甲乙》针二分，留三呼，泻五呼，不宜灸。《素注》灸五壮。《资生》云："数说不同，要之非大急不灸。"

主寒热齿龋痛，目眩发狂，呕吐涎沫，项不得回顾，肘挛腋胁下痛，四肢不得举，齿痛，脑风头痛，气逆噫哕，瘰疬，心疼，手颤健忘。

第152篇　心灵神道之穴

法国战神广场，有个为纪念法国大革命而修建的埃菲尔铁塔，塔高三百多米，成为巴黎的象征。一年四季，都有众多人在塔脚下排队坐电梯，以期登高一望，开胸顺气。

风伯也喜欢登高远眺，以开拓视野。

一位游客，素有恐高症，又抑制不住登塔远眺的好奇，上到塔顶时，浑身颤抖抽筋，如老鼠遇到猫，腿脚似绳绑布捆，顿时瘫下去。看来，心理不强大，你还登不了高。

风伯随即伸出回春指，帮她点揉灵道穴。盏茶功夫，僵硬抽搐的身体就获得平静，呼吸急促也舒缓了。

游客渐渐自己站起来，对风伯百谢不已。

《点穴神书》上记载：灵道穴，能使万事通行，管道灵活，善医心痛抽筋之症，能疗肘腕僵硬之疾。是咽喉暴哑者的福音，乃气管梗阻者的希望。

道家修士认为，灵与鬼相对。故，夜梦恶鬼，灵道配至阳，能解除。

人身体最灵之处，莫过眼睛舌头。舌头僵硬难语，眼睛视物昏暗，中风偏瘫，乃身体脉道俱废，痰迷经络，灵道配丰隆可清除。

灵道者，又称为精神往来之道路。故，精神疾病，神昏谵语，默默不搭理人，灵道配神门，堪称神灵绝配，安眠二穴！便可让人心领神会，步入灵活精神的门道。

【穴道小贴士】

灵道：掌后一寸五分，手少阴心脉所行为经金。《铜人》针三分，灸三壮。

主心痛，干呕，悲恐，相引瘛瘲，肘挛，暴喑不能言。

第153篇　通理血脉之穴

荷兰，这个风车之国。在中国蒙古，是风吹草低见牛羊，在荷兰的大草原，却是风车底下见奶牛。

牛场主，经常失眠健忘，挤完牛奶放哪儿都不记得。

风伯说："心脑相连，脑是电灯泡，心就是电源，心经就是电线。失眠健忘，此乃心经络不通。

点按手少阴心经的络穴通里，就能引心经之气，通到骨髓脑窍里。"

自从牛场主学会点穴通里后，丢三落四的毛病就没有了。

《点穴神书》上记载：通里穴，四通八达，连络内里。故，脑中健忘痴呆，心脑相连可通里。皮肤毛孔汗闭，心在液为汗，可开汗孔解表；咽喉闭塞失语，心开窍于舌，通里可利咽开音。诸般郁滞，通里主之。

道家修士认为，按通里，有阳性疼痛反应，大多提示心脉病变，心律不齐，心慌心悸。只需联合内关跟心俞同揉，就能纠正心率，舒缓心经。

通里穴，又有通而理之的意思。心主血脉，常人以为崩漏血下，服归脾汤，效果不佳，此时，必按通里，通因通用，反倒疏通郁滞，崩漏自止。

故通里一穴，乃疏凿要穴，通脉要点。

【穴道小贴士】

通里：掌后一寸陷中。手少阴心脉之络，别走太阳小肠经。《铜人》针三分，灸三壮。《明堂》灸七壮。

主目眩头痛，热病先不乐，数日懊憹，数欠频呻悲，面热无汗，头风，暴暗不言，目痛心悸，肘臂臑痛，苦呕喉痹，少气遗溺，妇人经血过多崩中。实则支满膈肿，泻之；虚则不能言，补之。

第154篇　心阴孔郄之穴

荷兰造船厂，世界驰名。几乎每个荷兰家族，都有精通工巧的技师。

荷兰的商人、航海家，几乎通达世界航线，他们航行在海上，像平原跑马那样自然。

一位船长，得了十年的盗汗症，百医乏效。

风伯说："只因没接触中华穴道。"马上教他点按阴郄穴，《针灸大成》里面有篇《标幽赋》，一泻阴郄止盗汗。

汗为心之液，心经的郄穴又叫阴郄。从孔郄中流出的病，就找阴郄穴。

船长自从每天按五分钟阴郄穴后，盗汗就没再发作了。

他开心地说："我一生航海，世界哪儿都去，最可惜就是对中国了解甚少，不然我这盗汗之症早就好了。"

《点穴神书》上记载：阴郄穴，治疗盗汗失音最效，调理胸满吐血极神。

郄乃孔郄义，气血深藏聚。病症反应点，临床能救急。

阴经的孔郄，就主炎症跟血症。

道家修士认为，汗脱心慌，急救时，可点内关、膻中、阴郄；如若吐血衄血，膈俞配阴郄，主膈上出血；尿血便血，血海配阴郄，主下半身出血；骨头里头发热，阴郄配尺泽，能敛阴滋液；更年期潮热盗汗，阴郄配三阴交、太溪，几乎是虚烦虚热绝杀，脱汗盗汗克星！

老年想要预防心肌深层次梗塞炎症，常揉阴郄跟心俞，便无后顾之忧！

【穴道小贴士】

阴郄：掌后脉中，去腕五分。《铜人》针三分，灸七壮。
主鼻衄吐血，洒淅畏寒，厥逆气惊，心痛霍乱，胸中满。

第155篇
心神开合之穴

荷兰，地势低洼，冬天潮湿寒冷。有智慧的老农，冬天用木头凿成木船形的木鞋，鞋内用稻草填充，穿起来既保暖，又通风、防潮，所以穿木鞋的荷兰人，很少有脚气。

一个木鞋工人，常心慌心悸，风伯教他点按神门，神门可调神，让神安气定，宁心安神。

自从点揉腕部神门穴后，他的心像兔子那样怦怦乱跳的现象就消失了，高兴地送风伯一双他最得意的木鞋。

风伯说："我们中国人，在一块鞋大的面积上，就能精益求精，挖掘出近百穴道。"

《点穴神书》上记载：神门，专治心性痴呆之疾，善疗惊恐惶急之症，癫狂惊逢之可克，健忘呆遇此能疗。

道家修士认为，揉神门加内关，可加强入睡，提高质量；点神门跟太冲，能轻松将高压舒缓；若得了无脉症，脉极弱无神，心俞、太渊配神门，能令脉气复出；如果胸胁痛，阳陵泉加神门，如有神助；如果健忘痴呆，百会联手神门，能使灵光上顶。此招一直被道家视为广开灵感，三华聚顶之秘术！

总而言之，一切疼痛病症引起精神上波动的，在辨证取穴加上神门，都如画龙点睛，猛虎添翅，其效非凡！

【穴道小贴士】

神门（一名锐中，一名中都）：掌后锐骨端陷中。手少阴心脉所注为输土。心实泻之。《铜人》针三分，留七呼，灸七壮。

主疟心烦，甚欲得冷饮，恶寒则欲处温中。咽干不嗜食，心痛数噫，恐悸，少气不足，手臂寒，面赤喜笑，掌中热而哕，目黄胁痛，喘逆身热，狂悲狂笑，呕血吐血，振寒上气，遗溺失音，心性痴呆，健忘，心积伏梁，大小人五痫。

东垣曰："胃气下溜五脏气皆乱，其为病互相出见，气在于心者，取之手少阴之输神门，同精导气以复其本位。"《灵枢经》曰："少阴无俞，心不病乎，其外经病而脏不病，故独取其经于掌后锐骨之端。心者五脏六腑之大主，精神之所舍，其脏坚固，邪不能容，容邪则身死，故诸邪皆在心之包络。包络者，心主之脉也。"

第156篇 心灵府第之穴

荷兰，花卉名国，到处繁花似锦，绚丽夺目，香气逼人，郁金香，更是世界闻名。

一位花农，因情场失意抑郁，有轻生倾向。

风伯说："人生路长，需要坚强。"于是，教他点按少府，配合长强二穴，能沟通心肾，疏解少阴心肾二经抑郁之气。

很快，沮丧悲伤烟消云散。

《点穴神书》上记载：少府穴，乃心经的府第，跟劳宫为邻，劳宫是心包经的宫殿。

府者，能容也。少府，形容此穴能容，所以，心中有梗塞郁闷不能受，心乱如麻，心包郁结，揉按少府，可拓宽心经，舒缓紧结。

道家修士认为，少府穴，乃手解穴。就是在手上可以解开穴道闭塞问题，一切手麻、摔伤撞伤后不能动，中风偏瘫言行迟钝，勤揉少府穴，可以解锁松绑，释放穴道潜能，开发经络力量！

故而，人生有过不去的关，迈不了的坎，勤揉少府穴，可以闯关迈坎，一切想不通，思不明的病，少府可主之。

那些长寿老人，手中常放两个转珠，在掌中走，他们通过运转圆珠，滚通少府，能够掌握生命的齿轮，提升记性，减少痴呆，将心脏病消灭于无形，把抑郁症扼杀于萌芽，堪称抗衰动作，耐老修养。

据说，掌热，皮肤瘙痒者，常在掌中转圆球，拓宽心经心脉，能轻松治愈。这都是从《内经》诸痛痒疮，皆属于心，这经旨奥义中发掘出来的，不足为奇也。

【穴道小贴士】

少府：手小指本节后，骨缝陷中，直劳宫。手少阴心脉所溜为荥火。《铜人》针二分，灸七壮。《明堂》灸三壮。

主烦满少气，悲恐畏人，掌中热，臂酸，肘腋挛急，胸中痛，手蜷不伸，疠疟久不愈，振寒，阴挺出，阴痒阴痛，遗尿偏坠，小便不利，太息。

第157篇　心灵手巧之穴

荷兰，畜牧业发达，最负盛名的是奶酪，奶制品得到全世界肯定，几乎欧洲各国超级市场都能找到荷兰奶酪。

一位奶酪经销商，早中晚餐都以奶酪为食，百吃不厌，最后血脂升高，手指发麻，头晕头胀，心烦心躁。

风伯帮他捏少冲穴，此穴能醒脑开窍，清热活络。

捏完后，指麻现象就消失了，人变清醒，烦躁也不见了。从此少吃蛋奶，多吃蔬果，升高的脂质降下去了。

《点穴神书》上记载：少冲穴，手少阴心经之井穴，井主心下满，凡心胸中满闷烦、癫狂热，少冲穴点刺，能减轻。

道家修士认为，井穴，就是井水初冒地表之处。好像少阳初生，故井穴多在指端，如同初生旭日，带有觉悟光明之象。

故，勤捏揉井穴能提高脑力、觉照力，能抗脑老化，能让昏沉的人变清醒，懒洋的人变精进。

有一车祸后的植物人，百治乏效，束手无策。家人听中医穴道高手指点，用镊子夹少冲、中冲、商阳、少商等经络的井穴，居然恢复意识，能够行走，对答如流。

熟悉经络循行者，皆知井穴就是阴阳交接之穴，它能沟通阴阳，调百病，平虚实，通寒热。那些修身炼性者，无不以点按井穴为延年益寿秘诀。

有词曰：心灵手巧，手部轻巧，心脏就常有灵感，得青春气息灵活不老矣。

若脑部充血，直接刺少冲，就能缓解；脑部缺血，就艾灸少冲，可以生血。此乃穴位双向调节之秘诀。

【穴道小贴士】

少冲（一名经始）：手小指内侧，去爪甲角如韭叶。手少阴心脉所出为井木。心虚补之。《铜人》针一分，灸三壮。《明堂》灸一壮。

主热病烦满，上气嗌干渴，目黄，臑臂内后廉痛，胸心痛，痰气，悲惊寒热，肘痛不伸。

张洁古治前阴臊臭，泻肝行间，后于此穴，以治其标。

第八卷

手太阳小肠经

手太阳小肠经穴主治

《内经》曰："小肠者，受盛之官，化物出焉。"又云："小肠为赤肠。"

胃之下口，小肠之上口也，在脐上二寸，水谷于是分焉。大肠上口，小肠之下口也。至是而泌别清浊，水液渗入膀胱，滓秽流入大肠。

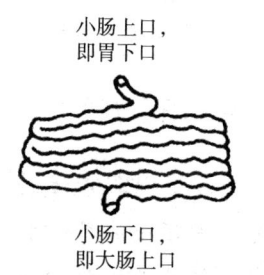

小肠上口，
即胃下口

小肠下口，
即大肠上口

小肠腑图

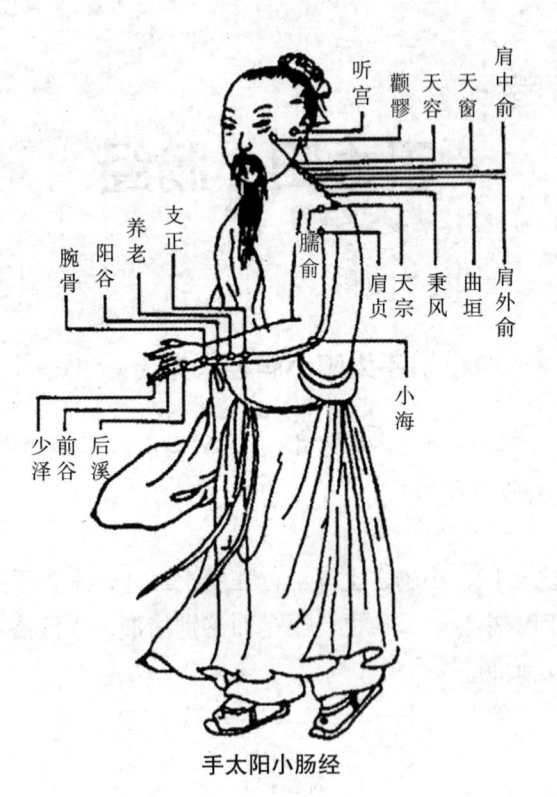

手太阳小肠经

手太阳小肠经穴歌

手太阳穴一十九，少泽前谷后溪薮。

腕骨阳谷养老绳，支正小海外辅肘。

肩贞臑俞接天宗，髎外秉风曲垣首。

肩外俞连肩中俞，天窗乃与天容偶。

锐骨之端上颧髎，听宫耳前珠上走（左右三十八穴）。

此一经起于少泽，终于听宫。取少泽、前谷、后溪、腕骨、阳谷、少海，与井荥输原经合也。

脉起小指之端，循手外侧上腕，出踝中直上，循臂骨下廉，出肘内侧两骨之间，上循臑外后廉，出肩解，绕肩胛，交肩上，入缺盆，络心，循咽下膈抵胃，属小肠；其支者，从缺盆贯颈上颊，至目锐眦，却入耳中；其支别者，别循颊上颛（音"拙"）抵鼻，至目内眦也。多血少气，未时气血注此。

丙火之腑，脉详左寸。是经之为病也，面白耳前热，苦寒，肩臂廉内外肿痛。沉诊为心，实则脉实，烦满而口舌生疮；浮取小肠，虚则脉虚，懊憹而唇青下白。颔肿不可转，清痰降火；腰折难动履，渗湿利热。倘小便数频，乌药益智丸，用酒煮山药；若精气不固，白茯猪苓和，须蜡化津液。小肠疝气，茴香姜浸入青盐；肾宫精冷，川楝炒成加木破。滑石寒而能治诸淋，沉香温而能行诸气。尿血煮苦苋菜根，血淋煎车前子叶。清泉旋汲饮发灰，薄荷时煎调琥珀。热入小肠为赤带，茴香苦楝当归；邪归大腑变膏淋，滑石金砂甘草。尝煅牡蛎石斛补，续随金砂泻。巴戟乌药茴香温，黄芩通草花粉凉。羌活藁本引于上，黄柏二苓行于下，细阅本草之旨，略为理治之阶，毋执己见，妙在言传。

第158篇　开泽泄洪之穴

荷兰，地处低洼，有三分一的土地是通过围海造田来的，连国际法庭海牙这富丽堂皇之处，也在水光倒影之中。

荷兰人，用精心跟技术，验证了沧海变桑田的奇迹，因而成就了农耕跟畜牧业。

一个农场主的孩子，顽固呃逆不休，饭食难下。

第八卷　手太阳小肠经

风伯用指按压小孩子的少泽穴后，呃逆如水鸡声居然现场止住，众人见后，无不惊讶佩服。

《点穴神书》上记载：少泽穴，能少少泽润脏腑组织，尤其偏向滋润小儿，故又名泽少。

少泽，为手太阳小肠经之井穴。所出为井，故此穴主乳痈、乳汁不出，乃下乳涌泉穴也，能下乳汁如泉涌出。

此穴如同泽泻，能利水通淋而补阴不足，故小便淋漓刺痛，尿道口发热，少泽主之。

少泽，位于指甲旁，对应脑首。所以，热闭神昏，头痛、目翳，点刺少泽放血，能缓解颅脑内压跟高热。

道家修士认为，少泽穴，乃少阴君火转注而来，蒸水气上升，润泽万物。故，无论心烦口热舌干，常搓搓小手指，就能明显感到口舌生津，得膏霖露雨灌溉，通体上下舒泰。

故，老人捏手指，能治消渴。非独消渴，五脏干涸皆可润之，少泽润泽之力，不可低估也。

凡遇急性咽炎，扁桃体肿大、高血压，少泽刺络，放数滴血便可减轻，大有开泽放坝减高压之功。

【穴道小贴士】

少泽（一名小吉）：手小指端外侧，去爪甲角下一分陷中。手太阳小肠脉所出为井金。《素注》灸三壮。《铜人》灸一壮，针一分，留二呼。

主疟寒热，汗不出，喉痹舌强，口干心烦，臂痛瘰疬，咳嗽，口中涎唾，颈项急不得回顾，目生肤翳复瞳子，头痛。

第159篇

如谷多润之穴

比利时的巧克力，世界驰名。这里的原材料丰富，巧克力口感甘醇，耐人寻味。

一个小孩，平时很喜欢吃巧克力，又不爱喝水。结果，颈项处肿胀，淋巴发炎，痛得碰都碰不得。

风伯说："我不碰你那里，小朋友来，我们握握手，做朋友。"

结果，帮孩子按摩手上的前谷穴。按完后，肿痛减轻，小孩子主动索水喝。随即，痛去若失。

真是小穴位，大智慧！

《点穴神书》上记载：前谷穴，主耳鸣喉痹、项肿鼻炎、眼胀痛等前面五官无名肿毒。

凡山谷多滋润也。故前谷穴，善于滋润人体面首孔窍肿热，能通润五官七窍。

人体乳房亦在前面，凡乳腺炎、乳痈，前面乳窍发热，肝郁化火者，点刺前谷，能疏泄肝胃郁火。

道家修士认为，凡人缺水，要到山谷找。故，人喜食煎炸烧烤，巧克力糖果，导致发炎发热，又不爱饮水，但按摩点按前谷、合谷、阳谷等带谷之穴，皆能通润脏腑，灌溉经络，以解燃眉之急，能去燥火之忧。

【穴道小贴士】

前谷：手小指外侧本节前陷中。手太阳小肠脉所溜为荥

第八卷 手太阳小肠经

253

水。《铜人》针一分，留三呼，灸一壮。《明堂》灸三壮。

主热病汗不出，痎疟癫疾，耳鸣，颈项肿，喉痹，颊肿引耳后，鼻塞不利，咳嗽吐衄，臂痛不得举，妇人产后无乳。

第160篇 后引泉溪之穴

世界著名的"小男孩撒尿雕像"，就在比利时。这是为纪念一个机智小男孩，用撒尿浇灭炸药的导火线，在战火之中，救起一片和平。

在广场街头，有位游客，歪着脖子。原来，得了落枕。风伯伸出手，帮他搓后溪穴，边搓边叫他转头。

不到一分钟，头项灵活，不再偏斜。他高兴地抱住风伯，感谢风伯让他这次外出旅游开心快乐，而不至于被落枕折磨。

《点穴神书》上记载：后溪穴，乃八脉交会穴。奇经八脉各有一穴来管，后溪管的是督脉，叫后溪督脉通于颈。

头颈痛，针刺后溪，没有不立刻痊愈。故，后溪，乃颈椎穴也。

后溪者，后面溪水也。所以，腰酸背痛，强直性脊柱炎，以及晨僵现象，常搓后溪可缓解。

凡带溪、泽穴者，皆有流通润养之功。故，咽喉肿痛，耳鸣目赤，七窍冒烟，癫狂烦躁，皆是一派火邪炎上之象，赶紧从后面引来溪水，去浇灭前方的烈火热焰，遂得平息。

故后溪穴，又是出名的消防穴，降火穴。

道家修士认为，人手自然放在桌上，后溪跟前谷，都被压在桌面。根据天人合一全息对应法，后溪、前谷对应的分别是谷道肛门跟溪水道膀胱，此二穴联合，就是胱肠二穴。勤搓常揉，可减少久坐上班族的前列腺炎、痔疮，以及尿道炎、妇科生殖系统疾病。此乃道家秘传之术，记载与道藏古籍，一直不为人所知。

古之道士，通过双手对叩后溪、前谷，就能明显通利胱肠，排泄顺畅，故此二穴联手，真乃降浊二穴，排泄双雄，实乃不可多得之对穴也！

【穴道小贴士】

后溪：手小指外侧本节后陷中，握拳取之。手太阳小肠脉所注为输木。小肠虚补之。《铜人》针一分，留二呼，灸一壮。

主疟寒热，目赤生翳，鼻衄，耳聋，胸满，颈项强，不得回顾，癫疾，臂肘挛急，痂疥。

第161篇 以腕治弯之穴

比利时是发达的工业国，纺织业历史悠久，其挂毯闻名世界。

有位老纺织工人，年老体弱，肢体偏废，半边手麻。

风伯说："这在中医叫偏枯。"

然后伸出回春指，教纺织工人点按腕骨穴。据说此穴乃风瘫手麻特效穴。果然，不到大半个月，纺织工人手部麻木之感消去七八。

《针灸甲乙经》的皇甫谧，他通过勤劳点按腕骨穴，腕

骨偏枯的身体恢复荣光。故，他对腕骨穴高度赞叹，称其
疗愈偏枯神穴，根治麻木要穴。

　　《点穴神书》记载：腕骨穴，主治腕臂五指疼痛，手部偏
瘫枯萎，有通便祛湿之功，具消肿止痛之效。
　　道家修士认为，此穴在人体腕部周围。腕者，弯也。故，
一切转弯功能障碍，比如，胃大小弯炎症，肘弯疼痛，腕弯麻
木，以及肩弯、膝弯、踝弯、风湿关节痹痛，还有尿道弯曲，
肠道梗塞，皆取腕骨穴，常有出人意料之效。
　　此穴最善疏通拐弯抹角邪气，调理筋骨闭阻之疾。道家修
士常以修搓腕骨，减少关节血脉肠道等弯曲处病变。

　　【穴道小贴士】
　　腕骨：手外侧腕前起骨下陷中。手太阳小肠脉所过为原。
小肠虚实皆拔之。《铜人》针二分，留三呼，灸三壮。
　　主热病汗不出，胁下痛不得息，颈颔肿，寒热，耳鸣，目
冷泪生翳，狂惕，偏枯，肘不得屈伸，痎疟头痛，烦闷，惊
风，瘛疭，五指掣，头痛。

第162篇　阳热入谷之穴

　　卢森堡，森林资源丰富，在欧洲，有绿色心脏之美称。
其盛产铁矿石，为世界十大炼钢巨国之一！
　　一钢铁工人，长期在炼钢车间，被熏得面红目赤，得
了严重的躁狂病，常年便秘，浑身灼热，见到水就想跳下
去。

风伯教他点按阳谷穴，这阳热之谷，好像火焰山那样热腾腾。阳谷能通过撤心经之阳热，从小肠之谷道下行，从而恢复神志灵窍。

想不到，钢铁厂以为要花大量医药费救回老工人，居然被风伯数招之间化解掉阳热癫狂，治愈了肠燥便秘，轰动了整个厂间，都感叹中华穴道神气！

《点穴神书》上记载：阳谷穴，乃癫狂要穴，热病重点，急躁烦热者，点此能安；红肿热痛者，刺此可定。

一派阳火，在心经烧起，在这小肠经的谷道上刺络放血，能引火下行，缓解神志、灵窍之病。

道家修士认为，一切谷道发热，阳燥太过，导致便秘、妄言、躁热、癫狂者，勤拍打阳谷穴，能导阳入阴，使得阴阳交泰，神志立安，谷道通调，积滞自去。

【穴道小贴士】

阳谷：手外侧腕中，锐骨下陷中。手太阳小肠脉所行为经火。《素注》灸三壮，针二分，留三呼。《甲乙》留二呼。

主癫疾狂走，热病汗不出，胁痛，颈颔肿，寒热，耳聋耳鸣，齿龋痛，臂外侧痛不举，吐舌，戾颈，妄言，左右顾，目眩，小儿瘛疭，舌强不嗍乳。

第163篇 孝养敬老之穴

卢森堡，乃国际金融中心，经济高度发达。广播电视业，更是卢森堡引以为傲的龙头企业。

有位播音员，常年面对这声光电热能，不到六十岁，双眼就黯淡无光，加上常年的失眠，导致头晕、记忆力下降，应对起引以为豪的播音职业来，居然力不从心。因此，黯然伤神。

风伯伸出回春指，帮这老播音员揉养老穴，居然目暗生光辉，耳闭复明亮，失眠转好，健忘复明。

老播音员从此一发不可收拾，勤点勤按，居然视听灵敏，恢复年轻。他因此特别做了一回中华穴道广播节目，来普及养老这个人体要穴，抗老奇穴！这个可以献给天下父母、世间老人的绝妙灵穴！

《点穴神书》上记载：养老穴，乃养老延年之要穴，聪耳明目之重点。若遇到落枕，针养老穴，拧拧头即愈；如逢上闪腰，针养老穴，转转腰能好。

它是手太阳小肠经的郄穴。阳经郄穴主痛症，故而急性肩背肘臂酸痛，头颈腰膝剧痛，养老穴点刺按揉，莫不应手起效。

道家修士认为，灸养老穴，乃神仙延命之法，是衰翁老残者的福音，病弱劳损人的曙光！

一切老化的病，脑血栓、痴呆、静脉曲张、老寒腿、老慢支、胃病、顽痰、风湿、瘀血、死血、老迈皱纹、老眼昏花，人老珠黄，人老又健忘，岁老气息不畅，身老脏腑下垂，如将凋零之落叶，似欲老朽之家具，知道此养老穴，针灸并用，点揉同施，乃最大限度延迟老化，延缓老迈的大善举。此养老穴，亦同足三里一般，对身体百利而无一害之要穴也！

【穴道小贴士】

养老：手踝骨前上，一云腕骨后一寸陷中。手太阳郄。

《铜人》针三分，灸三壮。

主肩臂酸疼，肩欲折，臂如拔，手不能自上下，目视不明。

第164篇 令支归正之穴

卢森堡是个漂亮的花园城市，既有文化遗址，又有满城花都——玫瑰花。四处桥梁纵横，分支发达，有桥梁之城的美称。

一位花农，望着美丽盛开的鲜花，他却乐不起来。原来，他的脸长了不少扁平疣。

风伯说："人以脸上长斑疣为苦，我以心中生杂乱念头为羞。"

结果，帮这花农点揉支正穴。想不到数日之间，脸上的扁平疣小疙瘩，消无芥蒂。

花农高兴地给风伯送了不少奇异的玫瑰花。

《点穴神书》上记载：支正穴，手太阳小肠经之络穴也，它能引心脏之火热，来燃烧掉小肠之杂质。

小肠有杂质，面部才有斑渍。点揉支正穴，能将心经正义之火，以阳刚的热量，通过络穴分支，传递到小肠，冲击痰结，蒸化赘物，使得肠无积滞面干净，浊阴燃尽脸无病。

故，支正穴，最善治瘊子、扁平疣、脂肪瘤、赘生物，各类脏腑痰结，浊阴挡道。

道家修士认为，脏乃正，腑为分支；心脏乃正，六腑为分支。支正穴，就如同正堂去支使旁从。

凡络病连络不通的问题，寻支正穴，无不迅速连通。比如，手麻、脚麻、失忆、肚冷、颈僵，此皆支正中断，点穴可复续。

又如，鼻塞、耳鸣、眼花、口干、咽痛，此皆脏腑开窍于五官的分支受到病邪挡道而中断，用局部取穴配支正，常有意想不到之效。

故，迎香配支正，治鼻塞；耳门配支正，治耳鸣；睛明配支正，治眼花；口禾髎配支正，治咽干；天突配支正，治咽痛。如此，妙配组合，非明穴道之士，不能体会此中精意！

《医宗金鉴》：支正，主七情郁结不舒，消渴饮水不止。这古籍，已经透露糖尿病跟抑郁症的穴道治法了。

《针灸大成》又曰：支正主惊恐悲忧癫狂。也就是说，一切窍闭神郁、神不导气引起的身体传导功能变差，而出现恐怖惊乱之现象，支正穴，就相当于网络穴，能联网，可快递能量，输送气血。它就是经络一个大网管。

【穴道小贴士】

支正：腕后五寸，手太阳络脉，别走少阴。《铜人》针三分，灸三壮。《明堂》灸五壮。

主风虚，惊恐悲愁，癫狂，五劳，四肢虚弱，肘臂挛难屈伸，手不握，十指尽痛，热痛先腰颈酸，喜渴，强项，疣目。实则节弛肘废，泻之，虚则生疣小如指，痂疥，补之。

第165篇　破积入海之穴

挪威，有三分一的国土在北极圈内，能够看到极昼极夜现象。有时，白天根本看不到阳光，有时，一整天里也没有半夜，太阳全在天空中。

天气的剧变，导致了抑郁、关节痛的人不少。

一位铁道工人，一到了极夜现象，就容易想不开，万念俱在。

正逢极夜，这怪病发作，他拼命地撞头，仍然不能舒缓。

风伯只教他点按小海，想不到效果出奇地好。悲观低落的情绪，如旭日高升，黑暗退下。

《点穴神书》上记载：小海，位于肘尖周围，以尖治尖，故，头顶痛，头上思维不能突破，颈僵、郁闷、困扰，按小海有助于拔尖突破郁闷，顶开紧箍咒般的束缚。

道家修士认为，凡尖能破，故处于骨节尖角处的穴位一般比较尖锐，能除痰核、瘰疬、破积聚、包块。

故，碰到癫痫、淋巴结肿大，以及妇科子宫包块，只需常练肘尖，搓摩小海，使得尖峰有力，便能穿破顶碎包块。

故，那些修炼肘部功夫的高手，他们一般不会有痰结包块之忧，以其气锐利凶猛也。

若颊肿，就颊车配小海；

咽肿，就天突配小海；

胆肿，就日月配小海；

胃肿，就中脘配小海；

子宫附件肿胀，就关元配小海；

膝盖肿胀，就犊鼻配小海；

若是体虚贫血，用小海配脾俞、血海，点揉搓摩，有助于脏腑生血。

总而言之，带海之穴，犹百川入海，治理病症复杂多样，调理疼痛千变万化。

【穴道小贴士】

小海：肘内大骨外，去肘端五分陷中，屈手向头取之。手太阳小肠脉所入为合土。小肠实泻之。《素注》针二分，留七呼，灸三壮。

主颈颌、肩臑、肘臂外后廉痛，寒热齿龈肿，风眩颈项痛，疡肿振寒，肘腋痛肿，小腹痛，痫发羊鸣，戾颈，瘰瘲狂走，颔肿不可回顾，肩似拔，臑似折，耳聋，目黄，颊肿。

第166篇 肩挑重任之穴

挪威，是峡湾之国，海岸线极长，这里是渔船的避风港，景色优美，渔业丰富。

有位水手，在甲板上贪凉睡觉，第二天，肩膀都举不起来。

风伯伸出回春指，帮他点肩贞一穴。一边点，他一边蒸蒸汗出。

不到盏茶功夫，挥手无障碍，抬举轻松。他高兴地送给风伯一串贝壳。

《点穴神书》上记载：肩贞，贞者，蒸也，有蒸蒸日上之意，此穴善发肩部的汗水。凡为风冷雾气闭住肩周，在肩贞处烧山火，拍打搓摩，就能轻松疗愈。

凡肩臂肌肉萎缩，像贫瘠的战乱之国，揉按肩贞穴，能长肌肉，增臂力，令手劲富强，抬举有力。故，手足麻木之症，肩贞可除；肢节消瘦之疾，肩贞能愈。

道家修士认为，贞，有意志操守，坚定不移的意思。勤挑扁担压通之人，大抵意志坚强，目光深隧，能担挑重任，初心不移。

故，那些道家修士，通过拍打肩贞穴，让羸弱终生、弱夯夯之人，变为雄赳赳、能担当道义的汉子。

【穴道小贴士】

肩贞： 胛下两骨解间，肩髎后陷中。《铜人》针五分。《素注》针八分，灸三壮。

主伤寒寒热，耳鸣耳聋，缺盆肩中热痛，风痹，手足麻木不举。

第167篇
传输气血之穴

挪威造船工业历史悠久，领先世界。

造船厂的设计师，因为得过小儿麻痹症，康复后，手臂处一直麻木，常年疼痛，肌肉都不长。

风伯教他拍打臑俞穴，结果，原本萎弱的肌肉，居然焕发生机，麻痹的痛感，从此消弥远去。

设计师非要亲自开船，带风伯去环游海岸。

《点穴神书》上记载：臑俞穴，臑者，动物前肢上肢也。此处的肉丰厚，提供能量气血，若臑俞穴干瘪，手势必会麻木，酸软无力。

故，道家修士通过拍臑俞，能明显增加肱二头肌力量，提高上肢能力。

臑字，解开来是需肉，就是何处需要长肉，臑俞就能将气血能量输运过去。它是一个养其真的穴位，是一个存储气血的穴。

曾经，有一小孩车祸后，臂不能上举，常年酸软无力。自从拍打臑俞、臂臑后，就能一举过顶，冲拳有力，虎虎生风。

足见臑俞壮臂力的奇迹！

【穴道小贴士】

臑俞：侠肩髃（手阳明穴）后大骨下，胛上廉陷中，举臂取之。手太阳、阳维、阳跷三脉之会。《铜人》针八分，灸三壮。

主臂酸无力，肩痛引胛，寒热气肿胫痛。

第168篇　向天宗主之穴

挪威的首都，有三分之二是森林跟湖泊，城中空气清洁如新。虽是国际化大城市，却保存着古老的建筑，摩天大厦与古朴楼宇跟自然环境和谐融为一体，构成独特的北欧风光。

在维格兰公园里，人川流不息。这里的雕像，世界驰名。

有个雕塑家，常年老慢支、哮喘，头上长了个疮，始终没见好，终年流脓水，痛不可言。

风伯教他按天宗穴，并嘱其忌食鱼虾蟹这些诱病的发物美食。不到半个月，居然头顶疮痛收口结疤，老慢支缓解，上下楼梯不喘。

《点穴神书》上记载：天宗穴，乃天部宗养朝见之要穴。故，手不能上举摸头、朝头，天宗一点即效；呼吸纳气不能朝肺，觉得气喘吁吁，天宗配膻中，能吸气入肺；形僵败绝，痈疮肿毒，烂口不收，天宗能让大自然清气汇聚到疮口终点来生肌长肉，以新换旧，推陈出新。

《外科大成》讲："天宗主顶疽"，这头顶烂肉，众肉不能朝向天顶生长（即三华不能聚顶），必致烂肉，按天宗，有助于凝血聚气，汇血液阳气于天顶，以长肌结疤。

道家修士通过拍打天宗穴，能够很好地保养心脏。凡心脏病穿透到肩胛骨天宗疼痛者，代表心君动摇，非常危险。揉按天宗穴，能平息以下犯上，清除各种威胁宗主的心主神志问题。

【穴道小贴士】

天宗：秉风后大骨下陷中。《铜人》灸三壮，针五分，留六呼。

主肩臂酸疼，肘外后廉痛，颊颔肿。

第169篇 掌舵外风之穴

瑞典，土地肥沃，和平中立，政局稳定。自拿破仑战争后，瑞典从未有过战火。所谓国泰民安，风调雨顺，一直都是世界人民所向往的。

在这平和的国度，是诺贝尔的故乡。平和的环境，诞生了各领域有卓越贡献的人。

一位数学家，由于过度用脑，每当气候变化，头痛不堪。

风伯叫他点按秉风穴，结果，大寒大暑，天气剧变，他都心平气定，头痛若失。

《点穴神书》上记载：秉风，主治八风之邪。秉有掌管之意，风乃气候变化的信号。

故，秉风穴，专主一切气候变化，身体疼痛不舒之症。比如，风湿关节痛、头风痛、风气咳嗽，风邪引起的鼻炎、皮肤病。

道家修士认为，外侵之风找秉风，内生之风找太冲。秉风相当于荆芥、防风，专解风从外来；太冲相当于郁金、香附，特疗风自内生。

风寒鼻塞，秉风配迎香；风湿肩痛，秉风配肩贞；头风疼痛，秉风配列缺；风痰遮睛，秉风加丰隆。总而言之，八风不动心，是为最吉祥。风湿性心脏病，用秉风配内关，有奇效。

【穴道小贴士】

秉风：天髎外肩上小髃后，举臂有空。手太阳、阳明、手足少阳四脉之会。《铜人》灸五壮，针五分。

主肩痛不能举。

第170篇
围护主心之穴

瑞典，著名的森林之国，林业发达，有欧洲锯木场之称。

一位锯木工，肩部因常年扛巨木而歪斜，如同城垣破碎，矮墙崩塌，因而肩酸肩痛，心慌心悸。

风伯在他肩胛上的曲垣穴推拿点按，松解肩关节，使肩膀正回来。结果，肩酸肩痛感消失，心慌心悸症俱除。

《点穴神书》上记载：曲垣穴，曲有弯曲、围栏之意；垣就是城墙，外护，此穴相当于城墙包绕住主心，又如绿叶保卫花心。

故，曲垣穴，善疗肩背颈椎病，心肺偷漏风（如，风湿性心脏病），正如提高墙垣，邪风不进，壮大曲垣，虚邪贼风就不得入里。

道家修士认为，凡带垣、户、门、窗、翳、丘、柱等穴位，皆有明显格挡外邪入侵，提高自身正气长城的作用。

道家修士通过负重肩担，提高曲垣处的力量，那便六淫不侵，七情难病。

如果把天宗穴看作黄芪，秉风穴是防风，那曲垣穴就是苍术或白术。三穴搓热，就如同服了玉屏风散。

一道士，善点按曲垣穴，每每令小儿惊恐减，大人神乱安。

人问何故？

道士说："城没有围墙，人住就心慌；房没有外墙，你住了就会胆战；正如客家围屋，一围起来，提高墙垣厚度，住了舒服，内心的情绪就平定。"

原来曲垣，是平复情绪要穴！它跟太冲相配，简直没有稳定不下的情志！

【穴道小贴士】

曲垣：肩中央曲胛陷中，按之应手痛。《铜人》灸三壮，针五分，《明堂》针五分。

主肩痹热痛，气注肩胛，拘急痛闷。

第171篇 治肩连胸之穴

芬兰，堪称千湖之国，境内湖泊纵横，水系发达，沼泽繁多，风景优美。

传说芬兰乃圣诞老人故乡，圣诞节前夜、平安夜，老人便乘坐鹿车，拉着雪橇，为孩子们送去圣诞礼物。

有位孩子，边咳嗽，肩胛骨边痛，在雪夜里等，沮丧地说："怎么圣诞老人还没来？"

风伯看到孩子冻得煞白的脸，便伸出回春指，帮他点肩外俞，由于此穴靠近肺部，又在肩外，堪称肩肺同治之穴。果然，咳嗽跟肩痛同时好。

孩子问："圣诞老人呢？"

风伯说："老人已经将健康的大礼，穴道保健送给你了！"

小孩听了哈哈笑。

《点穴神书》上记载：肩外俞，肩外连肘臂痛，乃至头痛，传到腕上，这是痛到肩以外去了。点肩外俞，能轻松化解肩道压力，祛除肩周臂痛。

道家修士认为，肩膀有力，可以担当宇宙；手足没劲，何能提携家国？

故，能人志士，大都有宽肩巨胛。故而能在风雨里负重前行，而寒湿不侵；隆冬中肩挑四方，毁誉不动。

【穴道小贴士】

肩外俞： 肩胛上廉，去脊三寸陷中。《铜人》针六分，灸三壮。《明堂》灸一壮。

主肩胛痛，周痹寒至肘。

第172篇 治肩连背之穴

芬兰，领先世界的通信技术，像诺基亚，这世界一流通信产品，便在此处诞生。

一位通信公司的员工，常年在寒冷的机站工作，肩膀臂痛，脖子歪斜。

风伯说："形不正则精不流，精不流则气郁。"

马上帮他点通肩中俞，使肩颈督背气血流畅，通则不痛。

通信员高兴地说："好像打结的水管被拨顺，如释重负，非常舒服。"

风伯说："穴位就是机站，经络就是线路。站点有能量，线路通畅，人就舒服轻安。"

他听后，敬佩不已，送给风伯一台厉害的诺基亚手机。

风伯说："中国的华为也领先世界了！"

通信员惊讶地说："想不到中华有人体网络学说，中国千年前就有生命系统论！"

《点穴神书》上记载：肩中俞，靠近大椎、督背人体中正线，所谓穴位所至，主治所及。

而大椎，又是高温高热高压所在之处，故肩中俞，能泄解胸肺温压。

故，咳嗽肺压大，肩中俞能宣肺解表；坐姿不当督脉倾斜，肩中俞可舒筋活络，令水管理顺，如释重负；通身发热，血压高，如火烧火烫，肩中俞刺络拔罐，可缓压降温。

肩中俞靠近人体督脉，故治肩痛连背脊。此处勤揉常搓，便可使肩酸解除干净，背冷化为乌有。

【穴道小贴士】

肩中俞： 肩胛内廉，去脊二寸陷中。《素注》针六分，灸三壮。《铜人》针三分，留七呼，灸十壮。

主咳嗽，上气唾血，寒热，目视不明。

第173篇
开窗迎清之穴

丹麦，一个最具童话色彩的国家。这里诞生了世界最伟大的童话作家——安徒生！他一生共创作一百六十余篇童话故事，风靡世界任何角落。安徒生的童话，被誉为世界儿童文学的巅峰！

有个小女孩，游泳后耳朵进水，一直发热，非常不适。

风伯帮她点揉天窗穴，凡屋里乌烟瘴气，打开天窗，就能将闷热排放到外面去。

盏茶功夫，小女孩耳朵的燥热感就消失了，心也不烦了，她开心地跳起来说：“遇到童话故事里的神仙爷爷了！"

　　《点穴神书》上记载：天窗穴，又称天笼穴，窗笼穴，专治耳聋耳闭，口鼻堵塞，清窍郁热，此穴大有迎清纳爽之能。

　　道家修士，通过拍打点揉天窗，能让人耳聪目明，嗅觉灵敏，真乃五官七窍保护穴，聪明智慧增长穴也！

　　俗话说："打开天窗说亮话"，天窗之穴，就能让有难言之隐的人畅所欲言。如骨鲠在喉，天窗拍打，即能一吐为快。

　　【穴道小贴士】

　　天窗（一名窗笼）：颈大筋间前曲颊下，扶突后动脉应手陷中。《铜人》灸三壮，针三分。《素注》针六分。

　　主痔瘘、颈痛、肩痛引项不得回顾，耳聋颊肿，喉中痛，暴喑不能言，齿噤中风。

第174篇　如天包容之穴

　　丹麦，是世界上生活水平最高的国家之一。港口停泊大量的渔船，海上渔业极其发达。

　　一位渔家女，两颧有斑，多月不去。

　　风伯发现她下颌骨肿起，便知道原因。这是肿热堵塞，浊阴不降。

　　教她点按耳下颊后，肿胀消除了，面斑也退了。

　　真是会治的治病根，不会治的治病名。

　　《点穴神书》上记载：天容穴，管天部的容貌，即脸颊五官。凡五官失荣，喉梗脖子大、眼屎多、鼻窍塞、面长斑、耳鸣聋、齿垢多，点按天容，能使头面五官清秀，更能容受。

故，天容乃洁面美容穴也！

道家修士认为，脖子周围有实堵，五官清窍才郁滞，天容就是能解开脖子实堵的钥匙。

诸般实郁之症，点揉天容，用疏泄法，皆可使浊阴下降，使天部头首，更能包容容收。如此，天清地宁，自然头首灵敏。故五脏冒火，七窍生烟，上犯巅顶，勤拍打天容，可得缓消缓通。

【穴道小贴士】

天容：耳下曲颊后。针一寸，灸三壮。

主喉痹寒热，咽中如梗，瘿颈项痛，不可回顾，不能言，胸痛，胸满不得息，呕逆吐沫，齿噤，耳聋耳鸣。

第175篇 颧下髎孔之穴

冰岛，是冰与火的国度。有无数的火山，跟无数的温泉。既有冰雪，又有熔岩，造就了这里奇异壮观的自然美景。

冰岛，以擅长利用地热资源而著称于世，因此这里四季绿意盎然，温暖宜人。

一位利用地热来养鱼的农妇，朝起早，夜眠迟，长期过度紧张工作，钱赚不少，可目睛常情不自禁颤动。

风伯说："颧髎疗目睛瞤动。这是《百症赋》上重要的教导。"

于是教她按颧髎，果然，目跳消，紧张急躁舒缓。

《点穴神书》上记载：颧髎穴，在耳下颊后孔窍。凡窍孔之处，大多灵活有生机。故，颧髎，近口齿目鼻耳，它能令五官灵活，反应敏锐。

颧髎又是骨孔裂隙，故善主三叉神经痛。本穴乃是面瘫、面神经麻痹之要穴，能祛风解痉，清热消肿。

它离眼耳鼻舌都很近，故，点揉此处，五官皆得保健。

【穴道小贴士】

颧髎：面頄骨下廉锐骨端陷中。手少阳、太阳之会。《素注》针三分。《铜人》针二分。

主口呙，面赤目黄，眼瞤动不止，颛肿齿痛。

第176篇 入耳深宫之穴

冰岛首都，离北极圈极近。受大西洋暖流影响，地热丰富。这里城市上空，常年水气弥漫，好像冒烟一样，被称为"冒烟城"。

当地一位暖房种植的农夫，常年耳朵痛，严重时，音声不闻，甚为烦恼。

风伯说："凡是坐飞机火车，吹空调，因为内外温差压力变化，导致听力障碍者，点揉听宫，皆可化解。"

结果，老农接受这一穴道常识后，勤点听宫，多年耳病困扰，遂得解除。

《点穴神书》上记载：视思明，听思聪。睛明、翳明，能让人眼目光明；听宫、听会，能让人听力灵敏。所谓眼观六路，耳听八方，能分辨细微声音之不同，必有通畅的听宫、听会穴道。

道家修士，将耳朵看作是一个倒立的全息。耳屏前听宫，就是人环抱之处，好比生殖子宫。故，遇上先天性子宫畸形、子宫内膜薄弱、子宫脱垂，或子宫炎症，必在听宫处搓揉点按，有助于子宫排浊长肉。

只有洞悉道医经验之人，方能灵活运用以耳来治肾这种思维。因为肾开窍于耳，肾又主胞宫。

听宫穴，堪称妇科要穴，一直鲜为人知。凡饮食冰凉，伤寒入骨，气血像被打入冷宫，心灰意冷，冷言冷语，只需用手上的龙头或凤头刮听宫，就能将风寒刮出，冷漠刮热。此乃以上治下，以窍通窍之妙也！

【穴道小贴士】

听宫（一名多所闻）：耳中珠子，大如赤小豆。手足少阳、手太阳三脉之会。《铜人》针三分，灸三壮。《明堂》针一分。《甲乙》针三分。

主失音，癫疾，心腹满，聤耳，耳聋如物填塞无闻，耳中嘈嘈憹憹蝉鸣。

第九卷

足太阳膀胱经

足太阳经穴主治

《内经》曰："膀胱者，州都之官，津液藏焉。气化则能出矣。"又曰："膀胱为黑肠。"

诸书辨膀胱不一，有云："有上口，无下口。"有云："上下皆有口。"或云："有小窍注泄。"皆非也。惟有下窍以出溺，上皆由泌别渗入膀胱，其所以入也、出也，由于气之施也。在上之气不施，则注入大肠而为泄；在下之气不施，则急胀涩涩，苦不出而为淋。

膀胱有下口，无上口。
上系小肠，津溺由小肠
下焦渗入

溺之出所　　膀胱

膀胱腑图

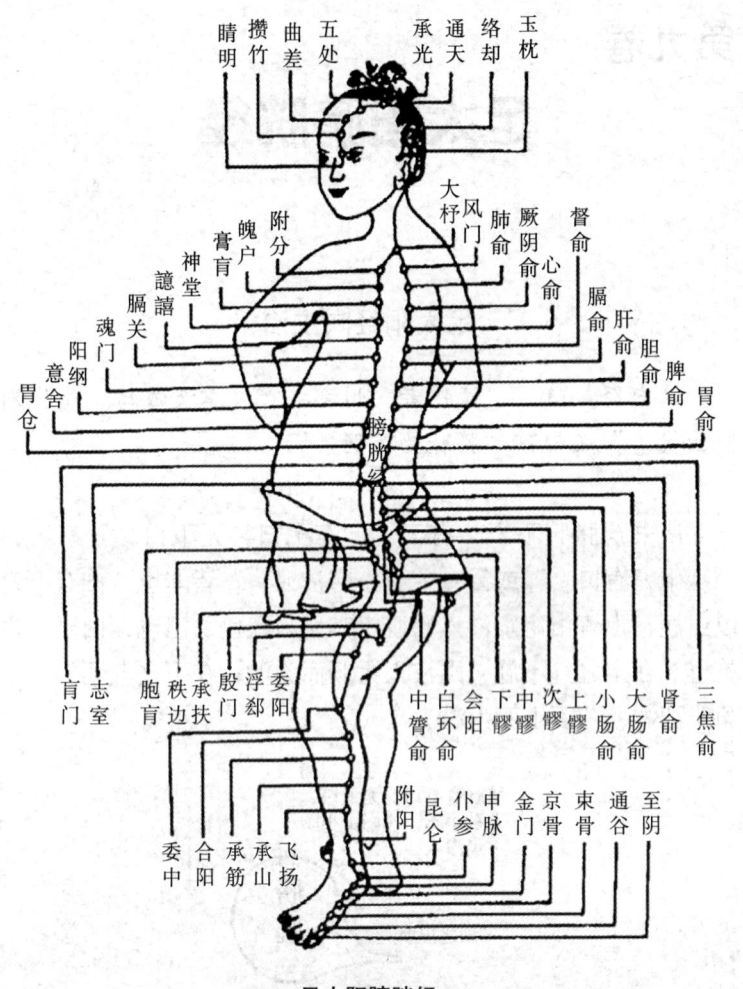

足太阳膀胱经

足太阳膀胱经穴歌

足太阳经六十七，睛明目内红肉藏。

攒竹眉冲与曲差，五处上寸半承光。
通天络却玉枕昂，天柱后际大筋外。
大杼背部第二行，风门肺俞厥阴四。
心俞督俞膈俞强，肝胆脾胃俱挨次。
三焦肾气海大肠，关元小肠到膀胱。
中膂白环仔细量，自从大杼至白环。
各各节外寸半长，上髎次髎中复下。
一空二空腰髁当，会阳阴尾骨外取。
附分侠脊第三行，魄户膏肓与神堂。
譩譆膈关魂门九，阳纲意舍仍胃仓。
肓门志室胞肓续，二十椎下秩边场。
承扶臀横纹中央，殷门浮郄到委阳。
委中合阳承筋是，承山飞扬踝附阳。
昆仑仆参连申脉，金门京骨束骨忙，
通谷至阴小指旁（一百三十四穴）。

此一经起于睛明，终于至阴，取至阴、通谷、束骨、京
骨、昆仑、委中，与井荥输原经合也。

脉起目内眦，上额交巅上；其支者，从巅至耳上角；其直
行者，从巅入络脑，还出别下项，循肩膊内侠脊抵腰中，入循
膂，络肾属膀胱；其支别者，从腰中下贯臀，入腘中；其支别
者，从膊内左右别，下贯胛，侠脊内，过髀枢，循髀外后廉，
下合腘中，以下贯腨内，出外踝之后，循京骨至小趾外侧端。
多血少气，申时气血注此。

壬水之腑，脉居左寸是。膀胱实则脉实，病胞转不得小
便，苦烦满难于俯仰，药用寒凉通利窍，石膏栀子蜜同煎；
虚则脉虚，肠痛引腰难屈伸，脚筋紧急耳重听，补磁石五味

黄芪，配苓术石英杜仲。大腑热蒸肠内涩，木通生地黄芩；小便不利茎中痛，葶苈茯苓通草。肾大如斗，青支荔核小茴香；胞转如塞，葵子滑石寒水石。冷热熨可利便难，屈伸导能和腰痛。风热相乘，囊肿服三白而立消；虫蚁吹着阳跷，敷蝉蜕而即散。羌活藁本行于上，黄柏法制走于下。补用橘核益智仁，泻滇滑石车前子。加茴香乌药能温，添黄柏生地清凉也。

第177篇
目睛光明之穴

俄罗斯，是世界领土最大的国家。由于纬度高，寒冷，故人烟较稀少。

莫斯科，以这条蜿蜒多姿的莫斯科河而得名，有近千年历史。

在莫斯科大学，这举世闻名的学府，有位学子，连日作论文，眼中痒赤胀满难耐。

风伯教他点揉睛明穴，多日累积的眼中郁热满胀就化解了。

《点穴神书》上记载：睛明穴，又叫泪孔穴，专治风热眼疾，能使目清光明，故又名精明穴。

它与督脉相连，对于一切目疾，尤其是痒热的，效果极佳。是眼保健操必做的穴位。若遇泪囊炎，针刺睛明穴三十分钟，立即减轻。

道家修士认为，睛明不单管眼睛，它还管前列腺。一位前列腺炎患者，尿频急，自从做了眼保健操后，排尿顺畅，频急感消失。

原来，点按睛明穴，能缓解膀胱前列腺压力，这是下病上取的奇迹。它的道理就是，膀胱经起于睛明，内连膀胱，下连脚趾。不单缓解眼压，更缓解尿压、膀胱压。

懂得中华穴道经络学说，一个眼保健操，它不单保眼，全身经络都能保，理论就是全息经络对应相通，五脏六腑的经络都通过膀胱经与眼睛相通。

【穴道小贴士】

睛明（一名泪孔）：目内眦。《明堂》云："内眦头外一分，宛宛中。手足太阳、足阳明、阴跷、阳跷五脉之会。针一分半，留三呼。雀目者，可久留针，然后速出针。禁灸。"

主目远视不明，恶风泪出，憎寒头痛，目眩内眦赤痛，俔俔无见，眦痒，淫肤白翳，大眦攀睛胬肉，侵睛雀目，瞳子生瘴，小儿疳眼，大人气眼冷泪。

按东垣曰："刺太阳、阳明出血，则目愈明。"盖此经多血少气，故目翳与赤痛从内眦起者，刺睛明、攒竹，以宣泄太阳之热。然睛明刺一分半，攒竹刺一分三分，为适浅深之宜。今医家刺攒竹，卧针直抵睛明，不补不泻，而又久留针，非古人意也。

第178篇　如握腰柄之穴

圣彼得堡，名胜古迹众多，有世界上最大最出名的博物馆。

一位博物馆的管理员，得了怪病，双眼往上翻。

风伯见状说："这在中国叫戴眼症，又叫天吊风，多发于小孩，好像眼睛被吊到额头上一样。"

风伯出手，只帮他点揉攒竹穴，戴眼症就好了。

这轰动了整个博物馆，众人不由惊叹："中华穴位可以正眼睛！"

《点穴神书》上记载：攒竹穴，位于眉内侧，眉毛就像竹叶，这穴就像叶片连着竹枝的叶柄，凡柄蒂一动，整片竹叶都动，这叫一动无有不动。好像扇子扇柄一摇，整个扇子就动了。对于瘫痪病者，周身不动的，点揉攒竹穴，能复活其生机，此道家之秘。

故道家修士，通过针刺攒竹穴，能治急性腰扭伤。

一搬水泥的工人，腰擦伤不能动，道人说："我不碰你腰，碰你眉毛。"在他紧皱的眉头攒竹穴下一针，急性腰痛速好。再搬抬重物，无有障碍。

人问何故，道人说："竹叶有柄，好似人之有腰，攒竹穴好似腰杆子，又通于膀胱经，故能通腰背。"

众人听后，惊叹不已。由于攒竹，似竹叶丛生，好像攒钱聚财一样，此穴善养眉毛，能聚气。故容易眉落，多揉攒竹，可以养眉。

据说每天点揉攒竹三百下，可以止流鼻血跟喷嚏，还有迎风流泪。

凡前额眉头痛，点揉攒竹加脚上解溪，速愈。

有一小孩呃逆，半天不止，攒竹揉三百下，就好了。

又一孩子眼皮跳，数日不去，攒竹揉两百下，亦好。

故《针灸大成》曰："攒竹主眼睑瞤动。"

【穴道小贴士】

攒竹（一名始光，一名员柱，一名光明）：两眉头陷中。

《素注》针二分，留六呼，灸三壮。《铜人》禁灸，针一分，留三呼，泻三吸，徐徐出针。宜以细三棱针刺之，宣泄热气，三度刺，目大明。《明堂》宜细三棱针三分，出血，灸一壮。

主目䀮䀮，视物不明，泪出目眩，瞳子痒，目晦，眼中赤痛及睑瞤动不得卧，颊痛，面痛，尸厥癫邪，神狂鬼魅，风眩，嚏。

第 **179** 篇
直冲霄汉之穴

一个伟人，能将一个国家带到一个仰望的高度。彼得大帝，就是俄罗斯历史上最伟大的沙皇。

他游历英国、荷兰等先进国家后，对俄罗斯进行政治（心）、军事（肝）、宗教（肾）、文化（脾）、经济（肺）全方位改革，使俄罗斯迅速摆脱贫穷落后状态，成为世界上举足轻重的国家。

在这圣彼得堡，有位电焊工，常年电焊，眼睛跳动紧张，蹲久后，起来还眼冒金星。

风伯帮他点揉眉冲穴，此穴能让眉头有冲和之气，能使眼目舒展。

点完后，眼紧张跳动感消失，眼冒金星不见了。他眉飞色舞，高兴地说："中国真是文明古国！"

《点穴神书》上记载：眉冲穴，令眉毛舒展，有股英气冲天，豪气逼人，至上发际。

故此穴主治眉头紧皱，善疗眼冒金星。由于它在头顶鼻的上方，故对于头痛鼻塞有特效。

一鼻塞老者，百治乏效，道人教他点揉眉冲穴，遂得鼻开通调。

人问何故？

道人说："眉冲，不单冲开眉头，更冲开鼻子，令督脉之气，下降至鼻，开窍助呼吸。"

由于眉冲穴，又靠近脑首，管神志。一癫痫患者急性发作，两目上吊，发出猪羊叫声。道人针刺他眉冲穴，鼻窍一打通，吸氧足，缺氧现象除，马上癫痫息止，慈眉善目。

道家修士认为，凡长寿者，多有寿眉。菩萨发心，眉毛拖地。勤按眉冲穴，能让人慈眉善目，延年益寿，也能使人逻辑清晰，眉清目秀。

【穴道小贴士】

眉冲：直眉头上神庭、曲差之间。针三分，禁灸。

主五痫，头痛，鼻塞。

第180篇　曲道差送之穴

黑面包，是俄罗斯人最爱的主食；伏特加酒，乃俄罗斯壮汉最爱的烈性酒。

有位俄罗斯汉子，烈性酒喝多了，经常眼睛看东西重影，四处求治，皆不得效。

风伯教他按揉曲差穴。随即，视物重影现象就消失。他高兴地拿一箱伏特加酒感谢风伯，要跟他干杯豪饮！

风伯说："你们都是好了伤疤忘了痛的人，不知道你们病从哪里来吗？"

壮汉哈哈笑，从此不再酗酒，眼睛保养得很好。

《点穴神书》上记载：曲差，曲者，扭曲也，不正确的解释叫曲解，看东西不够正确叫曲视；差者，差错，差之毫厘，谬以千里。故，曲差一穴，专门针对视物模糊，有双重影子，酒精伤眼，怒火遮睛。

道家修士认为，差还有官差、差使、派送之意，它能通过弯弯曲曲的经脉，将眼睛的浊水浊气，差送派送到下面膀胱。

故，此穴对于浊水停睛，人老珠黄，眼肿眼胀，眼红眼赤有神奇作用。

一眼皮肿的妇人，一喝多水，眼睛必肿似卧蚕，搓揉曲差穴十余日，眼肿消失，眼清目澈。

【穴道小贴士】

曲差：神庭旁一寸五分，入发际。《铜人》针二分，灸三壮。

主目不明，鼽衄，鼻塞，鼻疮，心烦满，汗不出，头顶痛，项肿，身体烦热。

第181篇　暗夜复明之穴

捷克，土地肥沃，谷物产量在中欧首屈一指。

捷克人擅长制造彩绘木偶娃娃，表情丰富，衣着光鲜，深受世界木偶剧爱好者喜欢。他们手工制作的比机械生产的要昂贵许多。

一位木偶匠师，工艺水平精湛，世界顶级木偶戏的道具都出自他的手，做到眼花都做不完。

风伯说："这是五脏精血不够，故而目暗不精光，就找五处穴点揉，专门沟通五脏精血，来明两目之昏花。"

从此，木偶匠目暗转明，昏花变清，又延长了艺术的寿命。

《点穴神书》上记载：五处穴，专治目病，善通孔窍，解郁热。专治眼花目黄，风热头痛。

道家修士认为，此穴，在头顶近目，忌艾灸，恐乌烟瘴气、烟熏火燎，喜点揉。能明两目之昏，善开双耳之明。

五处穴，前为曲差，后为承光，左右为上星、目窗，它居其中，这一团穴位皆主光明。故，走夜路时，勤搓五处穴区，暗夜能看得更清晰。

此穴诚乃暗夜光明之穴！

【穴道小贴士】

五处：夹上星旁一寸五分。《铜人》针三分，留七呼，灸三壮。《明堂》灸五壮。

主脊强反折，瘈瘲癫疾，头风热，目眩，目不明，目上戴不识人。

第182篇　承受光明之穴

匈牙利，据说是匈奴人流传下的一支后裔，在此建国。是强悍的游牧部落后人。

这里的人喜欢弹小提琴，有音乐才华的人多受到敬重。

他们宴会上用音乐来助兴，出征打仗时，用音乐来鼓舞士气。他们可以模仿出奋战沙场的乐声。

一位乐曲创造家，苦于灵感闭塞，脑窍闭塞，因此焦头烂额。

风伯教他拍打头上的承光穴。拍完后，思解千载，灵窍开放，笔落曲成，琴弹调出，连一贯头痛的病都好了。

他高兴地说："这是什么艺术？"

风伯说："这是人体穴道艺术！每个穴道就像跳动的音符，如果点按弹奏得好，周身上下舒泰，就像听世界名曲一样！"

这位作家，眼中充满神往，说："我一定要好好研究中华穴道。"

《点穴神书》上记载：承光者，承受光明之穴也，能将光亮的灵感纳入脑中。人在思考时，多闭目内视，凝神入脑。

目神汇聚之处，为承光。故，此穴有助于开发智力，治疗目疾。

道家修士认为，静极光通达，人清净平定到一定程度，智慧之光就会闪现。

故，承光穴，能开窍醒脑，令慧光闪闪，这是少有的能调动人灵感，提升人灵气之穴。诚乃作曲家、文学家、艺术家争相点按之穴！

【穴道小贴士】

承光：五处后一寸五分。《铜人》针三分，禁灸。

主风眩头痛，呕吐心烦，鼻塞不闻香臭，口㖞，鼻多清涕，目生白翳。

第183篇
气通于天之穴

　　波兰，这历史悠久的民族，跟它的名字一样，波澜壮阔，命途多舛。它曾被列强瓜分数次，又被民族英雄重新组合。

　　这里堪称人才辈出，有世界最伟大的钢琴作曲家——肖邦，还有照耀古今的科技巨擘——居里夫人。

　　一位波兰科学家，在科研中遭遇化学物质泄露，因此得了鼻塞之症，苦于没法再分辨味道，嗅觉已失灵。

　　风伯说："轻者嗅觉失灵按迎香，重者嗅觉失灵点通天。"

　　风伯伸出回春指，帮他点通天穴。结果，嗅觉归来，脑窍大开。

　　他高兴地说："我又闻到世界的味道了！"

　　《点穴神书》上记载：主治头颈痛、鼻塞，善疗青光眼、白内障，能医耳鸣耳聋，巧治精神恍惚，总之，人体上窍不能之症，通天皆能主也。

　　《百症赋》上讲："通天去鼻内无闻之苦。"对于嗅觉失灵，它可是特效穴！

　　道家修士认为，鼻通天气，鼻司呼吸。故，通天之穴，能让呼吸深沉，气力耐久，它可是沟通天地灵气的要穴。能通天彻地，治一切清阳不升之疾。

　　凡前往高原，空气稀薄之处，提前拍打通天穴，能加强纳氧功能，而不至于出现高原反应。

同时，天气变化，出现关节痛鼻塞，孔窍失灵者，点通天穴，可以让天人合一，使人气通于天。

【穴道小贴士】

通天：承光后一寸五分。《铜人》针三分，留七呼，灸三壮。

主颈项转侧难，瘿气，鼻衄，鼻疮，鼻窒，鼻多清涕，头旋，尸厥，口喝，喘息，头重，暂起僵仆，瘿瘤。

第184篇 络通小郄之穴

罗马尼亚，刺绣精细，人民热情纯朴，这里的山区高原多，堪称是雄鹰的国度，到处有鹰的雕像。人们酷爱鹰目光敏锐，模仿鹰坚韧不拔，学习鹰坚强机智。

一位鹰雕艺术家，终年雕刻鹰像，成千上万，时常登高山，观鹰之作息、姿态，在草丛中躲藏数日，就为一睹雄鹰展翅高飞的飒爽英姿。

由于常年在雾露风雨中度过，身体关节窍堵塞，屈伸不利，多年顽固的湿气病，让他不得不放弃最喜爱的鹰雕。

如今，臂不能举，腿难以曲。他感叹地说："有钱难疗老病疾啊！"

风伯听了这叹息，哈哈笑说："只因贵人未相遇。"

说完，伸出回春指，帮这鹰雕艺术家打通络郄穴，浑身关键之处点揉。

发了一身汗后，居然挥手迈脚，艺术家高兴地说："怎么我感到恢复年轻了，你这是人体魔术吗？为何老迈的病在转眼间就不见了！这不会是做梦吧！？"

风伯哈哈笑说："此乃中华穴道学问，就像你雕鹰刻像一样，你能将笨拙的木像，经过雕雕琢琢，活灵活现，栩栩如生，我也能将你笨拙的身体，经过点点揉揉，变得灵灵活活，精精神神。

中华的穴道学说，就是人体雕刻学。只需将多余的湿气瘀血雕走，人就神采奕奕。而这些湿气瘀血，就藏在各个穴道里，尤其在这络郄穴，更是顽邪深藏之处。"

这雕刻大家听了后，五体拜服，说："雕了一辈子鹰，第一次听说这样惊天的学问，恨不能生在中国。"

风伯随手教他雕刻穴位，获得身轻如燕。

这雕刻家摇身一变，居然是内壮高手，点穴神人。从此在当地，口碑爆表，人气鼎盛，找他求治而向愈者，络绎不绝。

风伯就是这样，到一个地方，不单治病救人，还传道授术。

《点穴神书》上记载：络郄穴，络者，小通道也；郄者，小孔窍也。凡小通道小孔窍阻塞不通，人就会呆板笨拙。

故，庄子有修身养性六字秘诀，曰："批大郄，倒大窍。"意思是将空隙络脉穴窍点揉练到，使得湿邪不留，瘀堵消失，则人身轻如燕，飞步太虚，亦无难矣。

而络郄穴，正是最容易停留灰尘垢积，痰饮血瘀的。因此，拍打络郄穴，可以翻病根，倒恶疾，去湿气，化瘀积。

道家修士，通过拍络郄穴，可以获得步履轻健之殊胜体验。故而，此穴能轻身耐老，不病延年，能将藏得极深的疾病也挖出来。

络却（一名强阳、一名脑盖）：通天后一寸五分。《素注》刺三分，留五呼。《铜人》灸三壮。

主头旋耳鸣，狂走瘈疭，恍惚不休，腹胀，青盲内障，目无所见。

第185篇 如枕金玉之穴

保加利亚，盛产葡萄，香醇的葡萄酒，誉满欧洲。

一位酿酒师，为了酿出上品美酒，常彻夜不寐，精益求精。长期休息不好，导致头颈偏斜僵硬。

风伯随手帮他点揉玉枕穴，就像斜楼扶正一样，头颈诸疾一扫而光。

酿酒师高兴地送上最得意的葡萄美酒。

《点穴神书》上记载：玉枕穴，能固肾强头，可补脑填髓。是人休息时头着枕头之处，此处能舒缓头部颅脑压力，乃聪明多用脑之人最喜欢的穴位。

道家修士认为，用手叩击玉枕穴，像击鼓一样，能鼓肾强脑。

《千金方》上记载修昆仑法，能让人年老益脑。昆仑就是头颅，玉者，坚贵也；枕者，头靠也。头靠坚贵的后盾，有了强大的依靠。

故，此穴让人心安理得，相当于山村庙宇，风水灵穴，后靠玄武。勤敲击拍打，可防止头后来风、头风痛。

【穴道小贴士】

玉枕： 络却后一寸五分，夹脑户旁一寸三分，起肉枕骨上，入发际二寸。《铜人》灸三壮，针三分，留三呼。

主目痛如脱，不能远视，内连系急，头风痛不可忍。鼻窒不闻。

第186篇　正天之柱之穴

保加利亚，玫瑰种植面积产量，居世界之首，故有"玫瑰之邦"之美誉。

这里有条专属玫瑰谷，长近百公里宽十公里的大山谷，以种植五颜六色的玫瑰享誉世界。

一位玫瑰女，朝夕种植，采摘牵插，俯首日久，颈酸头痛身沉重。

风伯说："此天柱歪斜。"遂帮其点按天柱要穴。

点完后，低首驼背现象就得到纠正，头颈酸胀的烦恼亦得消解。风伯轻松获赞到鲜花跟掌声，还有微笑。

风伯说："相比鲜花跟掌声，我更喜欢看到你们病去痛除后的阳光微笑。"

《点穴神书》上记载：天柱穴，顾名思义，擎天一柱也。能够支撑头颈，成为正天之柱。

《针灸大成》曰：天柱，主治头风、目眩、鼻塞、项强之病，尤善治疗头颈骨折。

一患者，头晕目眩，脖子歪，服用正天丸，加点按天柱，遂得治愈。

道家修士认为，老年元气不够，头如枯叶会下堕，此时揉天柱，可减缓颅脑下堕。

又有小儿先天倒天柱，脖颈直不起，刺此穴而得救。或用丹参30克、葛根10克、川芎5克，此头颈三药，可正天柱歪斜。

故，天柱穴，能治疗项萎颈弱症。

另外，柱子有坚实饱满之意，故拍打天柱穴，能内壮头颈，有助于三华聚顶，耳聪目明。

【穴道小贴士】

天柱：夹项后发际，大筋外廉陷中。《铜人》针五分，得气即泻。《明堂》针二分，留三呼，泻五吸。灸不及针。日七壮至百壮。《下经》灸三壮。《素注》针二分，留六呼。

主足不任身体，肩背痛欲折，目瞑视，头旋脑痛，头风，鼻不知香臭，脑重如脱，顶如拔，项强不可回顾。

第187篇
骨髓所会之穴

多瑙河，欧洲名河，起源于雄伟的阿尔卑斯山。培育了无数天才艺术家的灵感，带给黎民百姓无尽的宝贵财富，滋润了两岸的土壤庄稼，流过九个国家，如蓝色的飘带蜿蜒流入黑海。

在保加利亚，有位摆渡老汉，常年跟水打交道，弯了腰，驼了背，脊柱长满骨刺。现在摆渡不了，窝在床上，动一下，都会痛彻入骨。

风伯说："骨会大杼，凡骨头有病，无论骨刺、椎间盘突出，大杼穴搓热点按，便能强筋骨，止痛麻。"

果然，自从摆渡老汉学会搓大杼后，骨痛日减，骨刺渐消，最后成功摆脱骨病的束缚，又回来摆船渡河。"

《点穴神书》上记载：大杼，专门壮骨。古称椎骨为杼骨，这是一个大椎骨旁边的穴，如同蛇之七寸，人之咽喉要塞，通身骨节转动不灵，大杼点揉，无有不行。

骨头发病，无论造血问题，还是关节炎症，抑或骨刺增生，大杼均可化解。

道家修士认为，肩背酸，大杼配天柱，通治；肺咳喘，大杼配列缺，能轻松疗愈；得了软骨病，走路都会软倒，大杼（骨会）配绝骨(髓会，又名悬钟)，堪称骨髓会，骨病退；顽痰在胸，必须艾灸大杼，能升阳如旭日，散寒去痰。

道家修士认为，凡病重，叫病入骨髓，凡重病大病，大杼配百劳，治一切病入骨髓。

【穴道小贴士】

大杼： 项后第一椎下，两旁相去脊各一寸五分陷中，正坐取之，督脉别络，手足太阳、少阳之会。《难经》曰："骨会大杼。"疏曰："骨病治此。"袁氏曰："肩能负重，以骨会大杼也。"《铜人》针五分，灸七壮。《明堂》禁灸。《下经》、《素注》针三分，留七呼，灸七壮。《资生》云："非大急不灸。"

主膝痛不可屈伸，伤寒汗不出，腰脊痛，胸中郁郁，热甚不已，头风振寒，项强不可俯仰，痎疟，头旋，劳气咳嗽，身热目眩，腹痛，僵仆不能久立，烦满里急，身不安，筋挛癫疾，身蜷急大。东垣曰："五脏气乱，在于头，取之天柱、大杼，不补不泻，以导气而已。"

第188篇
清风徐徐之穴

多瑙河下游，有三角洲，富饶多姿，芦苇茂密。这里的罗马尼亚人，用芦苇造纸闻名世界，他们亲切地将芦苇称作"沙沙响的黄金"。

一位造纸工，积劳过度，得了气管炎，呼吸有哮鸣音，无法工作，悲叹地说："我竟如废纸一张。"

风伯听后哈哈笑说："废纸回炉变新纸，全凭造化回春手。莫看我这糟老头，出手能令你无忧。"

说完，便帮他点揉风门穴，揉完后，气喘大减，哮鸣音消灭。从此，勤揉此穴，居然呼吸顺畅，工作正常。

《点穴神书》上记载：风门，在陶道周围，陶道一旋转，必生风，好似风箱橐龠一动，风就呼呼带出。风动则烦热消，叫清风荐爽。故，风门可疗心烦热病。

风动则气畅，故风门能医气喘疗喘疾；风动则乌云散，故风门可祛黑灰浊痰；风行气血活，故风门能医筋骨刺痛；风动水湿干，故风门可祛便溏清阳下陷、拉肚子之疾。

此风门，相当于风药，功效广泛，作用非凡。

道家修士认为，人体最重要的是胸廓开合，把这里比做橐龠，养生家最是看中，乃气机升降之要所。

风门处常拍打，如鼓起风箱，能将钢铁炼化。故，拍风门后，肺活量会加强，因而融化掉血脂、包块、硬结、暗疮、肌瘤、囊肿、结石，故此穴不可思议！此穴非同凡响！此穴有无限的可能！

【穴道小贴士】

风门（一名热府）：二椎下两旁相去脊各一寸五分，正坐取之。《铜人》针五分。《素注》针三分，留七呼。《明堂》灸五壮。若频刺，泄诸阳热气，背永不发痈疽，灸五壮。

主发背痈疽，身热，上气喘气，咳逆胸背痛，风劳呕吐，多嚏，鼻衄出清涕，伤寒头项强，目瞑，胸中热，卧不安。

第189篇
肺脏输背之穴

奥地利的维也纳，是多瑙河上游的名城。河流缓缓流过市区，风光旖旎。

这里的音乐会，世界闻名！这里的圆舞曲——《蓝色多瑙河》，百听不厌。一位歌唱家，正准备参加演唱会，想不到夜间染风寒，咳喘不止，心急如焚。

风伯说："让我来！"伸出回春指，帮他推背肺俞。

在《针灸甲乙经》上记载：胸满气喘，肺俞主之。

推完后，咳喘气逆之症俱除，顺利完成了他的歌唱大会。

歌唱家因此送一张终生免检的门票给风伯，无论在何处开歌唱会，此票皆通行证也。

《点穴神书》上记载：肺俞，补肺气之处，一切肺虚、咳喘、气逆、少气、肺痿，肺俞皆能补也。

肺主皮毛，皮毛瘙痒，肺俞配风池，能补肺止痒；鼻炎少气，肺俞配迎香，可补气开窍；感冒发热，肺俞配大椎，可壮肺发表。

道家修士认为，咳嗽哮喘，用梅花针将肺俞敲红敲热，可轻松平息。小儿哮喘，百治乏效，在四缝穴挑刺，加肺俞叩刺，遂得治愈。

故云：四缝四指中缝取，小儿哮喘效最奇。

有善美容的专家，在肺俞心俞上贴胡椒，暖心肺，则上焦暗斑消除，污迹扫光。

【穴道小贴士】

肺俞：第三椎下两旁相去脊各一寸五分。《千金》对乳引绳度之。甄权以搭手，左取右，右取左，当中指末是，正坐取之。《甲乙》针三分，留七呼，得气即泻。甄权灸百壮。《明下》灸三壮。《素问》刺中肺三日死，其动为咳。

主瘿气，黄疸，劳瘵，口舌干，劳热上气，腰脊强痛，寒热喘满，虚烦，传尸骨蒸，肺痿咳嗽，肉痛皮痒，呕吐，支满不嗜食，狂走，欲自杀，背偻，肺中风，偃卧，胸满短气，瞀闷汗出，百毒病，食后吐水，小儿龟背。

仲景曰："太阳与少阳并病，头项强痛或眩冒，时如结胸，心下痞硬者，当刺太阳肺俞、肝俞。"

第190篇 厥阴输背之穴

德国，是欧洲的心脏，北临大海，南靠阿尔卑斯山脉。德国人以严于律己著称于世，极其重视秩序跟法律，德国的汽车因此驰名天下，比如奔驰公司。

一位老汽车工，常呃逆心烦。

风伯说："你的后背曾经拉伤过，是搬抬重物过度用力引起的。"

老工人惊讶地问："这是多年旧伤，你怎么能看得出来？"

风伯说："像你修车一样，什么声音一听，大致知道哪里出问题，一检查没有不应的。"

风伯的回春指，在老汽车工人背上来回走点，突听在厥阴俞上"啊"地一声。

风伯说："就这里了！"

将厥阴俞搓热搓红，居然背痛呃逆、心烦之症俱去。他开心地要带风伯游玩德国。

《点穴神书》上记载：厥阴俞，乃手厥阴心包经的俞穴。跟膏肓俞平，善治病入心包，痛彻入骨。乃呃逆胸满者良穴，心烦背痛者重点。

道家修士认为，各类肺心损伤、老慢支，只要按压厥阴俞，深呼吸，就能补心肺，吐浊气，可以缓解心慌、心悸。

同时，人要注意保护厥阴俞，此处重创受击后，容易冲破心肺，轻则重伤，重则致死。

道家修士认为，厥阴之厥，通宫阙的阙，是外卫，是保护心脏的锦衣卫。

【穴道小贴士】

厥阴俞（一名厥俞）：四椎下两旁相去脊各一寸五分，正坐取之。《铜人》针三分，灸七壮。

主咳逆牙痛，心痛，胸满呕吐，留结烦闷。

或曰："脏腑皆有俞在背，独心包络无俞，何也？"曰："厥阴俞即心包络俞也。"

第191篇
心脏输背之穴

德国慕尼黑的啤酒节，世界闻名。这里的啤酒质美味醇，香飘世界。

一位酒汉，每顿无酒不欢，堪称以酒为浆，以妄为常。

风伯说："心藏神，凡神志病，要找跟神有关的穴。关系最密切的，莫过于心俞。"

于是帮这酒客，点揉刮痧心俞后，居然神昏意乱之症消解，还特别要请风伯到他家做客吃饭。

《点穴神书》上记载：心俞，主治心胸部血管不通，精神失常。心为五脏六腑之大主，所以，五脏六腑大堵，就找心俞。

譬如，中风偏瘫，这是心脏跳动无力后的虚弱现象。

道家修士把心俞看作是开心穴，它跟膻中一起拍打，能让人心开意解，不至于想不开，放不下。

【穴道小贴士】

心俞：五椎下两旁相去脊各一寸五分，正坐取之。《铜人》针三分，留七呼，得气即泻，不可灸。《明堂》灸三壮。《资生》云："刺中心一日死，其动为噫，岂可妄针。"《千金》言："中风心急，灸心俞百壮，当权其缓急可也。"

主偏风半身不遂，心气乱恍惚，心中风，偃卧不得倾侧，汗出唇赤，狂走发痫，语悲泣，心胸闷乱，咳吐血，黄疸，鼻衄，目瞤目昏，呕吐不下食，健忘，小儿心气不足，数岁不语。

第192篇　督脉输背之穴

德国，曾分裂成东西两国，中间一道隔墙为界，直到统一方才拆掉。首都柏林，为纪念东西统一而修建雕塑。

一位雕塑工，上半身热，下半身冷。没有好的身体，塑像艺术再也发挥不了。

风伯教他点按督俞，这个总督上下沟通内外的大穴。

在古籍上记载，督俞主寒热，它就像京九铁路大干线，能对流南北，沟通东西，使南北寒热对流，余缺互补。

结果，数日之间，雕塑工脑胀热跟腿冰凉消失，通体泰和，非常舒适，遂请教风伯其中道理。

风伯说："督俞，如同东西德间的那道隔离墙，一旦打通，统一东西，对流阴阳，国家必定富强，身体绝对安康。"

雕塑家听完后，鼓掌称妙！

《点穴神书》上记载：督俞，补督脉的大穴。督脉乃诸阳总纲，故一切阳气不足，可取督俞。

譬如手脚凉、腰背冷、鼻炎、见风咳嗽、腹中冷痛、心胸痹痛，总之，五脏阳虚，唯取督俞。

道家修士认为，管理好督脉，可以修身，可以延年。

拍打背脊督俞，能让上下对流，前后无病，左右平安。

同时，脑髓头首的疾病，包括健忘、记性减退、癫痫、昏沉、脱发等，督俞拍打点按，可让人神清气爽，内外贯通，百病难生。

《庄子》修炼讲到一句话："缘督以为经。可以保身，可以全生，可以养亲，可以尽年。"就是说，拿督背作为晒太阳刮痧、撞背按摩的下手点，是古代延年益寿道者最喜欢干的。

【穴道小贴士】

督俞：六椎下两旁相去脊各一寸五分，正坐取之。灸三壮。

主寒热心痛，腹痛，雷鸣气逆。

第 *193* 篇　阴血所会之穴

莱茵河，是德国境内最大，也是最重要的一条河。从南到北，穿越全国。既能灌溉农业，又可方便商贾，从而使德国沿河成为富强的经济区。

河边，一个小孩脸色灰白。风伯问："你为什么不去上学？"

孩子的母亲说："小孩得了先天性贫血，性命都有危险，怎么还敢期盼去读书？"

风伯问孩子："你喜欢去学习吗？"

孩子点头说："喜欢跟小伙伴们上学堂去，可自己精神却不支，打开书本就不精神，犯困。"

风伯笑笑说："这是脾虚，膈俞少血。"马上教他如何点揉膈俞加热水袋敷膈俞、太阳晒膈俞、温火烤膈俞。中医认为，阳生阴长，阴血的化生有赖阳气的引领，这叫气能生血。

自从孩子学了这招中国穴道疗法，想不到刷牙牙齿出血好了，脸色灰白转红润了，胃口变大了，身体拔节长高了，正常去读书了，还考个第一名。

真是：

昔日病快快，今朝变雄强。

借问为什么，膈俞来帮忙。

《点穴神书》上记载：膈俞，主膈肌有病。膈肌，上连心，下连胃，故心烦没胃口，心慌胃拘挛，此处点按，遂得舒缓。

中医认为，膈俞乃血会。动静脉在此相遇交会，乃治血病不二神穴！

一小儿，常鼻出血，膈俞点刺放血，从此根除；另一小儿，见血则头晕心慌，膈俞点按后，恐高心慌、见血晕之象俱除。

现代研究发现，小儿萎弱多病，大多气血不足，针灸点按膈俞，能明显提升白细胞跟红细胞的数量。

道家修士认为，凡呕逆吐，用膈俞，以其能宽胸理气，降逆止呕，再配上中脘、内关，几乎没有降不下的呕逆吐。

膈俞又能补血，故虚弱贫血之人，用膈俞配气海，一在背，一在腹，能让气生血长，腹背满壮，相当于服用八珍汤。

凡在山中修炼之道士，易为寒湿风邪所侵袭，周身僵硬臂痛，麻木不仁。所谓治风先治血，血行风自灭，此时，选膈俞跟风池，点刺放血，令上下对流，痹痛自除。

同时，膈俞又治血液病，比如血黏度高、血瘀、血栓，膈俞用温针灸，能让血栓溶解，恢复流通。

膈俞，诚乃化血散血灵穴，补血养血重点。

【穴道小贴士】

膈俞： 七椎下两旁相去脊各一寸五分，正坐取之。《难经》曰："血会膈俞。"疏曰："血病治此。"盖上则心俞，心生血，下则肝俞，肝藏血，故膈俞为血会。《铜人》针三分，留七呼，灸三壮。《素问》刺中膈，皆为伤中，其病难愈，不过一岁必死。

主心痛，周痹，吐食，翻胃，骨蒸，四肢怠惰，嗜卧，痃癖，咳逆，呕吐，膈胃寒痰，食饮不下，热病汗不出，身重常温，不能食，食则心痛，身痛肿胀，胁腹满，自汗盗汗。

第194篇　肝脏输背之穴

瑞士，欧洲的花园，绝美的风光，壮观的冰川，星罗棋布的美丽湖泊，使得这里人民幸福快乐。

有位蛋糕店的小伙子，特爱吃奶酪，奶制品吃多了，血黏度变高，肝部长囊肿，不得已戒掉喜欢吃的奶酪。

风伯教他点揉肝俞，有助于强大肝脏力量，来排掉肝内积滞。

《针灸甲乙经》上讲：肝胀者，肝俞主之。

果然，仅十余天，肝部满胀憋紧感彻底消除，一检查，囊肿不见了。小伙子又能吃上他喜欢的奶酪。

风伯笑说："好吃莫多吃，吃多病难治。若要身体好，就要懂节制。"

《点穴神书》上记载：肝俞，能强大肝脏，治疗肝区满闷、头晕目眩有奇效，缓解手足拘挛、肚腹急痛有良功。乃小儿惊风要点，疝气、黄疸灵穴。

一小儿咳嗽，两胸胁痛得难以呼吸。勤按肝俞后，痛咳俱去。

故《千金方》言，肝俞脾俞主胁肋痛。

有一酒鬼，喝醉酒后一天不醒，点按肝俞、期门这俞募配穴法，扶正排邪，醉酒遂解。此二穴诚乃疏肝利胆，除湿清热要穴。

道家修士认为，肝乃将军之官，横行霸道，无处不到。凡通身上下，实痛泻太冲，虚痛补肝俞。

肝俞配太冲，大有补虚泻实，疏肝理气之用，是一切肝气郁结包块，包括疝气、甲状腺肿、富贵包、肠息肉、子宫囊肿的克星！

【穴道小贴士】

肝俞：九椎下两旁相去脊各一寸五分，正坐取之。经曰："东风伤于春，病在肝。"《铜人》针三分，留六呼，灸三壮。《明堂》灸七壮。《素问》刺中肝五日死，其动为欠。

主多怒，黄疸，鼻酸，热病后目暗泪出，目眩，气短咳血，目上视，咳逆，口干，寒疝，筋寒，热痉，筋急相引，转筋入腹将死。

第195篇　胆腑输背之穴

瑞士，雀巢咖啡驰名世界，奶酪更以高品质和特殊风味享誉全球，堪称世界顶级食品工业集团。

一位银行家，常年喝咖啡过度，导致头脑兴奋失眠，目珠都闭不上。

风伯说："人体双目如日月，胆字乃一日月也。故以胆治目，取胆俞。"

结果，点揉完胆俞后，银行家迅速得目闭深睡，多月失眠之苦消除。

在古籍中有"胆堵则目不瞑"之说，疏通胆俞，就能让人目闭沉睡。点揉胆俞，能化解纠结，让眼神和谐。故知胆俞乃治目神穴！

《点穴神书》上记载：胆俞，善治一切胆病，口苦咽干之症逢之立愈，胁胀目胀之疾遇此得消。头痛耳痛，胆俞专治；通身黄染，胆俞可退。

总而言之，凡左关脉郁，提示肝胆有炎症，直取胆俞。

道家修士认为，胆者，中正之官，点揉胆俞，能让身体富有正气。正气存内，邪不可干。故胆俞，乃万能治病穴，是正气充电所。

若胆俞点按剧痛者，一般是优柔寡断，肝胆郁结之人，疏通胆俞后，就能明显果断精神，振作奋发。

一切胆病，但取胆三穴——胆俞、阳陵泉、日月，无论胆道蛔虫、胆囊炎、胆结石、肋间神经痛，此三穴皆通治。

【穴道小贴士】

胆俞：十椎下两旁相去脊各一寸五分，正坐取之。《铜人》针五分，留七呼，灸三壮。《明堂》针三分。《下经》灸五壮。《素问》刺中胆一日半死，其动为呕。

主头痛，振寒汗不出，腋下肿胀，口苦舌干，咽痛干呕

吐，骨蒸劳热食不下，目黄。按《资生经》所载，崔知悌平取
四花穴，上二穴是膈俞，下二穴是胆俞，四穴主血，故取此以
治劳瘵。后世误以四花为斜取，非也。

第 196 篇　脾脏输背之穴

瑞士最出名的莫过于钟表，做工精细，价格不菲，是无
价的品质追求。

一位修表的技师，得了慢性疲劳综合征，站着都想睡
觉，疲倦得走路腿都用拖。

风伯说："疲劳找脾俞。"

《黄帝内经》云：脾气散精。脾可以将精气神焕发出
来。

结果，经常点揉拍打脾俞后，果然，疲劳感大减，精神
振作。

他高兴地送一块上等的劳力士表给风伯。

《点穴神书》上记载：脾俞，乃补脾要穴，善治脾胃胀
满，食饮不消，吐逆积聚，黄疸泻痢。

凡百病引起疲倦，或疲倦诞生百病，点揉脾俞，无不缓
解，精神涌出。

道家修士认为，脾主湿，故湿邪弥漫要治脾。

一老者，腿沉如泡水中，点按脾俞、膀胱俞后，腿脚轻
便，酸痛俱除。

原来脾俞、膀胱俞相配，能将水湿之气拧出体外去，相当
于白术配茯苓，乃治腰湿药对。

脾又主九窍，九窍不利，目黄、脸斑、耳鸣，凡慢病久病，百治乏效，必寻到脾胃中治疗，方能见效。

故脾俞，是老慢病的克星，是久病顽病的底牌。

《黄帝内经》云：四季脾旺不受邪。一年四季脾气旺盛，是不受病的。

《中医儿科学》认为，小儿脾常不足，故小儿捏脊，按脾俞，有助生长发育，能扼万病之萌芽，诚乃小儿保健要穴也，相当于黄芪主小儿体虚百病。

【穴道小贴士】

脾俞：十一椎下两旁相去脊各一寸五分，正坐取之。《铜人》针三分，留七呼，灸三壮。《明堂》灸五壮。《素问》刺中脾十日死，其动为吞。

主腹胀，引胸背痛，多食身瘦，痃癖积聚，胁下满，泄利，痎疟寒热，水肿气胀引脊痛，黄疸，善欠，不嗜食。

第197篇
胃腑输背之穴

瑞士的军刀，设计完美，做工精巧，一把刀可有数十种功能，令人爱不释手，名扬世界。

一位军刀销售商人，常往来于世界各地，舟车劳顿，食欲不节，还要经常倒时差，落下老胃病，久治不愈。

风伯教他点揉胃俞之法，以及远寒凉的饮食禁忌，结果，多年胃病轻松得愈。

他高兴地给风伯送上最得意的瑞士军刀，这可是野外生存的好帮手，堪称功能俱全，应有尽有。

军刀商不解地问："怎么我的胃痛胀逆按胃俞好了，我朋友的血糖高你按胃俞也降了？"

风伯说："中华穴道，也像瑞士军刀，功能俱全。像胃俞，能治胃痛，也能治胃胀，可医消化不良，也可救胃酸过多。一穴多功能，就像一刀多用途一样。"

《点穴神书》上记载：胃俞穴，专主胃痛、胃寒、胃胀，善医吐逆、肠鸣、腹满。小儿瘦弱，得胃俞则壮；老人脱肛，遇胃俞能提。

凡冷食消化不佳，灸胃俞，则食物暖化。若血糖、尿酸升高，摩胃俞，则浊化齑粉，好似石磨磨豆子一样。故知胃俞，乃人体石磨，专磨积聚包块。古籍记载，胃俞主癥瘕积聚，就像鸡内金善磨沙石硬结一样。此穴诚乃鸡内金穴也。

道家修士认为，对于一切胃病，取胃痛三穴——胃俞、中脘、梁丘，无不好转立愈。常点常揉，能加强胃动力，诚乃保胃三穴，健胃神组合！

同时，胃以降为和，一切上逆、上亢之病，心烦神乱，口疮炎症，按胃俞后，就像电梯下降，自动松和。

所谓六经实热，总清阳明。点按胃俞跟大肠俞，就是清降阳明，能使烟熏火燎之炎热得到息止。故，胃俞，亦是降高热积热之要穴！

【穴道小贴士】

胃俞：十二椎下两旁相去脊各一寸五分，正坐取之。《铜人》针三分，留七呼，灸随年为壮。《明堂》灸三壮。《下经》灸七壮。

主霍乱，胃寒，腹胀而鸣，翻胃呕吐，不嗜食，多食羸瘦，目不明，腹痛，胸胁支满，脊痛筋挛，小儿赢瘦，不生肌肤。

东垣曰："中湿者，治在胃俞。"

第 *198* 篇　三焦输背之穴

日内瓦，联合国总部，美丽和谐，吸引大量各国政要、巨商来定居。其高达150米的日内瓦喷泉，被视为坐标式建筑。

一位富商之子，满脸痤疮，不敢见人。

风伯说："脸上长疮不丢人，心中不自信才丢人。"于是帮他揉按三焦俞，使水液代谢正常，则痤疮消除。

何以三焦俞能愈痤疮？

风伯说："痤疮一挤就是油脂。三焦乃脂膜的总和。上中下脂膜代谢不畅，寻找三焦俞，就能顺利代谢。"

《点穴神书》上记载：三焦俞，乃水火气机升降的枢纽。故能治上焦头晕目眩，中焦胀满呕逆，下焦腰酸尿频。

若想攻克周身包块，必须在三焦上下手。故曰"疑难杂病找三焦"。

凡是包块，大都是脂油代谢不畅，堆积在一处的产物。像抽油烟机的污垢，使人蒙尘，令人生病。

而三焦俞，无疑就是调控脂油的总部，操控油脂代谢的按钮。

一位血脂高的工程师，拍打三焦俞后，血脂下降至正常，啤酒肚也消失了。

一长有富贵包的妇女，点揉三焦俞后，富贵包消解融化。

有子宫肌瘤的妇女，艾灸三焦俞后，居然肌瘤溶解，消无芥蒂。

由此可见，三焦俞乃道家修炼重中之重的穴，是不可多得的挑战包块，攻克顽疾要穴！

【穴道小贴士】

三焦俞：十三椎下两旁相去脊各一寸五分，正坐取之。《铜人》针五分，留七呼，灸三壮。《明堂》针三分，灸五壮。

主脏腑积聚，胀满羸瘦，不能饮食，伤寒头痛，饮食吐逆，肩背急，腰脊强不得俯仰，水谷不化，泄注下利，腹胀肠鸣，目眩头痛。

第199篇　肾脏输背之穴

奥地利，乃山地国家，素有"欧洲心脏国"，"东西方十字路口"之美称。

这里诞生了大量天才音乐家，他们经常在铺着小石子的街道上载歌载舞，充分展现出奥地利人的热情、喜悦。

一位青年，愁眉苦脸。原来，他晨起又拉肚子，数月不愈，连最喜欢的舞蹈都跳不了了。

风伯教他边拍肾俞边跳舞。

奥地利青年不解地问："拍腿、拍鞋子、拍手、拍裤子我都拍过，就没拍过腰。"

他觉得很别扭，可越拍越舒服。到最后，用拍腰跳舞，治好了五更泻。

这奥地利青年由衷地赞叹说："原来中国才是真正的歌舞之乡，居然能用拍腰跳舞来疗愈身体！"

《点穴神书》上记载：肾俞，补肾壮骨，善疗腰酸腿软，能医少气梦遗，是耳聋耳鸣要穴，妇科经带重点！

道家修士认为，久病及肾，凡病情日久不愈，可拍打肾俞，调动先天之气，而得治愈。

有心绞痛突发患者，痛入骨髓，揉内关、膻中仍未缓解，点按肾俞，遂得治愈。

故知，心为灯火，肾乃油库。每天勤揉肾俞，就是添油，能让心火烧得更耐久。

故艾灸肾俞、命门，乃心慌心悸、腰酸腿软的克星。

肾主骨，故痛入骨髓可找肾俞，它是强大的止痛穴。

肾主志，凡奇男子，有远大志向者，肾俞常满壮暖热。故此处搓暖搓热，能令人坚强。

《黄帝内经》曰："肾者，作强之官也。"它是自强强大的重要按摩点。

肾主水，下焦水肿，要弄热肾俞。故老人，以常搓热肾俞为避免双腿沉重脚肿的衰老疾病。

【穴道小贴士】

肾俞：十四椎下两旁相去脊各一寸五分，前与脐平，正坐取之。《铜人》针三分，留七呼，灸以年为壮。《明堂》灸三壮。《素问》刺中肾六日死，其动为嚏。

主虚劳羸瘦，耳聋肾虚，水脏久冷，心腹满胀急，两胁满引小腹急痛，胀热，小便淋，目视䀮䀮，少气，溺血，小便浊，出精梦泄，肾中风，踞坐而腰痛，消渴，五劳七伤，虚愈，脚膝拘急，腰寒如冰，头重身热，振栗，食多羸瘦，面黄黑，肠鸣，膝中四肢淫泺，洞泄食不化，身肿如水，女人积冷气成劳，乘经交接羸瘦，寒热往来。

第200篇　气海输背之穴

奥地利，山多，故登山滑雪乃盛行的体育活动。这里的滑雪赛车，世界领先，培养出一批批世界一流运动健将。

一位滑雪爱好者，人过中年，气力不够，常常拼命吸气都觉得气喘少气，手脚酸软，滑不了雪，眼看着就要退出运动生涯。

风伯见状，教他咬牙拍气海。咬牙可固肾，拍气海可纳气，再配合拍后背的气海俞。如此，腹背对拍，元气就纳下来。

俗称男子以气为主。过了十余日，这滑雪运动员渐觉朝气蓬勃，气力满盈，手脚有劲，呼吸深沉，遂参加滑雪比赛，竟超水平发挥，斩获金牌。

他高兴地把滑雪运动斩获的金牌送给风伯。

风伯点头笑纳，说："中国有句老话，叫以病为师，以苦为师。在病苦中，你学到超越它的法术、功夫，它反而成为你向上的台阶了。"

《点穴神书》上记载：气海俞，在腰背，跟肚腹的气海相通，皆是纳气归元之处，善医气虚、乏力，能治疲倦、懒言。

道家修士认为，精是延年药，气乃续命芝。

如果同时搓气海跟气海俞，一个补精，一个益气，就是延年不老丹，可称长寿续命药。

那些隐居山洞的道者，没有不以揉腹搓背为续命延年妙招的。因为揉腹后，肚腹能存气更多。存元气越足，就越能耐病苦。

一哮喘的老者，百医乏效，学会揉气海跟气海俞后，喘症得平。

一胃下垂的患者，食不过碗，搓完气海俞后，每顿两碗，仍觉意犹未尽，胃气振作，下垂复收。

可见，气海俞，能给脏腑经络充气，气足则膨胀耐压；气虚则瘪落，不经折磨。

一膝盖痛患者，拍完气海俞，膝痛消除，步履轻健，肩挑重物都没事。

可见膝盖骨节能承重，不一定靠骨的密度，而靠骨气，看骨缝隙中充的气足不足。好比车能载千斤，不全靠轴承稳固，更要靠轮胎气足足。

拍打肾俞，就能够让骨架轴承稳固，拍打气海俞，便可使轮胎元气充足。

【穴道小贴士】

气海俞：十五椎下两旁相去脊各一寸五分。针三分，灸五壮。

主腰痛痔瘘。

第201篇　大肠输背之穴

奥地利，莫扎特的故乡。

这里的音乐厅、歌剧院，满载街道，遍布全城。

一位六岁孩童，歌声似天籁。突然得了一种怪病，发狂躁扰，大人都快按不住了。

只见，风伯随手帮这孩子点大肠俞，只听见孩子腹中雷鸣，跑去大便后，神志恢复清楚，若无其事。

众人惊问其故。

风伯说："此乃长期唱歌，忘了喝水，导致大肠有燥屎，上攻神志，因此狂躁神乱。好像炉底有火炭，锅内水就躁动。火炭一撤掉，锅内就平静了。燥屎一出，神志就松缓。"

众人听后，啧啧称奇。从此，让读书歌唱的孩子们，在休息之余，要多喝温热水，多搓腰背。

《点穴神书》上记载：大肠俞，能通肠排浊，可除湿消积。乃肠鸣腹胀要穴，是食积腹痛重点。

大凡肠道有积滞，无论寒积热积，实积虚积，不管是阑尾炎、结肠炎，还是息肉痔疮，只需点揉通肠三穴——大肠俞、小肠俞、天枢，没有不舒缓化解。

道家修士认为，人会急躁烦，皆因肠道水得干。所谓干燥干燥，不干就不燥；所谓躁急躁急，不躁就不着急。

这时代，那么多躁急焦虑之人，皆属大肠经有燥屎之故也。故揉大肠俞，可以治焦头烂额之人。拍大肠俞，能缓解心神的急躁烦。

故应少荤多素，软化燥屎。坚持点按大肠俞，通肠，将积滞排出，如此，则神安气定，急躁降伏。

一老者，八十岁突然脑子发傻，人事不知，大便都拉到裤子上。吃了抗痴呆药，却无寸功良效。直到点揉大肠俞，使浊阴下出，昏沉的脑又变清醒。

原来，这叫便毒入脑。大便的阳毒，会随着大肠俞跟阳关，沿着督脉，上到脑首，只要点揉大肠俞跟阳关，便能将便毒下撤，治疗癫狂痴呆。

道家修士认为，捏脊疗法，就是捏小儿督脉两旁膀胱经肉，从颈项到下面屁股，捏通后，百病难侵，万邪莫干，五脏六腑并补，奇经八脉畅通。

【穴道小贴士】

大肠俞：十六椎下两旁相去脊各一寸五分，伏而取之。《铜人》针三分，留六呼，灸三壮。

主脊强不得俯仰，腰痛，腹中气胀，绕脐切痛，多食身瘦，肠鸣，大小便不利，洞泄食不化，小腹绞痛。

东垣云："中燥治在大肠俞。"

第202篇　关元输背之穴

非洲北部，有撒哈拉沙漠，是世界最大的沙漠，这里天气炎热，人烟稀少，植被贫乏，经常风沙满天。

风伯在风沙中前行，烈日暴晒。

一位非洲男子，大汗淋漓，气脱倒地。

风伯见状，迅速将他拖到树荫底，伸出回春指，帮他点按关元俞。

中医认为，汗多亡阳，生命危急。

不到盏茶功夫，这非洲男子缓过气来，汗出止住，连连点头称谢。

《点穴神书》上记载：关元俞，能关锁元气，令精液固密。

故，

遗精多汗，用之效如桴鼓；

带下泻痢，点之立竿见影。

道家修士认为，小便时，叩齿咬牙，能固精秘气。小便完后，搓热关元，能巩固精关，使气不外泄。

一位妇女，小便红色带血，每天搓关元俞半小时，膀胱暖热，阳主固密加强，尿血现象就消失了。

液一老人，消瘦乏力，蛋白尿三个加号，尿液混浊，自从搓了关元俞后，蛋白尿消失，小便恢复清澈，营养得到固摄。

故，道家通过点揉拍打艾灸关元或关元俞，能将人体赖以续命的元气、元精固住。

练武之人，深知止漏增元，百日金刚的说法，只要不漏精，通过百日筑基的练习，身体会棒的不得了。

为了加强不漏功夫，他们常搓揉拍打关元或关元俞，使精关牢固，骨髓坚强。如同城门加固，外敌不能侵袭。

【穴道小贴士】

关元俞～ 十七椎下两旁相去脊各一寸五分，伏而取之。

主风劳腰痛，泄痢，虚胀，小便难，妇人瘕聚诸疾。

第 203 篇　小肠输背之穴

东非高原上，有最出名的东非大裂谷，号称世界上最大的伤疤。据说，此地乃古人类诞生之摇篮。

一非洲黑人，在大裂谷采集瓜果，吃完后，肚子胀满难耐，呼吸不利。原来，是难消化的果子拥堵肠胃。

风伯迅速帮他点揉小肠俞，能让食物碎小，从肠管里畅通出去。

果然，随着屁声连连，腹胀皱眉的神情得到松解，呼吸也恢复了顺畅。

这非洲人高兴地跳舞，送给风伯一篮五颜六色的瓜果。

《点穴神书》上记载：小肠俞，能让小便大便畅通的俞穴也。专治小腹胀满，消化不良。能医尿频尿急，痔疮带下。

道家修士认为，小肠俞勤点揉，可缓解心脏病痛。

心脏是发动机，小肠是后车厢。车厢超载，会压坏发动机，爬坡就会喘气冒烟。

通过点揉小肠俞，能令食物积滞畅通无阻，减少肠道压力，心脏就跳动得很舒适。此乃脏邪治腑原理。

一司机，常心烦，莫名其妙急躁发脾气。点按完小肠俞后，肠通腹畅，无名火就少发了。

一工程师，慢性阑尾炎，此肠不畅也。小肠俞揉按后，放屁连连，阑尾炎消减。

一泥水工，小便刺痛，尿道结石，小肠俞搓热后，小便畅通，黄赤转清，结石排下。可见，小肠俞不仅通肠，也能利膀胱。

道家曰："若要长生，肠中常清。若要不死，肠中无滓。"那些山居长命百岁，又动作不衰的道者，没有不以疏通小肠俞为延命秘法，减少肠道渣滓，就能延续寿命长度。

【穴道小贴士】

小肠俞：十八椎下两旁相去脊各一寸五分，伏而取之。《铜人》针三分，留六呼，灸三壮。

主膀胱、三焦津液少，大、小肠寒热，小便赤不利，淋沥遗溺，小腹胀满，疠痛，泄利脓血，五色赤痢下重，肿痛，脚肿，五痔，头痛，虚乏消渴，口干不可忍，妇人带下。

第204篇 膀胱输背之穴

非洲热带雨林，苍翠油绿的树木，给非洲带来了亮丽的色彩。这里的黄金矿产储量占到世界近半。

风伯在雨林中穿行。

有一个土著人，抱着肚子在跳。原来，得了尿道炎，排尿不畅，痛得要命。膀胱又憋的紧，压力很大。

风伯想，若是在中国，随手抓一把车前草熬水，一喝就好。或者，在湿地里头找点溪黄草、淡竹叶，或火炭母熬水喝了也会好，这叫凉利之药生湿地。

看到土著人痛苦的样子，风伯伸出回春指，帮他点揉膀胱俞，顷刻，尿就涓涓而下，快乐舒服。

若是人没堵塞过膀胱，真不知顺利排尿都是那么幸福。

土著人高兴得手舞足蹈，一定要拉风伯去他家吃饭。

《点穴神书》上记载：膀胱俞，是排五脏六腑浊水的大闸门，专治小便塞滞，善医水肿胀满，是祛湿利尿要穴，乃温经止痛奇穴。

道家修士认为，五脏六腑发热，通过点按膀胱俞，皆能利小便以降热。

一心肌炎的女孩，百治乏效，自从母亲学了小儿推拿，帮她点揉心俞、膀胱俞，居然在三个月内，治好了心肌炎。

古人言："医者父母心"，不单是可怜关爱父母，因为只有父母心，才能将医术发挥到登峰造极，淋漓尽致。

一肝硬化腹水的患者，家里已治到山穷水尽，实在无能为力，逢到游方道医，教他点揉肝俞跟膀胱俞，小便量大增，腹水像退潮般消去，肝炎、肝硬化在半年内痊愈。

这里仅举两例，古之道医，以利小便为捷径，因为膀胱俞几乎是万能降压穴，神奇消炎穴。五脏六腑的炎热，都可以在这里旁通消掉。

有道医通过点揉肝俞、膀胱俞，就轻松让依赖降压药的患者摆脱药片束缚。道理是肝俞、膀胱俞，能把压力通过膀胱泄出。

又比如肠炎泻痢，用脾俞配膀胱俞，就是白术、车前子，乃分水神丹，治泻神配。

又女子带下、阴道炎，就三阴交配膀胱俞，能清除下半身湿滞。

顽固腰酸腰胀，腰俞配膀胱俞，就能补肾壮腰，除湿轻身。

更有肺炎咳喘，用肺俞、中府、云门，加膀胱俞，肺部炎症就如飞流直下，快速缓解。获得心开意解，呼吸顺畅的体验，并不难也。

【穴道小贴士】

膀胱俞：十九椎下两旁相去脊各一寸五分，伏而取之。《铜人》针三分，留六呼，灸三壮。《明堂》灸七壮。

主风劳脊急强，小便赤黄，遗溺，阴生疮，少气，胫寒拘急，不得屈伸，腹满，大便难，泄利腹痛，脚膝无力，女子瘕聚。

第205篇
俞以愈病之穴

非洲人民，信奉原始宗教，有图腾崇拜。

一位酋长，在一次祈祷仪式中，从台上摔下来，臀背部摔伤，久久难愈。

风伯凝神静气，非常用心地教他点按中膂俞，这个管臀部肌肉的要穴，加上温敷热敷，肌肉得到舒缓，痛去若失。

风伯马上被视为贵宾来接待，用跟祈祷一样隆重的礼仪，来迎接。

风伯说："看来，中华穴道应该在此安家落户，发扬光大。"

因此风伯教酋长部下点穴疗病之道，大大缓解这原始部落平时伤痛的苦恼。

《点穴神书》上记载：中膂俞，膂者，膂肌也，中者，中间。此穴正处于人背脊上下的中间，在脊背两旁的肉里。

故，上下脊背痛，取中膂俞。下面就是臀大肌，故屁股坐伤、坠伤，此处温敷按摩，可将瘀伤祛除。

道家修士认为，久坐伤肉，最伤的就是臀腰部肉。中膂俞，就能化解臀腰背肉久坐劳伤。

故有"中膂通，人不痛"之说。

《三字经》曰："李时珍，编本草；徐霞客，探险奥。"

凡这些伟大人物，如古代的司马迁、李白、苏东坡，他们都有壮游天下的体验，而且，有不少要走好几次。能让腿部那么有耐力，善于旅行足走，他们都是穴道高手，擅长在恢复休息之余，用手按中膂俞，可中正脊背，让肌肉舒缓，从而令疼痛酸麻痊愈。

【穴道小贴士】

中膂俞（一名脊内俞）：二十椎下两旁相去脊各一寸五分，夹脊伸起肉，伏而取之。《铜人》针三分，留十呼，灸三壮。《明堂》云："腰痛夹脊里痛，上下按之应者，从项至此穴痛，皆宜灸。"

主肾虚消渴，腰脊强不得俯仰，肠冷赤白痢，疝痛，汗不出，腹胀胁痛。

第206篇 白光环旋之穴

非洲，有天然动物园之称，堪称野生动物的天堂！马达加斯加岛，受外界干扰少，更保存了大量形色各异的生物。

风伯在这片人间鸟类天堂里头徒步，遇见一位洗衣服的非洲妇女。洗着洗着，就停下来，洗不动了。

原来，得了白带异常病，连西方医学都头痛的霉菌性阴道炎。

中医认为，无湿不生虫，无虫就没有霉菌炎。所以，欲治霉菌炎虫，先要懂得治湿；欲治湿气，要懂得让气血流通，如环无端，一气畅达，好似清风荐爽，水湿得干。

风伯教她点按白环俞，此乃白气环绕，将风气转圈回旋之穴，并在此用火烤。

数日之间，带下正常，黄臭感消失，瘙痒症痊愈。

《点穴神书》上记载：白环俞，白者，洁白也；环者，回旋也。此穴可以让一气周流回旋通畅，从而令浊水澄清，秽污洗白。

常人以为，白环俞只治生殖器疾患、白带异常、疝气腰酸，不知它亦是净化血液要穴。

一位血脂高、血液稠、血毒重、皮肤痒的患者，点揉白环俞，加艾条烤，天寒瘙痒之症消无芥蒂。

又一位狐臭、脚臭、阴囊潮湿的患者，点揉白环俞，加艾条烤后，气血清清白白，回旋环绕，居然臭浊得消，清升浊降，身体变好。

一患者小便后第二天尿底有结晶，白色的精分，此营养下落，故神疲乏力。《黄帝内经》叫脾不散精，导致下陷。点揉陷谷、漏谷后，好了大半，再点揉白环俞后，尿中沉淀物就消失了。

另一男子，小便时尿窍会流出白色的精液，此精华之物不能循环而泄露也。自从点按白环俞后，白色精华回归正常循环，小便泄露白精现象就消解了。

白环俞是修炼命元、改造气运的道家秘传穴！此穴暖热松通，不单搓疾愈病，缓疼解痛轻而易举；强身健体，神采飞扬，更是小菜一碟！

白环俞：二十一椎下两旁相去脊各一寸五分，伏而取之。一云："挺伏地，端身，两手相重支额，纵息令皮肤俱缓，乃取其穴。"《素注》针五分，得气则先泻，泻讫多补之，不宜灸。《明堂》云灸三壮。

主手足不仁，腰脊痛，疝痛，大小便不利，腰髋疼，脚膝不遂，温疟，腰脊冷痛，不得久卧，劳损虚风，腰背不便，筋挛臂缩，虚热闭塞。

第207篇 髎以疗病之穴

非洲民族善歌舞，刚毅豪放，勇敢坚强。

一位舞者，痴迷跳舞，直到腰骨劳损，背脊疼痛，方善罢甘休。

风伯见舞者离开舞台，神志淡漠，便教他点按上髎穴。

此穴能补腰肾，壮督脉。经过点揉后，舞者居然重新站立，腰痛痊愈，又跳上他喜爱的舞蹈。

《点穴神书》上记载：上髎穴，能治月经不调、带下湿热，是腰腿疼痛的克星，乃疗愈骨缝隙炎症僵硬的底牌。

由于它位于骶骨部，故善于承重，身体受重力挫伤，取此髎穴，可痊愈。

一走钢丝运动员，从钢丝上摔下，腿脚摔麻痹，艾灸髎穴后痊愈。

一赛车手在一次翻车后，腰部近于瘫痪，针刺髎穴后，恢复行动能力，重新开起赛车。

一运动员打篮球时粉碎性骨折，手术取出碎骨后，臀部依然疼痛不已，点按髎穴后，居然恶血去，新血生，旧瘀消，元气旺，痛去不再。

道家修士认为，髎，通疗愈的疗。上髎，就是上等疗愈骨关节要穴。

凡骨关节孔隙病变，旧伤、新伤，瘀血塞在孔隙中不得出，就近取髎穴，比如，头面部目珠打伤，就取瞳子髎、颧髎；腰部跌打伤，就取上髎、次髎、中髎、下髎；面口部中风歪斜、瘀血内伤，就取口禾髎、巨髎；耳部偏顶首伤到，就取天髎、和髎；肩胛部损伤，就取肩髎；股骨头摔伤，就取居髎。

总而言之，髎穴乃骨孔隙，乃天地灵气灌注之地，此穴开，不单能治疗瘀积，更能使人聪明伶俐，心灵手巧，反应敏捷，举一反三，闻一知十。

【穴道小贴士】

上髎：第一空腰髁下一寸，夹脊陷中。足太阳、少阳之络。《铜人》针三分，灸七壮。

主大小便不利，呕逆，膝冷痛，鼻衄，寒热疟，阴挺出，妇人白沥，绝嗣。大理赵卿患偏风，不能起跪，甄权针上髎、环跳、阳陵泉、巨虚下廉，即能起跪。

第208篇　返精入肾之穴

埃及尼罗河，乃世界第一长河，是埃及生命线。这一河两岸，由于便利的灌溉，肥沃的土壤，造就了一条生机勃勃的绿色走廊。

一位埃及农夫，须发脱落，未老先衰，检查说是肝癌。

风伯见状说："此乃督脉不通，水利不通，农业不稳。"于是，教他按次髎穴。

这次髎跟小肠俞相邻，能将小肠土壤的营养翻上来，又可以用肾的精水灌溉，如此，土肥水足，万物生焉。

小肠是人体最长的管道，就像尼罗河，只要通畅，水利旺，沿途皆生机勃发。

自从这埃及农夫学了点按艾灸次髎后，发现落发重生，掉眉复长，可怕的肝脏恶病得到控制。

《点穴神书》上记载：次髎，近小肠俞，又在膀胱经督脉两旁。故，督背酸痛，下肢痿弱能疗，消化不良、二便不畅可医。

髎，乃骨孔，肾主骨，髎穴皆通肾。所以妇人月经不调可理，男子疝气遗精能愈。

一年轻小伙，沉迷手机，夜必遗精，精疲力尽，神疲乏力。自从学了点按次髎后，遗精现象消失，精力恢复。

可见，髎穴乃补精入骨之穴，能返精入肾。勤拍打髎穴，能封藏精血，巩固元气。

【穴道小贴士】

次髎：第二空夹脊陷中。《铜人》针三分，灸七壮。

主小便赤淋，腰痛不得转摇，急引阴器痛不可忍，腰以下至足不仁，背膝寒，小便赤，心下坚胀，疝气下坠，足清气痛，肠鸣注泻，偏风，妇人赤白带下。

第209篇
利水止泻之穴

金字塔，乃埃及文明的象征，有世界七大奇迹之美誉。历经五千年风沙侵蚀，依然坚固异常。

一位游客，水泻日数十次。人病倒在途中，举目无亲。

风伯见状，赶紧帮他搓热中髎穴，再用艾火熏烤。结果，小便畅通，大便成形，脱陷的肛门也回收，拉得一塌糊涂的情况也遏止，因此恢复生机。

游客感谢救命之恩，并要风伯说明此中道理。

风伯笑笑说："我按你中髎穴，中髎穴相邻膀胱俞，能够助膀胱利水。你拉稀水，乃清浊不分，我用中医理论'利小便，实大便'法，只要水走膀胱，大便就会成形于大肠，泄泻就会止住。好像马路两旁水道做好，路边就会干爽，不会泥泞。虽大暴雨，也不会黏腻难走。"

这一番解释，轰动了埃及，也给西方医学提供治水泻的新思路，用利水药来止泄。

《点穴神书》上记载：中髎，能调小便不利，善医泻痢水泻。是妇女带下要穴，男子腰痛重点。

道家修士认为，中髎，能辅助膀胱俞将水从通身孔隙里赶到膀胱，气化排出体外。

一位肝硬化腹水的大叔，艾灸中髎后，日排尿盈盆，半个月间，腹水全退，肝硬化好转。

又一带下清稀、量多如滴水的妇女，中髎只艾灸一次，水湿归膀胱，白带就正常。

更有一腰部沉重如挂铅坠的老者，搓揉中髎穴后腰部轻松，小便量多，夜尿消失，行动利索。

可见，中髎穴，乃治中焦脾胃水湿要穴，能让中土水湿从髎孔漏到膀胱，清出体外，堪称四旁湿水，从中间骨孔隙走光！

【穴道小贴士】

中髎：三空夹脊陷中。足厥阴、少阳所结之会。《铜人》针二分，留十呼，灸三壮。

主大小便不利，腹胀下利，五劳七伤六极，大便难，小便淋沥，飧泄，妇人绝子带下，月事不调。

第210篇
善始善终之穴

埃及木乃伊，可保持千年不腐，还栩栩如生。埃及与金字塔一样闻名的狮身人面像，是一尊全世界最大的岩石雕像，体现埃及文明的灿烂跟宏伟。

一位埃及石雕专家，年到半百，却形容憔悴，面色枯槁。原来他殚精竭虑要保护修复石雕，却心有余力不足。

当雕刻家得知风伯年已古稀仍然轻身游世界，自己半百却步履蹒跚，便请风伯传授中华养生大道。

风伯说："要言不繁。"便随口讲出十六字寿身秘诀：

慧极必伤，情深不寿。

强极必辱，过必生灾。

原来雕刻家用脑过度伤神，常年沉迷于雕塑，执着太重，加上好强，别人的话听不进，从来强弓弦先断，每见钢刀口易伤。而且，不跟太阳同起居，常熬夜过用身体，必有提前老化之灾。

这一番话，可谓一语惊醒梦中人。

然后，风伯教他点揉下髎穴。此穴能补下半身精血，让精血从下往上满溢，对下半辈子保持生机朝气，极有好处！

结果，三个月后，雕刻家神采飞扬，发落更生，齿牙坚固，体力满壮，一下子恢复到壮年巅峰的身轻状态。他感概地说："原来人老损病伤，并非身体差，是不懂得穴道保养。"

从此，雕刻家开始雕刻起石人，并雕上中华穴道，使其在埃及流行。

《点穴神书》上记载：下髎穴，在督脉跟白环俞之间。能补下焦，填腰肾，壮筋骨。

若人向老，下元先衰。

腿脚蹒跚，下髎能强。

凡一切老化之疾，抽筋、腿弱、骨质疏松、尿频急无力、人拖泥带水，点按下髎穴，可固元气，护根本。

一少年，走路双脚高低不平，点按下髎穴后，双脚逐渐走平稳。

一妇女，走几步路，常难以控制，脚就会软倒在地，自从点按下髎穴后，软脚病就不复发了。

更有一抽筋的退休官员，常连夜抽筋到不敢下床，把下髎穴搓热后，没再抽筋。

可见，下髎穴乃抗衰老神穴，下半生想幸福，就要多搓下髎穴；做事想要善始善终，有始有终，下髎穴必须温暖，通畅有力。

世之虎头者多，却留下草率蛇尾的结局，皆因肾气不足，下髎亏空。

【穴道小贴士】

下髎： 四空夹脊陷中。《铜人》针二分，留十呼，灸三壮。

主大小便不利，肠鸣注泻，寒湿内伤，大便下血，腰不得转，痛引卵，女子下苍汁不禁，中痛引小腹急痛。

第211篇　回阳救逆之穴

撒哈拉沙漠，一片广袤无垠的不毛之地。却有些地方，有地下水脉，而绿洲，就分布在地下水脉丰富之所，植被茂盛，人口众多。

沙漠有游牧民族，他们身上常佩戴长剑，骁勇善战。

一位沙漠居民在风沙中晕倒，原来是久泻不止，气阳两脱。

风伯伸出回春指，帮他点揉会阳穴，让气阳汇聚。

随即神志苏醒，泻痢遂止。原以为求生无望，不料天降贵人，转危为安。这沙漠居民，亲自带风伯去他的部落，以贵宾之礼迎接。

《点穴神书》上记载：会阳，是足太阳膀胱经与督脉相会之所。此穴能升阳除湿，故，对于小儿泻痢，湿气下血，搓热此处，腹腔立暖，清阳立升，泻痢遂止。

道家修士认为，会阳与会阴，乃阴阳汇聚之所，治阴阳亏虚离合之病。

故，阳痿早泄能医，带下泻痢可止。

一小儿终日泻肚，拉到皮包骨头，闭目难睁，哭嚎已无声。

高式国老前辈，以为一线生机当全力赴救，遂取会阳穴扎针。不料，孩子知道疼痛咧嘴咬牙。所谓阳主固密，马上泻肚脱肛之象解除，索要食物。

后用姜粥养胃，死地回生。孩子家人感恩涕零，视老前辈为再生父母。

足见，会阳穴，能回阳气于病危之际，是阳衰、阳虚、阳竭者福音，乃救脱治虚的回马一枪。故有五劳七伤取会阳，临危出手莫要忘之说。

【穴道小贴士】

会阳（一名利机）：阴尾尻骨两旁。《铜人》针八分，灸五壮。

主腹寒，热气冷气，泄泻，肠澼下血，阳气虚乏，阴汗湿，久痔。

第212篇　膀胱分支之穴

撒哈拉沙漠，全球最热的地方。虽然看起来地处荒凉，但荒原上却可见众多色彩艳丽、形象生动的壁画，描绘了古人丰富的生活场景。

一位修复壁画的沙漠艺术家，常年专注描绘，弯腰塌背，导致肩颈酸痛，不能回顾。

风伯教他点揉附分穴，随即肩背舒缓，颈项不痛，行转灵活。

这壁画家高兴地说："我要把穴道文化，画到大漠石壁上去，留给后人！"

《点穴神书》上记载：附分穴，乃膀胱经的附属分支。

膀胱经气足血旺，通过附分穴分出支脉，好像城市大道繁荣后，要修一些支路来缓解交通压力。

故附分穴，专门缓解肩颈背压力，舒缓精气神紧张。

一伏案工作的白领，肩酸背痛，终日昏沉，点揉附分穴后，神清气爽，昂首挺胸。

道家修士认为，无形的压力，能将人压得劳损、苦累，而附分穴，就是分解压力之要穴。

常手提起来反拍附分穴，便可将头颈心胸压力化解。

此穴乃刮痧奇穴，是推背要点。各推手跟痧手，皆以推红刮透附分穴为舒缓手法。

【穴道小贴士】

附分：二椎下，附项内廉，两旁相去脊各三寸，正坐取之。手足太阳之会。《铜人》针三分。《素注》刺八分，灸五壮。

主肘不仁，肩背拘急，风冷客于腠理，颈痛不得回顾。

第213篇　肺魄安定之穴

在风沙割面的大漠，有阿拉伯人，带着帐篷，逐水草而居。

这种严酷的生存方式，使他们形成坚韧的精神与彪悍的性格。

一位阿拉伯人，在风沙中猛咳嗽，气喘吁吁。

风伯帮他点揉魄户后，散掉肺中风热，反复咳嗽就好了。

阿拉伯人，把风伯带到帐篷里，赠以美食，报答恩情。

《点穴神书》上记载：魄户，跟肺俞相平，以肺藏魄也。有勇魄的人，肺比较好。

道家修士认为，人在遇到危险之际，会失魂落魄，心惊胆颤。此时，按魂门、魄户，揉神堂、阳纲，方能将惊散的魂魄，吓到的神志召回定住，而不至于神经兮兮，颤抖不已。

一孩子，自从途经坟墓后吓到，老爱夜哭，点按魄户后，就稳定，夜啼消失了。

一老人，被心脏病的检查报告单吓得魂飞魄散，以为命不久矣。揉完魂门、魄户后，惊魂不定之象消失，原本被吓得饭都吃不下，魂门魄户一定了，胃口就开，饭食就香。

一流浪汉，因买彩票倾家荡产，神经兮兮，魂不守舍，魄不依体。自从点揉魂门、魄户后，居然不再流浪，回归家乡，恢复正常。

又一高考的学生，因考不上名校，夜夜黯然伤神，魂牵梦绕的学校与他无缘，终日抬不起头来见人，因此得了气喘病。自从艾灸魄户后，壮大肺魄，音声洪亮，昔日消极一散光，今朝有魄不怕难。复读重考上名校，只缘能将魂魄安。

【穴道小贴士】

魄户：直附分下，三椎下两旁相去脊各三寸，正坐取之。《铜人》针五分，得气即泻，又宜久留针，日灸七壮至百壮。《素注》五壮。

主背膊痛，虚劳肺痿，三尸走疰，项强急不得回顾，喘息咳逆，呕吐烦满。

第214篇　添油润身之穴

阿尔及利亚，号称北非的油库。平原农业发达，曾被称为"罗马帝国的粮仓"。其中，沙漠地带地底蕴藏着丰富的石油、天然气。

一位采油矿工，常年肩挑负重，导致肩背拉伤，少气、乏力，做任何事都提不起激情，不得已从矿场上退下来。

风伯教他点揉膏肓俞。点完后，矿工重振生机，虚劳消去。再去上班，精神焕发，矿场的工人们，无人不惊讶，都想知道其中道理。

风伯说："就像中东非洲，你们地表贫穷，可石油开发得好，照样可富甲一方。人体形容憔悴，面目焦枯，好像沙漠样，没有生机，此时唯独寄希望于地下矿产。

人体地下矿产就是膏肓。膏乃膏油，肓是亡肉。脂油不足，不丰腴了，唯独膏肓俞能提供。勤点揉拍打此处，就是人体采油致富，气血满盈，经络发达之路。"

众人听完，纷纷鼓掌，从此拍打点揉膏肓俞，成为矿工们茶余饭后，闲谈修炼的话题。

《点穴神书》上记载：膏肓俞，专门输出人体精油气血，以补掉亡失的血肉，从而令人满壮，使人雄强！此穴治疗范围极广。

凡心脏缺油，即心虚梦鬼，慌乱不安，点揉膏肓俞，相当于服用龙眼肉、肉桂，能添心灯，亮心火。

又如肺脏缺油，则咳逆燥裂，鼻干皮干，点揉膏肓俞，如同春雨，播撒肌表润肺窍，能护肤、美白、养颜。

又如肝缺精油，必肝硬化，容易怒火上头，七窍冒烟，点揉膏肓俞，如同给肝下肥浇水。木得柔润则筋不抽、眼得滋润则目不跳，爪甲滋荣不易脆断，脾气滋柔不易激惹。

故曰，水露则石出，枝少则木枯，精亏则肝怒。一旦膏肓俞输送给肝充足精油，怒火自平，烈焰自熄。

又如，脾缺精油，则消化无力，运转不起。好似轴承无油润，必干涩磨损，亏空厉害。所以，重症肌无力、胃下垂、掉肉、消瘦、皮包骨头，点揉膏肓俞，可以益精油，长肌肉，人丰隆，形圆满。

又如，肾缺精油，则腰酸腿无力，健忘脑昏沉，气喘没耐力。点揉膏肓俞，能填精补髓，令骨油充溢，五劳七伤俱去。

道家修士认为，膏肓俞，像一个大油库，身体任何地方缺衣少食，亏气乏血，膏肓俞像大老板，可以给脏腑员工发工资。

此穴堪称万能穴，奇效补虚穴！

一老者，心绞痛，屡治乏效，卧床不起，眼见心火弱，岌岌可危，点揉膏肓俞，加热水袋外敷，居然重焕生机，行走顺利，绞痛俱去。

可见，心绞痛发作，内关、人中可抢救；慢性心衰，必须膏肓、膏肓俞，方可挽回。因为，提供心火燃料的油库、柴草，就是人体膏脂，便产生于膏肓也。

更有道医，用三棱针啄刺膏肓俞，放血拔火罐，好像钻井取石油，喷出精浊，令脏腑滋润，百病减轻。故知膏肓俞，乃人体保健养生、临危急救之不可多得之大穴、要穴也！

【穴道小贴士】

膏肓俞：四椎下一分，五椎上二分，两旁相去脊各三寸，四肋三间，正坐屈脊，伸两手，以臂着膝前令端直，手大指与膝头齐，以物支肘，毋令摇动取之。《铜人》灸百壮，多至五百壮。当觉气下砦砦然似水流之状，亦当有所下，若无停痰宿饮，则无所下也。如病人已困，不能正坐，当令侧卧，挽上臂，令取穴灸之。又当灸脐下气海、丹田、关元、中极，四穴中取一穴。又灸足三里，以引火气实下。

主无所不疗，羸瘦、虚损、传尸骨蒸、梦中失精、上气咳逆、发狂、健忘、痰病。

孙思邈曰："时人拙，不能得此穴，所以宿疴难遣，若能用心方便，求得灸之，疾无不愈矣。"

按此二穴，世皆以为起死回生之妙穴，殊不知病有浅深，而医有难易，浅者针灸，可保十全，深者亦未易为力。扁鹊云："病有六不治。"经云："色脉不顺而莫针也。"肓，膈也，心下为膏。又曰："凝者为脂，释者为膏。"又曰："膏，连心脂膏也。"人年二旬后，方可灸此二穴，仍灸三里二穴，引火气下行，以固其本。若未出幼而灸之，恐火气盛，上焦作热。每见医家不分老少，又多不针泻三里，以致虚火上炎，是不经口授而妄作也。岂能瘳其疾哉！患者灸此，必针三里或气海，更清心绝欲，参阅前后各经调摄，何患乎疾之不瘳也！

第215篇　心神堂正之穴

利比亚，在非洲北部地中海南岸，号称沙漠王国，干旱之国。

这里生活的动植物，皆有极强的抗旱能力。芦荟千奇百样，蜥蜴五花八门。有一条沙漠明珠的绿洲，非常美丽富饶。

一个小商贩，经营半辈子的钱财被骗走后，日日胆战心惊，一听到叫声就心神俱碎，战战兢兢。检查是神经衰弱，有精神分裂倾向。

风伯帮他点揉神堂，以聚精会神，从而抗拒精神分裂的趋势。

结果，夜间能熟睡，白天不再怕声响。风伯还教他念一首得失偈诵，只有看淡得失，才能神清气爽。

偈曰：

花开花谢，时去时来。

福方慰眼，祸已成胎。

得何足慕，失何足哀。

得失在彼，任凭天裁。

这位小商贩，听完后哈哈笑，瞬间悟道，说："陈年旧事已云消，得得失失不计较。养足精神堂堂正，斩尽贪念伏病妖。"

《点穴神书》上记载：神堂，跟心俞相平，乃心藏神之所，就是心神居住的场所。

故，凡病导致精神失常，或精神失常引发各类奇难杂症，皆点按神堂，有奇功。

一发烧孩子，神昏嗜睡不醒，点完大椎、神堂后，烧退得清，人魂安平。

一生意失败后精神涣散、百无聊赖的腰痛患者，点揉神堂、腰俞后，腰痛除，精神振，重操旧业，生意兴隆。

一经期必炸脾气、爆粗口，情绪剧烈波动的妇女，点揉血海跟神堂后，经期综合杂症统统消失，火暴焦躁转为温柔贤淑。

一老者，晚间常梦恶鬼来索命，起来后心慌心跳，冷汗淋漓，点揉完神堂后，居然梦魇消失。

道家修士认为，神识，乃全身中心，是总指挥部。

神机化灭，则万象俱废。

神志混乱，则通身糟糕。

聚精会神，则身体转好。

全神贯注，则体魄雄强。

药物能直接调神者极少，而神堂、神门、神庭等带神之穴，诚乃调神导气，助阳益阴之要穴，此穴又能让人双目炯炯有神，做人堂堂正正，故名神堂。

【穴道小贴士】

神堂：五椎下两旁相去脊各三寸陷中，正坐取之。《铜人》针三分，灸五壮。《明堂》灸三壮。《素注》针五分。

主腰背脊强急不可俯仰，洒淅寒热，胸满气逆上攻，时噎。

第216篇
心意喜悦之穴

摩洛哥，这里有古色古香的老城。有不可一日无茶的风俗习惯。街边，更有古老神秘的驯蛇男子，他们自古就把训练蛇虫作为谋生手段，每年因此吸引大量的世界游客来观光旅游。

一位驯蛇人，他的舌头自从被蛇咬到后，时常莫名其妙发笑，难以控制，时常浑身颤抖，不能自止。

风伯见状，帮他按压背部的譩譆穴。此穴最善治疗心意识狂喜，止不住之疾。

按完后，心开意解，狂喜颤抖之症消失。

《点穴神书》上记载：譩譆，凡意念过喜或不喜，皆可疗愈。人心藏喜，藏不住，就会喜气外溢，如同范进中举，喜极而狂。此时，如若重点譩譆，便能治服狂喜。

又如林黛玉悲忧消积，此譩譆板结，后背必凉硬，此时艾灸譩譆，能让枯木逢春，悲忧俱消，使得春回大地，春暖花开。

故知，譩譆穴，乃抑郁者福音，寡言寡语者希望，是心开意解的开关，乃喜逐颜开的要点。

一小儿，老是啼哭，自从点譩譆后，苦恼少，笑容多。

一位佛门居士，打坐时僵硬呆板，点揉譩譆后，喜乐感从心中生，脸乐慈柔。

一老阿婆，冷言冷语，对外人从不微笑，原来后背冰凉，冰冻之下，焉有喜颜？遂艾灸譩譆，出门笑脸都多了，容颜欢欣，邻居都看到她笑，以为她中彩票。其实，真正点中穴位，比中彩票还重要。

道家修士认为，譩譆的譆，通天使之翼的翼，说白了就是翅膀，俗话祝人大展宏图，展翅高飞，是向上吉祥之意。

故，譩譆穴，像猛虎添翼，好事再添花，百尺更进步，此穴可以增加羽翼，让人圆满饱满。

道门通过撞背，打通譩譆穴后，容易法喜充满，道悦无穷。从而灵感勃发，思想泉涌。这是通身上下，对意识有加强作用，对意念、意志有稳固作用的不可多得好穴！

【穴道小贴士】

譩譆：肩髆内廉，夹六椎下两旁相去脊各三寸，正坐取之。以手重按，病人言："譩譆"，譩譆应手。《素注》针七分。《铜人》针六分，留三呼，泻五吸。灸二七壮，止百壮。《明堂》灸五壮。

主大风汗不出，劳损不得卧，温疟寒疟，背闷气满，腹胀气眩，胸中痛引腰背，腋拘胁痛，目眩，目痛，鼻衄，喘逆，臂膊内廉痛，不得俯仰，小儿食时头痛，五心热。

第217篇 升降开关之穴

摩洛哥，手工作坊非常多，生产铜器陶瓷、丝绸刺绣、地毯皮革。

一位地毯商，在庆祝生意成功后，大摆筵席，一开心，吃多了，呃逆不止，连睡觉都停不下来。

风伯见状，伸出回春指，帮他点揉膈关。此穴能治一切阻膈病。

结果，商人打完几个嗳气后，呃逆就消掉了。他开心地又摆下宴席，请风伯吃饭。

这次，就没有大吃大喝了。

《点穴神书》上记载：膈关，与膈俞相平，此处乃胸腹隔界交关之处，气血丰富。故一切胸闷腹阻，揉按膈关，可畅通无阻。

若逢呃逆嗳气，点揉膈关，可以平胃降逆。

道家修士认为，膈关跟膈俞相平，是血气汇聚的开关。凡有血毒、血浊，膈关放血，可以撤毒外出；若逢血虚、血弱，膈关艾灸，能满血复活。

《黄帝内经》讲："出入废，则神机化灭。升降息，则气立孤危。是以升降出入，无器不有。"

俗人以为膈关只治打嗝呃逆，不知它是升降出入的关隘要塞。如同自行车中间的轮轴。轴动则轮行，轴滞则轮停。

一胸闷心绞痛患者，膈关放血后，绞痛消失。

一腹胀肠鸣的患者，膈关艾灸后，腹胀肠鸣根治。

一早期白血病患者，通过艾灸督俞、膏肓、膈关三大造血要穴，令阳能生阴，造血系统恢复正常。

一血毒皮肤瘙痒患者，膈关刺络拔罐，毒随血出，瘙痒得愈。

更有胸口跌打伤，乳腺增生妇女，膈关点按后，瘀痛消除，胁胀痊愈。

如此可知，膈关能促动膈肌升降；膈关气足温暖，通身舒畅。

常言道："切忌背后风。"就是怕后背遭遇风冷，膈关闭住，身体就差劲了。

【穴道小贴士】

膈关：七椎下两旁相去脊各三寸陷中，正坐开臂取之。《铜人》针五分，灸三壮。

主背痛恶寒，脊强俯仰难，食饮不下，呕哕多涎唾，胸中噎闷，大便不节，小便黄。

第218篇 壮人灵魂之穴

摩洛哥的沙丁鱼产量居世界首位，乃渔业的龙头支柱。

一位沙丁鱼商人，专门出口沙丁鱼罐头。经常夜间梦到掉进陷阱、深潭，醒来后冷汗淋漓，精神憔悴，百治乏效。

风伯教他点揉魂门，点完后，背后发热，夜间睡得很沉，很舒坦，噩梦消失。

商人开心地邀请风伯去参观他的码头。

《点穴神书》上记载：魂门，跟肝俞相平，肝藏魂。故此穴能壮人灵魂，安人情志。它能治一切精神幻想、梦魇之疾。

肝能疏土，故大便硬结、饮食积滞、腹中雷鸣，魂门能疗。

肝经布胸胁，故胸胁痛、胸腹包块，魂门可疏泄。

肝胆相照，相表里。故，胆绞痛、小便黄赤、胆结石，魂门可治。

肝开窍于目，凡眼花目暗、惊魂失魄、白内障，魂门可医。

道家修士认为，魂门，最重要的就是治疗惊吓病。

人被吓得失魂落魄，如惊弓之鸟，此时魂门出现，就像门神在墙，虎虎生威，则噩梦恶境消失。

魂门一穴，相当于背后把守关要，好似庙宇前面的哼哈二将，四大天王，如同金刚坐阵，万邪立安。

一孩子，经过坟地后，夜间老睡不沉，发出怪叫，点揉魂门后，立好。

一妇人，落水以后心慌心悸，时常手脚颤抖，此胆气不够，神情萎靡。点揉魂门后，一下勇气满贯，惊悸消退。

又一小孩，平时胆小怕事，自从学会拍打魂门后，具有一副侠肝义胆，居然敢仗义执言，大胆发言，课堂举手，街上扶跌倒的奶奶。

可见，魂门一穴，乃壮胆骁勇要穴！

国有国魂，兵有兵魂，士有士魂，艺术家有艺术家的灵魂。有魂则势不可挡，无懈可击，无魂则兵败如山倒，身体似摧枯拉朽，不堪一击。

【穴道小贴士】

魂门：九椎下两旁相去脊各三寸陷中，正坐取之。《铜人》针五分，灸三壮。

主尸厥走疰，胸背连心痛，食饮不下，腹中雷鸣，大便不节，小便赤黄。

第219篇　阳毅刚正之穴

突尼斯，乃北非文化古国。素有世界文化之都的美称。此处的清真寺尖塔，高高耸立，叹为观止。

突尼斯城，又有镶嵌画之都的美称。

一位画家，双目黄浊，多年不愈。这是长年累月熬夜，因年老体衰，浊气排不出来。

风伯说："目黄兮，阳纲胆俞。这是针灸古歌赋所讲。"马上帮这画家点按背后的阳纲跟胆俞，并且教他如何撞背，这门道家强身秘术。

不出大半个月，双目黄染退掉，恢复双目的清澈。

画家为此特别画了副精致的美图，送给风伯。

《点穴神书》上记载：阳纲，跟胆俞相平，能够清胆汁，令身体黄浊降解，可以正阳气，使通身歪曲归正。

《黄帝内经》认为："胆者，中正之官，决断出焉。"

故优柔寡断，取阳纲一穴点揉后，能让人决断刚猛。

坐姿歪曲，脊柱侧弯，点阳纲，能助胆行中正之令，使气中形正。

一颈椎病患者，点揉督俞、大椎，好转而未根治。平时胆小怕事，点揉阳纲穴后，昂首挺胸，颈椎酸痛自止。

可见，某些颈椎病乃怯懦所致，方弯腰塌背。只要胆勇调出，阳纲威猛，则脊柱自正。这叫其身正，不令而行。

又有老妇人面黄，人以为黄脸婆、黄斑，无药可医，认为人老珠黄是生理正常。殊不知，点穴能延缓衰老，自从学会拍

第九卷

足太阳膀胱经

打阳纲穴后，居然脸上黄浊退却，暗斑消解。

足见，阳纲穴，具有返老还童之效，延年耐老之功。

有一厨师，得了黄水疮，平时喜食油腻，此膏粱厚味，足生大丁也。通过点揉阳纲穴后，身体排黄水功能加强，黄疮自平。

所谓男儿以懦弱无刚为奇耻大辱，君子不能自强不息，就要常点揉阳纲来壮胆益气。君子做事无法雷厉风行，就要常揉按阳纲来强肝助胆，使做事能断果断。

【穴道小贴士】

阳纲： 十椎下两旁相去脊各三寸，正坐阔肩取之。《铜人》针五分，灸三壮。

主肠鸣腹痛，饮食不下，小便赤涩，腹胀身热，大便不节，泄痢赤黄，不嗜食，怠惰。

第220篇　意坚念专之穴

埃塞俄比亚，境内多湖泊河流，堪称东非水塔。这里的高原乃非洲屋脊，堪称最高。

这里最著名的农作物是咖啡，香飘世界。

一位种咖啡的农夫，皮肤被晒得黝黑，常年腹胀，心情极差，想东想西，意念纷飞，严重时，几天都干不了活，也睡不好觉。

风伯教他点揉意舍。脾主意，大凡脾虚腹胀后，意志力不够，干不了活，点揉意舍，能强大意念意志。果然，腹中虚胀感顿失。

《点穴神书》上记载：意舍，跟脾俞相平。脾藏意，脾主大腹，故意舍，主治大腹胀满，二便不利，饮食不下，风寒外袭，心烦意乱，三心二意。

道家修士认为，意念坚定，更容易达成目标。意志顽强，更快速取得胜利。

凡意志淡薄，心意识散乱，揉按意舍，可令意念深沉，言辞安定，艰大独当，声色不动。

意字，又名心之音，就是心声。故此穴，主治心中哀戚，音声不亮。病人在病苦中呻吟，没有精神意志力，意舍能让人咬紧牙关，克服艰难。

故，意舍一穴，常点揉常搓，能令人专注力提升，意气风发，一心一意之效也。

【穴道小贴士】

意舍：十一椎下两旁相去脊各三寸，正坐取之。《铜人》针五分，灸五十壮至百壮。《明堂》灸五十壮。《下经》灸七壮。《素注》灸二壮。《甲乙》灸三壮，针五分。

主腹满虚胀，大便滑泄，小便赤黄，背痛，恶风寒，食饮不下，呕吐消渴，身热目黄。

第221篇　胃大仓库之穴

苏丹，非洲面积最大的国家，气候炎热，有世界火炉之称。

所谓天气不热，不产粮食。这里不单产粮丰富更生存着狮子、羚羊、野牛、鸵鸟、仙鹤、野狗等飞禽走兽。

风伯经过尼罗河，炎热的天气居然快达50℃了！人待在家里都不想出门。

一位黑人商贩，已经数日没胃口，食不下，肚腹胀满难耐。

风伯说："仓库壅塞，则不能进货。人胃中堵塞，何以进食？"随手帮他点揉胃仓穴，这个储藏水谷精微的大仓库，进行清仓大甩卖，腾出空间来进货。

随即，胃口开，厌食解。自从点了胃仓穴后，天气虽热，人却不烦，以土能伏火也。

商贩高兴地带风伯去逛苏丹的农贸市场了。

《点穴神书》上记载：胃仓穴，与胃俞相平。专门能够拓宽胃部容量，帮助胃肠蠕动，是胃痛特效穴。

一急性胃痛的泥水工，点揉胃仓、中脘后，前后配合，胃痛速愈。

一腹满的快递员，点揉胃仓、足三里，上下同治，腹满遂失。

更有劳损后，通身肌肉酸胀的装修工，用热水袋敷胃仓，次日，肌肉酸痛之感顿除。

还有九十岁的老人耳聋，时能听清，时而听不清，艾灸胃仓，点揉耳门，能令听力恢复，耳朵清晰。以九窍不利，肠胃之所生也。

更有感冒畏寒怕冷，喝姜枣茶仍不愈，点揉胃仓后，鼻通气畅，畏冷之感消除。

足见，四季脾胃旺，邪气不得侵。脾胃是正气大本营。

只要胃仓这地方温暖松软，身体都不算差。此处顽麻，身体便堪忧。

一贫血患者，点揉胃仓、血海，脸色红润，贫血减轻。因为造血源自脾胃，甚于腰肾。

道家修士，把胃仓看作气血银行，凡气不足，血虚弱，在此可以得到暂时的救济。

古有饥荒瘟疫、洪涝干旱，必开仓赈济，以解民于倒悬。无论何疾何苦，皆开胃仓，以行气血，无不减轻，无不舒缓。

【穴道小贴士】

<u>胃仓</u>：十二椎下两旁相去脊各三寸，正坐取之。《铜人》针五分，灸五十壮。《甲乙》灸三壮。

主腹满虚胀，水肿，食饮不下，恶寒，背脊痛不得俯仰。

第222篇　燃脂亡肉之穴

尼泊尔，土地干燥缺水，不宜农耕，却是天然良好的牧场，饲养着牛、羊、驴、骆驼。这里风沙刮面，人们饮食肥甘厚腻。

《黄帝内经》讲："膏粱厚味，足生大丁。"

这里的足，并不是指脚，是指足以让人生大疔疮。

一位牧羊女，乳中长包块痈肿，百里求医，相当痛苦。

自从风伯教她点按肓门后，这些乳中痈胀就渐渐消退了。

牧羊女高兴地请风伯喝羊奶。

风伯笑笑说："羊奶最好兑些温开水，少喝点。中国人认为，营养不是越高越好，能消化七八成最好。饮食不是越精良浓稠越好，多些粗粮清淡更平安。俗活说，淡味入腹通筋骨，淡食胜灵丹。"

自从牧羊女改为清斋淡饭后，乳痛包块再也跟她无关了。

《点穴神书》上记载：肓门，跟三焦俞相平，连络到脏腑的脂膜。肓门，顾名思义，乃亡肉门，故通身油脂堆积，无论富贵包、将军肚、脂肪瘤、痤疮、痈疮、脂溢性脱发、高血脂等饮食过度，脂质不化之疾，此穴皆可令这些肉堵、肉痈、肉赘、肉残积给燃烧消融掉。

肓门专门将油脂燃烧消掉，化为能量。此乃减肥要穴，去包重点！

一脂肪瘤的大老板，肓门点揉艾灸后，降脂消包。

一脖子长包块的患者，人称肉瘤，肓门搓热拍打，瘤结缩小不见。

更有背上长富贵包的妇女，常年吹空调，如同猪板油一冻，就结成块条，移动不了，一烤热，就清稀流动。然后通过肓门穴刺络、拔罐、艾灸、刮痧，终于让富贵包消失了。

肓门跟三焦俞相平，三焦乃是运行水火，通调气机的通道，乃身体阳气之父，素有奇难杂病找三焦之意。又有奇难怪病痰作祟之说。

人体的痰，就是残油败脂。常以为足三里、丰隆乃治痰要穴，不知加膏肓、肓门、三焦俞，治痰如有神助，如虎添翼。

一哮喘十年的老人，肓门艾灸后，喘平痰化，如同人间重生。

又一痰饮病的官员，外出路上都要带瓶罐来装痰，痰结一块块。自从点揉肓门后，痰少变清稀，最后化为乌有。

一瘦人想增肥，通过灸肓门，能将亡肉挽回，可却上火，再加灸足三里，口舌就不干燥了，人也渐渐热涨身壮，阳生阴长。

【穴道小贴士】

肓门：十三椎下两旁相去脊各三寸陷中，正坐取之。《铜人》灸三十壮，针五分。

主心下痛，大便坚，妇人乳疾。

第223篇　养志藏精之穴

尼日利亚，非洲的天府，有大面积的三角洲。土地富饶，林业发达，植物茂盛。

这里很尊重马跟鸟。他们绝不以马为食。

一位马夫，坠马后，得了腰脊痛，尿失禁。

风伯教他点揉志室，能固精缩尿，封藏元气，如同房室，能储藏物品一样，志室可以存储精水。

果然，数月的腰脊痛、尿漏得到控制，马夫高兴地带上风伯骑马驰骋平原。

《点穴神书》上记载：志室，又名精宫穴，以肾藏志，肾藏精的道理，它能固精止遗，又可温肾壮腰。善治小便淋漓，遗精腰酸。

一小伙遗精，艾灸命门、关元、志室，遂止。此三穴，乃止遗三穴。

一老人，后腰连前腹痛，点揉志室后，腰腹痛除。

《针灸甲乙经》讲："腰背脊痛，小腹坚急，志室主之。"

一小孩，晚上容易尿床，用金樱子50克煮水喝，加艾灸志室，尿床消失。

《针灸大成》曰："志室主梦遗、失精、尿频急。"

道家修士认为，志室，跟肾俞相平。人之有尺，如树之有根；人之有志，似房之有基。基不固，想房子长久，很难；尺脉肾中藏的精水不足，想要容光焕发不容易。

故，美容、聪明、智慧的源头，就在腰肾志室。

志室此处不凉，方能干惊天大事，做古今完人！

【穴道小贴士】

志室： 十四椎下两旁相去脊各三寸陷中，正坐取之。《铜人》针九分，灸三壮。《明堂》灸七壮。

主阴肿，阴痛，背痛，腰脊强直，俯仰不得，饮食不消，腹强直，梦遗失精，淋沥，吐逆，两胁急痛，霍乱。

第224篇　排尿消包之穴

马里，非洲一个文化古国。这里的黑人妇女，把黑色视为吉祥、最美。她们恨不得把牙齿牙龈都染黑。

他们住在泥土小屋，冬暖夏凉，这种小屋有圆有方，是远古时期流传下来的建筑艺术。

一位泥屋建筑小伙子，小便闭，阴囊肿，不得已辍业在家。

风伯教他点按胞肓，尿水随之而出。原来此穴，专通尿脬不通，小便不畅，是睾丸炎、尿道炎的克星。

《点穴神书》上记载：胞肓，又名尿包，与膀胱俞相平，它能补肾壮腰，通利二便。

一男子，做完前列腺手术后，离开导尿管就不能排尿，遂艾灸胞肓，膀胱气化，尿则出矣。

又一女子小便带血，点揉胞肓搓热后，尿血停止。

道家修士认为，胞肓穴，既治尿道病，亦医生殖系统疾病。女子胞宫疾患，男子精室问题，点揉胞肓，皆能清理陈旧，有助生新。故点揉胞肓，能孕育胞胎，令胞胎满壮，有助生产。

尤其阴囊肿、绣球风，在胞肓后点按刺血，便能缓解肿胀如包的压力。此以胞治包也。

【穴道小贴士】

胞肓： 十九椎下两旁相去脊各三寸陷中，伏而取之。《铜人》针五分，灸五七壮。《明堂》灸三七壮。《甲乙》灸三壮。

主腰脊急痛，食不消，腹坚急，肠鸣，淋沥，不得大小便，癃闭下肿。

第225篇 有秩边防之穴

塞内加尔，风光别致，有玫瑰湖，捞上来的盐无需加工，直接就可服食，这湖中呈玫瑰色，寸鱼绝无。

一位盐工，痔疮发作，肛周剧痛。

风伯教他点揉秩边、大肠俞，此二穴，主治痔瘘疮痛，效果非凡。

果然，痔疮疼痛，如拔刺血污，得以消除。

《点穴神书》上记载：秩边，乃有秩序排列的边塞边防。

膀胱经在背部的穴位，像站军姿一样，排列整齐，到秩边穴就停止了。这是腰腿的边际。由于肛门就位于腰腿边际，故秩边穴，主肛周疾患。

一养牛大汉，大便干硬如羊屎，肛周常撕裂出血，秩边点刺放血后，便通、便血止。

一司机，腰骶常痛，凡久坐者，会阴、秩边会堵塞，点按秩边后，腰骶痛除。

道家修士认为，边者，边防也，边塞也。秩边穴，乃抗邪的边塞，防病的封火墙。

凡邪气由表入里，必先突破边塞，方得进入。凡久坐湿地得腰酸，艾灸秩边遂除，以加强边防，使湿不外入也。

凡坐冷板凳石头，导致睾丸萎缩，阴宫抽紧，艾灸秩边，可防寒深入，将邪气抗在外边。

俗云："冬不坐石，夏不坐木。"以冬天石冷，夏天木潮湿也。

寒湿之病，秩边取之，湿热痔疮，秩边求治。此穴诚乃双向调节，寒温并治之要穴。

【穴道小贴士】

秩边：二十椎下两旁相去脊各三寸陷中，伏取之。《铜人》针五分。《明堂》灸三壮，针三分。

主五痔发肿，小便赤，腰痛。

第226篇

承载扶持之穴

加纳，盛产黄金，被称为黄金海岸。加纳的巧克力世界有名，全球六块巧克力中，有一块的原料就来自加纳。故此地又被称为可可之乡。

食品加工厂的经理，常久坐，肚圆腰粗，臀部疼痛。

风伯教他敲打承扶。承扶就在臀横纹中央，专门承受上半身向下压的重力。久坐伤肉，就点揉这里。

结果，一周后，臀痛臀肿消失，经理高兴，请风伯吃最可口的巧克力。

《点穴神书》上记载：承扶，承受扶持之意，抱小孩时，一般以手承托起臀部。坐时，重量在这里向下压。

故，承扶主坐伤肉伤之病，譬如办公室人群，坐骨神经痛、臀大肌肿、带脉松弛、腹圈赘肉，是劳损复原的要点，乃肌肉再生的奇穴。

故，承扶又有肉郄之称，能通便消肉，善去疮消滞。

一老者，肝癌放化疗导致肌肉萎缩，行动迟钝，手足乏力，点揉承扶、足三里、太溪后，居然缩肉再生，萎者丰满。

一司机，腰酸重，此久坐湿气下坠，艾灸承扶，加肘尖顶揉，腰间湿气清除，下半身轻快，酸痛感不再。

一坐骨神经痛的工人，点按承扶、委中后，痛感消失。

道家修士认为，凡是赘肉向下，一切下坠之病，承扶可以向上托起，此穴乃抗重力要穴，延衰老奇点！

养尊处优久坐后，此穴会松弛，如未上紧发条的钟表，不耐走。此穴常捶打点揉，如上紧发条，既耐走，又耐老。

骑马、跑步，就是锻炼承扶的王牌方法。古人将骑马射箭列为必考项目，通过射箭拉膻中，骑马开承扶，可使身心健壮，而寿年耐久。

【穴道小贴士】

承扶（一名肉郄，一名阴关，一名皮部）：尻臀下阴股上纹中。又曰："尻臀下陷纹中。"《铜人》针七分，灸三壮。

主腰脊相引如解，久痔尻臀肿，大便难，阴胞有寒，小便不利。

第227篇　殷实丰满之穴

刚果，号称木材之国，以刚果河而得名。这里的刚果平原，保留着非洲最大的热带雨林。

一位伐木工人，大腿麻痹，拳打都没知觉。

风伯说："这叫血痹，是劳力过度伤血肉，血气不足就麻痹。要找一个大腿周围丰厚满壮气血的穴。"

毫无疑问，就找殷门。殷有丰厚饱满之意。如果在中国，只需要抓桂枝汤，加黄芪100克，再麻痹的双腿，都可以恢复热力软感，这是治血痹奇方。

风伯帮这患者，用肘尖点殷门。凡肉厚之处，非肘力不能贯通。

不到半小时，伐木工板结的大腿肌肉变得松软，麻木感减缓，久违的触觉恢复了。

《点穴神书》上记载：殷门，在承扶跟委中之间，肌肉丰盈处，相当殷实饱满，故能主治亏虚麻痹之疾，比如，湿痹、血痹、骨痹、皮痹。

一久坐湿地的小孩，腿麻，点按殷门后，痊愈。

一雪地里徒步的军人，双腿麻木数月，点揉殷门后，麻木尽除。

道家修士认为，腰背痛、腿脚酸，只要用棍棒疗法，敲打殷门数百下，日行不辍，现场可缓解酸麻胀痛之疾。日积月累，便能根治年深日久之病。

一瘫痪道人，因为与人比武伤及筋脉，腿脚跛行，手拿棍棒，点搓捶打殷门，陈年瘀血消散殆尽，跛足难移转为大步流星。

【穴道小贴士】

殷门：肉郄下六寸。《铜人》针七分。

主腰脊不可俯仰，举重，恶血，泄注，外股肿。

第228篇　浮表郄里之穴

刚果北方原始丛林，有矮人国，平均身高一米三。他们每个部落有自己特定的狩猎范围，互不干扰。谁要是轻易侵犯，便会受到弓箭待遇。

风伯路经矮人国领域，见一小矮人，拖着一条腿在走，原来，久在江边，脾肌受湿，肌表麻痹，血气不行。

风伯随手帮他点揉浮郄穴，加推拿艾火烤。

大半天，这小矮人跳起来手舞足蹈，原来他多月的腿麻脚痹症好了。小矮人开心地领风伯到部落里，为其他矮人治病。他们把风伯视为上宾。

《点穴神书》上记载：浮郄，浮者，表皮也；郄者，孔窍也。表皮的孔窍被寒湿之气瘀阻，浮郄就能发汗解表，改善皮肤微循环，有助于络脉流通，减轻麻木痹痛。

一个部落的村长，又叫酋长，臀周麻痹，浮郄刺络放血，一次即愈。

又一渔农，常年漂浮在水上打鱼，水寒之气由肌肤入体，导致肌表麻木，面容扭曲，浮郄刺络放血后，肌肉松解，表皮温暖。

道家修士认为，凡浮于表之疾，拍打浮郄，发汗解表即愈，譬如，外感风寒、鼻塞、眼花、耳鸣等。

《黄帝内经》曰："其在皮者，汗而发之。"

皮肤病久治不愈，麻木不仁，浮郄放血，有奇效。

浮者，水上漂，郄者，孔下流。浮郄，善发汗解表，又能利水通里。

以浮于表而郄于里也，里水可通，表水可汗，浮郄拍打拍红，就可利小便，如服浮萍、麻黄，能祛肌表风痒，可除脏腑水胀。诚乃不可多得的汗利要穴！

【穴道小贴士】

浮郄：委阳上一寸，展膝得之。《铜人》针五分，灸三壮。

主霍乱转筋，小肠热，大肠结，胫外筋急，髀枢不仁，小便热，大便坚。

第229篇

通阳行滞之穴

坦桑尼亚，有别具一格的民居，是古人类发源地。这里旅游景点闻名于世，吸引了大量好奇的世人。

这里有非洲第一高山，山顶常年覆盖冰雪。大有青山不老，为雪白头，绿水无忧，因风皱面之象。

风伯喝着浓茶，吃着非洲风情的菠萝甜品。

一位非洲男子，右膝弯处长一包块，行走障碍。

风伯现场帮他点揉左膝对应点——委阳穴。这种方法，在《内经》上叫缪刺，左右互疗。

盏茶功夫，肿包缩小一半，走路不再一瘸一拐。后来，这男子通过拍打膝弯，把膝部包块拍掉了。

风伯在他们的惊奇之中讲到："中医治疗肿瘤、积聚就两个字：通阳。阳气一通，阴成形的产物就化为气了。"

《点穴神书》上记载：委阳，处在膝弯，弯者，多动也。动则生阳，萎弱者，点此处能通阳行阳。

故，委阳主双腿萎弱，尿频无力，关节包块，以及重症肌无力，一切弱不禁风，萎靡不振之病。得委阳穴，可令阳气振奋。

一患者，腋下肿，神疲乏力，艾灸委阳后，腋肿消失，精神振奋。

一男子，阳痿不育，艾灸委阳后，精子活力增强，数目增多，成功生子。

道家修士认为，委阳，可令萎弱者富有阳刚之气。

身体的包块积聚总是阳气不足才积聚。积聚日久就变硬块，所以要祛包块，抗积聚，就得让阳化气。

方法是，让包块吸取饱满阳气，使硬积能蓬松变软聚，软聚进一步吸取饱满阳气，就散之太虚，通流遍体，而消失匿迹。

一农民，下巴生包，数年不愈，艾灸委阳，三月消失。

一商人，腹中有鸡蛋大积块数枚，艾灸委阳，一月消去。

又一肠息肉患者，灸委阳半月，息肉消融。

更有乳房肿瘤的妇人，委阳放血，加艾灸，去瘀生新，瘤去不再。

可见，阳足则瘤去，阳虚则瘤积。委阳，能通阳行阳，令包块得阳则溜，溜则不留，不留则无瘤。

【穴道小贴士】

委阳：承扶下一尺六寸，穴在足太阳之前，少阳之后，出于腘中外廉两筋间，三焦下辅俞，足太阳之别络。《素注》针七分，留五呼，灸三壮。

主腋下肿痛，胸满膨膨，筋急身热；飞尸遁疰，痿厥不仁；小便淋沥。

第230篇　刺血绝妙之穴

塞伦盖蒂大草原上，大象成群，水草丰美，真是水深者鱼儿肥，天高者雄鹰大，林茂者禽兽多，草盛者牛羊壮。

一位放羊老人，下肢萎软无力，腰背常年酸痛，拄着拐杖在放羊。

风伯说："可惜，老人不懂弃杖穴。古歌赋《灵光赋》曰：五般腰痛委中安。无论五脏六腑何脏腑引起腰痛，点按委中，都能平安舒适。"

然后，帮老人点揉委中，加艾火熏烤。老人感到从未有过的活力从双腿向上冲去，一下子把拐杖扔一边走了起来。

风伯说："若想长期保持这种年轻有力状态，委中每天都要拍打点按。"

老人立马化愁为喜。

人生最苦的不是恶病缠身，而是看不到希望。

穴道文明像希望之灯，老人好像暗夜中见火光。他激动地请风伯喝上乘的羊奶。

《点穴神书》上记载：委中穴，委者，委曲、萎弱、萎软。在此穴踢打，能令站立之人迅速跪下。

此穴主下肢萎痹，行步不利，半身不遂，腰背强痛。乃瘫痪者的救星，是萎弱者的希望。

委中，又名血郄，专门刺络放血的要穴。此穴能排掉通身瘀滞血毒，更可以解烟毒、酒毒等上瘾性疾患。

一皮肤瘙痒少年，百药乏效，委中放血后，痒随血出立愈。

一闪腰患者，腰痛如针刺，委中有青筋，刺络放血后，血出瘀去，腰痛速愈。

有一吸烟成瘾的青年，屡戒不止，委中放血盈碗后，毒血出，烟瘾除。

一头痛连眼睛的患者，痛时咬牙切齿，青筋暴露，委中放血后，痛去若失。

以足太阳膀胱经，起于头部睛明，上病下取，头痛实证泻委中乃消。故知，委中乃解毒止痛疗疮要穴。

杨继洲讲："委中疗疮痈。"《医宗金鉴》曰："委中去流注。"

一背疮的患者，碗口大，痛得寻死觅活，委中放出恶血半碗，疮毒泄如皮球萎下，委中再放血三次，疮去若失。

故针灸歌赋《席弘赋》曰："委中专治腰背痛。"

委中，乃刺血疗法之主穴，是刺络放血最优之穴，它又是合穴，合主逆气而泄。

大凡合穴，对于气机冲逆引起的咳嗽怫郁，情志波动有奇效。

一患者，怒火冲胸后，小便疼痛带血。此肝气犯膀胱，委中刺血即愈。

又一患者，怒气后目珠胀，双目发红如兔子眼，人称"晚霞遮睛"，委中刺血，胀痛消失，似弹灰尘，红影消退，如扫落叶。

一小孩，剧烈运动后，鼻子冒血，委中刺络，一放血，鼻衄遂止。

委中真是清热凉血、减压要穴，彻血下行神奇之穴！

道家修士认为，委中穴乃下游开关，既通经络，又散瘀止血，是缓解压力的重要穴道！

凡日行百里，双腿劳损酸麻，委中穴搓揉三五百下，酸麻胀痛立马化解。

又有坐骨神经压迫疼痛，只需找环跳、委中、承山，三穴点揉，便能缓解山大压力引起的神经压痛。

故而古代《四总穴歌》曰："腰背委中求"，真乃屡用屡效之经验也。

【穴道小贴士】

委中（一名血郄）：腘中央约纹动脉陷中。令人面挺伏地，卧取之。足太阳膀胱脉所入为合土。《素注》针五分，留七呼。《铜人》针八分，留三呼，泻七吸。《甲乙》针五分，禁灸。《素问》刺委中大脉，令人仆脱色。

主膝痛及拇指，腰侠脊沉沉然，遗溺，腰重不能举体，小腹坚满，风痹，髀枢痛，可出血，痫疹皆愈。伤寒四肢热，热病汗不出，取其经血立愈。

委中者，血郄也。大风发眉堕落，刺之出血。

第231篇 两军会师之穴

肯尼亚，是野生动物的天堂，以优美的自然风光著称于世。

这里是火烈鸟的天堂。湖泊时常有成千上万，乃至十几万火烈鸟伫立其中，湖光水影，呈现大量红云，因此这里吸引了各国鸟类学家汇聚在此。这里既是野生动物保护区，又是国家旅游收入的主要来源。

一位研究鸟类生物习性的生物学家，长期在湿地观察做记录，导致双腿膝盖以下重滞如灌铅。

风伯说："此乃阳不能行阴。"于是，教他点揉艾灸合阳穴，使此穴生出阳热之气，可抵抗湿地带来的阴滞之邪。

很快，生物学家就双腿便利，大步流星，好像一下年轻了十余岁，他像无拘无束的飞鸟一样，在湿地上飞跑起来。

风伯笑笑说："不把人研究好，你是没法研究好动物的。"

《点穴神书》上记载：合阳穴，乃足太阳膀胱经两支线路相合之处，凡相合处必重要无比。

比如合谷、地仓、附分、颊车、极泉、曲池、太冲、会阴、会阳等。

双线相合，汇聚成一条线，好比两河汇聚成一江，就好像两条腹股沟汇聚到中间，这就是三岔路口，就是尿道、水道、谷道出口，就相当于珠三角、长三角，等同于上海大都市、深圳、澳门、香港黄金三角。

故，合阳穴，专主三岔病变。

比如，三叉神经痛、睾丸痛、疝气、女子经带病、男子前列腺炎。

一偏头痛患者，痛如电击，列缺、合阳各下一针，随之痛去不再。

又一寒疝腹痛患者，服导气汤（川楝子、茴香、木香、吴茱萸）减轻一半，合阳穴下一针加艾灸，疝气遂收。

更有一女子，腹凉崩漏，服艾附暖宫丸，加合阳穴下针，崩漏收而血出止。

更有一男子，前列腺肿胀，尿频急，此乃两侧输尿管汇聚前列腺处有瘀滞，合阳能宣通诸阳，使瘀滞通到下游去，点揉合阳后，前列腺积液、败精死血排出，而得痊愈。

道家修士认为，合阳，承接委中下来的阳热之气，在委中下两寸。本穴从附分那里分，到合阳这里合，如同军队会师，力量强大。

所以合阳，可以冲开下肢经脉栓塞，畅行小腿寒湿抽筋，抵御阴凝腿僵，宣通生殖系统、泌尿系统炎症瘀血。这些病理产物瘀堵，好像敌军拦路，待我军合阳一会师，大军所过，畅通无阻！

故曰："腰背疼痛最难当，行步艰辛坐立难。二便失常人不安，直取合阳无忧患。"

【穴道小贴士】

合阳：膝约纹下三寸。《铜人》针六分，灸五壮。

主腰脊强引腹痛，阴股热，胻酸肿，步履难，寒疝阴偏痛，女子崩中带下。

第232篇 顺承经筋之穴

肯尼亚，这里的马赛人在东非非常有名，男女老少都佩戴大耳环，脖子套一圈圈串珠。

他们身材高大，彪壮勇悍，常腰系短刀，手持长矛，威风凛凛，能同野马赛跑，敢跟野兽拼命。

一位马赛人在狩猎过程中腿抽筋倒地，动弹不得。

风伯瞬间帮他点按承筋穴，来回弹拨刮揉，抽筋遂解。

承筋，就是专门顺承经筋，理顺肌肉之要穴也。

马赛人感动不已。他们虽然善于狩猎，攻击外界敌人，却对人体穴道经络学说了知甚少，不擅长驱除体内病敌。

《点穴神书》上记载：承者，顺承也；筋者，肝主筋也。凡着急激动引起筋脉拘急，比如抽筋、绞肠痧、胃痉挛、咬牙切齿、夜间磨牙，承筋皆可以放松经筋，令肌肉松顺。

一小孩便秘后，肚子绞痛，面目狰狞，筋脉拘挛。点揉承筋后，腹中绞痛止，大便通，面容松。

一心绞痛发作的老人，手抽动，若单纯心绞痛就刺内关，绞痛到手抽脚抖，就要加承筋，顺承筋膜也，使诸风掉眩可以减轻。结果，绞痛瞬间消失，不再发作。

一挑夫，膝盖痛，自从点揉承筋后，小腿痛消失，膝盖不利也好了。

筋字，竹字头加月力，就像竹纤维那样贯透到月肉之间，非常有力的存在。它能让小腿承受有力，故名承筋。膝乃筋之府。

古书曰："弹拨承筋，可去腰膝疼痛之疾。"

承筋勤点揉弹拨，可以延缓老化。人老化，首先腰膝不行。人老叫筋缩，筋长一寸，寿延十年。勤点揉承筋，能延长生命，可让生命更耐长，筋骨更柔软。

一面容扭曲、脸色发黑的患者，有哮喘多年，人一哮喘，就是肺里的筋膜打结，哮喘日久，眉头紧皱，悬针纹深刻，像在心间砍一把刀。

穴道有言："松则通。眉间松，展慧中。筋舒缓，面从容。"

经点揉舒缓承筋穴后，脸上像修罗恶鬼般面目可憎、横肉丛生的现象消解了。从此，哮喘症也不治自愈。

见者莫不以此为神奇！

可见，承筋穴，不独主治小腿抽筋，通身上下，凡肌肉必有筋膜，筋膜拘紧扭曲，承筋皆可放松舒缓！它相当于芍药甘草汤，可松解脏腑内外肌肉筋脉一切紧张拘挛之象，实乃止痛不二奇穴，放松上等要点！

【穴道小贴士】

承筋（一名腨肠，一名直肠）：腨肠中央陷中，胫后从脚跟上七寸。《铜人》灸三壮，禁针。

主腰背拘急，大便秘，腋肿，痔疮，胫痹不仁，膈酸，脚急跟痛，腰痛，鼻衄衄，霍乱转筋。

第233篇　承载山重之穴

风伯路过干草湖，这里是干旱的草原地带，时常有犀牛奔走，河马吐水，秃鹰盘旋，斑马飞奔，还有狐狼遥望，鹤立水中。

《黄帝内经》曰："与万物浮沉于生长之门。"在这生机盎然的天地间，是多么的美。

一位马赛人从草丛里颤颤巍巍走了出来。没走几步，又窜进草丛。原来，急性肠胃炎折腾得他拉稀水，体虚乏力。真是好汉抵不过三泡稀。

风伯帮他点揉小腿承山，此处一碰，他就哇哇叫。风伯使劲将承山周围的拘紧死结揉散。马赛人"啊"的一声，头面太阳穴都是汗珠。

这一"啊"不得了，肠胃的水湿就通过发汗透出皮肤外面。这叫升阳除湿法，又叫发汗解表法。

马赛人再一摸肚子，不痛，也不拉了。他高兴地连连作礼拜谢，风伯马上成为马赛人部落里倍受尊敬的天降神医。

《点穴神书》上记载：承山穴，承者，承受也；山者，土石之大堆为山也。承受通身山大压力，在小腿肌肉处，它能理气止痛，松筋活络。

凡急性胃肠炎，在此处必有硬结压痛，揉散后，腹痛立止。

小腿抽筋，重掐此穴速解。山石者，土也，故消化系统问题引起的抽筋，承山效果最好。比如，胃拘挛、肠绞痛、胆绞痛、肛周疼痛等。

承山穴，又叫鱼腹穴，把小腿看作一条鱼，承山就在鱼的肚腹。故，急性腹膜炎、胃肠炎、阑尾炎，承山重掐，速解炎痛。

慢性肠胃炎症找足三里，叫肚腹三里留；急性肠胃炎症，足三里效果远不如承山。

承山穴又能将山大压力舒缓，故称解压穴。

一患者，感冒脑热，鼻子出血，承山点揉后，出血停止。

一痔疮发作，脱出肛门，肿胀难耐的患者，承山点揉后，肛肠压力释放，痔疮萎缩。

一疝气患者，腹股沟膨隆肿胀，承山艾灸后，气足能承重，好似轮胎充气，能承载压力，下堕的疝气立马被举起。

故知，承山穴，善治疗脏腑压力大如山岳，能使人体正气如山峰般耸立。可见，承山亦是脱肛、胃下垂等脱陷不能升提的老化病者的福音。

总之，你觉得有些人有些事你难以承受，容易想不开，赶紧找到承山，此处必集结，掐开揉松，即解。

有一部队军人，长途奔袭穿越时，必小腿痛，不可解。

但武装穿越又不能停，军医教他点揉承山穴，如此负重穿越，腿痛已不再发作。

可知承山穴，善承身体重量，常掐后，可日行百里，充满力气。

【穴道小贴士】

承山（一名鱼腹，一名肉柱，一名肠山）：锐腨肠下分肉间陷中，一云腿肚下分肉间。《针经》云："取穴须用两手高托，按壁上，两足指离地，用足大趾尖竖起，上看足锐腨肠下分肉间。"《铜人》灸五壮，针七分。《明堂》针八分，得气即泻，速出针，灸不及针，止六七壮。《下经》灸五壮。

主大便不通，转筋，痔肿，战栗不能立，脚气膝肿，胫酸脚跟痛，筋急痛，霍乱，急食不通，伤寒水结。

第234篇　神采飞扬之穴

肯尼亚，被誉为鸟兽的乐园，他们至今仍以野生动物作为图腾崇拜偶像。到处可见有动物图案的衣服、帽子、钱包，以及雕刻饰品。

有一个孤儿院，专门收养被遗弃的小孩。

一个8岁的小男孩，腿受伤后一直没有好利索，院长很着急。

风伯正好途经孤儿院，拿艾条帮男孩熏脚上飞扬穴。熏三日，男孩又可以撒欢在孩子里跑了。

院长看了，惊喜又惊讶，恳请风伯传授绝活儿。

于是，风伯将穴道文明分享给孤儿院管理人员，他们听后皆大欢喜。

《点穴神书》上记载：飞扬穴，飞者，超越高翔也；扬者，上举点赞也。此穴位于小腿承山之下的山谷，大有潜龙高飞之势。

人在疾步快走时，或者下蹲将跳跃之际，飞扬穴位绷起肉棱，像拉弓蓄势待发。一放松，则如箭穿云朵，飞扬而去。

　　故，飞扬穴揉松，人能大步流星，飞扬急走。它可以令脚痿弱复活，腿笨拙变灵。它是治脚气的要穴，以其能激浊扬清也。它是医神躁的重点，以其善使神采飞扬！

　　一电焊工，目抽动，颤抖不已，刺飞扬穴即愈。

　　一游客落水，后被搭救，神不守舍，胆战心惊，刺飞扬后，神志飞扬，气足血壮。

　　一癫痫发作患者，手抽脚抽，止定不住，刺飞扬后，手脚安详。

　　道家修士认为，飞扬穴，有双向调节作用，既可以让神志郁闷的人神采飞扬，又可以让飞扬跋扈的人脚踏实地，因为这穴就在脚下。

　　对于阳气上越的高血压，面红胀，飞扬配太冲，立降；对于阳气抑郁的郁闷患者，点按飞扬，可让心宽气畅，大有升清降浊，清热安神之功。

　　凡感冒鼻塞，又带腰腿痛，迎香配飞扬，各按一百下，立鼻通、脚通、肺通、膀胱经通，外感风寒速散。

　　【穴道小贴士】

　　飞扬（一名厥阳）：外踝骨上七寸。足太阳络脉，别走少阴。《铜人》针三分，灸三壮。《明堂》灸五壮。

　　主痔肿痛，体重起坐不能，步履不收，脚腨酸肿，战栗不能久立坐，足趾不能屈伸，目眩痛，历节风，逆气，癫疾，寒疟。实则鼽窒，头背痛，泻之；虚则鼽衄，补之。

第235篇

以足复阳之穴

肯尼亚，最出名的艺术品当属乌木雕。这种乌木极其珍贵，有黑白相间的木心，自成天然彩图。由乌木雕成的作品，既有青铜般王者的尊贵气质，又有玉石般君子的璀璨光泽。

有位雕刻家，雕刻的艺术品常年供不应求。

但由于严重透支，久坐雕刻不动，导致双脚痿痹，难以站立。眼看这雕刻生涯就要结束了。

风伯说："若在中国，雕刻家绝不允许让自身病气附着。你通这雕木之性，我通这雕人之性。你可让乌木在世界被收藏延续，我能令你的身体在天地之间得以耐久延长！"

于是，伸出手回春指，用雕刻点穴手法，在雕刻家腿脚上的跗阳穴来回点叩。盏茶功夫，雕刻家再站立起来，居然不用借助手扶跟拐杖。

雕刻家惊讶说："我遇上神手了！我的手能将废弃之木变为价值连城之艺术品，你的手，却能将我痿痹的双腿变得无价灵活！"

《点穴神书》上记载：跗阳，乃阳跷脉郄穴。阳经郄穴主痛症，故从头到足的疼痛，只要在阳面的，此穴点按皆能止住。

一少年，开摩托车兜风，头面被风刮得冷痛，数日不愈，头面乃阳面，阳面痛，取阳跷郄穴——跗阳。跗阳一拍打暖后，头面痛就好了。

由于跗阳穴贴近小腿的筋膜。故，筋病，筋失阳气温煦而屈伸不利，就取跗阳。

《黄帝内经》曰："阳气者，精则养神，柔则养筋。"

三春暖，则枝条柔。

老年膝关节退行性病变，踝关节迈步都疼痛，天冷加重，但按跗阳即刻减轻。

故知跗阳，能扶阳，可以将阳虚者扶旺，令寒冷处温暖。堪称雪中送炭要穴！

古代跟岐伯同名的，有个叫俞跗的良医，是古代足医，擅长以足治百病，专门从脚上取穴，令病痊愈。是手足道的高手，乃足底反射疗法的祖宗！

一拉肚子患者，手脚没力，艾灸跗阳，霍乱止，手暖和。

一涉水着凉腰酸痛的农夫，晨起僵硬，艾灸跗阳，遂愈。

更有一渔夫，因经常下水塘，腿脚屈伸不利，时常夜痛难安。针刺跗阳后，手脚转暖，冷痛消失，僵硬转柔。

更有一苦大仇深、终日愁眉苦脸的妇女，艾灸跗阳后，似三春桃花，得暖开放，笑脸增多，面目宽容。

可见，跗阳暖，则周身暖；跗阳寒，则通体凉。

道家修士认为，跗阳穴不可思议：

寒头暖足，养生大法；

身动心静，益寿良方。

跗阳穴，正是暖足穴。足暖则根壮，根壮则肾旺，肾旺则病伤易复，劳损可补。

古代养生家、道家，无不以暖足为长生秘法，暖足无不以搓热、拍打、艾灸、熏蒸、热敷跗阳为捷径！

故知，跗阳穴，实乃令脚步有阳气，腿脚生风生热之要穴！

【穴道小贴士】

附阳：外踝上三寸，太阳前，少阳后，筋骨之间。阳跷脉郄。《铜人》针五分，灸三壮，留七呼。《素注》针六分，留七呼，灸三壮。《明堂》灸五壮。

主霍乱转筋，腰痛不能久立，坐不能起，髀枢股胻痛，痿厥，风痹不仁，头重頯痛，时有寒热，四肢不举。

第236篇　高山势足之穴

津巴布韦，有石头城之称，百千年前用石头砌下的城，乃世界烟城，最大烟叶输出国。每到烟叶拍卖期，烟商汇聚于此，热闹非凡。

一位烟商，头痛喘满，一急就加重。

风伯说："此乃上实下虚，宜昆仑重镇之。"

帮其点揉昆仑穴后，气潜腰脚，如五行山下压孙猴子，就不向上大闹天宫，气冲霄汉了。

烟商惊讶地说："我发现了一个巨大商机！我将让我最好的朋友去研究中华穴道。我吃止痛片没止住头痛，用定喘药没定住痰喘，就让一昆仑穴给治住了！"

于是，就开心地领风伯去逛烟草市场，去旅游。

《点穴神书》上记载：昆仑，即祖山名，以奇险高耸而著称。人体站立时百会最高，故道家以头首百会为昆仑山尖。而脚背乃昆仑山底，故扎昆仑穴能降气，从顶至踵。

所以，凡炎火烧脑，气上冲胸，一切气血痰饮上逆，昆仑皆可重镇之。

又昆仑位于足外侧踝突，人体卧躺时，踝突高耸，乃众骨之中隆起如山岳昆仑。故，此穴善治头首病。顽固性头痛、脑痛欲裂，最有效果。

一富商，头痛如破，昆仑一针即愈，上病下取也。

高山势能足，流水动能足。

带水的穴善流，带山的穴善镇。

带水的穴，如水沟、水泉、水道、水分，皆善流通津液，使痰湿不阻，气脉贯通；带山的穴，如昆仑、承山、大敦、大陵，皆善镇静安神，使气火下潜。

俗云："仁者乐山，智者乐水。"常搓摩山穴，心生仁慈；常拍打水穴，脑多灵光。

一小儿受惊后发抽，取昆仑，加神门，惊吓止。

道家修士认为，山势下冲如猛虎，下山有瀑然之势。山，又其形如包块裹结，故，包结硬疙瘩，用山穴去对治。比如疝气，用昆仑配大敦，奇效！

一腹股沟斜疝患者，郁闷、吃凉饮时就加重，昆仑、大敦艾灸即愈。

古籍讲，昆仑主胞官不下，又云主难产，便是借此穴下灌之力，如天雨倾注。

一产妇，生完孩子后，胎衣不下，小便不通，昆仑下针后，子门开，瘀血出，小便畅。

既然昆仑能助产排污，那它对身体的恶血、痰瘀、败浊排泄的力量更不可小瞧。

故，孕妇不能轻易动昆仑，以其能催产也。

昆仑：足外踝后五分，跟骨上陷中，细脉动应手。足太阳膀胱脉所行为经火。《素注》针五分，留十呼。《铜人》针三分，灸三壮。妊妇刺之落胎。

主腰尻脚气，足腨肿不得履地，䪼疶，腘如结，踝如裂，头痛，肩背拘急，咳喘满，腰脊内引痛，伛偻，阴肿痛，目眩痛如脱，疟多汗，心痛与背相接，妇人孕难，胞衣不出，小儿发痫瘛瘲。

第237篇
捷足善行之穴

维多利亚瀑布，乃津巴布韦最负盛名的景观。时常在瀑布口可见彩虹，壮丽非凡，乃全球最壮观瀑布之一。

这里水声如风雷鸣吼，雾气升腾，晴天时，青山绿谷间道道彩霞，宛若童话。

在这壮观的瀑布下，一位美国友人，由于舟车劳顿，双腿居然走不动。旅游团的人都等烦了，他干脆瘫倒在地上。

风伯伸出回春指，点他的仆参穴。

点完以后，美国大汉，从地上跳起，一马当先，走在最前。

旅游团纷纷投来惊异的眼光，这其貌不扬的中国老头子，难道会魔法？

风伯解释说："此乃穴道文明，此穴名仆参，亦指古代的仆人、仆从，要能参拜主人，必须腿脚灵便，曲伸自如。点揉此穴后，就等于给手脚助力，让手脚（脏腑的随从）给力、有劲、能干。这样就可以像仆从跟着主人一样继续参访旅游天下。

昔佛门有善财童子五十三参，医界有李时珍编本草，参山山水水，更有徐霞客探险奥，参拜、参访奇峰俊秀，这些名士皆擅长跋山涉水。仆参穴强劲，则天涯亦咫尺，仆参穴壅堵，则咫尺亦天涯。"

也就是说，怕走路、畏惧走路、不能走路的人，就要多按仆参穴，可使人捷足。

旅游团的团长听后，高兴地说："我的旅游业要升值了，不再畏惧风波劳累，以后我带游客朝走夜宿，要多教他们揉按仆参穴，热水熏泡仆参穴，提高参访四方能力，不至于半途废弃，老拖后腿。"

风伯笑笑："当然了，穴道文明，可以给每个行业锦上添花的！"

《点穴神书》上记载：仆参，仆者，捕快、名捕。

昔日，包公身边南侠展昭，飞檐走壁，纵云梯，善快跳，皆仆参温热滚烫，双脚有火力。

此善护仆参也，功夫高手每于练功以后修脚，就是搓脚，好比吹毛用了急须磨，刀子不是生锈再修理，而是平时就要维护。

当今跳高、跳远运动员，以及长跑运动员，若知仆参有此奇效，运动成绩必定似芝麻开花，节节更高！

《西清笔记》曰："足莫捷于名捕（仆）。"仆者，捕也，最出名的仆从，必须像灵猫捕鼠那样敏捷。所以，南侠展昭又名灵猫、御猫，最擅长抓贼去邪，五鼠闹东京，就靠它去捕。

如果你腿脚不利，看到贼你也追不上。故道门通过练热腿脚，来捕获五脏六腑藏的贼邪。

如果当时医和、医缓，知道仆参之神效，必定不会碰到病藏于膏肓而束手无策。

这是说，腿脚你快不过那些出名出色的捕快，像京城四大名捕，古代的捕快，他快在双腿反应，腿不快，做不了捕快。

无论古之十万加急，还是今之快递，皆喜捷足先登，而仆参一穴，是坚足强脚一穴，能让脚底生风，气血流通，走路有劲，自动前冲。

一脚气患者，足跟痛，仆参下针加艾灸，足病去除。

一走山路容易崴脚，平路都会绊倒，老踢到脚趾的农夫，自从点揉仆参穴后，腿脚利索，身体稳健，事故少了。

仆参穴，又名善足穴，捷足穴，能让腿脚快利，思维敏捷。

【穴道小贴士】

仆参（一名安邪）：足跟骨下陷中，拱足取之。阳跷之本。《铜人》针三分，灸七壮。《明堂》灸三壮。

主足痿，失履不收，足跟痛不得履地，霍乱转筋，吐逆，尸厥癫痫，狂言见鬼，脚气膝肿。

第238篇
伸张正义之穴

津巴布韦，这南非的粮仓，工艺水平也极高，曾以高超的冶铁术闻名于世。

一位铁匠，常年打铁，不懂得左右开弓，导致左右肩膀高低不平，头向左边倾斜，脊骨歪曲，常头晕目眩，看东西如同打铁喷出的火花一样。曾到眼科做多次治疗，未愈。

风伯说："此乃颈部压迫，导致五官供血不够。"随即帮他点揉申脉穴。申脉通阳跷，照海通阴跷。

左右者，阴阳之道路也。往左歪，就要按阳跷申脉；往右歪，就要按阴跷照海。白天发作的病，就要按阳跷申脉；晚上发作的病，就要按阴跷照海。

点完穴后，铁匠颈僵得松软，高低肩居然平正，随即头晕目眩痊愈。铁匠不禁惊叹中国魔术医学！

风伯哈哈笑说："穴道可以正骨节，平筋肉，和阴阳，安百病。"

铁匠不解地问："为何没通过开刀便能将颈椎医好？"

风伯笑着说："如桌椅之不平，你可大动干戈，拿锯子将三只脚锯平，大动干戈，又费周折，你还可以走第二条路子，把低的那个桌角，拿块小木屑垫高，从此稳定不摇。而我见你仅往左边倒，就按你申脉，往右边拉。申脉者，升高生长，小穴道就是垫脚木块，让你双肩平衡，则身安体泰。"

铁匠听后，哈哈大笑，对中华穴道佩服得五体投地。

《点穴神书》记载：申脉，外踝尖下五分，阳跷脉的起始点。人走路双脚有力，有赖申脉的伸展。故，申者，伸也，伸展、伸达、不受抑郁之意。此穴能疏肝解郁，使上下开展而不拘小节。

一悲苦患者，消极胸胁胀，申脉一针痊愈。

一颈部前倾的司机，长期开车，背也驼，点揉申脉后，昂首挺胸。申脉可升发阳气，能令血脉从下到上贯通，而不拘挛打结。

一动脉炎的患者，中医认为，血属心管，血脉上的筋膜归肝管，必是肝脉不畅，肝郁化火，脉管才发炎，点揉申脉后，脉管炎减轻，局部疼痛消失。

道家修士认为，筋缩者，宜伸展之。人老就是筋缩的过程，人老老在血管上，血管萎缩，不再伸展，就是老化。

申脉就是伸展脉络的抗老奇穴！专门对付受凉、受冷、受冻、受岁月侵蚀导致的骨节萎缩，筋脉拘挛之病。申脉艾灸，可以制造春生之气，令人生生不息，长生耐老。所以古人将申脉称为耐力穴，能耐烦、耐老、耐劳、耐寒、耐苦、耐磨。

所谓阳跷者，阳气之桥也，它正能打通阳气桥梁，对于心脑血管梗塞，欲做搭桥手术者，平时多按申脉，可以减轻堵塞症状，甚至免除搭桥手术之苦。

古人云，伸张正义，侠客之举，申脉就擅长伸张人体气血，是侠义穴，在十三鬼穴中又称为鬼路，即使有强盗恶鬼挡路，申脉这侠客穴一出现，就能荡寇平贼，使经通络畅，一路平安。

【穴道小贴士】

申脉（即阳跷）：外踝下五分陷中，容爪甲白肉际，前后有筋，上有踝骨，下有软骨，其穴居中。阳跷脉所出。《铜人》针三分，留七呼，灸三壮。

主风眩；腰脚痛，胻酸不能久立，如在舟中；劳极；冷气逆气，腰髋冷痹，脚膝屈伸难，妇人血气痛。

洁古曰："痫病昼发，灸阳跷。"

第239篇

稳定江山之穴

万盖国家公园，是非洲最大、最完备的野生动物园之一。大象、犀牛、鹿、马、狮、豹、狗、羚羊、猩猩、豺狼、鳄鱼、猴，几乎你想得到的动物，这里都不会少。当然，除了北极熊跟企鹅。

一位动物管理专家，平时喜好穿高跟鞋，导致脚痛，走路不稳，上下楼梯常站不稳而跟跄滑倒。

风伯说："想跑得快就要扎飞扬，想走得稳就要按金门。飞扬是飞毛腿穴，金门是金三角穴，刚好在申脉的前方，专门稳定脚踝。"

自从这动物管理员点揉金门后，上下楼梯跟跄现象、走路不稳感觉荡然消失。

可见，金门穴，乃治高跟鞋后遗症的要穴。走路跌跌撞撞者，要勤点这里。

《点穴神书》上记载：金门穴，金属之门，世上莫如金属稳固，莫如三角形稳定，此穴能稳固关节。故关节松动疼痛，金门主之。行路易倒，金门最好。

一柜台收银员，整日久立伤骨，脚难以忍受，夜间点揉金门穴后，白天身站虽久也不见难受。足见金门穴能提高站立的时间，是个耐站穴。

金又有禁之意，含有兵刀之象，兵临城下，就能禁止你出动；金戈铁马，就有一派萧瑟肃杀的威力。所以一切战火纷飞的病，比如癫痫、狂躁、心意识止不住、神经失控、头脑错乱、出血，所谓乱世行重兵，乱世用重典，金门穴艾灸，就是金刀加烽火，便能平这金刀错乱。

一癫痫患者，目中有黑影，黑影一浓后，发作就频繁。针灸金门后，黑影淡化，不再发作。

道家修士认为，金门者，肺门也。肺色白，此穴又名太白金星，金星穴。

道家修士还认为，金门乃郄穴，阳经郄穴能止痛，它可以提高痛欲，让痛苦减轻。

凡郄穴都能提高人体忍耐力，所以，金门穴，能让部队军人有钢铁的意志，然后练出钢铁般的兵士。

一高血压头痛脚轻患者，好像风大舟船飘摇，危险至极，随时会栽倒在地，金门下一针后，居然血压下降，头晕脑热消失，腿脚有力。

可见，金门如同金刚坠、金属的锚、千斤坠一样，能使轻飘飘的人变得稳固、稳健、稳重，而不会像墙上芦苇，头重脚轻根底浅。

【穴道小贴士】

金门（一名梁关）：外踝下少后，丘墟后，申脉前，足太阳郄，阳维别属。《铜人》针一分，灸三壮。炷如小麦大。

主霍乱转筋，尸厥癫痫，暴疝，膝胻酸，身战不能久立；小儿张口摇头，身反折。

第240篇 骨巨大力之穴

纳米比亚，有个盐滩沼泽，被称为非洲最大盐地。有诸多鸵鸟穿越其间。看起来笨重的大鸟，飞奔起来像箭一样快，那双巨爪，超级给力！

风伯路过这国家森林公园，有一批盐农在收盐，其中一个背起盐袋又放下。原来，腿脚没力，支撑不起。

风伯见他脸色晦暗，黑乃肾之色，此乃肾虚膀胱弱，水气不化，一定是尿频急短少，膀胱不给力，小便就不能快速排出体外。

盐农听后，惊讶不已。凭一举一动，看相察颜，便知病根所在。

风伯帮他点按京骨穴后，盐农顺利排便，顿觉力量涌出，负重不再艰难。真是力微休负重，力大无重物。

《点穴神书》上记载：京骨，京者，巨也，北京，首都存在；鲸鱼，鱼中硕大者也。

此骨能提供巨大的能量力气，乃膀胱经原穴。不论尿频急，还是癃闭，虚实皆可下针，寒热都能按之。

鸵鸟有大脚掌，脚力大就奔得快。人之京骨穴，在脚下，穴力足，尿水就射得快，有力。

一患者，膀胱结石，刺中极——膀胱之募穴，结石仍然排不出。京骨加一针，提升骨气力量，绿豆大的石头就排出体外。

道家修士认为，房梁越靠底，沉力越大，京骨这穴位，越靠脚底，力量越大。

凡人肾生骨，骨生髓，髓养脑，脑髓足则生发光泽。故京骨穴，能强筋健骨，使须发浩然，颜若童子，身年虽老，犹若壮容。

原穴多补虚，凡原穴，都是身体气场大之穴。

一患者头发脱落，脚凉，通过叩刺京骨穴，落发复长。足见，脚凉难生发，脚暖气血足，头部气血充足，毛发必滋润。

一高血压患者，走路摇晃不稳，情绪波动不定，呼吸浅快，京骨穴下针后，血压稳定，情志疏条，呼吸深沉。

京骨穴，能让骨髓增重，气沉丹田，如投石入江，速沉水底，此穴点揉，降气归田速度非常快。

【穴道小贴士】

京骨：足外侧大骨下，赤白肉际陷中，按而得之，小趾本节后大骨名京骨，其穴在骨下。足太阳脉所过为原，膀胱虚实皆拔之。《铜人》针三分，留七呼，灸七壮。《明堂》五壮。《素注》三壮。

主头痛如破，腰痛不可屈伸，身后侧痛，目内眦赤烂；白翳侠内眦起，目反白，目眩；发疟寒热，喜惊，不饮食，筋挛，足腨，髀枢痛，颈项强，腰背不可俯仰，伛偻，鼻衄不止，心痛。

第 *241* 篇 约束筋骨之穴

在这世界最干旱的沙漠之一的纳米布沙漠，居然长有百岁叶跟千岁兰，生命力极其顽强。

沙漠边缘，还有骷髅海岸，凶险不已。风沙跟海雾汹涌，令过往船只莫不胆战心惊。

海岸线边缘常有各类白色骷髅。风伯见到一位落水爬到岸边的船员，身体像松散的骨架，再也爬不动了。

船员说他现在眼冒金星，努力地游泳跟风浪搏击，使得他筋撕骨裂，感觉身体七零八碎，像是要分离一样。

风伯迅速伸出回春指，帮他点按束骨穴，这地方乃古代妇女缠足紧密处，能约束筋骨，使骨髓致密，元气不漏。再帮憔悴的船员把小肚子关元搓热。

船员面露微笑，随即坐起说："终于喘过气来了。"全身散架虚脱感得到了控制。

原来，他的船已经沉到海底去。

风伯安慰他："大难不死，必有后福。"随即帮他再点按一下金门，眼冒金星的问题也没有了。

《点穴神书》上记载：束骨，约束筋骨，乃正骨强筋要穴。凡骨伤，离不开"骨错缝，筋出槽"这六字。束骨穴，能牢牢约束筋骨，使之不松动，可巩固关节，使之不散架。此穴诚乃骨伤后遗症要穴，筋骨松弛病理想之穴！

八十岁的老农，牙齿松动，点揉束骨后，咬物有力，松动渐固。

一短跑运动员，总是在冲刺时提不到最佳状态，点揉束骨后，一下潜能燃爆，超常发挥，一举夺冠。

束者，有速度之意，同时，有收紧、咬紧牙关之意，像是鞋带束紧，人就不会松松垮垮，干活走路就有速度！束，又有捆之意。

一老者，膝踝关节常有骨擦音，严重时，还耳鸣脑鸣，此乃肾骨松动。点揉束骨，令筋骨紧密，骨质增强，密度提高，随之耳鸣脑响消失，膝踝摩擦音不见了。

道家修士认为，人整妆束发有精神，松松垮垮没魄力。懒洋洋的人，叫没有行为约束力，如同烂泥扶不上墙，难干出一番事业来。点揉束骨后，就能让骨节致密，行为约束力大增，从而手脚勤快，干活麻利。

正如古之农夫，喜欢带一条红汗巾，一则擦汗，一则体力不支时，往带脉一绑，使筋骨约束，又能猛干一场。

鞋带松了，人肯定走不利索，束紧后便能大步流星飞奔。故束骨，又乃勤快穴也！

【穴道小贴士】

束骨： 足小趾外侧本节后，赤白肉际陷中。足太阳脉所注为输木。膀胱实泻之。《铜人》灸三壮，针三分，留五呼。

主腰脊痛如折，髀不可曲，腘如结，腨如裂，耳聋，恶风寒，头囟项痛，目眩身热，目黄泪出，肌肉动，项强不可回顾，目内眦赤烂，肠澼，泄，痔，疟，癫狂，发背，痈疽，背生疔疮。

第242篇 水谷通行之穴

南非共和国，位于非洲大陆最南部，好望角乃其标志性港口。这里是钻石、黄金产量最高的国家，以前是种族矛盾的焦点，现在却是种族和平的典范。

风伯航船经过好望角，这里是美好的希望之角，平时风暴很多，故又名风暴角，意思是经历过风暴的洗礼，如同风雨后见彩虹，暴雨后见晴天一样。

有好几个船员耐不住颠簸，纷纷头晕目眩、肚子胀，小便不通。

风伯立马选择专门通利水道的膀胱经，同时在上面找个能通利谷物的穴位——通谷。

水谷通利，眩晕消去。

船员们相互按通谷后，居然晕船目眩之象消解，积食尿闭之症除却，整船人都欢喜。

原来，当你出门在外，水土不服，胱肠不通，一时又找不到藿香正气散之时，按膀胱经上的通谷穴，堪称水经上调土之穴。通谷，就能通调水谷，令五脏安和。

《点穴神书》上记载：通谷，水谷通行之穴，它乃足太阳膀胱经之荥穴。荥主身热，故五谷堵塞胃肠，引起发烧，通谷点按速效。

一小儿，食煎炸烧烤后，二便不通发烧，通谷点揉后，便通热退。

通者，通达也；谷者，山谷、山阴也。此穴能让身体阴性物质通达。山谷在低处，故此穴一通达，就通达到至阴去了。至阴就是最接阴，接地气的地方。

故，饮食堵塞，比如便秘、积聚、胸满、痰饮、胃胀、富贵包、水桶腰等，通谷穴，统统可以像山谷泄掉瘀浊一样，排泄而去。

两小儿打架，眼睛打肿，痛不敢触碰，通谷处下针，肿瘀从膀胱经的睛明穴一直下到通谷，随即肿消痛解。

可见，熟悉经络线路，便能以下治上，以远治近。通谷虽在脚踝底下，却能治头面之疾。

道家修士认为，谷有五谷杂粮，谷道之称，通谷打通，谷道无痛。从咽喉一直到肛门，都属于谷道。故通谷一穴，能治咽喉到肛门这条消化道的肿痛，它能以肾经之涌泉来冲洗谷道之污浊。

故曰："红肿热痛找通谷。"

《清静经》曰："降本流末而生万物。"

通谷穴，在足下，又称足通谷，它就能降本流末，生发气血。

道门修士认为，健康就十六字："清气上扬，浊阴下降。二便均分，身心寿康。"

而通谷穴，正能扬清激浊，诚乃分消二便，保命理想之穴。

【穴道小贴士】

通谷： 足小趾外侧本节前陷中。足太阳脉所溜为荥水。《铜人》针二分，留三呼，灸三壮。

主头重目眩，善惊，引鼽衄，项痛，目䀮䀮，留饮胸满，食不化，失欠。

东垣曰："胃气下溜，五脏气乱，在于头，取天柱、大杼；不知，深取通谷、束骨。"

第243篇
引阳入阴之穴

南非，是黄金之国，而约翰内斯堡，更有黄金城之称，因为世界金矿储量一半在南非。

南非的炼金厂就在内斯堡。这里向世界输出一个个约四百盎司的高纯度金锭子。

一位冶炼工人，面对高温高热，常头痛目痛，太阳穴胀痛，爆满欲裂，几次都想因病离开工作。有不少冶金工人跟厨师等，都有这严重的火气上头职业病。

风伯说："我们中国没有。我们中国的青铜艺术天下第一，因为冶金厂必须学会生脉饮和扎至阴。"

风伯帮他扎完至阴穴后，冶金工人太阳穴痛消无芥蒂。他高兴地请其他头胀痛工友前来，风伯都是随手扎针，撵除病痛，如拔刺雪污，不费吹灰之力。

工人们看了，都惊讶地合不拢嘴，纷纷想知道个所以然。

风伯说："《黄帝内经》讲：太阳根于至阴。太阳出了问题，都要到根上至阴去治，因为阳不得阴，阳无以降。

阳亢的时候，得不到阴水的滋润，就降不下来。正如天气炎热，下一场雨就清凉。人体爆火，至阴就如同下雨，能令阳随阴降。"

冶金厂为感谢风伯路见不平，拔刀相助，便打造了一套黄金针跟一排金锭子，还在金锭子上铸了四个字："金针度世"！

《点穴神书》上记载：至阴穴，在小趾下，大有阳降入阴，动极生静之意。

一高血压患者，手抖嘴颤，心躁不安，至阴一针，小便就下来，通身轻安。

又一癫痫患者，至阴一针，癫痫速止。看来，引阳入阴，躁动归静，莫若至阴。

更有一鼻流血的孩子，一躁动，流血就加重，至阴扎完后，导阳入阴，随即血出得平。

正常人头宜清凉，脚宜温热。头应像高空清肃，地应像命门地核温热。

寒头暖足，益寿良方。

一富商，炒股后寝食难安，脑热手脚凉，精神分裂，常有轻生的想法。艾灸至阴后，引阳入阴，头顶清凉，手脚温暖，不良的念头就没了。

可见，身体这念想亦受经络穴道的影响，经络通畅，则心态光明正大。

道家修士认为，至阴，乃正胎要穴。胎位不正，只需按至阴二十分钟，能让膀胱气足，能让胎位回正。

有一生完孩子后胎盘残留，手冰凉的妇女，艾灸至阴后，能直接暖胞宫，去胞宫子房胎盘瘀血残留。

更有一坠马的演员脑溢血，神志不清，此时以至阴之穴，疗至阳之病。阴极必阳也，灸通至阴穴后，可以加强颅脑气血循环，使瘀血消除，神志直接化为清明。

有位结肠术后的老人，术后靠尿管排尿，艾灸至阴穴后，拔掉可自行排尿，尿潴留症状得消。可见，足太阳膀胱经的至阴穴，有清除尿积的作用。

【穴道小贴士】

至阴：足小趾外侧，去爪甲角如韭叶。足太阳脉所出为井金。膀胱虚补之。《铜人》针二分，灸三壮。《素注》针一分，留五呼。

主目生翳，鼻塞头重，风寒从足小趾起，脉痹上下带胸胁痛无常处，转筋，寒疟，汗不出，烦心，足下热，小便不利，失精，目痛，大眦痛。

根结篇云："太阳根于至阴，结于命门；命门者，目也。"

第十卷
足少阴肾经

足少阴肾经穴主治

《内经》曰："肾者，作强之官，伎巧出焉。"

肾者，主蛰，封藏之本，精之处也。其华在发，其充在骨，为阴中之太阴，通于冬气。

北方黑色，入通于肾，开窍于耳，藏精于肾。故病在溪。其味咸，其类水，其畜彘，其谷豆，其应四时，上为辰星。是以知病之在骨也。其音羽，其数六，其臭腐，其液唾。

北方生寒，寒生水，水生咸，咸在肾，肾生骨髓。髓生肝，肾主耳，其在天为寒，在地为水，在体为骨，在脏为肾。在声为呻，在变动为栗，在志为恐，恐伤肾。思胜恐，寒伤血，燥胜寒，咸伤血，甘胜咸。

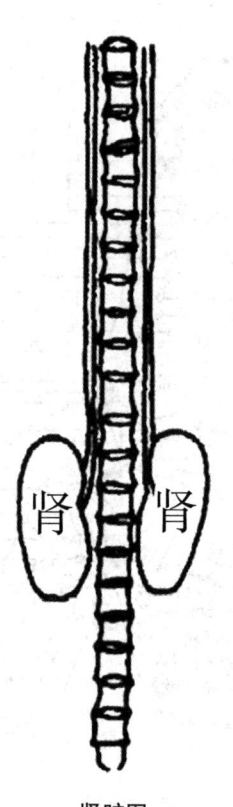

肾脏图

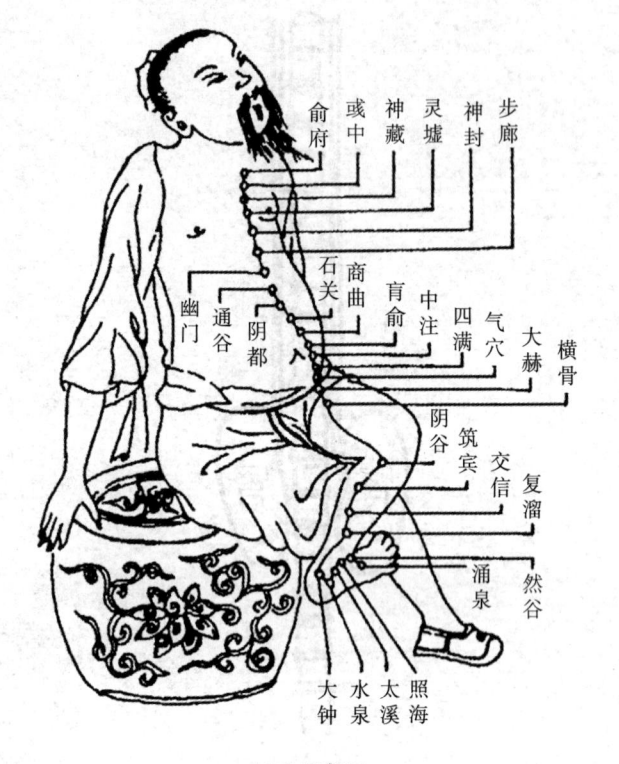

足少阴肾经

足少阴肾经穴歌

足少阴穴二十七，涌泉然谷太溪溢。
大钟水泉通照海，复溜交信筑宾实。
阴谷膝内跗骨后，以上从足走至膝。
横骨大赫联气穴，四满中注肓俞脐。
商曲石关阴都密，通谷幽门寸半辟。
折量腹上分十一，步廊神封膺灵墟，
神藏或中俞府毕（左右五十四穴）。

此一经起于涌泉，终于俞府。取涌泉、然谷、太溪、复溜、阴谷，与井荥输经合也。

脉起小趾之下，斜趋足心，出然谷之下，循内踝之后，别入跟中，上腨内，出腘内廉，上股内后廉，贯脊，属肾，络膀胱；其直行者，从肾上贯肝膈，入肺中，循喉咙侠舌本；其支者，从肺出络心，注胸中。多气少血，酉时气血注此。

癸水之脏，脉居左尺。一脏而二形，左名肾，男子以藏精；右名命门，女子以系胞。元气之根，精神之舍。受病同归于膀胱，诊候两分于水火。实则脉实，小腹胀满而腰背急强，便黄舌燥者，泻肾汤可以广推；虚则脉虚，气寒阳痿而言音混浊，胫弱脉代者，苁蓉散宜加寻讨。肾气不和腰胁痛，散号异香；阳经郁滞背肩疼，汤名通气。腰痛散八角茴香，精泄末一升韭子。气滞腰间堪顺气，血凝臂痛，可舒经。五味能交心肾，须茯神远志川归，山药苁蓉枸杞；龙骨善养精神，与益智茴香故纸，鹿茸牛膝黄芪。地黄补肾益阴，加当归而补髓；附子驱寒去湿，倍人参而壮阳。龙骨治骨虚酸痛，猪肾济肾弱腰亏。大抵咸能走肾，秋石须明配合；寒能败命，春茗要别陈新，渗淡泻水之剂宜慎，烧炼助火之丹勿餐。东垣曾谓肉桂独活报使，钱氏独用地黄枸杞引经。抑又闻竹破须将竹补，胞鸡还要卵为。谁知人人本有长生药，自是迷徒枉摆抛。甘露降时天地合，黄芽生处坎离交。井蛙应谓无龙窟，篱鹤争知有凤巢。丹熟自然金满屋，何须寻草学烧茅。

《导引本经》："人禀天地之气以有生，而太极之精寓焉，比吾之所固有，而充塞乎两间者也。人惟志以情诱，念以物牵，以有限之天真，纵无穷之逸欲，消耗日甚，中无所主，则群邪乘之，而百病作。是洞开四门以纳盗，几何不至于败哉！然自古圣人率多令考，岂其浑蒙沕穆，得于天者独厚，嘘吸偃仰，成于人者有异术耶。亦以志宁道一，神爽不漓，俾吾固有之真，常为一身之主，则荣卫周流，邪无自入。彼风寒暑湿，譬之坚城，外盗虽踵至迭窥，其何以得其隙而肆之虐哉？鸣医者家，辨证循方，按脉施剂，倏忽收功，固所不废。然盗至而遏之，孰若无盗之可遏也；病至而疗之，孰若无病之可疗也。与其求金石之饵，而常患其不足，孰若求吾身之精，而恒自有余也。故黄帝、歧伯问答曰，百体从令，惟于保太和而泰天君得之。盖此意也。先贤云：'天地之大宝珠玉，人身之大宝精神。'《内经》曰：'男女人之大欲存焉。诚能以理制欲，以义驭情，虽美色在前，不过悦目畅志而已，奚可恣情丧精，所谓油尽灯灭，髓竭人亡；添油灯壮，补髓人强也。'又曰：'冬月天地闭，血气藏，伏阳在内，心膈多热，切忌发汗，以泄阳气，此谓之闭藏。水冰地坼，无扰乎阳，早卧晚起，必待日光，使志若伏若匿，若有私意，若已有得，去寒就温，勿泄皮肤，使气亟夺，此冬气之应，养藏之道也。逆之则伤肾，春为痿厥。'人宜服固本益肾酒，以迎阳气耳。不可过暖致伤目，而亦不可太醉冒寒。如冬伤于寒，春必病温，故先王于是月闭关，俾寒热适中可也。尝闻之曰：'湛然诚一守精玄，得象忘言辨道看，好把牝门凭理顾，子前午后用神占。是则以元精炼交感之精，三物混合，与道合真，自然元精固，而交感之精不漏，卫生之法，先此而已。前肾所谓精全不思欲，气全不思食，神全不思睡，斯言尽矣。'"

第244篇　精如泉涌之穴

鸵鸟，乃世上最大的鸟，也是跑得最快的鸟。在南非，鸵鸟被当坐骑来使用，还有骑鸵鸟比赛，速度飞快，不亚于骏马。

在南非，具有原始风情的部落里，一场骑鸟赛开始。一个个选手，骑在一只只训练有素的鸵鸟身上，飞速奔驰，既惊险刺激，又十分有趣。

突然，一位赛手从鸟背上摔下，气闷绝欲死，吐纳不畅，吸不进气。

风伯迅速拿出金针，口中念念有词，说"纳气归肾。"便一针扎在倒地赛手的脚底涌泉，随即气息顺畅，吸纳入腑，当下醒脑开窍，精神振作，又站起来了。

人群中掌声阵阵，欢呼不断！众人不解，认为风伯是念了咒语，才将气闷绝者唤醒。

《点穴神书》上记载：涌泉，又名地冲。人的气力，从脚底涌出，就靠脚步跟地面接触，好似火箭冲天，需要脚下的喷涌之力。

喷涌之力大，则升空快。喷涌之后劲足，则射的远。脚底涌泉暖热有力，生命就走得长远。

故俗谚曰："若要老人安，涌泉常暖暖。"

一老者失眠背凉，搓足心涌泉，脚暖后，就熟睡了。

一退休教授，咳喘多痰，中医认为，水冷金寒，把双脚搓热，则涌泉肾水暖，那肺金就温了，咳喘速愈。

由此可知，脚底之穴，能疗喉咽脊背之病，上病下治也。

现代研究发现，搓涌泉，可缓解人体近百种疾病。比如失眠、哮喘、失明、耳鸣、高血压、焦虑、腿酸，搓涌泉皆能缓解，以肾主志，脚主力也。

不论它治多少种病，总的离不开这句医理：寒头暖足，益寿良方，身动心静，养生大法。

苏东坡有次目暗昏花，以为读书太多，用眼过度，老医教他搓涌泉，遂得目暗生光，于是在庙宇里打坐时，也搓涌泉。

还作了一诗曰：

东坡搓足心，非为学观音。

只为双目明，事事看分清。

原来，涌泉能润眼养睛，眼保健操如果能加上搓涌泉，好似如虎添翼、雄狮带角，更加威猛无比。

道家修士认为，无论大病恶病，双足心转暖，便是好转；无论小疾微恙，脚心变凉，即是加重。

故伤寒病之回阳，必以足心转热为断。

凡服食医生之汤药，若双脚变凉，则思路不对，若双脚转暖，便是方向对，努力没白费。

涌泉穴又能引热下行，无论胸肺上焦多热，涌泉贴大蒜泥，能令心胸暖，使寒热对流，虚实沟通，百病轻安。

此法乃治疗口腔溃疡、慢性咽炎、虚烦上火、烦躁失眠的妙招！

【穴道小贴士】

涌泉（一名地冲）：足心陷中，屈足卷趾宛宛中，白肉际，跪取之。足少阴肾脉所出为井木。实则泻之。《铜人》针五分，无令出血，灸三壮。《明堂》灸不及针。《素注》针三分，留三呼。

主尸厥，面黑如炭色，咳吐有血，渴而喘，坐欲起，目䀮䀮无所见，善恐，惕惕如人将捕之，舌干咽肿，上气嗌干，烦心，心痛，黄疸，肠澼，股内后廉痛，痿厥，嗜卧，善悲欠，小腹急痛，泄而下重，足胫寒而逆，腰痛，大便难，心中结热，风疹，风痫，心病饥不嗜食，咳嗽身热，喉闭舌急失音，卒心痛，喉痹，胸胁满闷，头痛目眩，五指端尽痛，足不践地，足下热，男子如蛊，女子如娠，妇人无子，转胞不得尿。

《千金翼》云："主喜喘，脊胁相引，忽忽喜忘，阴痹，腹胀，腰痛，不欲食，喘逆，足下冷至膝，咽中痛不可纳食，喑不能言，小便不利，小腹痛，风入肠中，癫病，侠脐痛，鼻衄不止，五疝，热病先腰酸、喜渴数引饮，身项痛而寒且酸，足热不欲言，头痛癫癫然，少气，寒厥，霍乱转筋，肾积贲豚。"

汉，济北王阿母，病患热厥，足热，淳于意刺足心，立愈。

第245篇 燃烧水谷之穴

南非的祖鲁人，仍然保持原始生活方式。他们常袒胸露背，赤足行走。男的可以飞奔狩猎，女的辛勤采野果。他们的酋长乃最高领袖。

风伯路过部落，见到酋长，双腿肿胀，岌岌可危，卧病在床。

所谓男怕穿鞋，女怕戴帽。心脏弱了，面就会肿；肾阳亏了，脚就会肿。

风伯用艾条帮他艾灸然谷穴，此穴能燃烧水谷，气化积滞。

数日之间，小便量大，肿胀排除。酋长从床中坐起，轻松徒步。

风伯迅速成为整个部落里最受尊重的贵客。

《点穴神书》上记载：然谷，谷物得以燃烧，津水能够气化，善医食积滞气，能疗寒痰留饮。

一厌食老人，闻食则呕，茶水不进，茶饭不思，气若游丝，久病入肾，在然谷穴推拿艾灸，胃口渐渐开，吸气渐渐深，最后思食，复饿，身体转健。

可知然谷穴，乃临危之时开胃气之穴，能增强脾肾燃烧水谷能力。

然谷穴，又名龙渊，龙雷藏于深渊，科学家说地心有真热，故凡是命门火衰引起的种种恶病，比如腹冷腰凉，尿频遗精、寒泻咳清痰，此皆体液冰寒，缺乏温暖。

点揉然谷穴，相当于添燃加料，发动内热，令气血津液变得够燃够劲，从而减轻恶病。

一患者，每天清晨起大便不成形，一吃凉果后便会拉肚子。自从打赤脚走路，然谷摩擦生热后，大便成形，晨起不再拉稀，五更泻也因此不治自愈。

【穴道小贴士】

然谷（一名龙渊）：足内踝前起大骨下陷中。一云内踝前直下一寸，别于足太阴之郄，足少阴肾脉所溜为荥火。《铜人》灸三壮，针三分，留五呼，不宜见血，令人立饥欲食。刺足下布络，中脉，血不出为肿。

主咽内肿，不能内唾，时不能出唾，心恐惧如人将捕，涎出喘呼少气，足跗肿不得履地，寒疝，小腹胀，上抢胸胁，咳唾血，喉痹，淋沥白浊，胻酸不能久立，足一寒一热，舌纵，烦满，消渴，自汗，盗汗出，痿厥，洞泄，心痛如锥刺，坠堕恶血留内腹中，男子精泄，妇人无子，阴挺出，月事不调，阴痒，初生小儿脐风口噤。

第246篇

万病根源之穴

南非的钻石，同黄金一样举世闻名。这里有钻石博物馆，钻矿开采半个多世纪，为世界提供千万克拉以上钻石。大量皇冠顶钻般的钻石，都从这里产出。

一位钻石矿工，腰刺痛。

风伯伸出回春指，在他太溪穴周围点按，但见矿工痛得鬼哭狼嚎。

原来是结石诊断法，矿工一去做检查，果然肾结石。对风伯的诊断佩服得五体投地。

风伯教他点揉拖拉拍打太溪，能令结石分化，由刺痛按到不痛了，肾里的泥沙结石也就没有了。

太溪真乃泌尿结石反应点！此穴能清肾浊，排污垢。

《点穴神书》上记载：太溪，肾经原穴。

"五脏有病，取之十二原。"此《内经》要义。十二原以太溪为总原、根源。故太溪，能治百病、万病。

譬如气喘，太溪配气穴、关元；

消渴，太溪配廉泉、周荣；

咽痛，太溪配照海；

咳逆，太溪配肺俞；

心痛如锥刺，太溪配内关；

牙齿疼痛难忍，太溪配大杼；

月经不调，太溪配期门、交信；

胃下垂，太溪配足三里；

第十卷　足少阴肾经

疝气，太溪配大敦；

肠炎，太溪配上、下巨虚；

尿道炎，太溪配中极；

丹毒、疮痛，太溪配复溜；

少腹痛，太溪配三阴交；

胃痛，太溪配梁丘。

总而言之，久病取太溪，慢病用三里。久病入肾，慢病调脾。太溪携足三里，能挽身体巨厦之将倾。

观察中医内科学，无论百种病证，最后归宿，不外乎是脾肾两虚，这是百病共通证型，太溪补肾，足三里健脾胃，二穴配合，就是力挽狂澜，扶危将倾之举。

一患者眼干涩，沙眼症，太溪加睛明，双目得润。此二穴，相当于眼药水。

又一患者，过用激素，得满月脸、水牛背、虚胖，太溪配经渠，使水肿退去。此二穴，能利水轻身。

一急性扁桃体炎患者，太溪加少商，痛肿吞咽不下之症，一次即愈。

更有跌打膝伤瘀肿，太溪配血海，瘀肿退消。

还有轻度尿毒症将加重，太溪搓热症状减轻。太溪固肾水，有助于排泄尿毒。

道家修士认为，易涨易退山溪水。只要太溪巩固，人就不容易激动。

太溪如同人体之根，根深蒂固，风雨难摇，故患者，情绪容易波动、惊恐，太溪能让肾根有源，肝木不动。它是人体千斤坠，气血根蒂也。

人身脏器最深潜者，莫过于肾，肾之原穴，太溪也。故云，太溪乃治百病根。无论五劳七伤，穷必及肾，伤肾必须太溪。

凡病太溪暖，容易恢复，太溪凉，难好转。

糖尿病患者脚烂，皆是太溪没温度了。太溪是抵抗恶邪烂肉入侵的最坚固防线。此穴若溃败，脚凉脚僵硬，必将万事俱废，难以回天。

俗言后劲不足，败事有余。后劲即是后脚根之劲，即太溪劲。

武术家以炼太溪劲为延年续命，故，静坐、双盘、负重，皆提升后劲太溪力之上上法门。

俗话言，秋后蚱蜢，蹦哒不到几时。是言秋后，蚱蜢太溪无劲，纵跃失力。人可贵者力也，失去力气，即失去性命。

故，人的衰老，就是太溪后脚跟退化没力、变凉、抬不起的一个过程。故云，寿夭观脚踵，观的就是脚跟上暖不暖，够不够劲。

庄子上乘养生，能逍遥游，成为养生主，全凭此言。真人之息在踵，常人之息在咽。真修实干的人，一口气就吸到脚跟太溪处，叫气气归元，纳气归田。

正气鼓荡，邪气化为乌有。正如鼓风机拉得够深度，钢铁都可以熔化。人的气能下潜太溪，身体岂会有包块顽疾。

故，太溪真乃皇冠顶钻般存在的要穴、大穴！功能齐备，作用宽广。

由此可知，穴不需学多，要学精。

【穴道小贴士】

太溪（一名吕细）：足内踝后五分，跟骨上动脉陷中。男子、妇人病，有此脉则生，无则死。足少阴肾脉所注为输土。《素注》针三分，留七呼，灸三壮。

主久疟咳逆，心痛如锥刺，心脉沉，手足寒至节，喘息，呕吐，痰实，口中如胶，善噫，寒疝，热病汗不出，默默嗜卧，溺黄，消瘅，大便难，咽肿唾血，痃癖寒热，咳嗽不嗜食，腹胁痛，瘦脊，伤寒手足厥冷。

东垣曰："成痿者，以导湿热，引胃气出行阳道，不令湿土克肾水，其穴在太溪。"《流注赋》云："牙齿痛堪治。"

第247篇　声如洪钟之穴

哈利沙漠，乃非洲最负盛名的沙丘。这沙丘却有不少草本植物、灌木，雨季一来，就会一片绿葱葱，生机勃勃，各种动物云集，羊马狗猴活跃，堪称野物的天堂，故有狂野天堂之称。

一位牧羊人淋完雨后，居然音声沙哑难出，得了失声症。

风伯一切其尺脉弱，便说："你这必从惊恐得之！"

牧羊人惊讶道："真神人也！我的羊群被野狗叼走，一年牧羊心血白流，恰逢暴雨至，沮丧加冰雨打在身上，毛孔闭塞，音声难出。"

这些话语，都是靠笔写在纸上得知的。

风伯帮他针刺大钟穴后，瞬间音声开，若洪钟。凡恐伤肾，导致音声低馁，不能洪亮，便取肾经大钟。

牧羊人感恩涕零。

风伯随口拈来一句：

急急忙忙苦中求，寒寒暖暖度春秋。

是是非非何时了，烦烦恼恼及时修。

朝朝暮暮营活计，年年岁岁掌中溜。

病病痛痛白了头，劳劳碌碌又何求？

牧羊人听完，心如拨云见日，不再纠结。

《点穴神书》上记载：大钟，乃身体之大闹钟。钟响人清醒。

一小孩，上课老昏沉，自从下课拍打大钟穴后，上课就精神，不瞌睡了。

钟一震，则恐惧消失。惊恐惧气，患得患失，导致音声低馁，闷闷不乐。大钟敲打，则能亮音声，壮底气，轰开消沉，反转郁闷。

一妇女，生意失败，常梦见被债主追打，终日惶恐如丧家之犬，立马百病缠身，好似漏船更遭打头风，破屋又逢连夜雨。

人恐则百病缠身，人勇则万邪退却。自从拍打大钟穴，精神振奋，梦魇消散。

大钟乃壮勇之穴。素闻钟鸣鼎食之家，只有富裕，才会响大钟，气足就像身体金钟罩。

故知，音声洪亮者，肾气足；喉咙瘪塞人，嗓门小。

一孩子，六岁，气力转变，风吹草动就打喷嚏感冒。自从拍打大钟穴后，吹风汗出淋雨感冒都没有了。

中医认为，肾气乃抵抗力根源，大钟大大提升抵抗力，身体就会密布卫表金钟罩。

大钟，乃肾经络穴，络穴沟通虚实，平调寒热病痛。

所以小便屙不出，大钟配中极；小便滑漏不止，大钟配关元；腰部刺痛，大钟配委中；腰部酸软，大钟配肾俞。

凡溪水，由谷口往深潭冲，会形成瀑布，如大钟般的巨响。故大钟穴，善治疗人体响声病。

譬如打呼噜、痰鸣、咽喉痛、音声沙哑，它能消除杂音，恢复纯正的金刚狮吼音。

大钟穴，诚乃亮开嗓门做英豪之大穴，真是大气大力大势之名穴！

【穴道小贴士】

大钟：足跟后踵中，大骨上两筋间。足少阴络，别走太阳，《铜人》灸三壮，针二分，留七呼。《素注》留三呼。

主呕吐，胸胀喘息，腹满便难，腰脊痛，少气，淋沥洒淅，腹脊强，嗜卧，口中热，多寒，欲闭户而处，少气不足，舌干、咽中食噎不得下，善惊恐不乐，喉中鸣，咳唾气逆，烦闷。实则闭癃泻之，虚则腰痛补之。

第248篇 源泉清凉之穴

塞舌尔，美丽的热带海岛风光，以其稀奇古怪的动植物，漂亮的海螺，吸引大量游客，这里堪称印度洋上的天堂。

一位常年捡海螺趟水的农夫，脚肿，小便不利，得了急性肾炎、尿道炎。

风伯随即帮他针刺大钟、水泉，大钟者，大肿也，水液代谢不利大肿，就找大钟；水泉者，尿水小便也，乃排水排尿要穴。

刺完后，膀胱尿量增大，肿势像退潮样下去了。

农人把收藏的最美丽的海螺送给风伯。

《点穴神书》上记载：水泉，肾经郄穴。郄主痛症血症，亦能消炎。由于此穴能行水涌泉，所以对于尿道发炎疼痛，甚至出血的急性肾炎、尿道炎有奇效！

妇女的月经，又叫经水，故水泉，亦是调经水要穴！

一妇人闭经，血海、水泉各下一针，经水复来。

天气炎热，心烦气热时，找到泉源、水井就能清凉，故上火，就要找带泉之穴，但远水救不了近火。所以，脚踝肿发炎，就找水泉；腋下发炎狐臭，就找极泉；肩周连着颈脖痛，慢性炎症就找天泉；膝盖发炎，关节痛，就找阴陵泉、阳陵泉。

总而言之，同是泉，在上者，火炽燎原，就取上半身泉穴；在下者，热盛灼体，就找下半身泉穴。

所以，天泉、极泉，能主皮肉表热；阴陵泉、水泉，能主筋骨里热。

人上下有泉穴，就像山高低都有泉眼一样。

道家修士认为，凡日行百里，爬完山，或者久立伤骨，引起脚跟痛，就点按水泉，能润脚踵，解疲乏，复精力。

【穴道小贴士】

水泉： 太溪下一寸，内踝下。少阴郄。《铜人》灸五壮，针四分。

主目睆睆不能远视，女子月事不来，来即心下多闷痛，阴挺出，小便淋沥，腹中痛。

第249篇 银海朗照之穴

帝王舞，乃塞舌尔民间最靓丽的欢歌热舞，人们常在夜间燃起篝火，火光的照应下，大家击鼓扬拍，富有节奏的翩翩起舞。

一位舞者，沮丧地坐在凳子上，看着大家欢快地跳舞，心驰神往，身体却不能去。

原来，他视物模糊昏花，夜间时，更是难以看清左右，俗称夜盲。一旦跳起舞来，就会撞到周围人，他不得已放下最心爱的舞蹈。

风伯见状，帮他点按照海穴。点完以后，居然如拨云见日，昏目复明。

他高兴得手舞足蹈，冲上舞台，自信地跳起他最心爱的舞蹈。

众人围过来，惊叹连连，都想知道风伯是如何令暗目复明的。

风伯便顺道普及穴道常识。原来，肾经这个穴叫照海，大海茫茫，都可以看到灯塔烛照，恢复亮光。故目暗昏花，得此穴可照明。此穴最擅长治目疾，大有银海朗照之意。

中医认为，眼珠子的黑瞳仁，属肾管，肾味咸，大海水味咸，肾经的照海穴便能让双目烛照，有泪水精华如海量般的供应，滋润支持。

好像神灯能照，必是下面灯油支撑，双目能明亮，必也为肾中的精水润灌。

所以，照海的照为用，海为体，这是体用融合的穴道。照代表阳化气，海代表阴成形。

海是每一滴水汇成的油库，照是四面八方的膏油点燃后照明天下。所以海字的偏旁为三点水，照字的底下为四点火。

众人听完后，纷纷鼓掌称妙，感叹中华医道之神奇、神秘、神圣！

《点穴神书》上记载：照海穴，乃阴阳错综复杂，寒热并调之要穴。照乃阳，海乃阴，如离照当空，海水波澜，此穴有滋阴温阳，化升气水之功。

一教师慢性咽炎，声音嘶哑，点揉照海穴后，职业病咽炎就好了，因为肾经循咽喉，夹舌本，照海能令咽喉利索，口舌灵敏，乃慢性咽炎特效穴，教师、歌唱家、演讲家保护嗓门之大穴！

照海穴又是阴经之阳穴，好像日阳照在海面上，海水就会变温暖，所以艾灸照海穴以后，可治疗病入骨髓，骨头发凉，命门火衰，久泄、久痢、久疟等症，总之，日久阳虚阳脱者，照海皆可主之。

尤其严重的癫痫晚上发作，灸阴跷；白天发作，灸阳跷。阴跷照海膈喉咙，申脉阳跷络亦通。

故，癫痫昼发，灸申脉；癫痫夜发，灸照海。

癫痫的根就是肾连着大脑的体液不能气化，堵塞脑窍，影响循环，导致缺氧。灸照海后，如同日照香炉生紫烟，身体精水吸饱满热，就会三花聚顶，如云蒸霞蔚。脑子里的积水，像大海蒸腾一样，升空疏散，癫痫就能减少发作，乃至痊愈。

怪病要治痰，顽固的怪病要治寒痰凉饮。照海一穴，能将海水都照热，何况区区寒水在脑，冷痰在胸，凉饮在腹呢？

【穴道小贴士】

照海： 足内踝下四分，前后有筋，上有踝骨，下有软骨，其穴居中。阴跷脉所生。《素注》针四分，留六呼，灸三壮。
《铜人》针三分，灸七壮。《明堂》灸三壮。

主咽干，心悲不乐，四肢懈惰，久疟，卒疝，呕吐嗜卧，
大风默默不知所痛，视如见星，小腹痛，妇女经逆，四肢淫
泺，阴暴跳起或痒，漉清汁，小腹偏痛，淋，阴挺出，月水不
调。

洁古曰："痫病夜发灸阴跷，照海穴也。"

第250篇　脉道复流之穴

塞舌尔群岛，有着各式各样奇珍异宝。这里的椰子可以
长到五六十斤，这里有世界上最大的乌龟王国。

清晨，群龟出巡，壮观异常，成为游客一饱眼福的理想
地方。

风伯在群岛观光，突见一环保人员大汗淋漓，虚脱软
倒，脉象几乎微弱到摸不见。

风伯迅速伸出回春指，帮他点揉复溜穴。很快恢复汗孔
流动，脉道流转。

后来才得知，这环卫工人素来有眩晕症，心脑缺血后，
常不省人事。发作起来就倒地，脉跳好像停止。

而《针灸大成》讲，病人脉微细，几乎摸不见，取复溜
穴，可让脉恢复流动之象。

从此，环卫人员常点揉复溜穴，居然怪病不再发作。

复溜配合太渊，又叫复脉二穴，专门治疗无脉症。手上
寸口脉打不起，就要按太渊；脚上太溪脉打不起，就要按
复溜。

《点穴神书》上记载：复溜，恢复正常流动。故，脉道涩滞，涩乃血少或精伤。无论淋病、水肿、汗脱、泻痢、痹证，但见病情日久，血瘀津亏，脉象涩滞难通者复溜均可治疗。

复溜在肾经，可补肾，随着肾水潮起，经脉必将恢复流通正道。

道家修士认为，江有洄流，海有潮汐，进退消长，本乎自然。复溜一穴，又名复脉穴，可治无脉症，令脉动有力。

一工匠，长期脉跳微弱，几乎沉伏不见，人易疲惫。点揉复溜穴后，脉回有力，精神焕发。

溜，有流动之意。

汗流病不留，流汗不留病。

天天一身汗，病痛靠边站。

复溜穴能恢复汗水正常流动。

一女子得了不汗症，无论如何走路运动，周身清凉无汗。后点揉复溜穴后，汗得流通，身心轻松。

又一小儿，晚上睡醒后，背部全湿，此名盗汗，偷偷摸摸出汗，自从点揉复溜穴后，盗汗止。

又一小便刺痛，涓滴难出的老人，点揉复溜穴后，尿出顺溜，毫无阻滞。

更有闭经的妇女，半年不来月经，终日头痛，复溜刺络放血后，好比凿井放泉，源源涌出。

更有一风湿痹证的老人，手脚都麻冷，此脉气流通性差，所以既冷又麻。拍打复溜后，血气顺溜，酸麻冷痹之症俱除。

可见复溜，能行血祛风，通脉止痛。总之，恢复脉道正常流动，如此，流通病自休。

【穴道小贴士】

复溜（一名昌阳，一名伏白）：足内踝上二寸，筋骨陷中，前傍骨是复溜，后傍筋是交信，二穴止隔一条筋。足少阴肾脉所行为经金。肾虚补之。《素注》针三分，留七呼，灸五壮。《明堂》灸七壮。

主肠澼，腰脊内引痛，不得俯仰起坐，目视眈眈，善怒多言，舌干，胃热，虫动涎出，足痿不收履，脐寒不自温，腹中雷鸣，腹胀如鼓，四肢肿，五肿水病（青、赤、黄、白、黑，青取井，赤取荥，黄取输，白取经，黑取合），血痔，泄后重，五淋，血淋，小便如散火，骨寒热，盗汗，汗注不止，齿龋，脉微细不见，或时无脉。

第251篇
如约守信之穴

旅游业是塞舌尔国民经济的基础，政府大力推动旅游，以此带动工商业、服务业、运输业，创造大量就业机会。

这岛屿旅馆的老板娘，近几个月月经都错乱。月事不讲信用，应当来时不来，不当来时又来，因此烦恼不已。

风伯住在这旅店里，得知后，教她按交信，这是一个交往讲信用之穴。

凡月信失期，便为失信。古人把月经看为月信，就是要月月都讲信用，要应期不爽，不可以爽约，不可提前推后。

旅馆的老板娘，识得此穴后，迷上了穴道文化。

因为，她一学就会，一用就灵。月经恢复正常、守约、讲信用。她高兴地把风伯居住的房租全都免了。

所以风伯云游世界，带的不是金钱，而是本事。

《点穴神书》上记载：交信，是肾经上的土穴，能调和水土，强壮脾肾。

所以消化道问题引起的腹胀，交信配足三里；泌尿系统的癃闭，交信配中极；无论是男子前列腺炎、睾丸炎，女子宫颈炎、阴道炎，交信皆能交通信息，使血气对流，它跟脾经的三阴交相邻，亦气血交流中心。

一妇女，宫颈糜烂阴道炎，时好时坏，反反复复，用交信配三阴交艾灸后，身体居然健康，病痛不再反复。

易涨易退山溪水，易反易覆小人心。

一般形容人心冷暖，世态炎凉，叫作反复小人，像六月天孩子脸，说变就变，阴晴不定。但凡此类阴晴不定之病，交信就是稳定病情之要穴。

道家修士认为，凡疼痛定时发作，或随季节变化疾病剧烈变动，就取交信。

一关节痛患者，每于天冷时加重，刺交信后减轻。

一鼻炎患者，每天寒时喷嚏不止，交信配迎香即愈。

又一便秘患者，时而三两天一次，时而四五天一次，大便排泄不讲信用，不准时，点刺交信后，每两天一次大便，开始有序，肠子讲信用了。

跟人结交，最忌不讲信义。

一患者，心脏跳动不整齐，刺太渊，仍不能解，再刺交信，心脉就整齐有序，不再心慌心悸。

可见，身体的脏器也重视有节律规律，不能乱了方寸，不整齐。

一癫痫患者，夜间发作频繁，针刺交信、照海后，夜间不再发作。

信又有书信、信号、信息的意思，当大脑交接信息障碍，头脑就会紊乱，行为就会怪异。

一严重失眠，脑中怪象丛生，信号混乱的患者，刺神门、交信后，居然神安气定，一觉睡到天亮。

故交信穴可调神，神就是信号能量，让信号能量交接顺畅，就不会有怪异恶病。

【穴道小贴士】

交信：足内踝骨上二寸，少阴前，太阴后廉筋骨间。阴跷脉之郄。《铜人》针四分，留十呼，灸三壮，《素注》留五呼。

主气淋，颓疝，阴急，阴汗，泻利赤白，气热瘇，股枢内痛，大小便难，淋，女子漏血不止，阴挺出，月水不来，小腹偏痛，四肢淫泺，盗汗出。

第252篇　筑墙强兵之穴

塞舌尔，有鸟岛旅馆，被列入世界百佳最好旅馆之列。这种海滩上的豪华旅馆，形似草棚，四面通风，清爽舒适，卫生设施齐全，非常吸引想得到身心大放松的游客。

这里甚至被称为非洲最美丽的小岛，植物千姿百态，动物形形色色。

鸟岛旅馆的一位员工，得了三叉神经痛，性格暴戾，已经换了几十份工作，没有一份不是因为性情粗暴而被炒鱿鱼的。

这次员工头痛怒骂，老板正欲将他赶出旅馆。

只见风伯伸出回春指，帮他点揉筑宾穴，点完后，前后判若两人，狂躁之气一下被收服，人风平浪静，若无其事，头痛爆裂的现象一下消失了。

这时老板都惊呆了。

风伯说："人有时性情粗暴，乃身不由己。点通穴道，身心安好，如此看人，多了几分包容，少了几点苛刻。"

《点穴神书》上记载：筑宾穴，筑有建筑加固城墙的意思；宾者，兵也，抗刀兵外邪于城墙外。

筑宾穴，有筑墙强兵之意，有厉兵秣马，荡邪外出的作用。

一妇女，在月经期间趟水到溪边洗衣服，突发神经，指天骂地，筑宾穴点完后，心安神定，她才回过神来说：怎么我头发、衣服这么乱？

所以癫痫、精神分裂、狂躁怒骂、口吐涎沫、呕逆，一切刀兵扰神志，外邪干心君，筑宾穴能会师擒王，达到"高筑墙，广积粮，缓称王"的效果。

同时，道家修士认为，筑有庆祝，宾有宾客之意。有朋自远方来，不亦乐乎！

此穴在精气神饱满后就会引发喜乐，相敬如宾。

相逢好似初相见，到老岂会有怨言。

人生若只如初见，到老终无怨恨心。

筑宾穴在脚下。宾又通髌骨的髌，此穴又在髌骨周围，可以加强防线，大有屯兵塞外，令匈奴恶邪莫敢来犯之意。

所以，足三里是富国穴，筑宾就是强兵穴。人的腿部使劲时，筑宾穴坚强隆起，像是在建筑长城堡垒。故常拍打此处，能扫除痿痹，荡灭瘫疾。

一老者关节炎症，膝盖冷湿，拍打筑宾穴后，灵活利索，温暖有劲。

筑宾穴是对付邪气以下犯上的一道重要防火墙。

国歌唱到：用我们的血肉筑成我们新的长城。

筑宾穴就像玉屏风散，用肾中精气，筑造无懈可击、滴水不漏的抗邪金钟罩！

一小儿，感冒屡治反复，拍打筑宾穴后，居然不再轻易感冒。

足见此穴，在强大正气卫气的作用！

【穴道小贴士】

筑宾： 内踝上五寸，腨分中，阴维之郄。《铜人》针三分，留五呼，灸五壮。《素注》针三分，灸五壮。

主癫疝，小儿胎疝，痛不得乳，癫疾狂易，妄言怒骂，吐舌，呕吐涎沫，足腨痛。

第253篇 山谷低阴之穴

毛里求斯，号称印度洋上的钥匙。盛产的食盐无需加工，品质高，可直接食用。

毛里求斯岛四周被珊瑚礁团团围住。唯西北角有天然出入口，形成全国唯一港口——路易港。

在这港湾上，码头的搬运工人来回穿梭，忙个不停。

一位搬运工，抱膝倒地，腿不能屈伸，痛得咬牙切齿，这是急性膝关节炎。

《针灸大成》讲：阴谷主膝痛如锥，不得屈伸。

风伯见状，轻松帮他点揉后，随即痛去若失。

其他工人看了，纷纷凑上前来，请求风伯为他们的劳伤、扭伤、搬抬伤支招出手。

风伯一一点化，众人皆大欢喜。

风伯说："世间医家，偏重于特效穴，对穴名、穴性、穴义阐发极少，常常知其然，不知其所以然。这大大羁绊住穴道文明向世界推广的脚步。"

《点穴神书》上记载：阴谷，足少阴肾经合穴，合主逆气而泄。

膝盖剧痛，它在膝盖大弯能主屈伸不利之病。

委中的内侧是阴谷，外侧是委阳。痿弱之病它可疗，譬如阳痿、小便不利、疝气。

一疝气患者，点揉阴谷、大敦，疝气消失。

一癃闭老人，阴谷针刺加艾灸，小便涓涓流出。

一阴囊湿痒妇女，艾灸阴谷，湿痒消失。

一白带漏下不止之人，点揉阴谷后，带止湿住。

可见，浊阴泛滥溢出这种逆气而泄的现象，阴谷皆可主之。

穴名阴谷，更侧重于治内侧生殖系统的隐疾、阴病。

阴谷穴是妇科大穴。凡合穴都是众穴中有力气，大力之穴。

经典云：所入为合。所以阴谷能提升阴道排尿、排浊力量。好比江河入海，将瘀浊冲荡出经络以外。

穴名阴谷，道家修士认为，谷在阴处，再加阴谷，更低。以重阴之象，对付重阳之病。

在《针灸大成》上讲：阴谷主狂癫。此穴针刺能调伏狂躁，以重阳必阴，亢阳上冲，非阴不下也。

【穴道小贴士】

阴谷：膝下内辅骨后，大筋下，小筋上，按之应手，屈膝乃得之。足少阴肾脉所入为合水。《铜人》针四分，留七呼，灸三壮。

主膝痛如锥，不得屈伸，舌纵涎下，烦逆，溺难，小便急引阴痛，阴痿，股内廉痛，妇人漏下不止，腹胀满不得息，小便黄，男子如蛊，女子如娠。

第254篇
如栓横关之穴

黑天鹅，乃毛里求斯独有的珍禽。这里的植物园，生活着世界各种珍稀鸟类。这里有风景秀丽的火山岛，岛上河谷幽深，瀑布众多。

一黑天鹅的摄影者，时常心不在焉，要往厕所跑。原来，得了尿漏症，小便关拦不住。

河流没有堤坝，横江水一来，就往下漏泄，一旦在谷口建堤筑坝截水定流，那么，雨湿下注就能得到控制，下游就不会轻易泛滥成灾，尿频、尿急、尿失禁，遗精、带下、阴湿、痒就会消失。

而横骨穴，正是横江大坝，专门对付肾水的泛滥成灾。

风伯教他点揉横骨穴，能稳住小便，不再那么轻易尿频急。

《点穴神书》上记载：横骨穴，跟任脉的曲骨相平，这里的骨节弯曲横行，像拦河坝，又像门栓。

一小儿遗尿，艾灸横骨穴，晚上就不再尿床。

横骨，由于在肾经上，故可以关拦精气。由于靠近生殖系统、泌尿系统，故横骨穴，更擅长关拦二便失禁，对治阴气下纵。

一妇女，阴挺，又称子宫脱垂，艾灸百会加横骨，一边上提，一边横栓，子宫就收回来了。

艾灸横骨、百会，能上提脏器，使不下堕。

无论胃下垂、子宫脱垂、乳房脱垂、下巴赘肉脱堕、臀大肌下坠，一切坠脱之象，百会配横骨，皆可上提关拦。就像飞机起飞时，将扶梯往上收，再将门口打横关。

男子失精，女子梦交，横骨穴，正如同精锁玉关一样，能关锁拦截，阻止精气妄泄。

小江常梦遗，自从点按横骨穴后，这种现象就消失了。

道家修士认为，横骨穴，这里开始到幽门穴，是冲脉跟足少阴肾经相互贯通并行之处，所以气血冲荡，横行无忌，横骨穴能像红绿灯一样，及时止住妄动蛮横之气。

一学生，打架斗殴，目赤性急，点完横骨后，就安静下来，红目恢复清澈。

又一着急吃饭的老人，呛到后，小肚子痛，气急，横骨点完后，气平痛愈。

横骨穴就像刹车板，车轮极速前行，一横向刹车，车速变缓，车就平安受控，故横骨穴，乃缓解骨性关节疼痛的要穴。

【穴道小贴士】

横骨：大赫下一寸，阴上横骨中，宛曲如仰月中央，去腹中行各一寸。足少阴、冲脉之会。《铜人》灸三壮，禁针。

主五淋，小便不通，阴器下纵引痛，小腹满，目赤痛内眦始，五脏虚竭，失精（自肓俞至横骨六穴，《铜人》去腹中行各一十五分，录之以备参考）。

第255篇 双火鼎盛之穴

留尼汪岛，主要的居民是黑人跟法国人通婚的混血后裔。法国占领此岛时荒无人烟，开始引进劳工，开垦种植。这里称为甜岛，盛产甘蔗，到处是甘蔗园。

一位甘蔗园的园丁，夜间巡逻园地，被一条野狗吓到，从此饭吃不下，人惊魂不定。

风伯说："易受吓，轻则小胆，重则肾虚。"于是，帮他点探肾经的大赫穴，这是一个大胆穴，赤者火也，双赤双火，双赤再加大，那就是熊熊烈火。当你拿着大火把时，豺狼虎豹都怕。

随即园丁觉得大赫周围温暖如炉火，惊恐之象渐渐平息，终于能够索食吃饭，心安神淡了。

《点穴神书》上记载：大赫，穴位平于膀胱的募穴中极，内连胞宫、精室，故，生殖泌尿系统火力不够，大赫可以呐喊助威，以长气焰。

一老人患有前列腺炎，屙尿打湿鞋，点点滴滴，艾灸大赫穴后，尿喷射出来，不再尿频尿无力，前列腺炎因此得到控制。

形容一个人名声鼎盛，叫显赫一时，赫赫有名，是气运非常旺的表现。

故，大赫穴，能增高长壮，助阳生热，大有飞龙在天之势。

这是一个助气运之穴，能让印堂发黑转为红赤，可以使人向阳而生，逆风翻盘。

一中年男子，常年觉得神疲乏力，双脚拖地，做事总好头烂尾，心有余力不足。

力不足者，必补肾。选取肾经能量火力大穴——大赫穴艾灸，干劲猛增，一改拖泥带水习惯，变得雷厉风行，连昏沉嗜睡的困扰都消失了。

火箭在点燃以后，尾部火力赫赫燃烧，能射得高且远。大赫穴就是快马加鞭穴，专门提升后劲，令肾经燃烧，通身精进的穴。

故庄子曰：赫赫出乎地。形容走路脚下有风火轮，人非常敏捷。所谓寿夭观脚踵，脚下肾经暖洋洋，人就少病殃；脚肿冷冰冰，寿就难长。

一小孩，从高空跌落后受惊吓，得了阴缩病。这是恐伤肾，大赫穴一艾灸，胞宫精室充满阳气，缩阴入腹的惊吓病，又重新得春阳融雪，春暖花开生出来了。

可见，一切冻伤、吓伤之症，大赫可主之。

道家修士认为，春生夏长，夏对应的就是赤。天气不热，不产粮食，人体阳火不热，难产精子、卵子。不孕不育患者，保持大赫温和，则生子有望。

在深山老林里迷路，你见到火光，心就温暖，看到热量，人就不慌。

故大赫穴，能提高身体阳气阳火，使人不易被吓。揉腹能够抗恐吓，也是这道理。

【穴道小贴士】

大赫（一名阴维，一名阴关）：气穴下一寸，去腹中行各一寸。足少阴、冲脉之会。《铜人》灸五壮，针三分，《素注》针一寸，灸三壮。

主虚劳失精，男子阴器结缩，茎中痛，目赤痛从内眦始，妇人赤带。

第256篇　元气充盈之穴

混血儿奥尼，是个面包师，他抱着刚出炉的面包，欢欣雀跃。一个面包就像一个手臂粗，长年累月做出色的面包，供不应求，奥尼都累趴下了。

刚开始生意不好时愁眉苦脸，现在生意好了，累的忙不过来，他常觉得气吸不进，身子疲劳很难恢复，因此得了气喘病。

风伯说："呼出不利要调肺，按中府云门，纳进不利，要治肾，揉关元气穴。"

随即帮助奥尼揉腹。揉完后，奥尼顿感呼吸顺畅，前所未有的轻松感，这让他喜不自禁，睡个饱满的好觉，好像多月的疲劳烟消云散，而气喘病也好了。

奥尼开心地说："我才知道钱财买不来气，揉穴位却可以存住气。存钱多少先不要执着，气能存住才有好命活。"

而气穴就是存气入穴的一个理想穴道，能够治疗气喘吁吁的穴位。

《点穴神书》上记载：气穴，跟关元相平，能令元气收纳入腹，乃凝神聚气之处。

俗谚云：气是续命芝，精乃延年药。气穴在肾经上，就是一个保精益气的穴，它能使人有精力，有体力，有耐力。

一上课昏沉，如发鸡瘟的小伙，眼皮老打架睁不开，这是脑部缺氧缺气，揉气穴后，精神愉悦。

一少腹冰冷的患者，长期艾灸气穴后，冰冷消失。

足见，气穴有温煦作用，有生发生长作用，有改善身体病态的作用。

又有道家古谚曰：炼成丹田混元气，走遍天下无人敌。

这是讲丹田气穴周围饱满，人必定有强大体力、耐力、抗击打能力。好似皮球膨隆饱满，任你胡踢无伤。

一习武爱好者，同一车人去旅游，发生车祸，车里人不是伤筋就是断骨，头破血流，唯独他，在车祸瞬间吸饱满气，筋骨无伤，毫发无损，人皆叹为神奇，说他运气好。

其实这哪里是气运问题，是他平时累积的气够，所以耐折磨。

同时，也证明气运气运，有足够元气，才有好运。

一马拉松运动员，跑到一半以后，常气力不济，不能保持前面的速度，腿抬得不高。

所谓抬腿者，气也。气有悬浮上升作用，足得气而能跃。经常点揉艾灸气穴后，发现活力四射，畅快奔驰，还能临近终点冲刺。

人能够吸纳众多的气，叫活力四射，你越搓它就越涌，越打他就越弹。

故，对于气满之人，外界的挫折也是动力；对于气虚之人，别人鞭策你，你也以为是打击。

视必垂帘，吸必归田。

食必淡节，卧必虚恬。

而气穴，正是让人纳气归田，归根曰静，静曰复命的要穴，它是身体少有可以修复五劳七伤的奇穴！

【穴道小贴士】

气穴（一名胞门，一名子户）：四满下一寸，去腹中行各一寸。足少阴、冲脉之会。《铜人》灸五壮，针三分，《素注》针一寸，灸五壮。

主贲豚，气上下引腰脊痛，泄利不止，目赤痛从内眦始，妇人月事不调。

第257篇　精气血足之穴

留尼汪除盛产甘蔗外，还有大量的香草。这些香草被做成香料，出口到欧美国家，制成高级名贵香水，堪称香飘五大洲，溢满七大洋。

种植香草的一农妇，小肚子胀满，多年不舒。

风伯说："这是形寒饮冷，清晨沾露水。可用香草捣烂，敷在四满上，外面再加热水袋或吹风机弄热它。"

这个号称能主治四面八方一切饱满、胀满之疾的穴，功力非比寻常。

农妇想不到，自己田里的香草就能治好自己多年的腹满病。

香草在商人眼中，看到的是它的经济利益；在农妇眼中，把它看作作物；在药师眼中，就把它看作起沉疴，疗宿疾的灵丹。

农妇高兴地送给风伯最好的香草粉，而风伯也教给农妇用香草粉来敷肚脐的这种传统中医肚脐敷贴法。

一下子，香草的药用价值被开发了，同等的香料，价格翻了好几倍。这让香草市场的商人、种植田间的农人乐得合不拢嘴。原来香草作为药物，真叫威力无比。

一切肿胀病，香草敷四满。重者能减轻，轻者立搞定。

《点穴神书》上记载：四满穴，有三层意思。

第一，按穴位所在的位置，它在大小肠、膀胱、精室四个脏器的夹缝之中，堪称层层围拥，严密包裹。所以它能治胱肠不通，精室不藏之病。

一老者，常厕尿时流出白精，精关不固，年老松弛，艾灸四满穴后，流白精跟尿浊的现象好了。故，精关松弛症，四满艾灸良。

第二，四满代表气血津液四种精微物质饱满之意。此穴别名曰髓府，髓就是精髓，精髓藏的府第、府库，像保险箱，是肚脐下存精纳气之所，四面八方精归入，上下左右气存满。

湖泊、池塘浅了就能满溢，深了就能藏龙卧虎。

一少年，白天神昏疲倦，夜间遗精尿频。此乃四满穴道不深，不能容满。点揉四满穴后，再在四满穴敷贴五倍子加醋，随即精关牢固，遗泄得除。

第三，四满穴以其治病功用而命名。凡四肢九窍、五脏六腑的胀满之病，四满能医。

比如，腹中积聚、阴部疝气、癥瘕包块、气滞血瘀，以及食积胀满、便秘、水肿之疾，皆胀满之象，四满皆主之。

一子宫肌瘤患者，四满扎针后加艾，通过温针，得到消融。

一腹部撞伤有恶血刺痛的患者，经常隐隐作胀，四满一针，瘀血消散，胀痛不再。

一食积、厌食的青年，常年胃肠胀满，艾灸四满后，胀满消，纳食开。

故知，四满穴，能疗满胀病，可医亏虚疾，诚乃虚实通治，寒热并调之要穴也。

【穴道小贴士】

四满（一名髓府）：中注下一寸，去腹中行各一寸。足少阴、冲脉之会。《铜人》针三分，灸三壮。

主积聚疝瘕，肠澼，大肠有水，脐下切痛，振寒，目内眦赤痛，妇人月水不调，恶血疞痛，贲豚上下，无子。

第258篇　注水中焦之穴

马达加斯加，这个神奇的岛，乃非洲最大岛国。是个天然植物岛，这里古树参天，珍奇异兽遍地。

一头环尾狐猴，抱在树上，有着狐狸的面，猴子的身子。

这种稀有动物，在世界其他地方都已经灭绝了，在马达加斯加岛，居然还保留着这活化石。

一位动物研究专家，数日吃压缩饼干，致肠中积热，大便不通。

风伯帮他点按中注穴后，令气血能注入中焦。中焦如轴，轴动轮行。随即便意顿生，排泄顺畅。

动物学家惊叹风伯这手绝活！

风伯说：“术业有专攻，您对动物的研究细致入微，我对穴道的领悟也情有独钟。每一个穴道，都像身体里一个个动物小精灵。正如这中注穴，好比大象用鼻子吸满水，往空中一注，像浇花花洒一样，立时水气润泽，身上的泥汴垢积，像洗车一样，被注水冲走。”

动物学家听得如痴如醉，高兴地说：“原来还有这种文化，我应该到中国去取经，研究人体穴位学！”

《点穴神书》上记载：中注穴，善于将肾经精水注入中焦，缓解大便干燥，消除腹中积热。

一电焊工目赤，点揉中注太溪，即愈。以太溪水注入中土，则七窍滋润，五脏不干。

一皮肤发热患者，瘙痒不止，此乃风热，用中注配风池，增液退热，尺肤灼热，遂已得治。

道家修士认为，凡身体有积热，皆是津水缺失，叫水亏火旺，阴虚阳亢。像高血压、上火、发炎、唇干裂、皮肤灼热、痰黄痰赤，这些都是一派火旺阳亢之象，好比烧山火，急需要降雨来解决，中注皆可清凉得肃降。

车厢没水，爬坡就会滚烫发热，水箱注满水，开远路也清凉。

故中注穴，可疗中焦干燥症，能往中焦注于清气。

【穴道小贴士】

中注： 肓俞下一寸，去腹中行各一寸。足少阴、冲脉之会。《铜人》针一寸，灸五壮。

主小腹有热，大便坚燥不利，泄气，上下引腰脊痛，目内眦赤痛，女子月事不调。

第259篇 润滑脏腑之穴

马达加斯加岛上，有一种神奇的食虫草，叫猪笼草，它开出漂亮的花吸引虫子，然后把它吞灭消化掉。

有一位植物学家，身体肥壅，长期养尊处优，让他血脂偏高。

风伯教他按消膏脂之穴——肓俞，这个穴能让身体多余的膏脂分化输走。

不到个把月，血脂就降下来了。以前厌油腻的感觉也没了。

《点穴神书》上记载：肓俞，肓者，亡月肉也，凡带肓的穴，都能燃烧月肉油脂，像胞肓、肓俞、膏肓、肓门。

一小儿，蛋糕吃多了，得了厌食症，见到油腻就想吐。揉完肓俞，腻滞解除，胃口复开。

道家修士认为，带肓的穴，还可以将肿瘤、肉瘤给亡失掉，因为它连接三焦油膜，可将油脂疏导。

一眼睛长肉瘤的患者，肓俞跟膏肓叩刺放血后，肉瘤就瘪下去，枯掉了。

一脂溢性脱发，又名鬼剃头的患者，常油光满面，自从学会揉肓俞后，面部油腻少了，脱落的头发重新长回。

一血脂高，冠状动脉粥样硬化的患者，点揉膏肓跟肓俞后，胸闷缓解，血脂下降。

可见，肓俞乃降血脂、降胆固醇要穴！

指压盲俞，可以减肥理气，燃脂定痛。

由于膏油多属于昏暗、混浊、油腻、润滑，所以盲俞，能润六腑之燥坚，相当于火麻仁、杏仁、郁李仁等植物种仁类药。

人手玩香皂时，一用力就滑掉。凡脏腑燥坚，难以滑利出体，点揉膏肓、盲俞，这润滑油穴，有助于滑利六腑，清空污浊。

故知，盲俞穴，实乃人体润滑油穴也！

【穴道小贴士】

盲俞：商曲下一寸，去腹中行各一寸。足少阴、冲脉之会。《铜人》针一寸，灸五壮。

主腹切痛，寒疝，大便燥，腹满响响然不便，心下有寒，目赤痛从内眦始。按诸家俱以疝主于肾，故足少阴经窍穴多兼治疝，丹溪以疝本肝经，与肾绝无相干，足以正千古之讹。

第260篇 畅情助食之穴

世界古生物研究专家都喜欢到马达加斯加来，这里有恐龙化石，河马、鳄鱼化石，千姿百态的昆虫、蝴蝶、树叶化石，堪称化石之岛。

一位考古学家，长时舟车劳顿，世界奔波，饮食不节，得了肠胃炎，肚子胀痛难安。

风伯教他点揉商曲穴，随即排泄大便，清空肠结，痛胀速去。

考古学家高兴地说："这比我的消炎药还管用！"

《点穴神书》上记载：商曲穴，商者，言穴之性能，有秋商肃降之意；曲者，言穴之形状，它对应太乙门里面乙字委曲旋转的肠子。

所以，对于肠子里头旋转、拘挛、抽搐，梗塞、发炎、胀痛，商曲就能平息。

道家修士认为，商，通秋气。秋，多愁。离人心上秋，谓之愁。

曲就是结肠，商曲一穴，专治愁肠百结，有委屈不能化解，肠子里就会长积聚、块垒。

俗云：心头有想不开的事情，肠胃里就有消化不了的结节。

故，商曲穴，主愁上心，肠委屈。

一妇人，自离婚后终日以泪洗面，肠中长硬块，屡治乏效，针刺商曲、石门后，居然积块打开，腹结得软。

一人失恋后，茶饭不思，肚腹隐痛，此乃悲忧伤肠，胃与大肠皆阳明燥金也。人悲伤时，肠胃就在抽泣。在商曲穴处艾灸加温，肠中隐痛遂去。

可见，商曲一穴，对于胃肠神经官能症，情绪波动木克土导致的肠胃炎效果好。

《内经》曰："思则气结。"气结在商曲处，忧思委屈后，消化就不好。没有一个伤心的人胃口还很好的，找不到哪个思念远方亲人的人会快乐吃饭的。

所以，中医治疗消化，看的很深。认为开心才能开胃。所以中医的健胃消食片，必定有麦芽、神曲，乃畅肝郁，安心神。

神曲这味药，常人不知何意，以为简单消食化积，不知它能让委屈的肠子变得神气！人心神一开，什么委屈都消化下来。

若说膻中主情志，足三里主消化，情志不良，又消化不好，就取膻中、足三里。若选两穴麻烦，那只取一穴——商曲，就能畅情志，助消化。

【穴道小贴士】

商曲：石关下一寸，去腹中行各一寸五分，足少阴、冲脉之会。《铜人》针一寸，灸五壮。

主腹痛，腹中积聚，时切痛，肠中痛不嗜食，目赤痛从内眦始（自幽门至商曲，《铜人》去腹中行五分，《素注》一寸）。

第261篇 消解石硬之穴

马达加斯加岛上，有世界一半以上的变色龙。这种生灵，双眼可以上下翻动，视野非常广阔，尾巴就像第五条腿，能够绕在树枝上悬挂。皮肤的颜色，能跟着外界变化而变化。

一位导游，正在解说变色龙，突然肚痛如绞，肌肉挛结，坚硬如石。原来，这一路都在吃坚果，又加了冰饮，冻结在肚腹。

风伯向游客要了五根烟，绑在一起点燃，帮导游熏石关穴。

熏完后，导游若无其事。

这些老外游客惊讶不已，怎么香烟还可以这样用？

香烟能治病，不看你不相信。

导游开心地要带上风伯游玩整个马达加斯加岛，亲自为这位安危定变的中国老人做国家领导级别的导游！

《点穴神书》上记载：石关，顾名思义，疾病坚硬如石，把关隘卡住了。无论大便不通，心下痞硬，腹中食积，肠鸣绞痛，肚里恶血，总而言之，肝脾郁结，坚硬如石，就取石关。

一商人，肚腹膨隆胀满，刺石关、内庭，速愈。

《指要赋》曰：腹膨而胀，夺内庭以休迟。

一司机，小腿常抽筋，难以踩刹车，非常危险。一抽筋打结时，僵硬如石。刺石关、承山而痊愈。

《指要赋》上曰：筋转以痛，泄承山而在早。

道家修士认为，石关，跟任脉的建里，与足阳明胃经的关门相平。任主胞胎，胃主消化。所以胞宫里头有坚硬聚结，如子宫肌瘤，胃里有难消、难化的息肉，艾灸石关可化开。

故坚满充实之症，取石关。

用石关配四满，专主大便不通，水肿疝气，癥瘕积聚，气滞血瘀等。

【穴道小贴士】

石关：阴都下一寸，去腹中行各一寸五分。足少阴、冲脉之会。《铜人》针一寸，灸三壮。

主哕噫呕逆，腹痛气淋，小便黄，大便不通，心下坚满，脊强不利，多睡，目赤痛从内眦始，妇人无子，脏有恶血，血上冲腹，痛不可忍。

第262篇

阴血都会之穴

马达加斯加的岛民，他们在盛产水果的季节，常用头顶着几十斤的水果搬运。

这种顶天立地的修炼，是岛民们道法自然，天人合一的习惯。你不保持中正，也就定不了久，也就顶不了重。这种头顶重物，可以让他们纳气归田，身心强健。

一位岛民，以水果代食物，长期进食，吃到胃下垂、胃凉，口中常吐清水。

风伯点燃一根艾条，帮他熏阴都穴，熏完，胃中返清水就收掉了，胃凉感也消失。

所谓吃果要拜树头，耕地要拜锄头。你的病好了，更要好好拜谢救你的那只回春妙手！

这位岛上的果民，连忙顶出一箱水果，赠给风伯答谢。

风伯说："凉果可吃，不可多吃。少食可以养胃，多食必伤脾。正所谓少吃多滋味，多吃胃受罪。仔细想一想，你说对不对。"

《点穴神书》上记载：阴都穴，阴者，隐也、寒也、凉也、往下走也。此穴内应胃脘，中焦虚寒，胃脘下垂，这里艾灸能挺起来。

而都，有集中充盈之意，如同首都，集中全国物资。此穴能让气聚血充，使这些阴成形的肌肉都隆起来，而不会下垂下陷。

一船夫，常涉水，吃生冷，舟车劳顿，得了厌食症，服食山楂，不能开胃。阴都穴烧艾条后，驱散阴气，使元气能汇聚。元气胜谷气，则胃病愈，积食去。可见，胃动力不够，下垂的厌食症，不是吃山楂能开胃的。山楂只适用于那些胃中有食积，肠胃又不很虚的。

一女售票员，闭经，经水虽出于血海、胞宫，血气却生化于阴都、中脘。故，艾灸阴都、中脘，经水复来。可见，阴都穴诚乃阴血之都，经水之源，能聚生血气，分散到月经去。诚乃滋阴养血，聚散精微之四物汤、四君子汤、八珍汤。

一阴道炎妇女，艾灸阴都、蠡沟后，病去若失。

阴都有阴病之都的称谓。

道家修士认为，阳化气，阴成形。凡形体破损，如疮口久不愈，胃炎溃烂不收，要取阴都。阴都相当于当归补血汤，即黄芪、当归补气生血，何愁溃烂疮口不长肉粘合呢？

阴主阴血，都者，都气也。此乃长阴血，聚元气之要穴也！

一糜烂性胃炎的患者，揉按阴都后，溃疡就缓解了。

一哮喘、上气不接下气的老人，常年胃下垂，饮食无力，艾灸阴都后，气能吸纳下来，喘平胃开，笑脸回来。

足见，都有都气之意，能使纳气有根，聚气有元。

正如首都，能聚天下奇货，阴都可纳人体精血！

凡带都之穴，皆有这种功效，大都也不例外！

【穴道小贴士】

阴都（一名食宫）：通谷下一寸，去腹中行各一寸五分。足少阴、冲脉之会。《铜人》针三分，灸三壮。

主身寒热疟病，心下烦满，逆气，肠鸣，肺胀气抢，胁下热痛，目赤痛从内眦始。

第263篇

通利谷道之穴

岛上的猴子，喜欢爬到巨大的猴面包树上，吃着它们最爱的猴面包果实。这猴面包树，可以长到数十米高，它的果实就可以长达两米。

一位岛民，上吐下泻，原来吃了冷热不均的食物，得了霍乱病。

风伯迅速帮他点揉通谷穴，能够让整条谷道上通下达。

《黄帝内经》曰："谷道通于脾。脾主运化。"故通谷穴专能运化谷物，使不吐泄。

但凡逆气而泄，都可以按通谷。

岛民吐泄止后，热情地邀请风伯到他家做客。

《点穴神书》上记载：通谷，通利水谷，调中化食之要穴。此穴能推陈出新，能升清降浊，荡涤肠胃，清理九窍。

故整条消化道，从嘴巴到肛门的问题，通谷都管。

一口腔溃疡的飞行员，针刺通谷后，二便通调，疮痛平。

一梅核气、咽喉梗塞的患者，针刺通谷后，梗塞开，吞咽疏利。

一胆汁反流性胃炎，常反酸口苦口臭的大老板，由于久坐伤胃，浊阴不降，针通谷后，如水津四布，通调归谷，居然不再反逆上窜。

一胰腺炎患者，上腹隐痛，针通谷后，炎症水肿减轻，痛不见了。

一慢性阑尾炎，时不时右腹隐痛的青年，针通谷后，右下腹隐痛不再发生。

一结肠息肉，腹中常气胀的工人，自从针通谷后，每天能感受到肠蠕动，有排便反应，腹胀就消弥了。

还有一痔疮，肛周剧痛的司机，针通谷后，二便通畅，便血消失，肛痛不见了。

道家修士认为，通谷，能以通为补，而六腑又以通为用。故六腑疾，找通谷。又因腹会中脘，用通谷配中脘，几乎可以通杀六腑恶疾。

呕吐者，通谷配内关；泄泻者，通谷配胃俞；纳呆者，通谷配足三里；小腹胀者，通谷配三阴交；便秘者，通谷配照海；胃痛者，通谷配中脘；痞闷者，通谷配巨阙（心经募穴，能够葬掉心痞心闷）；烦满者，通谷配膻中（心包募穴，可以葬掉心烦心满）。

总之，研究通谷穴，妙不可言，通调肠胃，百病减轻。

道门修士认为，若要长生，肠中常清；若要不死，肠中无滓。

而通谷堪称长生穴、不死穴、延年穴、耐老穴，真乃消化道清道夫，六腑的洗洁工。

【穴道小贴士】

通谷： 幽门下一寸，去腹中行各一寸五分。足少阴、冲脉之会。《铜人》针五分，灸五壮。《明堂》灸三壮。

主失欠口呿，食饮善呕，暴喑不能言，结积留饮，痃癖胸满，食不化，心恍惚，喜呕，目赤痛从内眦始。

第264篇

曲径通幽之穴

加拿大，最出名的是参天的巨木。这里堪称枫叶之国，全国遍布枫树。

枫树还可以产糖，这里有成百上千个枫糖农场。

在美丽的湖畔行走，风伯看到一位糖工，捂着胃，皱着眉，原来，胃痛发作。西医认为是幽门螺杆菌感染，在胃里头作乱。

风伯却认为，是穴道不通。帮他点揉幽门，随即痛去眉开。

糖工高兴地请风伯品尝枫糖。

《点穴神书》上记载：幽门，从腹走胸的交界。胸是天，腹是地，天到地，就会进入幽静的领域。故，慢性胃炎、胃胀、胃拘挛、幽门狭窄，点揉此门户可开。

《内经》曰：两阴交尽曰幽。

《周书》曰：壅遏不通曰幽。

幽门就是治胃不通的要穴，它能降逆和胃，宽胸降气。

道家修士认为，幽门，跟巨阙相平，内应横膈。巨阙是心经募穴，幽门通胃经下口。说明心胃相连。

凡胃部痛，引起心烦皱眉，可以按幽门。

俗话说，曲径通幽，幽门，它可通调消化循环。如果说，巨阙管循环系统，幽门就管消化系统。

消化不好，循环不畅；

循环不好，消化不良。

幽门跟巨阙相平，就告诉学子，心胃相连。

第十卷　足少阴肾经

【穴道小贴士】

幽门：夹巨阙两旁各一寸五分陷中，足少阴、冲脉之会。《铜人》针五分，灸五壮。

主小腹胀满，呕吐涎沫，喜唾，心下烦闷，胸中引痛，满不嗜食，里急数咳，健忘，泄利脓血，目赤痛从内眦始，女子心痛，逆气，善吐食不下。

第265篇
闲庭信步之穴

北美第三长河——育空河，源于加拿大境内。节假日，常有休闲之人，开着船，在育空河里放松心情。

风伯坐在一条船上，一位游客怎么放松也没胃口，终日坐船，见到美食懒得吃，上到岸边也懒得走。就像树懒一样，待在一个地方连翻个身都懒得去动。

风伯随即想到步廊穴，乃走廊漫步之穴，对付慵懒思静之人。

帮这游客按完步廊穴后，他开始深呼吸，胃中分泌酸液，胃口就振作起来了。

随即伸个懒腰，居然自动站起来四处行走，精神焕发，一扫慵懒疲惫之状。原来，步廊是肾经之穴，肾主纳气，纳气入脚，自然走路生风。

众人见后，目瞪口呆，都以为风伯施了什么法术，让如此慵懒之人变得积极活动起来。

风伯说："步廊一穴能闲庭信步，又可流通食糜，使心身愉悦，胃口开放。"

《点穴神书》上记载：步廊穴，与任脉中庭相平，意即庭院里来回走路，闲庭信步，它可以沟通心肺脾胃。

因为心肺主呼吸，脾胃主消化，所以步廊一穴，能助呼吸，促消化。

古代道家认为，主咳喘与瘫痪。若瘫痪者不能行走，就点按步廊，可配定喘，以穴代步。

如若鼻塞，呼吸不畅，步廊配迎香，可让纳气效果良。

若养尊处优，三斤重都提不动，细皮嫩肉的，步廊配足三里，可让气焰长三里，提步走三里，轻而易举。

若是挂拐杖，寸步难移，太冲最奇。用太冲配步廊，可使腿脚麻利，日行百里，不知痛疲。

道家修士认为，人老老在脚，步廊一穴，可提高人脚徒步能力，延缓双脚老化。

对于拖泥带水，行步迟重，步履蹒跚者，步廊便能助肾纳气，助脾消化，气足消化好，双腿不显老。

【穴道小贴士】

步廊： 神封下一寸六分陷中，去胸中行各二寸，仰而取之。《素注》针四分，《铜人》针三分，灸五壮。

主胸胁支满，痛引胸，鼻塞不通，呼吸少气，咳逆呕吐，不嗜食，喘息不得举臂。

第266篇　心神封地之穴

加拿大有号称世界最大的瀑布——尼亚加拉瀑布，这瀑布似万马奔腾，从悬崖峭壁倾注而下，流入安大列湖。

这里有加拿大最古老的居民——因纽特人。因纽特意思是真诚的人，他们据说是印第安人一个部落的分支。

风伯到这寒冷的北部，见到一个捕鱼的因纽特人，不断地咳喘，非常烦躁。

风伯随手帮他点揉神封穴，跟任脉的膻中相平，号称能平喘纳气，封神藏精。

点完后，因纽特人呼吸顺畅，高兴地将捕获的食物送给风伯。

可见，不论国界，不分人种，只要你对他好，他也对你好。

爱心是不分国界的，真诚从来就没有民族的分别。

《点穴神书》上记载：神封，心主神志；封，古代称封疆为国界，就是领域、领地。这是心神的领域。如果说膻中是心之中城，那神封就是神之封地。

《清静经》曰："夫人神好清，而心扰之，人心好静，而欲牵之。常能遣其欲而心自定，澄其心而神自清，自然六欲不生，三毒消灭。"

可见，调神乃上医所为，是愈病妙法！

神喜清净，故心胸喜空旷。心胸如有痰浊瘀血，神志就会烦躁不安。

一小儿，摔倒后，夜间常咳嗽烦躁，此胸腔有瘀血，点揉神封后，如同清扫封地，神志安宁，烦咳遂止。

道家修士认为，失眠，是神识封藏不住。狂躁，是神识紊乱。凡，神不受控，如同奔马，静不下来，点按神封穴，有助于神归清净。

小孩夜间容易闹夜，轻轻拍打神封穴，可安神定志，令其不闹。

由于神封靠近乳房，它能够治疗乳痈引起的心神不安，有通乳消痈之效。

凡病引起神不定，神封主之。凡心不定，会加重疾病，神封亦主之。

【穴道小贴士】

神封：灵墟下一寸六分陷中，去胸中行各二寸，仰而取之。《素注》针四分。《铜人》针三分，灸五壮。

主胸满不得息，咳逆，乳痈，呕吐，洒淅恶寒，不嗜食。

第267篇　修建废墟之穴

加拿大北部，冰雪覆盖，人烟稀少，却成了野生动物的天堂。

这里有金色的蜡烛花，可以吃昆虫的捕蝇草，还有带红色花纹的吊带蛇。

在这寒天冬日里，一位植物学家正烤火取暖，他最近连打火机放哪儿都忘了，老感叹脑子退化不灵光。刚要找刀子，又不知道在哪儿，脑子的健忘，使他很烦恼。

风伯教他揉灵墟穴，并且说："健忘大多是心灵成废墟了。灵墟的'灵'字，上扫把，下心火。古人造此字的意思就是扫除心火的灰垢，就可以明亮光鲜。好比挑掉灯垢，灯就会复亮。"

这刚揉完灵墟，植物学家就觉得头脑温暖，一拍脑袋，就从床下将刀找到了。过去记不得的事，一下就回忆起来了。

风伯哈哈笑，看着他惊讶的表情说到："人体每个穴都像一棵棵灵花异草，都有其不为人知的奥妙。能精通身体穴道学问，再研究其他学问，如此本立而道生，上上之举也。"

植物学家听了后，热情昂扬，急急就要前往中国，学穴道文明。

风伯哈哈笑说："短期的激情不可靠，长久的热情方可依凭。"

《点穴神书》上记载：灵墟，跟玉堂相平，此穴能宽胸理气，清除心灵的废墟。

凡神被痰所迷，如痴呆、健忘，灵墟可治理；凡心为气所阻，如生气、胸闷、跌打，灵墟皆可调理。

一货车司机，喜烟酒，痰阻胸肺，咳唾不已。常搓揉灵墟后，如拨开乌云，重见晴天，咳痰减少，心胸了了。

真是胸中无物一床宽。

道家修士认为，欲求心灵的清明，必须万物观空看淡。

常人以为，痰饮瘀血，是蒙心遮灵的病理产物，殊不知，欲望跟尘心，方是损灵气之废墟也。

【穴道小贴士】

灵墟：直神藏下一寸六分陷中，去胸中行各二寸，仰而取之。《素注》针四分。《铜人》针三分，灸五壮。

主胸胁支满，痛引胸不得息，咳逆，呕吐，不嗜食。

第268篇 藏神定志之穴

美国，这个超级大国，几乎横跨整个北美洲。

三百年前，美国只是广大一片荒原。随着世界各地不同民族移入，文化荟萃，居然迅速发展，成为世界头号强国。

风伯认为，泱泱美国，强在科技的进步，弱在心性的圆满。未来世界必是一个先进科技融合中华传统文化的世界。

被称为美国国鸟的白头海雕，威武凶猛，能直视太阳光芒，被视为敢挑战真理，直面光明的美国精神。

一位物理学家，终日低头做实验，导致颈项强急，心胸满闷，迟迟难以恢复。

经人引荐，找到了风伯。风伯随手帮他点揉璇玑、神藏，随即满闷消，项强解。

众人无不惊讶，风伯能在盏茶顿饭间，化腐朽为神奇，转灾疾为康健。

风伯谦虚地说："古籍讲，胸满项强，璇玑神藏。璇玑可旋转颈项，神藏能让心烦躁扰熄灭。这并不是我的功劳，是古圣先贤智慧的结晶。"

中华文化认为，

神要藏，欲要淡，道门无为修行。

志要高，慧要开，儒家建功理想！

若能以太冲入世之干劲，为民谋福祉，以神藏出世之心，淡泊名利，如此身心调和，科研有成，何乐不为？

物理学家听后，从头到脚都被折服。

《点穴神书》上记载：神藏，与任脉的紫宫相平。这是个安神定志之穴。凡神光外耗剧烈，神藏能收之。

一小伙子，终日打游戏，致眼花模糊，反应迟钝，拍打神藏后，得深睡眠，随即暗眼复明，昏沉渐轻。

故《内经》有云："躁则消亡，静则神藏。"浮躁后，气血就会内耗掉；清静时，精神就会缓缓涌出。

一考生，终日紧张，睡觉醒来后仍没精神，吃补药后也没劲。后来点揉神藏后，人静下来，什么精神都来了。正如《清静经》曰："人能常清净，天地悉皆归。"

故曰，唯静能补。

道家修士认为，飞鸟尽，良弓藏，狡兔死，走狗烹，敌国灭，谋臣亡。

李白诗曰：吾观自古贤达士，功成不退皆殒身。

又曰：子胥功高吴王忌，文种灭吴身首分。可惜了淮阴命，空留下武穆名。大功谁及徐将军，神机妙算刘伯温。算不到，大明天子坐龙庭，文臣武将命归阴。

《道德经》曰：功成名遂身退，天之道也。

神藏正是一个令心神藏于肾中之要穴，心肾交泰，长命过百。此穴能收敛神气，使躁病平。

一富商，身家巨大，却睡不安寝，食不知味。自以为百病缠身，实则一躁耳。点揉神藏后，躁气消减，食寝无忧，身心大畅。

凡身心透支过度者，皆需按神藏，以养神；凡急功近利者，皆宜揉神藏，以安神。

神藏就是给神充电的穴，神藏乃给心疗养的穴。

夫强身之道，劳身而逸心，四字而已。逸心就是神藏。

众人以为，锻炼身体就会好，却不知道，像打鸡血那样亢奋锻炼，只会死的更快。必须像《内经》那样沉密神采。如此锻炼才有功，做事才有德。

《黄帝内经》曰：恬淡虚无，真气从之，精神内守，病安从来？

灵墟穴，正是恬淡虚无穴，神藏穴，诚乃精神内守穴。

人常揉灵墟神藏，内关守元，自然变异气质，化解灾疾，无难矣。

《道藏》曰，胸廓为洞天福地。意即人心神能藏，自是九霄之上，西方乐土。

诚如《无相颂》云：菩提只向心觅，何劳向外求玄。若是向外觅神志，便是迷途盲目人。

【穴道小贴士】

神藏：彧中下一寸六分陷中，去胸中行各二寸，仰而取之。《铜人》灸五壮，针三分。《素注》针四分。

主呕吐，咳逆，喘不得息，胸满，不嗜食。

第269篇 葱郁中土之穴

美国，具有繁华的都市，丰富的物质。在这洛杉矶西北的好莱坞，是出名的电影城。

好莱坞一位演员，常年为痰喘困扰，经常拍片过程中浓痰涌胸，中途间断。他心想：谁能治好我痰病，我将为他免片酬拍一部戏！

风伯帮他搓揉彧中穴，彧就是繁华茂盛之意，通郁郁葱葱之郁，故又名郁中，形容病气郁于中土、中焦。

每次按完后，他都觉得痰浊在减少，满闷在减轻。一段时间后，偶然拍一部片，不再咳痰吐浊。

他高兴地找到风伯，要兑现他的诺言。

风伯说："好，将来《中华穴道》这片子，来好莱坞采景拍摄时，你来牵线，做个出色的演员！"

《点穴神书》上记载：彧中，与任脉的华盖穴相平，铺天盖地下来的痰浊、涎水、满闷，彧中都可以畅开。

彧有茂盛之意，彧中跟中府一样，像天府之国，繁华茂盛。此穴能拓宽胸廓，令胸气饱满、膨隆。

道家修士认为，胸塌背驼者弱，挺胸凸背者壮。

一芭蕾舞表演者，经常因紧张气喘而表演失常，自从拍打彧中穴后，居然轻松上场，出色发挥。足见彧中，能缓解拘紧。

彧中一穴，所处位置好比中原，是肌肉丰富，血脉流量大的地方。故，痰迷心窍，湿阻中焦，常推揉彧中，可拨云见日，痰清气爽。

一妇人，咽炎，咳痰不止，拍打彧中后，咳止痰消。

一小儿，晚上痰鸣哮喘如水鸡声，屡服消炎药无效。拍打彧中穴后，哮喘满闷之感消失。

一老人，胸背胀痛，多年不去，拍打彧中穴后，胸腔轻松，胀痛消解。

总之，凡病气郁于中，彧中善主之。彧中诚乃解郁奇穴，宽胸要穴，祛痰灵穴！

彧中： 俞府下一寸六分陷中，去胸中行各二寸，仰而取之。《铜人》针四分，灸五壮。《明堂》灸三壮。

主咳逆喘息不能食，胸胁支满，涎出多唾。

第270篇　传输肾精之穴

密西西比河，是北美最长的河流。这里是现代美国内河交通大动脉，乃百年美国历史文化经济象征。

此河贯通美国南北，为经济交融发展做出了不可磨灭的贡献。

风伯乘着电船，在密西西比河上畅游。在这宽阔的江面，清风徐来，心开意解。

一位游客，突然胸闷气喘，张口抬肩，好像快要不行了。原来是心绞痛发作。

风伯伸出回春指，快速帮他点揉俞府穴。

俞者，疏通也；府者，内腑、脏腑、六腑也。俞府又通舒服，能疏通内脏，让人舒服。

结果不到盏茶功夫，游客面白转红，气喘归平，脸上露出笑容。

大家对风伯推穴过血的手法啧啧称奇，为其急难救人的义气竖起大拇指！

《点穴神书》上记载：俞府穴，与任脉的璇玑穴相平。璇玑，是转动灵活之意。血气灵活的转动，五脏六腑才会舒服，故名俞府。

第十卷　足少阴肾经

一体操运动员，做后空翻时摔倒，胸闷气短，数月难以恢复。点揉俞府穴后，得以胸肺气通，闷郁舒达。

俞，有运输之意。俞府穴在肾经，能运输精气，贯到六腑。六腑空虚，俞府可补益。

譬如，肠虚蠕动无力，膀胱虚排尿没劲，胃虚受纳减少，勤揉俞府穴，能让精气输布于六腑，促进六腑排空。

一便秘患者，大便虽通而不畅，蹲厕时间长。自从天天搓揉俞府，搓红、搓热、搓麻后，大便畅快，再无滞涩感。

世人皆知润肠通便，却不知，润通者，靠肾中精油也，肾中精油，靠俞府穴输达六腑。

【穴道小贴士】

俞府：气舍下，璇玑旁，各二寸陷中，仰而取之。《素注》针四分，灸三壮。《铜人》针三分，灸五壮。

主咳逆上气，呕吐，喘嗽，腹胀不下食饮，胸中痛久喘，灸七壮效。

第十一卷
手厥阴心包经

手厥阴心包经穴主治

滑氏曰："手厥阴心主，又曰心包络，何也？"曰："君火以名，相火以位，手厥阴代君火行事，以用而言，故曰手心主；以经而言，曰心包络，一经而二名，实相火也。"

手厥阴心包络经穴歌

九穴心包手厥阴，天池天泉曲泽深。
郄门间使内关对，大陵劳宫中冲侵（左右一十八穴）。

此一经起于天池，终于中冲，取中冲、劳宫、大陵、间使、曲泽，与井荥输经合也。

脉起胸中，出属心包，下膈，历络三焦；其支者，循胸出胁，下腋三寸，上抵腋下，下循臑内，行太阴、少阴之间，入肘中，下臂，行两筋之间，入掌中，循中指出其端；其支别者，从掌中循小指次指出其端。多血少气，戌时气血注此。

受足少阴之交，其系与三焦之系连属，故指相火之脏，实乃裹心之膜，此实安身立命之地，尤宜详察，默会其真。其调剂也，莫执一方；其针灸也，必循其道。达者慎焉，几于神矣。

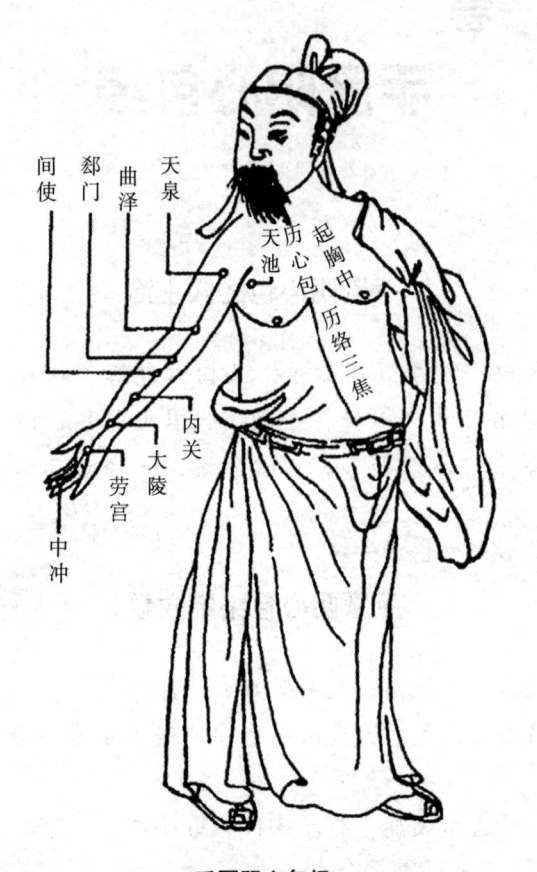

手厥阴心包经

第**271**篇　**源头活水之穴**

美国黄石公园，是世界上建立最早、规模最大的国家公园。各种森林、草原、湖泊、峡谷、瀑布、温泉等自然景观，应有尽有，堪称野生动物的天堂！

一位森林环保工人，腋下肿个包块，严手都挥动不了。

风伯随手飞针，帮他针刺天池、委阳，现场肿消大半。经过三次调理，腋肿不见了，手又重新挥舞自如。

这位环卫工人开心地带风伯畅游黄石公园，问风伯："何以几根小银针，就能将要动手术开大刀的腋肿消散呢？"

风伯说："这不是我功夫高，实乃中华穴道奇妙。中华古书《百症赋》上曰：委阳天池，腋肿针而速散；后溪环跳，腿疼刺而即轻。"

环卫工人听后，惊讶说："中国还有这种奇术传承，真是不可思议！用人体身上的小不点，就能治大病！"

风伯哈哈笑，看着有人在钓鱼，便说："你看，我们中华穴道文明，讲中问题要害，叫一针见血，治对病，叫针中要穴，如鱼吞饵。一支金钓小钩配一条大线，能将大鱼钓上来。用一根小针加以手法，怎么不能将病块结聚调走呢？"

旁边人看了，俯首称妙，这种中华谦虚与自信，以及应机譬喻，随情说法，天人合一，理事圆融，深深地折服了他们。

《点穴神书》上记载：天池穴，在胸廓，与天溪、乳中相平。凡溪池，都能清凉解热。故天池穴，善清胸满烦热，能医郁结化火，比如，胸膜炎、腋下肿、臂痛、心肌炎、乳痈、失眠烦躁。

一产妇，乳汁不通，胀痛难耐。催乳师点其天池、乳中二穴，随即乳汁涌出，胀痛消除。

一乳腺增生患者，点天池，拍腋下，加揉膻中，增生消除。膻中乃心包经之募穴，能墓葬掉心胸中浊阴，痰结瘀血。

又一烦渴焦虑的白领，夜夜失眠，点揉天池穴后，不用安眠药也能轻松入睡。

道家修士认为，天池穴，善治积液。所谓的积液就是一潭水，水留滞，则为死水病变；水通畅，则为活水健康。

故，常揉天池，可令积液流通，如同池塘，问渠哪得清如许，唯有源头活水来。而天池穴，就是源头活水穴，生津止渴穴，凿井得泉穴！

一肺部积液的患者，常年咳嗽，揉天池后，咳嗽解，积液消。

由于天池在天部胸腔，胸主上肢，腰主下肢，若上肢不举，揉按天池，可令津液润泽肢体，对于臂痛、屈伸不利，效果顶级！

【穴道小贴士】

天池（一名天会）：腋下三寸，乳后一寸，着胁直腋撅肋间。手足厥阴、少阳之会。《铜人》灸三壮，针三分。《甲乙》针七分。

主胸中有声，胸膈烦满，热病汗不出，头痛，四肢不举，腋下肿，上气，寒热疠疟，臂痛，目䀮䀮不明。

第272篇　天部涌泉之穴

美国西部，牛仔之乡。人们时常可以从电影片看到，身着粗布，头戴卷帽，手持皮鞭，腰配手枪，纵马驰骋的硬汉形象，这就是西部牛仔。他们擅长骑马牧牛，也行侠仗义。他们大都沉默慎言，却技艺超群。

一位牛仔，堕马后肺部拉伤，老干咳。

风伯帮他推揉天泉穴，这穴道能润泽天部脏腑心肺。

随即，牛仔咳嗽渐止，呼吸条达，他惊讶地问："这是什么绝技，怎么如此神奇？"

风伯笑着说："此乃人体穴道学，你可以纵马驰骋，南来北往；我可以以经络为道路，按动穴位这匹骏马，在你身体上下驰骋，沟通气机，使南通北达，东调西畅，何患咳不止，何愁燥不润？"

牛仔听后，目瞪口呆，露出不可思议的神情，从未听过人体穴道马术！

《点穴神书》上记载：天泉，上应胸肺，泉者白水也，有滋润万物之功。故，胸肺干燥、小儿百日咳、妇女更年期皮肤干瘪、教师咽喉干哑、老人手足干枯，皆可点揉天泉，推穴过血，使燥者得润，则咳者遂平。

凡物，燥则破绽百出，润则密合无间。

一咽喉干哑患者，点廉泉、天泉，遂得声音清亮。

一上肢瘫痪，中风后遗症的老人，点天泉、曲池、支沟、阳池、后溪，从胸一直到指头的五大滋润穴，手臂如久旱逢甘霖，萎弱恢复生机，迟滞变归灵巧。

一心肌缺血心慌心悸的老人，点天泉、心俞，慌悸感消除。

更有一胸闷气短、脑供血不足的退休教师，记忆力严重减退，点天泉、脑户后，记忆深刻，胸闷气短感消失。

可见，天泉擅长滋润心胸颈脑的干燥。

中医认为，心胸以上都属于人体天部。

道家修士认为，如果将天池比喻成楼顶的蓄水池，天泉就是蓄水池的出口，源源不断地注出水来。

身体各处烈焰火燥，但取天池、天泉之穴，配合局部穴道，即是引水救火，滋阴涵阳。

譬如，腕骨发炎，用天泉配腕骨穴；肘部发炎，用曲池配天泉穴；肩周炎，用肩井配天泉；颈椎发炎，用天泉配大椎；胃炎，用天泉配中脘；痔疮，用天泉配秩边；膝关节炎，用天泉配阳陵泉；踝关节肿痛，用天泉配昆仑……

总而言之，欲消炎退火，取天泉；想滋阴涵阳，用天泉。

【穴道小贴士】

天泉（一名天湿）：曲腋下二寸，举臂取之。《铜人》针六分，灸三壮。

主目䀮䀮不明，恶风寒，心病，胸胁支满，咳逆，膺背胛间、臂内廉痛。

第273篇 润泽弯曲之穴

百年树常见，千年树少闻，在名扬四海的红杉帝国——加利福尼亚州，有着世界上最珍贵的树种，生长了几千年的美洲古杉，凡到此者，莫不叹为观止。

一林木工人，浑身瘙痒难耐，以为是过敏。

中医认为，痒为泄风，血行风自灭。

风伯拿针刺其曲泽放血，瘙痒立止。

林木工人惊讶地问："这是什么医术？"

风伯笑说："此乃中华穴道，通过疏泄穴位，可以缓解身体压力，如同泄洪般汹涌澎湃的冲力，来势汹汹，压力就被分解了。"

林木工人似懂非懂地点头。原来血盛则生风，风胜又能动血，只需曲泽放血，像波澜起伏的大河泽，澎湃之势一缓解，也就风平浪静，瘙痒止。

《点穴神书》上记载：曲泽，在肘横纹正中凹陷处，顾名思义，能润泽弯曲。

木曰曲直，木主筋，故筋僵硬化，曲泽善医。

一老人手抖震颤，曲泽下针加艾条灸后，震颤得定。此血虚生风，曲泽能润泽精血，令血足风定。

又有一孩子高烧发热，导致夜间睡觉喃喃自语，此热扰心神，找心包经曲泽放血，热随血出，夜寐安宁。

道家修士认为，曲泽，位于拐弯抹角之处，此处易弯曲留瘀。

故曲泽能主腋弯狐臭，腹弯腹股沟炎症，膝弯腘窝痛肿瘙痒，但凡隐秘如沼泽般潴留积滞之病象，如囊肿、盆腔积液，都是经脉拐角弯曲处的一滩泽水，曲泽就能善巧化解。

一盆腔积液的妇女，曲泽下针加艾灸后积液遂解。

可见，一泽曲水，曲泽疏解。

由于曲泽是心包经合穴，合主逆气而泄。凡中暑、呕逆、拉肚子、发热等急症，曲泽放血，容易缓解。

一膝关节疼痛患者，连到后面腘窝痛难弯曲，曲泽下针后，对侧膝弯居然不痛，此缪刺疗法，交叉对应也。

大丈夫能屈能伸，凡年轻人可张可缩，若性子僵硬，能伸不能曲，脾气倔强，张扬不能反缩，选择曲泽、曲池、曲骨、曲泉等木曰曲直之象的穴位，可令心柔万邪息。

【穴道小贴士】

曲泽： 肘内廉陷中，大筋内侧横纹中动脉是。心包络脉所入为合水。《铜人》灸三壮，针三分，留七呼。

主心痛，善惊，身热，烦渴口干，逆气呕涎血，心下澹澹，身热，风疹，臂肘手腕不时动摇，头清汗出不过肩，伤寒，逆气呕吐。

第274篇 气血细流之穴

印第安人，是美洲最早的居民。他们认为万物有灵，每年举行图腾崇拜仪式。他们把图腾柱当成至高权威象征，任何人不得冒犯。他们常身披兽皮，手执长矛，头插羽毛，面上彩色，长发飘飘。

一位印第安人，手肘的正中线长了一个疔疮，痛得哇哇叫，不可触碰。

风伯没有碰他疔疮，在他对侧手的郄门穴上下一针。

谁知，针出痛止，疔疮瘪下去。旁观的印第安人都瞪着大眼睛，觉得不可思议，以为风伯这手是神灵附体，纷纷朝拜，敬仰不已。

风伯说："这是中华穴道文明，通过点刺穴位，可以治疗躯体疾病。"

众人还是不敢相信，小小的金针跟穴点，怎么一扎，就有得心应手之效果？

风伯站在印第安人的狩猎网上，讲机关道理："你们看，这诺大的一张网，能将野猪、山羊捕获住，全凭它触动了这么小的机关，牵一发而动全身，扣动扳机即可射出强弩，运一木能动湖中之舟，此皆穴位之功。"

聪明的印第安人纷纷鼓掌，他们非常喜欢风伯这种解释问题深入浅出，形象譬喻，意味无穷的方式。

风伯继续说："下面我的解释更专业深入。我选择的这个郄门穴，乃是心包经郄穴。郄乃孔隙义，气血深藏聚，病症反应点，临证能救急。

凡郄穴，能主治痛症、血症、炎症。

阴经心包经的郄穴，更能治疮。因诸痛痒疮，皆属于心。凡疗疮，没有不发炎、不痛、不饱含脓血的，只要符合痛、血、炎三字，就要选郄穴。我选心包经郄穴郄门，就能降伏疗疮肿痛。"

众人听得云里雾里的。

《点穴神书》上记载：郄门，手厥阴心包经之郄穴，气血深藏聚的地方。故，五脏虚损不足，取内关、郄门，可令气血细细流出。

一位心肌缺血患者，取郄门、膈俞点揉后，缺血症状减轻，不再心慌心悸。

郄穴主血症。

一位鼻子流血不止的小孩，用拇指重按郄门，血就止住了。

一喝酒吐血的患者，刺郄门、大陵，血出遂止。

故《千金方》上讲："呕血，大陵、郄门主之。"

更有一深夜心绞痛患者，痛彻入骨，心痛彻背，刺郄门、神门这带门之穴，能开合表里，对流内外，绞痛立止，安然入梦。

足见，郄门能止最深细层次的疼痛、血管病，它可宽胸利膈。

一咳血的小女孩，针刺郄门、肺俞后，咳血即止。

道家修士认为，凡穴道名带门字的，都可以开合出入。故，疮痛肿毒、疔毒、火丹，其血不能破门而出，才淤积一处，成包裹肿胀，严重者，形成积聚癌瘤。未来，攻克癌瘤包块的，郄穴必定榜上有名。

如果表皮的包块，就取肺经郄穴最孔，若深层次的包块，就选心包经郄穴郄门。针刺郄穴，能直接将病灶打开郄孔，破门而入，迅速肢解疼痛，化除瘀结，消灭炎症。

【穴道小贴士】

郄门：掌后去腕五寸，手厥阴心包络脉隙。《铜人》针三分，灸五壮。

主呕血，衄血，心痛，呕，哕，惊恐畏人，神气不足。

第275篇　人体使臣之穴

科罗拉多大峡谷，是陆地上最长的峡谷，迂回曲折，宏伟壮观，吸引大量游客前往。

风伯在峡谷中穿行，发现这里有不少药草，是古中国本草书上没有记载的。

真是一方水土养一方人，一方地域产一方灵草。

即使叫不出名字，凭它们的气味、形状，风伯也能掌握它们的使用方法。

古代的游医、草医，游行天下，不可能带很多药，到一地方，见一种病痛，就到周围找可治这种病症的草药，如毒蛇周围百尺必有草药解药一样。

一位土著人发疟疾，在抽动。若在中国，找新鲜青蒿绞汁，一喝就好。可情急之下，到哪儿寻这类神药呢？

风伯见地上长了一撮带毛的草，拔起来一闻还是芳香的。

有毛能祛风，芳香定痛祛寒湿。

风伯迅速用手搓碎这些草药，找到土著人的间使穴。

间使穴，就相当于连通东西南北中的大峡谷，它就是连络身体肝心脾肺肾、五脏五方的通道！

古书上记载："间使主久疟"。

《医宗金鉴》曰："如鬼神使其间，就找间使。"

这就是说，一个人发病，像鬼神附体一样喃喃自语，抽动不止，就要找间使穴。

而疟疾的象，就是疟原虫潜伏在身体中，在里面做间谍，破坏身体。而间使穴，就是专门反间谍的。

不多时，土著人居然疟止神清，不再发作。

风伯随即教他推揉间使之法，可避免将来再受疟疾之扰。

《点穴神书》上记载：间使穴，间，夹在缝隙中间；使，使令、使派、使动。如果说，心主血，那心包就主脉，叫包脉，血脉就是筋膜包绕。而间使穴，就是五脏之间能往来的管道使者，它可沟通五脏，使躯体密合无间。

故，心肺哮喘、肺心病、咳痰带血，找间使，配心俞、肺俞，就能沟通心肺，使君相同心，其力断金！

中风、口眼㖞斜、瘫痪恢复困难，找心俞、肝俞，再配间使，就能连络心肝，君将同心，密合无间。

一着急肝火重的患者，咳嗽不已，此木火刑金，拍肺俞、肝俞，皆不能化解，在间使下一针，速解。

可见，间使能令将相和，将军之官就是肝，相傅之官就是肺。廉颇、蔺相如，一旦将相和，则敌国莫敢进犯半步。而间使穴，就能促使将军之官廉颇负荆请罪，拜服于宰相蔺相如。

有心胃病，胃痛又心慌，选心俞、胃俞，配合间使，能加强心胃连络，使心主之火通过间使送到胃土之上，促进溃疡愈合，圆满修复。

又心肾不交，睡不着觉，找心俞、肾俞，再配间使，就相当于黄连阿胶汤，间使就是沟通心肾的桥梁。

又心脑病、痴呆、健忘，此心脏之气血不能充分供到头脑，用心俞，配合脑户、通天，加间使，就可使心脑相连，沟通密切，记忆深刻，念念不忘。

一夜惊的孩子，按魂门依然惊魂未定，揉间使则不再惊叫。

一心绞痛老人，推心俞后，痛减轻大半；搓间使后，就不再发作了。

一中暑老人，昏迷不语，人中、劳宫按之仍不醒，搓间使后徐徐醒过来。

一急性肠胃炎的老者，吃什么吐什么，按天枢后稍有缓解能喝水，再加按间使，居然粥水能入，茶饭可思。

关于间使的神奇，可谓无与伦比，不可思议。古籍记载，举不胜举。譬如呕吐、气短、气塞、霍乱、惊恐、腰痛、腿瘫，甚至猝死等症，皆不出间使掌中！

间使何以如此神通广大？

道家修士认为，古代两国交战，不斩来使，这个来使就是正邪交争，谈判和平的关键人物。

一患者，感冒打寒战，无论大椎、风池如何弄，寒热交战都没好。间使一出手，就不憎寒壮热了。

理身如理国，用药如用兵。

治病如治军，用穴似用兵。

间使穴，它不单是间谍、使臣，它还是领事馆的大使，它能让一切病邪搅局，和平解决。

《内经》讲："经脉者，所以能决死生，调虚实，除百病，不可不通。"间使穴就是调和经脉的大开关！

说白了，它就相当于和事佬甘草，中间人；相当于路路通、通草，南通北达，东成西就！

它的作用，简直难以想象。它可以是心之宰相，因为心包，乃心之相卫；它又可以是外交部长，专门辅助心去连络五脏六腑，奇经八脉，以及七窍百骸！

家国若无道路，则不致富和平，人身体若无间使这使道，就危险了。

故《黄帝内经》曰："使道不通则死。"间使能统管周身上下一切通道，包括闭经、尿潴留、心梗、气塞、肝郁、颈僵，总而言之，无论千山万水，杳无音讯，间使就像八百里加急，像当今的快递物流，纵你在边疆塞外，我都可以使人如期送到！

故，如欲加强五脏间密切合作联系，非间使一穴不可！

【穴道小贴士】

间使：掌后三寸，两筋间陷中。心包络脉所行为经金。《素注》针六分，留七呼。《铜人》针三分，灸五壮。《明堂》灸七壮。《甲乙》灸三壮。

主伤寒结胸，心悬如饥，卒狂，胸中澹澹，恶风寒，呕沫，怵惕，寒中少气，掌中热，腋肿肘挛，卒心痛，多惊，中风气塞，涎上昏危，喑不得语，咽中如梗，鬼邪，霍乱干呕，妇人月水不调，血结成块，小儿客忤。

第276篇 内脏关要之穴

洛杉矶，是美国第三大城市！这里纷纷扰扰，人才济济！他们惜时如金，午餐常常简单到一个汉堡加杯饮料，这种大工业时代留下来的快速紧张生活节奏一直没有变过。

紧张的生活，容易得急性的病痛。一位互联网工作人员，吃完饭后肚腹绞痛，倒地打滚，冷汗淋漓，面色发青。原来是急性胰腺炎发作。

风伯见状，伸出回春指，摆成龙凤呈祥的手型，帮这名网工刮内关。

现代研究发现，刺激内关、合谷、足三里，这消化循环要穴，对急性胰腺炎、阑尾炎引起的绞痛能够明显减轻病症反应。

随即，这网工若无其事站起来。

真是病痛方知身是苦，健时多为他人忙。恶病驾临时，方晓得和缓的生活多么来之不易。

《点穴神书》上记载：内关穴，关乎内脏痛症之要穴。

《黄帝内经》曰："内关不通，死不治。"内关穴没打通，心脑血管堵塞，遂成不治之症。

故，《穴诀》曰："内关胃心胸"。这句话不单指心胸胃的病找内关，这是狭义的理解，广义的理解应该是这胃是消化系统，心是循环系统，胸是呼吸系统，三大系统出问题，都可找内关！

一心绞痛老人，常揉内关后，绞痛就少发作了。

一癫痫的小孩，揉内关后，发作次数就少了。

一偏头痛的司机，空闲时揉内关，偏头痛很少再发作了。

可见，心主血脉，主神志，主脑首的循环问题，内关可管。

一急性胃炎发作患者，点内关跟梁丘，当下消失。

还有一晕车呕吐的老人，坐车时用风湿膏贴姜片于内关、天枢上，居然久坐小车而不晕吐，谈笑风生。

有一便秘患者，点揉内关、支沟、照海，大便润畅如肥皂般溜出来。

有一食道炎反酸的妇女，按了内关、足三里后，酸水往内往下走，不再烧喉咙。

可见，内关对胃肠消化系统效果相当好！

有一哮喘的退休老师，常张口抬肩，气喘如牛，自从学了揉内关跟定喘后，喘气症大为减轻。

有一鼻塞的患者，天一冷，就要用口呼吸，鼻子堵死，自从学了搓内关跟迎香后，天冷鼻塞的现象就没了。

还有一支气管炎老是咳嗽的老人，拍打内关配肺俞，夜间屡咳不止之象彻底消除，一觉到天亮。

可见，内关对于胸肺呼吸系统效果好！

《玉龙歌》有云："取内关与照海，医腹疾之块。"内关配照海，对肚腹长的包块效果不错。

《百症赋》曰："建里内关，扫除胸中之苦闷。"这心慌胸闷，咽喉干苦，都跟心胃不和有关，建里治胃，内关调心，二穴结合，心胃苦闷，效果奇佳！

《千金方》上讲："失智，内关主之。"这句话揭示了植物人、偏瘫、帕金森症、小脑萎缩病、瘫痪的治疗秘密。人丢失了智慧，失去了智能，或心智减弱，通身上下的穴道，内关最好。

内关穴又是手厥阴心包经的络穴，凡原穴、络穴，虚实病都能治，寒热病皆可调。

古籍中关于内关治病的范畴非常广泛！它总的能宽胸理气，活血化瘀，醒神开窍，纳气归田。

故，无论是胸热如火，头痛如破，亦或狂癫喉痹，胃痛烦呕，更或疮痛肿毒，手挛不伸，内关像个大内总管，全都通管！

更有研究发现，内关对梅核气、食道癌有缓解作用，对口臭、口浊能直接降浊。道理何在？

道家修士把拳头看作头首，腕背就是颈，腕横纹内侧就是项脖，项脖以下的内关不正是食道胃跟心脏吗？原来，内关胃心胸就是这样推出来的。

像慢性咽炎、食道炎、胆囊炎、反流性胃炎这些七零八碎的疾病，在内关面前都是不够看的。

【穴道小贴士】

内关：掌后去腕二寸两筋间，与外关相抵。手心主之络，别走少阴。《铜人》针五分，灸三壮。

主手中风热，失志，心痛，目赤，支满肘挛。实则心暴痛泻之，虚则头强补之。

第277篇

陵葬恶邪之穴

　　纽约小岛上，傲然挺立着自由女神像，代表着人们对自由的向往。作为美国最大最繁华的城市，这里大学林立，音乐馆遍地，博物馆规模顶级。

　　风伯每到一个地方，都喜欢游览当地的博物馆。

　　《论语》上讲："故旧不遗"。对于这些古迹、古董、古书、古籍，不要以为它陈老就丢弃。

　　博物馆的馆长，常咳喘带血，为博物馆的经营呕心沥血，难以安寝。

　　风伯说："世间最安寝安静的地方，莫过于陵墓。而在中华穴道文明里，就有一个陵墓穴，叫大陵。平民的土堆叫坟冢，能接到龙脉地气的叫墓。

　　墓是五行俱全的字，能生化。上面草头代表木，日字代表火，一横是水，一个人字是金字头，下面土字是接地气，这样，金木水火土一气周流，五行俱全。所以能接到龙脉龙气，藏峰聚气，五行圆转之所，才可称为墓。而陵，一般是古代帝王长眠之处，里面有寝宫，故大陵穴，又名催眠穴。刺此穴，能令人静息，揉此穴，可使人安眠。"

　　博物馆馆长自从按揉大陵穴后，夜夜好睡，咳嗽带血之症消失。他高兴地说："中华穴道这中医文化，它没有进博物馆，但是活着的古董！而且，会一直活下去！中华文明之光，真是伟大！"

　　因此，西方的博物馆，特别加了中医穴道的专区。

《点穴神书》上记载：大陵，在掌内侧横纹中点。凡陵者，主死丧墓静之事。

上课第一品质是静悄悄，大陵就是静悄悄穴，它可让多动的小儿回归平静，狂烈的精神收敛而安。

一作家，夜以继日，焚膏继晷，疯狂写作，呕心沥血，常咳痰带血，心慌心跳。点揉大陵后，血就安静下来，气也平定了，夜寐良好，咳血全消。

凡万物，活着时，生机盎然，衰老死后，葬入陵中，得到消化。所以大陵穴，最擅长葬化掉痰浊痰热亢盛的毒气。

一痰热扰心的酒客，有酒渣鼻，打呼噜，按大陵穴，配合内关、足三里，呼噜声轻，酒渣鼻去，吐浓痰现象也消失了。

瘟疫流感来临，一小孩咳嗽发热，眼目红赤。眼见着要传染流行开，刺大陵穴后，居然目赤转清，剧烈咳嗽、发热也退缓下来。

故，传变性、扩散性的病，选大陵。

穴道可以无病防病，微病诊断，小病早治，大病防变。

大陵在十三鬼穴中，又号称鬼心。鬼鬼祟祟之病，癫狂痫，心躁烦，心律不整齐，点揉大陵、神门，就可以安神定志，使不紊乱。现代研究发现，针刺大陵，癫痫发作的脑电波，原本紊乱如麻的，会逐渐规律秩序化。故大陵穴，能调整心律，令之有序。配合间使、内关，何患癫狂之疾啊？

道家修士认为，人爬行时，脚跟跟掌根相对，并且，左手出时必定带动右脚，右手出时必定带动左脚。好像壁虎爬行，猛虎下山一样。此全息对应也。

于是，用掌跟来对治脚跟，凡脚跟跟骨骨刺，针掌跟穴大陵，边针边跺脚，脚跟部疼痛没有不减轻驱除的。

有道家修士，观察手有五指，对应四肢脑首。有两片大小鱼际，对应臀部，臀部那条沟就是生命线，沟的尽端腕横纹中心就是排泄器官。排泄处，正是大陵穴，符合污浊尸体死气墓葬之处。堪称古人设穴之奇，用心之巧，不可思议！

一痔疮肛周充血患者，大陵挑刺，明显感到肛周抽动，随即痔疮平息，便血消止。

一便秘患者，重按大陵，排泄顺畅。

更一尿潴留患者，按大陵后，尿管解放，非常轻松。

《黄帝内经》讲："凡治病，必察其下。"

下就是前后二阴下窍，下窍你是看不到的，那只能看大陵。大陵有青筋、瘀血，或大陵处的肉瘪暗无力，必代表胱肠瘀堵，虚脱下陷。宜常拍打大陵，助胱肠排浊。

可见，大陵乃调心要穴，调神起点，又是降浊最理想之穴，下火最完美之点！

【穴道小贴士】

大陵：掌后骨下，两筋间陷中。手厥阴心包络脉所注为输土，心包络实泻之。《铜人》针五分。《素注》针六分，留七呼，灸三壮。

主热病汗不出，手心热，肘臂挛痛，腋肿，善笑不休，烦心，心悬若饥，心痛掌热，喜悲泣惊恐，目赤目黄，小便如血，呕哕无度，狂言不乐，喉痹，口干，身热头痛，短气，胸胁痛，病疮疥癣。

第278篇
尽收掌中之穴

旧金山，三面环海，位于加利福尼亚州。有个著名的金门大桥，是旧金山标志性象征。

这里一家百货公司的老板娘，更年期五心烦热，手心、脚心、心胸像浪潮一样一波波热，紧张焦虑时加重。

风伯教她如何推揉劳宫，用著名的推宫过血手法，在劳宫上来回搓揉，烦热像被流动的水带走。老板娘更高兴的是，她动不动就大汗淋漓、心慌气短的烦恼一并消除掉了！她高兴地请风伯去周游旧金山。

在《玉龙歌》上记到："劳宫大陵，可治心闷疮痍。"

心胸烦闷热，好像心被关在门里，劳宫在掌心，以心治心，推揉劳宫，就能解放心神，使闷住的心神破门而出。

随即，潮热、汗出、烦躁感消除。

风伯说："人紧张焦虑时，手心会出汗，以汗出来带走烦闷，搓劳宫可以带走心中烦热。"

《点穴神书》上记载：劳宫者，任劳任怨的宫殿，吃苦耐劳的官臣，劳损以后，恢复疲劳的龙宫城堡。

劳心者，宜勤揉劳宫。

一苦心孤诣的老师，常批改作业到深夜，屡心烦头痛，揉完劳宫后烦痛俱除。

由于劳宫穴在手掌之间，为掌中穴，中宫为脾胃所管，此穴正处于掌窝中，犹如洗水盆的盆底，或蓄水池的下漏口，此处可漏降胃肠浊气，好像你用袋子提水，重力一定集中在最低处。池塘容水，淤泥一定积累在塘窝。劳宫就是掌窝中心的活塞穴，专门漏降浊阴。

掌心又称掌窝穴，能治咽炎、胃痛、肠痈、口臭、嗳气、反酸、吐痰浊、眼屎多。一切消化道臭浊，不能从下面出的，劳宫就会负责从下面清除。

一农民工，常口臭，百治乏效，点揉劳宫后，口舌生津，疮臭得平。

一孩子，爱吃糖果，牙龈溃烂，口中痰臭多，揉劳宫后，臭浊下行，口舌生津，牙龈溃烂的现象也消除了。

一酒渣鼻酗酒的壮年人，搓揉劳宫后，红鼻子转正常，此心胃气下行，则肺色得清。

道家修士认为，劳宫，乃中宫穴。握拳，劳宫就紧包其中，五指都保护它。好比人的脑髓受脑壳包裹保护一样。

故，勤拍打劳宫，就可以强脑髓，增记性。如若中暑神昏，刺劳宫、水沟，可提神醒脑。

中医认为，心在液为汗，心主神明。

一妇人，得了多汗症，动则汗出湿衣，严重时，睡醒一次、吃顿饭都要换衣服。自从推揉劳宫、少府后，多汗症消失。可见，劳宫能宁心止汗。

劳宫乃心包经之荥穴，荥主身热，身体火烫发热，就找劳宫。

一位壮汉，透支身体后，老发热不退。这是疲劳发热，中医叫气虚发热，得用甘温除热法。服补中益气汤加搓劳宫，热退身爽。

更有一顽固失眠的商人，一到黑夜就害怕，钱虽然很多，觉却睡得不多，这让他精神分裂，神经衰弱，自从教他搓劳宫后，用劳宫对涌泉，把劳宫当衣服，涌泉当搓衣板，心肾相交，睡眠立好。

现代研究发现，劳宫对糖尿病效果奇佳。用指压或棒戳，时间要够，力量要均匀，同时要有耐心。

道家认为，人的手，这掌窝就是一个磨盘，搓这磨盘，就能时来运转。磨盘的作用就是磨碎五谷，变生能量，以助吸收。所以有事没事，勤搓劳宫。可以磨碎血糖、血脂、血尿酸。

如此，得知劳宫擅长磨碎食米，转变能量，也不再大惊小怪了。

【穴道小贴士】

劳宫（一名五里，一名掌中）：掌中央动脉。《铜人》屈无名指取之。《资生》屈中指取之。滑氏云："以今观之，屈中指、无名指两者之间取之为允。"心包络脉所溜为荥火。《素注》针三分，留六呼。《铜人》灸三壮。《明堂》针二分，得气即泻，只一度，针过两度，令人虚。禁灸，灸令人息肉日加。

主中风，善怒，悲笑不休，手痹，热病数日汗不出，怵惕，胁痛不可转侧，大小便血，衄血不止，气逆呕哕，烦渴食饮不下，大小人口中腥臭，口疮，胸胁支满，黄疸目黄，小儿龈烂。

第279篇　正中冲锋之穴

洛杉矶城的迪斯尼乐园，是世界上最大的综合游乐场。这里的米老鼠与唐老鸭，成为代表性动漫明星。这里不单设计生动有趣，知识也熠熠生辉。

出名的海底两万里，可以坐上潜艇，观摩海底古城市，令人大开眼界。

一位老人带他的小孙子游迪斯尼乐园时，突然倒地中风，言语艰涩，舌头僵硬不语。

众人急忙叫救护车，风伯见状，迅速找到尖锐的牙签，刺他中冲穴放血，血如箭射喷出。

随即老人渐渐苏醒，僵硬的舌头转柔软，喉中痰鸣逐渐消失。

等救护人员来后，发现老人已站起，恢复正常，众人无不刮目相看，叹为神奇！

他们不知道何以在中指指尖上放点血，人就醒神开窍，轻松舒调，用牙签也能治病？惊讶的让那些外国友人，下巴都要掉在地上了。

风伯顺便普及中医穴道文明，说："这中指有根动脉，捏下去搏动力量很大，一刺下去，血迅速冲出如箭。如同射完箭的弓弦就变松了。血箭从中指冲出去，颅脑的压力就缓解了。"

风伯边解说，边拿迪斯尼乐园里面的玩具弓箭演示，并且讲中医脉弦数，如同箭的弦绷紧，老人见此脉，必血压高，中风，这在古籍上，叫寸脉过寸，中风可虞。

寸脉像弓弦那样拉太大了，绷得紧，跳的太高，随时有脑溢血的风险。中冲穴就是让脑的压力从中指疏泄，因此，脑溢血得缓解。

众人听清楚后，响起雷鸣般的掌声。

《点穴神书》上记载：中冲，主治病痛多样，病疾复杂，但总以实热、血热为本。中冲是厥阴心包经的井穴。井主心下满，心烦气满按中冲。

一焦虑患者，自从学了弹古琴，用中冲之力后，发现焦随琴声去，躁自指尖出，顽固的失眠也好了。真是七情之病，看花解闷，抚琴调心，不亚于服药啊！

现代研究发现，中冲三证：中风、昏迷、心绞痛。凡属急性的窍闭神郁，中冲作为十宣穴最高的那点，最能缓解颅脑压力，拨云见日。

古代有中冲代首的说法。中冲穴就像头首的光明顶，在这里刺络放血，可缓解顽固头颈痛。

考场失意的少年，头痛如裂，中冲放出半调羹血，剧痛的大脑随即松解。

中医认为，心开窍于舌。五指的最中心就是中指，中指最尖秀，人体最尖秀的就是舌头。故中冲放血，能缓解舌头长痛疮，能泄掉舌头肿热。

一舌痛的老人，舌头肿胀得说不了话，开不了咽，中冲放血后，舌痛一天天变小，最后完全消掉。

可见，有压力就会有包块，刺络放血就能将压力包块缓解。中冲堪称解压奇穴！

道家修士认为，凡指尖，代表人体心脑尖，像植物的尖尖，乃英气所汇，秀丽无比。

故，勤捏搓指尖，可让人心细如发。常拍打指身，可让人身粗力壮。上课时困倦，搓揉指尖中冲穴，可提神醒脑，对昏沉昏倦学子效果好。

便秘时，点掐中冲，能促排便，解开肠道紧张拘急感。以心与小肠相表里，心紧张，肠必拘挛，心松解，肠必宽畅。中冲能让拘紧如弦松紧，堪称心柔百病消的奇穴！

道门修士，掐指一算的动作一摆出来，劳宫在最底，中冲在最高，用中冲来叩点劳宫，能高下相倾，心肾相交，用于治疗阴虚阳亢，水亏火旺，心肾不交一切病伤。

中医以理统法，以法御穴，以穴疗病。懂得此中理法，则千症万变不离其宗。

故云，

大道好比一窝蜂，抓住蜂王莫放松。

蜂王入到蜂箱内，周天蜜蜂尽归宗。

抓住阴阳这条主线，刺中冲就是泄阳，揉中冲，使中冲交于劳宫，便是导阳入阴。如此，何病不能去，何疾不可愈？

【穴道小贴士】

中冲：手中指端，去爪甲角如韭叶陷中。心包络脉所出为井木。心包络虚补之。《铜人》针一分，留三呼。《明堂》灸一壮。

主热病烦闷，汗不出，掌中热，身如火，心痛烦满，舌强。

第十二卷
手少阳三焦经

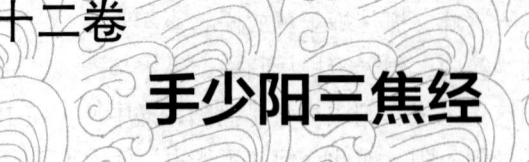

手少阳三焦经穴主治

《内经》曰："三焦者，决渎之官，水道出焉。"又云："上焦如雾，中焦如沤，下焦如渎。"人心湛寂，欲想不兴，则精气散在三焦，荣华百脉。及其想念一起，欲火炽然，翕撮三焦，精气流溢，并与命门输泻而出，故号此府为三焦。

手少阳三焦经穴歌

二十三穴手少阳，关冲液门中渚旁。
阳池外关支沟正，会宗三阳四渎长。
天井清冷渊消泺，臑会肩髎天髎堂。
天牖翳风瘛脉青，颅息角孙丝竹张，
和髎耳门听有常（左右四十六穴）。

此一经起于关冲，终于耳门，取关冲、液门、中渚、阳池、支沟、天井，与井荥输原经合也。

脉起手小指次指之端，上出次指之间，循手表腕，出臂外两骨之间，上贯肘，循臑外，上肩，交出足少阳之后，入缺盆，布膻中，散络心包，下膈，遍属三焦；其支者，从膻中上出缺盆，上项，侠耳后直上，出耳上角，以屈下颊至𬣙；其支者，从耳后入耳中，至目锐眦。多气少血，亥时气血注此。

受手厥阴之交，中清之府，引道阴阳，开通闭塞，用药动似盘珠，毋使刻舟求剑，聊著述于前篇，俟同志之再辨。

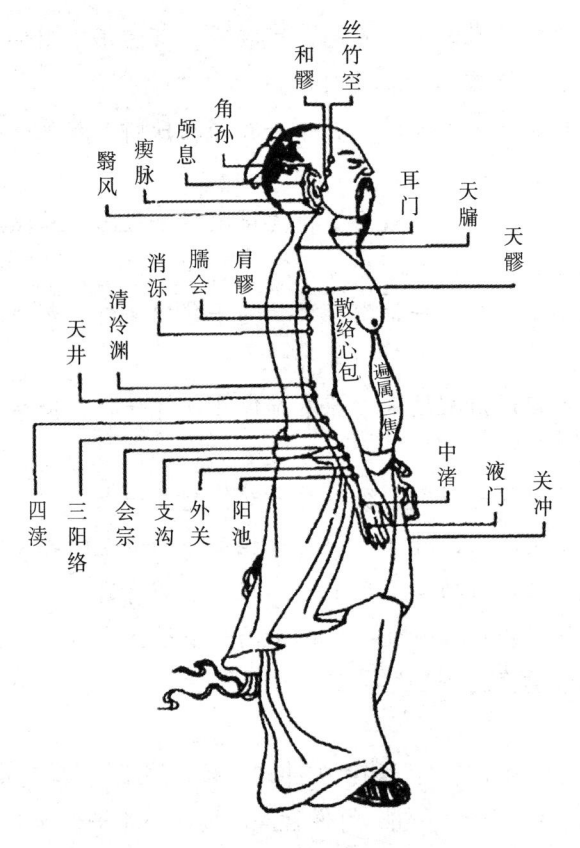

手少阳三焦经

第280篇 平冲降逆之穴

墨西哥，是仙人掌之国。这里的沙漠景观独具风韵，海滨风光更是如诗如画。

这里的仙人掌千姿百态，可观赏，可食用。用仙人掌做的果饼，是上乘的待客美食。

风伯途经一片大漠，在一个客栈刚歇脚，就见一个商人面红目赤，大声怒喝。

原来，他的钱包被偷了，气得吹胡子瞪眼。居然胸中气噎，当场倒地晕厥。

客栈上下乱成一锅粥，风伯随手拿出金针，刺商人关冲穴放血。

商人瞬间清醒过来，原本肺像要气炸一样，突然得到疏解。

大家都松一口气，纷纷过来劝他想开一点。

这个关冲穴，就是专门治疗相关冲动引起的各类病。

风伯救人有功，受到上等仙人掌饼的待遇。

客栈老板高兴地说："这中国老爷子，真有一双仙人的手掌，能转危为安！"

《点穴神书》上记载：关冲穴，顾名思义，关住冲动。但凡气脉上冲，降伏不住，好像猛虎就要冲出笼子，这关冲穴就能关住冲动。

它是三焦经的井穴，井主心下满，阳井金，阳经的井穴具有肺的属性。所以肺热、肺火、肺咳，只要白天咳得厉害的，叫日咳三焦火，关冲刺络放血遂愈；若是夜咳肺间寒，就要肺俞上艾灸，温肺散寒。

凡人激动、冲动，气火上头会头晕目昏；气火袭咽，会喉痹、舌卷不语、口干；气火积胸，会烦满气塞。

这些病症，关冲能一以贯之，泻热开窍，清利咽喉，平冲降逆。故平时多搓无名指关冲穴，可大大缓解因激动冲动、心烦躁扰加重的病痛。

一小儿，发烧不退，抽动，选择关冲、商阳放血，血去热退，抽动息止。

足见，血行风自灭，热泻风自平。

《千金方》讲："关冲、少泽，主喉痹口干。"

又一血糖高的患者，口舌干燥难忍，如同干旱沙漠。点揉关冲少泽后，咽喉滋润，干燥消失。

一中暑的军训学生，揉关冲、内关、人中后，随即苏醒。

道家修士认为，大怒冲天贯牛斗，攥拳嚼齿怒双眸。兵戈水火亦无畏，暗伤性命君知否。耳欲聋，又花眼，谁知怒气伤肝胆……

我们常对发怒的人说要息怒，而关冲、中冲就是息怒二穴。凡愤怒冲动引起神经拘挛，上下疼痛的，关冲、太冲点按，无有不愈。

世间几乎很难找到一切言动都能安详之人，十差九错，皆因慌张冲动。所有的冲动都是对错误的惩罚。故，世人在紧张冲动之余，点关冲、中冲，平冲降逆，何病不愈，何疾不去？

【穴道小贴士】

关冲：手小指次指外侧，去爪甲角如韭叶。手少阳三焦脉所出为井金。《铜人》针一分，留三呼，灸一壮。《素注》灸三壮。

主喉痹喉闭，舌卷口干，头痛，霍乱，胸中气噎，不嗜食，臂肘痛不可举，目生翳膜，视物不明。

第281篇　增液之门之穴

每逢盛大的宗教节日，从贵族到平民，都载歌载舞，来拜谢神灵。墨西哥尤其重视音乐教育，他们的神殿往往是有音乐专科，供修乐器。

一位主祭司，准备上台播讲祭祀仪轨，突然发现，咽喉干涩沙哑，没法流畅讲话，正准备换人，临急之时却无人可代。

风伯见状，帮他按揉液门穴，然后主祭司就开始吞咽。不到盏茶功夫，音声洪亮，咽喉滋润。

众人无不惊叹，觉得不可思议，这是神明的加持。直到祭祀完毕，祭司的音声仍然洪亮。

这让风伯在墨西哥受到隆重的接待。

《点穴神书》上记载：液门，金津玉液生出之门。凡汗、尿、唾液、眼水、鼻水、前列腺精液，都是身体的水液。水液干涸，如枯井不生泉，则生机化灭，百事俱废。

一考生，眼中干涩，点揉液门后，双目滋润，感慨比滴眼液更有效！

现代科学认为，水是生命之源，到火星上探险，先要找水。故液门是生长之门的穴，主治一切伤津之病。

一妇人，得了不孕症，先天子宫畸形，发育不良。三焦经能助发育，少阳也，少阳就是生机最旺的经。在少阳经上找到液门，就能滋阴补液，好像以金津玉液灌溉少阳嫩芽苗尖。不到半年，顺利怀子，生产正常。

一男子，呻吟抖擞打颤，往来寒热，原来得了寒热病，汗出不畅，刺液门、合谷，汗水立出，冷战消失。

又一膀胱憋胀、排尿不畅的司机，液门一针，小便即顺畅。

液门位于无名指、小指的指缝间，如果将拇指当头，食指、中指当手，那小指、无名指就是脚。脚的开指缝隙处，就是泌尿、生殖、腰背，专门管排泄水液。故液门能医下焦结石，可去尿道炎症。

道家修士认为，液门，在五行属性里属于水，带有肾的作用。肾循咽喉，夹舌本，故液门能润咽喉，滋口舌。

一咽痛如火的壮汉，液门刺后，痛肿消。

肾开窍于耳，耳聋、耳鸣、脑响，取液门与听宫，可将津液灌耳。

凡物燥则破绽百出，润则密合无间。故干涸、皮肤干裂、牙齿松动、干燥，点揉液门，可滋五脏，润六腑，泽皮毛，灌筋骨。

道家认为，人的手上有四缝穴可以消积排滞，有八邪穴，位于手指交叉口处，刺八邪可出邪。

故，液门穴，擅长以津液润行病邪，气血冲击病灶。

如果把手阳明经的虎口合谷穴称为大叉，那少阳三焦经的液门就是小叉。大叉可大通肠胃，小叉可小利三焦。故液门穴的功效是疏利三焦，滋阴润燥。

【穴道小贴士】

液门：手小次指歧骨间陷中，握拳取之。手少阳三焦脉所溜为荥水。《素注铜人》针二分，留二呼，灸三壮。

主惊悸妄言，咽外肿，寒厥，手臂痛不能自上下，疟疾寒热，目赤涩，头痛，暴得耳聋，齿龈痛。

第282篇　中流砥柱之穴

玉米是墨西哥的主食原料，用玉米面做薄煎饼，是墨西哥的美味。一种玉米，墨西哥人可以有一百种吃法。

墨西哥人把仙人掌视为国花，在这仙人掌节日里，大家观赏着漂亮的仙人掌花，象征着墨西哥精神，即便在干旱的沙漠里，也要开出最灿烂的花。

一位园丁，在尝饼赏花过程中突然头晕目眩，一个趔趄，差点摔倒在地。众人赶紧扶住，原来是高血压眩晕，虚风内作。他感觉像在疾风骤雨间站不住脚一样！

风伯迅速伸出回春指，帮他点揉中渚穴。这中渚，又叫小沙洲，它在河流中央，能顶住流水冲刷，乃根深蒂固要穴！

风伯边点，园丁一边深呼吸。不到片刻，眩晕就解除，又谈笑风生，轻松自如。

众人正惊讶，风伯说："中渚乃定风要穴，如沙洲定在河中央，无论风水如何冲击，它都牢牢固定。"

故，头晕目眩时，可以自己使劲掐中渚深呼吸，慢慢蹲下，不多时，就能恢复正常！同时，中渚又是三焦经的木穴，风木动，中渚可镇。

《点穴神书》上记载：中渚，河中央沙石淤泥堆积成绿洲小岛。"渚"又通"住"，是指泥沙在这里定住居住，安营扎寨。

中医讲究天人相应，把河流比做血脉，把这河中的小沙洲看作包块结聚，或硬化板结血栓。这河中的小土包，就像血栓牢牢栓在脉管上，称之为栓塞。

故，对于瘀血血栓，血管瘤，搓揉中渚，如同打磨钝刀一样，磨得滑利，使气血流利，则包块结节消去。

一男子咽喉肿痛，吞水觉得有物梗塞，似河中央沙石阻拦，点揉中渚穴后，包去梗除，吞咽滑利。

一脑梗的老人，过去事老记不起，中渚穴点揉后，往事历历在目，述古如数家珍。原来，中渚穴可以搬掉脑中瘀血梗塞。

道家修士认为，渚通尿潴留的潴，水液停聚在那里，叫潴。故，胸中停饮，胃里停水，膀胱、子宫积液，统统叫停潴，水液潴留。这时点揉中渚，可化液水行。

一盆腔积液的妇女，艾灸中渚穴，三天积液就没了。

一腹股沟斜疝的患者，刺大敦、中渚后，疝气鼓包消掉。

一目赤肿痛的患者，针刺中渚后，肿痛速消。

更有一青春痘满面，星星点点，像一个个小沙洲，两边手的中渚刺血后，痘疮消瘪。故知，中渚的渚字，又有小包块、小积聚之意。

人走路停下来叫打住，血液气血不流通后停住，叫潴留。凡水潴留成渚之处，一般流通缓慢，已形成污垢堆积。把渚字的三点水去掉，加个土字，就是堵。意思是水带来的淤泥土，水一退后就变堵。

故中渚穴，是攻克结石要穴！

一胆囊泥沙样结石的厨师，结石发作痛起来如杀猪般嚎叫。自从学会点揉中渚穴后，数年结石未发作，一检查，泥沙样的结石板块消失了。

又一胆结石、胆绞痛的患者，取胆俞、日月加中渚，刺完后，绞痛解。平时多拍打中渚后，结石也没了。

中渚是三焦经的俞穴，三焦者，决渎之官，水道出焉。治疗水肿、水胀、水胖，简直就是中渚的强项！

一双腿象皮肿、硬邦邦的老人，在中渚穴上搓万精油揉按，一次按三小时，居然尿量大增。十日后，肿消若失，腿脚硬邦邦变松软。

一肥人，欲减肥，平时连喝水都长胖，走路像个水囊。艾灸中渚后，尿量大增，轻松减掉二十余斤水湿，走路不再拖泥带水。

中渚，在掌背上，离腰痛点很近，它能主急性腰痛。

如果把液门看作腋下，那中渚就是腰板。故腰间板结僵硬，似有物潴留堵住，中渚能行气止痛，活血通络。

抗洪抢险时，水口决堤，就要扔进沙袋防洪水外溢。中渚穴就像一个个沙袋，能堵住，使水不会过于喷流溅射。

故对于高血压眩晕，血脉流动急躁的患者，中渚无疑就是一个定心丸，能定水止水，令血水急躁变和缓。

正如《黄帝内经》讲："气血并走于上，则为薄厥。"

中渚，像拉住风筝下面的重坠，又像风雨飘摇船只的重锚，更像鱼钩上面的铅坠。它就是千斤坠穴。

像茅台酒，酒瓶有两个玻璃珠，使倒酒不会喷洒出酒杯外浪费掉，这两个玻璃珠就是中渚。

对于崩漏、流鼻血、咳血等血溢脉外的急性血症，中渚无疑就是中流砥柱，能将血止住。

中渚: 手小指次指本节后陷中。在液门下一寸,手少阳三焦脉所注为输木。三焦虚补之。《素注》针二分,留三呼。《铜人》灸三壮,针三分。《明堂》灸二壮。

主热病汗不出,目眩头痛,耳聋,目生翳膜,久疟,咽肿,肘臂痛,手五指不得屈伸。

第283篇 发阳充电之穴

墨西哥城,乃墨西哥首都,是世界旅游圣地。这里流传着一个美丽的神话,如果谁看到有嘴里衔着蛇的鹰站在仙人掌上,这地方就是创业定居理想之地。

如今的墨西哥国旗就是秃鹰叼毒蛇屹立仙人掌上,形容墨西哥的精神,勇敢坚强,不畏困难!

在古城里,一位导游手脚冰凉,酸痛得旗子都拿不起。

风伯教她拿香烟熏阳池穴,因一时之间找不到艾条,以烟火代之。

结果,奇迹出现,手腕的僵痛冰凉感全部消失。振臂一挥,继续导游。这导游高兴地给风伯讲解墨西哥城的文化。导游非常不理解风伯拿烟熏火烤她手部,怎么就重新恢复灵活呢?

风伯说也跟她交流:"如果在人体内旅游,每个穴位就是一个旅游景点,就像给你艾灸熏的腕背横纹中点的穴,乃阳池穴,就是阳气汇聚的池泽。它像沼气池,能提供能量,使手能握,脚能暖,它又像温泉,能温经暖脉,使疙瘩融化,冰凉散开。"

导游听后，惊讶又欣喜说："一定要到中国去一趟，中国居然可以在人体里头发现景观作用！"

风伯说："早在李时珍《奇经八脉考》上就有：内景隧道，唯返观者能照察之。一个个的穴位，一条条的经络，在人体内部，堪称风景秀丽，人所难知。只有精研古籍，擅长琢磨之人，方可意会。而阳池穴，正是身体一个温泉穴！你冷了想泡温泉，肌肤凉冷了就搓阳池；冻僵了，疲劳后身体发硬，阳池搓按，就能回暖舒缓。"

周围人听后，都不想走了，风伯讲起人体穴位，比旅游外观景点更诱人。导游高兴地说："我将来要改行从事中华穴道研究！"

《点穴神书》上记载：阳池，手少阳三焦经的原穴，又名发阳穴。它在腕背横纹中点，与腕内横纹中点的大陵穴内外对应。阳池与大陵，一外一内，一前一后，堪称保护腕关节两大要穴。

凡鼠标指、键盘手、网球肘等肘腕指关节炎，以阳池透大陵的针法，未有不迅速减轻治愈的。它能将三焦经的阳气灌入心包大陵上，使心脏阳火足，那关节痛自除。以诸痛痒疮，皆属于心也。

在手上，最灵活灵动之处，就是腕了。手指活动才90°，腕却是180°。凡动生阳，故此穴善补阳，是手臂阳气初生之地。

阳能温煦，凡血水流行凉冷，阳池就像阳光照在太阳能热水器上一样，将池水加阳加温加热，使冰凉消失，温暖柔和。故女性手脚冰凉，以阳池点揉为上。艾灸阳池、阳陵泉，没有治不了的手脚冰凉！

又因阳池，能蒸水液上升，如同温泉池里水气熏蒸，空中无处不润泽。故阳池穴，善主消渴、咽干、喉痹。

足见阳池，乃阳气灌注于阴液池水中，使气液升腾，消渴遂解，堪称祛除焦虑、失眠、烦躁要穴！

阳池，像沼气池，打开来热烫熏蒸，它是一个能量要穴，正符合阳池乃三焦经原穴之意，源源不断，像电池一样提供阳气。

阳池，如同金匮肾气丸，好比从海平面升起来的一轮红日，好似身体的一个大丹。

一位尿频、尿清冷，夜间甚至会尿床的老人，腰酸到要蹲下来穿鞋都穿不了，严重板结僵硬，但见制造粪箕编竹之时，竹节僵硬，火一烤就能弯，随心所欲。人腰板弯，亦是火气不足。《黄帝内经》曰："阳气者，柔能养筋。"于是，用艾条熏阳池，熏到手腕轻松灵活，居然夜尿消失，腰部弯曲灵活，能自己穿到鞋了。

可见，阳池是补能量大穴，好比沼气池提供足够的沼气，就像人体的肾气，它像蓄电池，电量充足，就能干很多灵巧之事。

在全息对应上，手掌是一个人，是一只匍匐的龟，中指为头，四指为手足，腰背必在阳池，泌尿就在大陵。这阳池，就是命门，是尾闾，是八髎所在，乃龟尾所住。悟通此点，天下必无难治之腰痛疾患！

一血脂高，经常面部油腻的患者，吃降血脂药没有根治，天天按摩阳池穴，力量缓，时间长，有空就揉。两个月后，血脂恢复正常，面部没有再流油垢。

原来，阳者热也，池者水也。凡油污垢腻，冷水去洗，则黏腻难去，热水一冲击，油腻去，好像中国人热水洗碗，在没有洗洁精的年代，照样能将碗洗的一干二净。故知阳池穴，乃洁油污要穴，去脂腻极其理想之穴！

一哮喘患者，每天清晨必须咳吐一碗痰才能真正进餐。自从按揉阳池穴后，痰垢减少，连续点揉三个月，日不间功，夜不断火。一有时间就点揉，从此晨起不再痰咳，夜间也不再喘醒。

何以阳池穴能化痰平喘？原来，痰，其性黏，使人脉滑，如同衣物污渍，非温水不能涤出。痰，亦属于腻滞之物，非阳池不能融化之。

一胸胁长包块硬结的患者，常胁痛不能忍，独取阳池拍打，每日拍到滚烫灼热，如同池水沸腾。两个月后，胸腔拍片，阴影消失，结块溃散，为身体消化吸收溶解。连医生都目瞪口呆，认为不可能，已经长成的结块疙瘩，怎么可能在手上拍拍打打就融化呢？

原来，阳池又有个美名，叫至阳之池。最厉害的至阳之所，莫过于炼钢炉，无超过化铁锅，铁在锅炉里面都可以被消熔，只要阳气够，火力足。

所以揉按阳池，像温水洗碗一干二净，密集地拍打搓揉阳池，似拉风箱，用炼钢炉熔化掉顽铁锈垢，消融掉积滞占位性病变。

故阳池，堪称硬结顽聚的克星，乃是癥瘕积块的炼钢炉！

【穴道小贴士】

阳池（一名别阳）：手表腕上陷中，从指本节直摸下至腕中。手少阳三焦脉所过为原。三焦虚、实皆拔之。《素注》针二分，留六呼，灸三壮。《铜人》禁灸。《指微赋》云："针透抵大陵穴，不可破皮，不可摇手，恐伤针转曲。"

主消渴，口干烦闷，寒热疟，或因折伤手腕，捉物不得，肩臂痛不得举。

第284篇　外解表邪之穴

古代中美洲最大的古城遗址就在墨西哥。这里有大祭台，有太阳金字塔。这里被立为众神莅临之所，这里曾有辉煌文明，强大帝国。

风伯在古城遗迹中穿行，见到一个一瘸一拐、手废不举的流浪汉。向他问路，流浪汉对答如流。

古之良医，见人危难处，出手解救；逢人痴疑处，出语点拨，即便游行四方，亦积无量功德。

风伯便教他点揉外关穴，点完后，原本拳头舒展不开，伸缩拘束的，大大缓解了。这使得流浪汉信心大振。学会了穴道文明，可以点亮人信心，给人希望，给人阳光！

风伯顺带教他拍打外关、内关，表里同调，内外并理，不到个把月，废瘫松弛的手，居然重新恢复自如。

这正应了风伯常讲的："世上没有绝对的瘫痪，有机会扭转，却没缘分接触穴道文化，诚可叹哉！"

《点穴神书》上记载：外关，手少阳三焦经之络穴，连络到心包经的内关。如果内关对应心肺，叫心胸内关谋，那外关对应的必是肩背，肩背外关搓。内关就是胸三药（枳壳、桔梗、木香），外关就是背三药（防风、姜黄、小伸筋草）。

外关透内关，能让前胸痛连后背，后背痛连前胸得到缓解。凡古代讲的心痛彻背，背痛彻心，最严重的心绞痛、心脏病，只有外关、内关互透法能治了。

故，古籍中讲："外关主胸胁肩背痛"，即此意也。

一胆囊炎患者，肋下痛连后背。胆者少阳管也，便选取外关点刺，胆痛消除，背痛不再。

一偏头痛连带耳朵痛的患者，刺外关后，头痛连耳减轻，以少阳经走人体侧面，耳朵就处于偏头侧面的中间。手少阳三焦经，正走手外侧的中间，它又环绕耳朵，头痛连耳，就选手少阳三焦经的外关。

外关跟心包相表里，发烧、热病、神昏，凡外面烧，引起内心神志波动变化，外关透内关，可治热病神识失常。

一小儿，高烧39.5℃，手抽动，叫之不醒。外关透内关一针，烧为之退，神为之清。

外关穴，又是八脉交会穴，它通于阳维脉。如果说内关维系阴气、阴液、阴分，那外关就维系阳气、阳火、阳分。

一患者，脖子长瘰疬一串串，凡躯干以内的，内关管；躯干表面的，外关管。手脚、头颈，外关管；心腹、腰背，内关管。

中医攻克结块，就行阳二字。

刺外关，加艾灸，能够行阳。阳化气，是攻克包块瘰疬之秘。不出个把月，瘰疬软散如云淡风轻，消无形迹。

中医攻克包块，需要找对穴位，还要耐心。若非持久的行阳，硬结如何得到化散。

有一眼目赤痒患者，三焦经络到眼目，尤其目锐眦赤红。

针刺歌诀曰："阳维目锐外关逢"。凡长针眼，眼睑发红，目珠赤痛，外关都是上等之穴。相当于夏枯草，可以把热火枯萎掉，又能将关在里面的郁热释放到外面去，叫外关。而内关，就可以将郁在脏腑的热从胱肠内面疏泄走。

故外关可发表解热，内关可清热通腑。所以外有风痒，内有郁热，外关透内关，无有不消。

这样，刺外关后，眼中红痒赤痛迅速消失。红是有火，痒是有风。外有风，内有火，就选外关透内关。

又一患者，感冒后大便不通，心胸烦闷，外证肢节酸痛，内证腑气不通，直接外关透内关，一针搞定。既解外在的周身困重痹痛，也清内在的积滞便秘。如此，开汗孔，通秘结，身心轻安，何病之有？

道家修士认为，

开鬼门，洁净府，上下分消秘法。

导仓廪，去陈莝，中洲涤荡良方。

就是说一个医者，只要掌握了气化膀胱经，发汗利水，使邪从外解之法，配合通降腑肠，排去陈渣，邪从内降的方法，临床治病不难矣。

弄通此理，中医大法了然于胸。

悟透此道，病疾治疗无出其右。

一满脸痤疮，大便秘结，头面瘙痒者，百治乏效，以外关透内关针法，尚未服防风通圣丸，二便通调，汗出痒消，脸上肿疮得平。

可见，外观透内关，此一针，乃道门无上真传，针道精微。

【穴道小贴士】

外关：腕后二寸两骨间，与内关相对。手少阳络，别走手心主。《铜人》针三分，留七呼，灸二壮。《明堂》灸三壮。

主耳聋，浑浑焞焞无闻，五指尽痛，不能握物。实则肘挛，泻之；虚则不收，补之。又治手臂不得屈伸。

第285篇　沟通无疾之穴

风伯在墨西哥辽阔大草原上骑马穿行。

养马场里，一个年近古稀的老人，一周大便不通，心烦燥热，彻夜难眠，翻来覆去。他说，谁能治好他的便秘，他要以马相赠。

风伯一针就扎到他的支沟穴上去了。马主的肠道，只是蠕动两下，放几个屁而已，仍然无便意。

风伯想到运动针法，如能将全真导引，加穴道针刺结合到一起，气感必更强。

正如古人扎大陵穴，叫患者踩对侧的脚跟，跟骨痛就能解除；扎后溪穴，教患者摇头摆尾，颈椎病、腰椎病都会缓解。

如今扎支沟穴，要让老人家肚子滚动，可老人又不会跳肚皮舞，更不会扭呼啦圈，也不可能让他跳绳，那如何通他肚腹？

风伯观察那豆浆机时出神。所谓出神入化，一旦凝神静气，就可以通达天地造化。

这时风伯脑中一亮，迅速拉老人上马，针还留在手里。风伯在前面牵马，让老人在马背上颠簸颠簸。

老人一头雾水，不知风伯葫芦里卖什么药。

中医八段锦有个"背后七颠百病消"的动作，是相当降浊的。如今在马背上七颠八簸，看看你的便秘积滞还能顶多久！

结果，马场两圈还没走完，老人就便意猛增，大步地一溜烟冲进厕所。随即便通肚腹轻松，神安烦热消解。

为了兑现诺言，老人亲自选挑千里宝马送给风伯。

风伯却乐哈哈说："我一人仗游天下，自由自在，无拘无束，何必费事再照顾一匹马。"

《点穴神书》上记载：支沟，专通支支脉脉，沟沟渠渠。沟渠者，水路膀胱也。分支者，道路肠管也。支沟穴，是清利胱肠要穴。

一阳明腑实发高烧的患者，尿赤便难下，支沟下针后，二便通调，阳随阴降，这些热浊都从沟渠排走。

凡身体多分支的地方，莫过于胸胁，肋骨分支成一条条。故肋骨炎、胸胁痛，没有穴位比支沟效果更好的。

一打篮球撞伤胸胁的小伙子，痛得寝食难安，支沟穴下针后，痛去如失。

在道家认为，飞虎穴，即支沟穴也。此穴的经气流动飞速，如猛虎下山。凡沟者，带水，带清凉也。飞速的清凉，不就像秋风肃降，不正是白虎汤！

一壮汉，口渴身热，面红目赤，脉壮大，口大渴，汗大出，身大热，脉洪大，不正是白虎四大症？这壮汉一天饮十升水仍不解。

此火气灼胸如燎原，即取飞虎穴，即支沟，引沟渠之水来清燎原之火。当天晚上，热退神清，消渴解除，不再饮水如斗。

一小儿，老爱叹息，悲观消极，小小年纪，胸胁就长结块，此肝气郁结也。中医认为，肝胆乃虎将，虎将不可以没虎威，一没虎威，就纠结。

支沟穴，乃虎虎生风之穴，像飞龙虎将，擅长解郁畅结。

它能逢山开路，遇水搭桥。

每天揉按支沟穴后，叹息的悲音消失，郁结的胸胁化解，前后不过月余而以。可见，支沟真乃畅达情志，疏通郁结之要穴也。

一妇人，生完孩子后血晕，蹲下后起来就会眩晕。

凡田干地裂，庄稼枯燥，则需引沟渠水，引水就需沟渠找，饮水也要从沟渠挖。

支沟穴，乃得水要穴。于是，常点揉支沟，叩挖此穴，如掘井得泉，挖沟见水。纸样惨白的脸色转红润，下蹲后起来头晕的现象也消失了。

故古籍云："产后血晕取支沟"，正是此理。

有一股民，炒股失败，得了胃炎胃痛，饭食难下，心中焦虑，屡用胃药乏效。

此肝木克脾土，焦虑性胃炎也。凡焦虑加重的病就要找三焦经穴。

上面焦虑头抖，就找三焦经的手腕以上，如关冲、液门、中渚；

中间焦虑引起的手抖、心慌、胃痛，就找腕到肘尖的三焦经穴，如支沟、外关；

下半身焦虑引起的抖腿、膝酸、脚麻、抽筋，就找三焦经的肩肘关节穴位，如天井、清冷渊，让焦虑冷静。

这正符合人体全息对应思维，人分上中下，一条手也分上中下，他这种是焦虑性的胃炎，速取支沟，疏肝解郁，从此胃胀痊愈。

故云：木克土，胃发堵。焦虑不安人难过，支沟点按可解除！故习得三焦经，就能对付时代焦虑病。在这大工业信息化时代，人普遍都有焦虑倾向，紧张状态，支沟无疑便是清心安神，抗焦解虑要穴。

一焦头烂额、两耳间脱发的患者，焦虑属火，就要找水的穴。寻到支沟点按，缓解焦虑，发落复生。

道家修士认为，凡带沟之穴，能通人体阴沟。阴道炎，身上三穴就搞定了。一是人中沟，叫水沟，此处长痤疮，必有尿道炎；二支沟，此处按压剧痛，必有尿频、尿痛；三是蠹沟，蠹字下面有双虫，专门治疗霉菌性阴道炎。

若人皆知缺盆、支沟，乃人体翻盆清沟要穴，百会、膻中，是通身扫屋要点，勤拍打搓揉，令其尘垢不生，病气不起，如此，何来灾疾？

【穴道小贴士】

支沟（一名飞虎）：腕后臂外三寸，两骨间陷中。手少阳脉所行为经火。《铜人》针二分，灸二七壮。《明堂》灸五壮。《素注》针二分，留七呼，灸三壮。

主热病汗不出，肩臂酸重，胁腋痛，四肢不举，霍乱呕吐，口噤不开，暴喑不能言，心闷不已，卒心痛，鬼击，伤寒结胸，瘑疮疥癣，妇人妊脉不通，产后血晕，不省人事。

第286篇 气会血宗之穴

中美洲的玛雅文明，独具浪漫色彩。无论是天文历法，算数建筑，农业文字，玛雅人作出的贡献，都让人怀疑这是外星高智商人的杰作。

在热带雨林间，风伯跟探险者们一同深入雄伟的古城遗址。一位探险者，突发耳痛，如同被针扎。

风伯随手出针，扎在探险者手上的会宗穴。用对应疗法，左耳痛扎右边会宗，右耳痛扎左边会宗。

还没出针，便尘埃落地，痛去不再。

探险者惊讶得目瞪口呆："你这针里究竟有什么药？怎么看不出来？"

风伯解释说："我这叫干针，没有注射功能，也没浸药沾药，只是瞄准穴道。"

探险者们对穴道充满浓厚兴趣。

风伯便解释说："我扎的这穴道是会宗穴，它是手少阳经的郄穴。郄穴专主孔隙深处出血疼痛。少阳经所过，绕耳朵，耳孔就是孔隙。深处疼痛，就找郄穴会宗。如果是眼痛，就要找太阳膀胱经的郄穴（京门），如果是鼻痛，就要找阳明大肠经的郄穴（温溜），如果是口舌痛，可找脾经（地机）心经（阴郄）的郄穴。"

众人听后，莫不欢欣雀跃。第一次见识到不用注射便能疗愈急性病痛的方法。这穴道文明，对人体健康研究的高度，跟玛雅文明是一样灿烂的。

《点穴神书》上记载：会宗，会者，汇聚也。人精气神不汇聚，如精散耳聋，气散哮喘，神散目暗，上课三心二意，干活如鸡散心、扫把心，会宗皆能聚精会神，使宗气能贯心胸，行气血，志专注，集中一。

一癫痫发抽的患者，整个头摇摆不停，如同地震，会宗下针，迅速缓解。

原来，会宗的宗字，有本之意。流派之本源，曰宗。凡事物，必先有宗主，而后有支别。人是先生头首脊柱，再有手脚四肢。故，头首为会宗，四肢乃支正。

如果说支正穴主分支脉络不能畅通，那会宗穴就是调躯干、主干拥堵。

癫痫是主干脑首出问题，故取会宗，使气会于顶，血宗于首。顶首气充血足，癫痫自除。

道家修士认为，会宗一穴，有聚精会神，百脉朝宗之作用，它是修炼三花聚顶，五气朝元的要穴！

勤拍打会宗的人，智聪慧明，头首敏捷，反应犀利。

聚顶即会顶，朝元即宗元。故会宗又名聚朝，使气血朝聚到颅脑。

会宗就是手上的关元，关元就是肚下的会宗。二穴联合，能让手握固有力，延缓老化。

元气会聚，宗朝脏腑，这不就可以缓解老年痴呆、记忆减退、手脚不听使唤、二便失约之病吗？

三焦经正是身体大网络系统，会宗穴呢，正能够连络表里上下。它又是郄穴，故深层次的不通，可用会宗！

譬如，附骨疽、股骨头坏死、深部囊肿，但凡关乎气血聚会，朝宗出问题，皆取会宗。此穴善清理三焦，疏通经络。

而植物人，脑损伤后遗症，手术开刀后有瘀血残留，会宗穴皆是康复要穴，它能贯彻三焦，通透内外，大有降本流末而生万物之效！

有一强直性脊柱炎的患者，手不能搭肩，头不能后望，此督脉中枢系统缺气缺血不能旋转。会宗穴最擅长于会气血，导本源，聚宗根。

人体的本源就是这条脊柱骨、脊髓。会宗能会三焦气血，以生骨髓，从而润滑关节。

如果说，腕骨、昆仑、肩髎是治关节旋转的小穴道，那会宗就是治脊柱、中枢的大穴道！

结果，会宗常拍打点刺艾灸后，手能搭肩，头可转后，强直性脊柱炎，脊背僵硬之象大减！

人体所有的气血，都会回到心肺。心乃会血之所，肺乃会气之所。气血在心肺里头会师，就会有强大的抵抗力。所以，肺心病、心力交瘁、哮喘、胸痹，常搓揉会宗穴，就相当于给心肺加油助火，添气增血。

人皆知气会膻中，血会膈俞，不知道气血会，乃会宗也。

一肺心病患者，夜咳不止，唾沫带血，光会宗一针，加艾灸，当夜不咳，随即喘促也变平和。

真是一会宗穴，代替了膻中、膈俞也！

看来，善解穴通道，常能一箭双雕，一举两得，一点即破，一擒必获。

【穴道小贴士】

会宗： 腕后三寸，空中一寸。《铜人》灸七壮。《明堂》灸五壮，禁针。

主五痫，肌肤痛，耳聋。

第287篇　三阳合力之穴

玛雅人，相信万物有灵，崇拜风神、电神、雷神、雨神、树神、草神、土地神、山水神等，在众神中，太阳神的地位是最高的，被尊称为上帝的化身！

因此，他们时刻都对天地万象非常敬佩。敬乃千圣心传，佩是古今秘要。

玛雅人认为，向太阳神祈祷，献上玉器食物，就能获得大自然的臂助。

　　烈日当空，一位探险者，口中焦渴，突然缺水倒地。按人中后，醒了过来，但音声沙哑，讲不出话。

　　风伯帮他点揉三阳络，一阳本来就足了，三阳，手背三条阳经汇聚，连络一起，此处火力极大，擅长将灼热疏散于络脉之间。因热而导致暴哑，三阳络一揉完后，散三焦的阳热到各个小细络去，随即咽喉清利，音声洪亮，若无其事。

　　众人对风伯露的这一手佩服得五体投地，好像太阳神降临。

　　风伯哈哈笑说："我们中国穴道文明认为，三分天注定，七分靠打拼。三阳络，它是一个给人阳光，给人希望，给人信心的穴道！它能将热邪汇聚成火结的，通过络脉分散到各个地方去。所以，诸热瞀瘛，皆属于火的，眼痛、耳痛、齿痛、腮帮子长包、牙龈肉鼓隆，脸上痤疮星星点点，脖子瘰疬串串片片，三阳络可以行阳，能够疏泄，这样包裹热毒，无不散火于络，彻热下走。"

　　一下子，探险者纷纷都想跟风伯学穴道文明。

　　风伯哈哈笑说："外在世界，有大量未解之秘，有很多有趣可探险之奇，人体穴位，有更多秘密跟神奇，可以去探险跟嬉戏。"

　　《点穴神书》上记载：三阳络，乃手三阳之脉。即阳明大肠、少阳三焦、太阳小肠。行到本穴，相互靠近连络，如同三阴交，为三阴交会，治疗上中下肝脾肾复杂多经疾患。而三阳络，更是三阳会、三阳连，治疗头面五官诸多阳经疾患。

故，诸阴病，取三阴交；诸阳疾，用三阳络。若阴阳失调，则三阴交三阳络联用，使阴阳一调百病消。

穴道上面讲："少腹阴交，胸腔阳络。"就是小肚子在阴位出现问题，就选三阴交；胸腔在阳位有病变，就选三阳络。

道家修士认为，胸如同天阳，故胸腔受伤疼痛，刺三阳络可定痛。三阳络又相当于胸膈位置。故，胸肺手术，三阳络配间使、内关，能取到麻痹、麻醉效果。

天寒地冻，一老人夜间胸痹发作。《伤寒论》曰：阳微阴弦，即胸痹而痛。阳虚微弱，阴寒物质弦硬化不了，此时刺三阳络，能激发三焦阳气，让阳气疏松连络到胸廓去，遂得心开意解，胸朗肺清。

古人认为，三阳开泰，是非常喜庆、快乐之意，阳气足，就能否极泰来，好事连连。三阳络就是三生万物，阳春布德之要穴，可治疗抑郁闷气、悲观消极如三秋阴冷。

一抑郁者，悲观消极，常有轻生念头，自从拍打三阳络后，阳化气，面上多了喜乐，脑中少了悲哀，负面的情绪跟想法一去不在。

又一耳朵周围掉头发、鬼剃头的壮年，早年逢生意失败，人活得憔悴，索然无味，在三焦经上取穴。

勤搓揉拍打，发现不到半月，落发重生，信心回正，于是重操故业，商场拼搏，再次成功。

三焦是少阳，有春意，选择三阳络，此穴大有阳春三月，江南草长之意。

故附《劝阳诗》一首：

草木凋零尤再春，失意岂无得运时。劝君莫忘三阳络，拍通揉暖转机日。

在古籍中记载："三阳络主四肢懈惰症"。

四肢懈惰，就是懒洋洋，不想动，只想静悄悄一个人，乃抑郁寡欢之象，乃失去阳气之症。湿气最怕阳气，阴翳最怕阳火。

一少年，浑身没劲，人以为他懒，二两重都拿不动，一坐凳子，屁股像长根须，再也难以拔起。自从三阳络扎针艾灸后，居然像店小二一样勤快，楼上楼下，活灵活现；家里家外，大步流星。

三阳络何以能治懒惰懈惰？

阳气足，则勤，阳气弱，则惰。

三阳络就是治阳气，消阴翳的要穴，而且它治三阳经的阳气。故懒到无可救药就找它，它可是能让疲倦者勃发，令抑郁者开朗之要穴也！

【穴道小贴士】

三阳络（一名过门）：臂上大交脉，支沟上一寸。《铜人》灸七壮。《明堂》灸五壮，禁针。

主暴喑哑，耳聋，嗜卧，四肢不欲动摇。

第288篇 四方通调之穴

玛雅，有大量保存下来的古文明遗址。像蒂卡尔古城，耸立在密林之中，它的历史可以追溯到公元前千年。古城斑驳壮观，可以看到古人的智慧跟心血。

一位考古学家，专门研究玛雅文化。长期风餐露宿，跟郊外风雨雷电打交道，得了耳朵流水症。严重时，耳朵会听不到声音。

风伯说："三焦者，决渎之官，水道出焉。水道的问题要找三焦经，三焦经管水的是四渎穴，四面八方的水，它都可以决渎调配。此穴能畅通三焦，通达渠渎。"

风伯帮考古学家艾灸四渎穴后，耳闭复通，流水干爽。

考古学家叹未曾有，不知何以手上的点点按按，病去大半，前臂针针扎扎，就能缓解耳部的病伤？

风伯说："草绳灰线，绵延千里。万物都有它内在联系，中华穴道文明认为，三焦经上的四渎穴，能通调四水。古代把江海湖泊称为四水，刚好对应人体眼耳鼻舌流出的液体。所以眼耳鼻舌津液代谢障碍，就取四渎！"

考古学家听完后，拍掌称妙，决定要将中华穴道列为研究范畴。

《点穴神书》上记载：四渎穴，四者，四面八方；渎者，沟渠之大也。四面八方的沟渠都可以畅通无阻。

由于三焦经上行头面，所以，头面津液代谢障碍就找四渎。

一小孩，常年流鼻涕到下巴，艾灸四渎，涕塞消失。

一老人，讲话时口水控制不住就掉下来，艾灸四渎后，口水收，讲话不再漏液。

又有一古稀老人，常年烧柴火，烟熏眼睛，迎风流泪，不带手帕就不行。此水液不循常道，水湿泛滥不归槽，渎就有河槽之意，凡河水泛滥，可取四渎穴引水归槽。结果点揉四渎穴后，迎风流泪消失，出门不用再带手帕擦眼泪了。

道家修士认为，好的风水能出耳聪目明的才子佳人。好的风水叫四水归堂，五山耸翠。四渎穴，可以四水归堂，五里穴可以五山耸翠，它们可以调运四肢五脏，聪耳开窍。

古人认为，凡沟渠水流过处，生机盎然。古人逐水而居，四面八方的水归湖之处，必定是风水宝地，天府之国。

故四渎穴善润通，主呼吸气短、贫血缺液、肾精亏虚、齿牙疼痛、耳聋耳闭。

古人看到水浅舟搁，水除了灌溉外，它还可以通航运。病理产物在体内运不走，一方面是元气马力不足，一方面是水津不够。关元、气海，能提升元气力量，四渎、支沟，可以提高经络水位，如同涨潮好航行。

一便秘的老人，吃泻药都不顶用，四渎、支沟点按后，便润通如顺水推舟。原来，四渎穴能增水行舟，润滑肠垢。

一咽喉肿结的患者，针刺四渎穴后，肿结变软，随即消失。四渎可以像水有浮力一样，令沉积在经络里的浊垢漂浮起来，运送带走。

古人交通，非常重视河运、漕运，乃至海运。如果说血海、照海能清脾肾污垢，降低血糖、血尿酸，有助于海运，那四渎、支沟就能清除肝胆经络瘀堵，有助于河运、漕运，可以将油脂、青春痘受到阳气鼓动而漂浮起来，借助三焦水道代谢出体外。

故古籍讲："四渎穴主疟腮"，又叫猪头疯，腮腺红肿热痛。无论多热的铁，放在长流水里，就清凉了，不论腮腺多么红肿热痛，一旦入到三焦经，在四渎穴的浇灌下，就会肿退身凉。

总而言之，四渎穴有通润之功，无论口水、尿水、眼水、耳水、冷汗水、鼻水，水液清澈，则为寒，为阳虚，灸四渎，可令阳化气。若水液黄浊，就是热盛，针四渎，可突破结热，清凉疏泄。

四渎穴是难得的调水之穴，是水液泛滥要穴，故擅长治疗水肿、水泻、水胖，又是增水行舟理想之穴！

【穴道小贴士】

四渎：在肘前五寸，外廉陷中。《铜人》灸三壮，针六分，留七呼。

主暴气耳聋，下齿龋痛。

第289篇　通天泉井之穴

玛雅文明里，最古老、最伟大的古城遗址叫科潘古城遗址。这遗址里有广场庙宇、雕刻石碑、金字塔，以及刻有象形文字的石阶，甚至还有赛场，通过球赛来选拔部落中的勇士跟领袖。

在这长方形的古遗址赛场上，似乎可以看到当年呼声震天的场景。

一位玛雅当地的居民，天气寒冷时，浑身紧缩，肢体疼痛，肌肉僵硬。

风伯说："汗出一身轻。你这三焦受凉后僵硬，得温以后就可以舒展。"

于是用温针法，取的是天井穴。这居民随即发汗如井喷，身上汗水似天布雨，僵紧的肌肉筋骨随着汗出而轻松。

他高兴地要带风伯去参观各处文明遗址。

病痛时老态龙钟，病愈后行如清风。

这是天井穴擅长发汗之功。中医把汗孔看作是井口，出汗就是井涌出水。故，天井穴，善解表也。表解则通身风寒湿痹似松绑，则人安宁，神自清，心舒畅，何来病？

《点穴神书》上记载：天井穴，在肘后曲肘窝陷中，此处颇深。由于在肘尖后，靠近尖锐骨节的穴，大多能破结，富有锐气。此穴气锐，好似玻璃刀锐利，能割开硬结。

所以，天井主瘰疬。古书记载，它跟经外奇穴肘尖相配，堪称冲击钻，专门能打深井，即便瘰疬硬结坚固当道，肘尖配天井，皆可溃破。这就好像穿破石、两面针、皂角刺。

一患者，喜食肥甘厚腻，头上长痈疮，在天井处下针，痈疮消平，愈后无疤。

正所谓有刺能穿破，有刺能溃脓，天井穴能治瘰疬积聚痈疮，道理也在这里。

一年轻小伙，爱吃煎炸烧烤，脖子有一连串的瘰疬，常点按天井穴，加敷贴后，脖子的肿结消去了。

破结要穴，天井也；溃坚要点，肘尖也。

道家修士认为，天井，像四合院中间那个井洞，又好像梅州客家围龙屋中间的空洞，从高空看就像一口井。此井有五大作用。

第一，通风，让呼吸顺畅，肝气条达。所以天井能疏肝解郁，通调肝胆，对于生气郁怒引起的急性耳聋、偏头痛、乳房胀痛，天井瞬间秒治。

急性病一般可以秒治，慢性病无近功，就要缓图。

一大汉，气得面目发紫，咬牙切齿，头痛难耐，如乌云遮日，天井下一针后，似清风从井窗吹进来，随即神经松解，剧痛消失。

可见，肝郁化火取天井，揭开井盖，就像火山从口上一喷掉，火就没了。

第二，天井有采光作用。光明者，对付黑暗也。

一老人白内障，一到黄昏就看不到，又叫雀目，鸟雀一般到夜间就没有视力了，所以得赶紧躲藏起来。自从老人学会按天井后，晚上可以到朋友家串门，不用带灯火。

古籍讲，天井能助目得光，便是此理。有天井的房宅，光明通透，住着舒服，天井盖住，就阴冷难受。

一位都市小男孩，喜欢闭门关在家里，常年闷闷不乐，脸无笑容。

刺天井后，似井口拨开，阳光洒进来，自闭、关门锁户的现象就消解掉了。天井是采光明亮之处，也是让人心怀阳光，积极之穴。

第三，天井还是排水的低处，房子的水统统流归天井，借助沟渠排泄走，就不会泛滥水满。如果天井堵塞，水去不了，房子就淹了。故，水肿肘臂胀，通身发酸，天井可以收水归三焦膀胱，导流入海，令泛滥水湿平息。

一骑摩托车外伤的妇女，手臂肿迟迟难愈。天井扎针后，尿量增多，水湿下走，手原本肿得握不住拳的，也正常轻松了。

第四，天井是房子纳气的地方，像房子的鼻子，纳天气，有天井的地方，坐着令人神清气爽。

道家修士认为，人的鼻通天气，鼻乃面之丰隆尖端也，肘乃臂之丰隆尖端也。鼻尖丰隆下的孔可通天气，肘尖锋锐下的陷窝也可通天气。

一位鼻炎的小男孩，不愈，自从练习泰拳，用肘法后，将肘强健，天井打通，居然再无鼻炎，连晚上张口呼吸的现象也没了。

原来，练习肘法，就是打通天井。打通天井就是打通迎香，如开窗迎进香气，如此呼吸顺畅，何来鼻塞？

第五，天井是防风抗邪之处。在屋外容易伤风着凉，在天井就很安稳，老宅故居多天井，老人居住长寿命。

《黄帝内经》讲："虚邪贼风，避之有时。"避在哪里呢？就在天井。

室内太阴，室外太阳，室中天井就是半阴半阳，既可以吹到风，又可以采到阳，而且还不会挨到寒，受到凉。

故天井穴是养生要穴，是慎风寒理想之点。平时有事无事拍打天井，搓揉肘部，或帮患者按摩时，用肘劲，天井劲，等于自开鼻窍，自纳清气，自破结块，自消痹阻，自去肿胀，自排浊水，自吞自吐，自娱自乐，自由自在，自己动手，健康自有。

【穴道小贴士】

天井：肘外大骨后，肘上一寸，辅骨上两筋叉骨罅中，屈肘拱胸取之。甄权云："曲肘后一寸，叉手按膝头取之。"手少阳三焦脉所入为合土。三焦实泻之。《素注》针一寸，留七呼。《铜人》灸三壮。《明堂》灸五壮，针二分。

主心胸痛，咳嗽上气，短气不得语，唾脓，不嗜食，寒热凄凄不得卧，惊悸，瘰疬，癫疾，五痫，风痹，耳聋嗌肿，喉痹汗出，目锐眦痛，颊肿痛，耳后臑臂肘痛，捉物不得，嗜卧，扑伤腰髋疼，振寒颈项痛，大风默默不知所痛，悲伤不乐，脚气上攻。

第290篇　清凉三焦之穴

古巴，是北美加勒比地区最大的岛国，是世界产糖国，种植甘蔗铺天盖地，号称"世界糖罐"，乃世界上"最甜的国家"。

一甘蔗园的榨糖工，逢到甘蔗收获的季节，收甘蔗收到肩肘劳损、发炎，肘痛难以旋转。好像车子开过度后机箱发烧，不能再开了，人劳力过度后，关节发炎，也动不了了。

这时，要冷却清净，要将车开到休息站。要让滚烫的关节恢复清净，那就找肘上的清冷渊，此穴就是肘关节冷静休息的要穴。

风伯帮榨糖工点刺完清冷渊后，随即郁热透出，恢复灵活。

《点穴神书》上记载：清冷渊，又名清冷泉。

《道德经》曰：心似渊。深渊有清净清凉之意，能够让人冷静，故一切炎火燥热之症，逢清冷渊，都可以得到平息。

弘一大师有首《清凉歌》曰：

清凉月，月到天心，光明殊皎洁。今唱清凉歌，心地光明一笑呵。

清凉风，凉风解愠暑，气已无踪。今唱清凉歌，热恼消除万物和。

清凉水，清水一渠，涤荡诸污秽。今唱清凉歌，身心无垢乐如何。

清凉，清凉，无上究竟真常。

这首《清凉歌》堪称是清冷渊穴性穴意淋漓尽致的诠释。它可对付暑热，可以驱逐烦闷，有助于神躁得藏，有益于心浮得定。

佛曰慈悲，道法清净。人的心境越慈悲，人越寿长。《因果十来偈》曰：长寿自慈悲中来。人的心神越清净，命元越伸展，生命越稳定。

而清冷渊，就是让人清净稳定冷静之要穴，堪称稳定情绪要穴。那些心血来潮，血压升高，怒发冲冠的患者，刺清冷渊可降压。

一血压高，头痛欲裂的患者，尿黄赤，刺清冷渊后，压力下降，头痛消失，尿赤转清。

凡热铁块，丢入清冷的渊中能凉降。故清冷渊善治火热之症。故古人云：清冷渊善治痤疮。

清冷渊又名清凉渊。一少年喜食烧烤之物，满脸痤疮。清冷渊放血后，疮平包散。故肝郁化火者，清冷渊主之，阳明热炽者，清冷渊亦可医。

一中午咳嗽剧烈，闻到烟味、吃到爆炒之菜皆咳的患者，所谓日咳三焦火，夜咳肺间寒，即知其三焦起火，那就找三焦经的清冷渊，此穴专降火，点刺完后，热咳解除。

可见，清冷渊不独为肘部发炎而设，三焦表里内外如燎原之火，清冷渊负责清洁冷静也。

由于它是渊穴，渊穴善通利水道，渊是清冷的，所以对尿道炎、尿刺痛、尿频急，尿凉者，在清冷渊艾灸，膀胱蓄冷能化；尿赤热者，在清冷渊针刺，膀胱火热能出。

此穴堪称三焦经上能调水液代谢之要穴也。有各种通天彻地的功能，学子应当深挖不止，如开渊可得井泉也。

【穴道小贴士】

清冷渊：肘上二寸，伸肘举臂取之。《铜人》针二分，灸三壮。

主肩痹痛，臂臑不能举，不能带衣。

第291篇　消落炎火之穴

古巴，其地理环境极有利于烟草的生长，它的雪茄闻名世界。在喜庆集会上，人们常常载歌载舞，欢乐抽吸。

在盛大的古巴狂欢节里，人们激动、热情、奔放。这是古巴最大的节日之一。

一位舞者，喝酒后跳舞，激动过度，居然身不由己，像发狂了一样，四处暴走高歌。

众人赶紧将他按下，几个人都按不住，又被甩开。

风伯一个健步上去，针刺他的消泺穴，顿时像浇一盆冷水，整个人冷静正常下来，还问刚才发生了什么事。

众人才松一口气，哈哈大笑，纷纷想知道此中道理。

风伯说："中国人讲乐极生悲，凡物都不可以太过。范进中举，乐过度了就会发癫狂。所以乐字加三点水，等于以肾水来济心中乐过度的火。在古籍中，把泺字解为湖泊之意，水流下为泺，它的音就是落雨下落的落，它能让高涨狂欢的情志如退潮消减下落，故此穴乃解热奇穴，镇心要穴。"

众人听后，豁然开朗。

《点穴神书》上记载：消泺，能消解火热，令乐极过度、狂喜不止的激动状烟消云散，像自由落体那样落下来。

人不喜乐，要找心包，喜乐过度，就要弄三焦。三焦可以将亢盛的情志分消于上中下。

一小孩，老容易傻笑，自从针刺消泺穴后，傻笑的表情就少了。

一考生，拿到录取通知书，被重点学校录取，达成所愿，居然手拿筷子发抖，止不住。针刺消泺穴后，激动过度的症状就消停了。

消泺，它是中药贯众的一个小别名。凡瘟疫流行，只需将贯众置水缸中，饮此水，便可消除传染，故有贯众消瘟疫之称。

人体的消泺穴就是贯众，那些病菌病虫繁衍，生长得很迅猛，就按消泺穴，能使炎症消减，让涨潮的病势退落，故名消泺。

【穴道小贴士】

消泺：肩下臂外间，腋斜肘分下。《铜人》针一分，灸三壮。《明堂》针六分。《素注》针五分。

主风痹，颈项急，肿痛寒热，头痛，癫疾。

第292篇 臑肉会集之穴

世界最盛大的嘉年华在古巴。古巴人都喜欢在此时订做新衣服，歌舞升平，举行盛大游行，像中国的元宵游龙一样。

一位古巴汉子，肩抬重物，游行到一半就肩痛肢麻，力不堪重物。

风伯说："人生三不祥：力微负重，智小谋大，德薄位尊。如果你的力量、智慧、道德都不够时，就要学大鹏，见机而行，蓄力待发，储够力量，才可以扶摇而上九万里。

人的力量就储蓄在肌肉里，身强体壮，首先是肌肉有力，有力叫健壮。人需要力量，就需要肌肉去支撑。如钢筋无水泥支撑，就无力量，骨架没肌肉支撑，就担当不起。而臑会穴，正是补肉添力，聚精会气之穴。"

风伯帮他推拿臑会穴，肩周松解，再抬重物，居然不费力，臂痛肢麻之症俱除。足见臑会穴，乃添肉补力之要穴也。

《点穴神书》上记载：臑会，即三臑之会。它是手阳明的臂臑、手太阳的臑腧、以及手少阳的臑会，会和会师在上臂。

臑的古义即是动物前肢，故臑会穴，善发达前肢，雄强肩背。勤拍打此处，可壮肺魄，增臂力，助肩担。

一年轻小伙，做快递，原本担五七十斤就扛不住，学会用药酒拍打臑会穴，半个月后，扛九十斤都没问题。

有一老人，肩臂酸无力，难以向上举，连梳头都成问题，拍打臑会后，就不再忧虑，因它能增强臂力也。它在肩头下三寸，是汇聚精力之要穴，打网球、投实心球、铁球，需要强大的臂膀，而臑会无疑就是治疗手无力、肩周炎、肩臂颈肩综合征的理想之穴。

道家修士认为，肉不汇在一起就没有力量。所以臑会可以倍力气，相当于补中益气汤。

一劳倦乏力的老人，艾灸臑会后就浑身是劲，积极阳光。

但是，肉如果汇集过度，堵塞拥堵，就会形成硬结，比如瘿瘤瘰疬，这叫人体多余之累赘，而臑会可以消除累赘，消散病理产物。

一妇人，脖子长一蛋黄大痰核包块，刺臑会后，日渐消小，不到月余，消无芥蒂。

臑会可双向调节，缺肉力选它，肉凝结不松也选它。

【穴道小贴士】

臑会（一名臑交）：肩前廉，去肩头三寸宛宛中。手少阳、阳维之会。《素注》针五分，灸五壮。《铜人》针七分，留十呼，得气即泻，灸七壮。

主臂痛酸无力，痛不能举，寒热，肩肿引胛中痛，项瘿气瘤。

第293篇
髎可疗废之穴

巴哈马，有近千个珊瑚岛，是加勒比海著名的千岛国。此地风光秀美，景色怡人，堪称度假圣地，全国有一半以上的人都在从事旅游业。

一位潜水旅游公司的导游，在海滩上，手不能高举，痛得没法再入水。

风伯说："手不能向前搭肩，要找阳明经；不能向后摸腰，要找太阳经；不能上举梳头，要找少阳经。"

这是明显肩重不能上举，于是帮她点揉少阳三焦经，行人体上臂正中的要穴——肩髎。此穴善疏风通络，活血止痛。

只见，肩髎穴点通后，导游轻松将手上举，若无其事。

她不禁惊叹："中华穴道神奇！比海底的珊瑚礁更艳丽！"

《点穴神书》上记载：肩髎穴，肩部的缝隙骨空，人体肩能扬举展收，好像胶钳口可以开合一样。当胶钳口缝隙为锈迹所阻，开合辛苦，严重者废用。当肩部髎穴被瘀血痰湿所阻，轻则重痛，重则废用。

故中医经典古籍讲"髎主废"。这髎穴，能够治疗关节痿废之患。

像口禾髎，就主口废；耳和髎，就主耳废；肩髎主肩废；颧髎主面瘫；瞳子髎主眼废；肘髎主肘废；巨髎主肠胃废；素髎主呼吸痿废；上中下髎主腰部瘫废，久病在床；居髎主股骨头坏死，旋转不利索。

总而言之，髎穴能起瘫痿，助灵活，有益气血流通，治疗中风偏瘫，好像木偶无绳穿过孔隙，提携不了一样。

《黄帝内经》讲："上古有真人者，提挈天地，把握阴阳，呼吸精气，独立守神，肌肉若一。故能寿敝天地，无有终时，此其道生。"

人体就靠髎穴去上应天气，如同木偶靠髎孔来穿线摆弄，因此灵活多姿。

《针灸甲乙经》讲："肩痛不举，肩髎主之；肘废不曲，肩髎主之。"

可见，髎穴真乃疗愈废疾之要穴，髎通、疗愈、疗伤。

【穴道小贴士】

肩髎：肩端臑上陷中，斜举臂取之。《铜人》针七分，灸三壮。《明堂》灸五壮。

主臂痛，肩重不能举。

　　加勒比海的海水，清澈透亮，在阳光普照下，珊瑚礁发出光彩夺目的美丽颜色，红黄蓝白紫绿，各色浮光跃金，让人大饱眼福。

　　突然，一位老人，眼睛暗黑，像舞台落幕一样，一下看不见。这叫暴盲。

　　老人一屁股坐在地上，惊慌失措地喊到："我的眼睛，怎么看不到东西了？！"

　　风伯闻声，用回春指帮他点揉天髎。此乃髎孔被痰湿污垢遮蔽，似乌云盖顶，不见天日。此穴可拨开云雾见青天。

　　不到盏茶功夫，老人露出了笑容，好像原本落幕的舞台，重新开幕一样。

　　《点穴神书》上记载：天髎，在胸腔脊上。天者，光明也，日月所居。人体双目为日月，日月合明也。故，天髎主双目为云翳所遮。

　　又人体躯干分天地，胸腔为天，腹腔为地，胸膈为人。由此可见，天髎调呼吸天气，居髎调运动地理，膈俞调消化食纳。

　　天髎位居胸腔，善宽胸解郁，治咳嗽气逆，能清热除烦，解胸中热满。

　　一患者，烦闷不可解，彻夜难眠。拍天髎穴后，胸中闷堵感一下空掉，好像海阔凭鱼跃，天高任鸟飞一样。

第十二卷　手少阳三焦经

这天髎穴，有拓宽胸腔之功，具宽胸解郁之效。

由于它在人体上部，故，手不能上举，颈不能上拔，胸往下塌，天髎可以像打井取水一样，从高处提拔，好比补中益气，有利于升举，使清阳出上窍，浊阴全部往下掉。

这可是天字第一号的髎孔！

【穴道小贴士】

天髎：肩缺盆中，上毖骨际陷中央，须缺盆陷处，上有空，起肉上是穴。手足少阳、阳维之会。《铜人》针八分，灸三壮。当缺盆陷上突起肉上针之，若误针陷处，伤人五脏气，令人卒死。

主胸中烦闷，肩臂酸疼，缺盆中痛，汗不出，胸中烦满，颈项急，寒热。

第295篇 通天窗牖之穴

巴哈马群岛，气候温和，处于热带海洋，隆冬如夏日，常年郁郁葱葱，阳光普照，故有"六月岛"之美称。

这里的鸟都特红火，叫火烈鸟。它们有着长长的腿脚，像鹤一样，能轻松地立在水中间，成群结队在一起。

一位火烈鸟摄影者鼻塞，他被粗鲁的鼻鸣音搞得心烦意乱，摄影作品里都可以听到粗糙之音。

风伯说："这简单！"教他按天牖一穴，按完后，现场鼻音短促变细长，呼吸浅躁变深沉。

原来这牖，有窗户之意，《黄帝内经》讲："独闭户塞牖"，就是郁闷者常干的。《道德经》曰："凿户牖以为室"，就是开创者的精神，代表披荆斩棘，以有尺寸之地，创业艰辛不容易。

故知天牖一穴，有开创、开窍、开解郁结、开朗、开心之意。

推窗能纳气，窗乃房之七窍也，推天牖，就等于开窍纳气。

《点穴神书》上记载：天牖穴，与天窗穴意思相同，凡窗有三大功用。

第一，通风透气，故鼻塞、胸闷，取天牖。

一患者胸中烦闷，老觉得吸不进气，天牖穴搓活络油，随即郁解闷消。

第二，窗户还可以采光，引阳入室，天牖穴近邻面部，可主眼目光明之失。

一老者，目暗少光辉，不敢走远。按天牖穴后，如擦窗屋更清，开牖家更明，从此眼中看得更远，走得更稳。

真是触目不见道，运足焉知路。老人眼目不好使时，走路就不敢走远了。

第三，窗户又可以接通外在的鸟语花香，窗户闭住，清脆的音声就进不来。大自然的天籁之音，从窗明几净里传到室内，天牖穴靠近耳朵，它除了助鼻采气，助目采光，还有助耳采音之效。

一大叔，喝酒后耳朵嗡嗡响，不闻音声。此为痰浊蒙清窍，使窍失敏锐，点揉天牖穴后，耳清听爽，音声能彰。

道家修士认为，天牖穴，就是通天气的，像车的顶窗，当情志波动，风木动摇时，人七窍冒烟，好像厨房油烟重大，闻着呛鼻，这时赶快打开抽油烟机，烟雾抽空，则房室恢复清凉。而天牖穴，正有缓解七窍冒烟，平息怒火上头之效。

它又属于少阳三焦之经，通少阳胆，乃戒嗔怒之要穴！

【穴道小贴士】

天牖：颈大筋外缺盆上，天容后，天柱前，完骨下，发际上。《铜人》针一寸，留七呼，不宜补，不宜灸。灸即令人面肿眼合。先取譩譆，后取天容、天池，即瘥；若不针譩譆，即难疗。《明堂》针五分，得气即泻，泻尽更留三呼，泻三吸，不宜补。《素注》、《下经》灸三壮。《资生》云："宜灸一壮、三壮。"

主暴聋气，目不明，耳不聪，夜梦颠倒，面青黄无颜色，头风面肿，项强不得回顾，目中痛。

第296篇　耳后屏翳之穴

牙买加，境内多清泉流动，有巍峨的蓝山山脉，堪称泉水之岛。

一位游客，在水瀑上漂流，飞泻而下，兴高采烈，激动过度，加上水寒入体，一下子耳朵听不见，急得像热锅上的蚂蚁。

风伯伸手帮他点翳风穴，不到盏茶功夫，窍通神开，气机条达。原本着急焦虑的样子，一下子就舒缓。

风伯说："河水流经狭隘渠道，就会冲击隆隆作响，一旦流进宽畅的河面，就会平静，不再喧哗。"

翳风穴，就能将翳障住风气流通的病象破解开来，令紧张的情志变松缓，使肝胆经情志得到舒畅。这可是一个松解肝胆心情的要穴啊！中医认为，风气通肝，肝管情志，为厥阴风木。

《点穴神书》上记载：翳风穴，与风池相平，能医风疾。譬如迎风流泪、风寒耳鸣、吹风流涕、风寒头疼、风湿关节痛、风火眼疾、风痒烦闷，翳风穴皆可驱散风邪，它有通窍复聪之效，具发汗解表之功，有流通气血之能。

一位患者，得了化脓性中耳炎，耳痒难耐，点按翳风穴，耳窍开，排泄脓水增强。清空耳道翳障，清风灌进来，就恢复了耳朵的利索。

道家认为，气动为风，风穴都自带流通气血之功，比如，风池、风府、风市、风门、秉风等，耳后的翳风穴，勤揉勤点，可以为肌表敷布一层羽翼般的卫气，保护脏腑，避免虚邪贼风入侵。

一小儿十天半个月就要感冒一次，自从做了小儿推拿，揉翳风穴后，弱不禁风之象得解，容易感冒的情况也没有了。

故道门修士，以按耳后翳风穴，为防风防邪要点。

本穴又能开气郁之闭，故，一切抑郁、自闭导致气血当升不升，当降不降，如同被邪气阻挡遮蔽，这时选择翳风穴，令通身气活不滞，血活不郁，气通血活，何患病疾不愈？

【穴道小贴士】

翳风： 耳后尖角陷中，按之引耳中痛。《针经》先以铜钱二十文，令患人咬之，寻取穴中。手足少阳之会。《素注》针三分。《铜人》针七分，灸七壮。《明堂》灸三壮。针灸俱令人咬钱，令口开。

主耳鸣、耳聋，口眼㖞斜，脱颔颊肿，口噤不开，不能言，口吃，牙车急，小儿喜欠。

第297篇 炽热血泄之穴

牙买加盛产椰子。

一位小伙子，爬椰子树时摔下，头部磕伤，从此落下手脚莫名其妙抽动之症，常身不由己，众医束手。

风伯路过椰子摊，小伙儿刚好抽动病发作。

《黄帝内经》曰："筋脉相引而急，病名曰瘛。"故选择瘛脉刺血。于是在小伙的耳后青筋暴动之处刺血，随即热胀感全消。

真是热随血去，躁因血平。

小伙儿高兴地打开椰子，请风伯吃一顿，从此抽动病象居然迎刃而解，不再发作。

《点穴神书》上记载：瘛脉者，抽搐，持重，紧急的时候，此穴会血脉暴露，青筋横出，严重者，大脑失控，神魂颠倒。

一小孩，受惊后发抽，在耳后瘛脉看到明显青筋隆起。

《针灸大成》经穴歌曰："瘛脉青，小儿惊。"

古人见耳后瘛脉穴青筋显露，乃受惊抽动症的反应，一旦点刺出血后，就会头首轻松，抽动消去，不再发作。

又一小儿，发烧后神识昏沉，手足抖动，服用羚羊角粉，烧退了，手还在摇，遂在瘛脉穴上刺血，摇动、抽动之象即解。

道家修士认为，人在惊风癫痫火热发作时，必是血脉怒张，严重的青筋横起，头脑灼热，如蒸馒头，这时刺络放血最有效果。它能使狂热随血出，符合诸热瞀瘛，皆属于火，诸躁狂越，皆属于火之意。

一血压高到一百八的患者，狂躁到把上衣脱了，睡在地板上，热盛还不能下降。即刻在耳后瘈脉穴刺血，血压遂降，狂热立止。

可见，瘈者，赤也，又炽也，火热炽盛之象。脉者，心所主，诸痛痒疮皆属于心也。所以瘈脉对于血管炎、血脉栓塞、皮肉长疮、丹毒流行，但见局部红肿热痛者，瘈脉点刺放血，皆可缓解。

瘈脉穴乃缓解热赤、怒张动火、血脉喷张之要穴，多用刺络放血法，效果顶呱呱！

【穴道小贴士】

瘈脉（一名资脉）：耳本后鸡足青络脉。《铜人》刺出血如豆汁，不宜多出。针一分，灸三壮。

主头风耳鸣，小儿惊痫瘛瘲，呕吐，泄利无时，惊恐，瞢瞀目睛不明。

第298篇
以首治胃之穴

金斯敦是牙买加的首都，名胜古迹繁多，花草芬芳，绿树成荫。

在一场结婚典礼上，新郎耳朵嗡嗡响，几天几夜都没睡好。此乃激动兴奋过度，颅脑得不到很好休息。

风伯帮他按颅息，按完后呼吸深沉，当即昏昏欲睡，随即倒在椅子上，呼噜呼噜地大睡一觉。一觉醒来，什么耳朵响都没有了。

新郎开心地说："还以为耳朵坏了，原来是没休息好。"

风伯说："生病起于过用，若不透支身体，何来病苦灾疾？"

《点穴神书》上记载：颅息，颅者，颅脑也；息者，休息、气息也。凡颅脑缺氧，引起头晕目眩，按颅息即愈。

一小孩，屡发癫痫，按颅息后，发作几乎不见。原来癫痫是颅脑缺氧，颅息能令颅脑氧气充足。

颅息又称解神穴，神经紧张，它可以缓解松解，这穴位正在颅脑侧卧头枕之处。它是安眠要穴。

一木工，入睡障碍，十点上床，到十二点还没睡着，焦虑得直掉头发。自从点按颅息穴后，十五分钟就睡着了。睡前按颅息，有助于颅脑休息，从而使气血休养生息。

一小儿，摘龙眼时从树上掉下来，头部震荡，老如针扎一样痛。点按颅息后，脑部气血流通，气息供养充足，瘀血就被带走了，疼痛也就不见了。

足见，颅息是一个行颅脑气、去颅脑瘀的要穴！勤点按，可以防止颅脑肿瘤、包块、积水。

颅息穴，相当于通窍活血汤，它能通窍活血，熄风止痛。

俗云：懂得息事宁人的人命长，颅息可以平息心意识的火，防焦上脑，清心脑之火焰，令心神静息。

一鞭炮性子的屠夫，人一疲倦，三言两语就爆粗口，人跟他讲话没几句就得分开。自从点按颅息后，发现粗口少了，烦躁减了，怒火息了，整个人显得精神焕发，生意兴隆。

《道德经》曰："清静为天下正。"颅脑一静息下来，精神就充满。

《清静经》曰："人能常清静，天地悉皆归。"之所以气不足，神无力，人疲倦，几乎都有一个共因，就是清静不下。

一反胃患者，吃什么都吐，这是颅内压增高，身体不受物。点按颅息后，松解压力，呕吐、胃吐消除。

一小儿，面黄肌瘦，家里从不缺吃缺喝，却没胃口，长不高，屡用消食开胃药，皆乏良效。点揉颅息后，颅脑增氧，五脏六腑都振奋起来，多年厌食消除，迅速拔节增高。

颅脑像电路板，像发动指挥器，一旦引擎发动，整辆车都呼哧呼哧有力。一旦脑中增氧，火力够，五脏六腑仿佛有了英明领导，

颅息能治疗顽固厌食症，道理就在这里。正如长流水注入的池塘，水清鱼灵，即便气候变化，鱼儿也健康成长；而死水中的池鱼，一旦缺乏打氧，天气一剧变，纷纷翻肚皮，浮上水面，大力张口，呼吸不够。

所以，一切肠胃消化、气血疾病，若非寻到颅息，岂能根本治愈？常言道，开心悦脑，便是指开心的膻中，跟悦脑的颅息，都得到松解。

这地方兴奋振作，颅脑有喜悦，鼻孔纳气量就足，消化就好。此以头首治肠胃也，若非精通医理，断不能推出如此精辟理论。

【穴道小贴士】

颅息：耳后间青络脉中。《铜人》灸七壮，禁针。《明堂》灸三壮，针一分，不得多出血，多出血杀人。

主耳鸣痛，喘息，小儿呕吐涎沫，瘛疭发痫，胸胁相引，

身热头痛，不得卧，耳肿及脓汁。

第299篇　福泽子孙之穴

巴拿马，有鱼乡之称。境内巴拿马运河，可以连通大西洋跟太平洋，乃国际海运重要通道。

这里桥梁众多，有世界桥都之称。

一桥梁工程师，在施工现场，夜以继日，为督促工程进度，人常热火上头，面红目赤，音声沙哑，咽喉肿痛，这次严重到话都讲不出。

风伯说："此乃火气上头，耳后络脉必定怒张。"

一看果然，角孙穴周围青筋暴起。风伯帮他刺络放血后，咽肿如梗消失，声音清亮恢复。

桥梁工程师惊讶得合不拢嘴，居然有此等疗愈身心医学，实乃世所罕见。

风伯笑着说："你搭好桥梁，可以让两岸车辆对流，不至于烦热急火，我通过点按穴道经络，可以沟通内外气机，如同搭桥建梁，身心的瘀热就被带走了。"

桥梁工程师听后，再次佩服得五体投地。

风伯说："古中国道家修炼的搭鹊桥，以及奇经八脉人体的跷脉，还有气血循环任督的河车运行，都跟建桥通路穴道文明大有关系。"

《点穴神书》上记载：角孙穴，正对耳上角，有众多细络孙络连属。凡脑部压力变大，火气上头时，此处血脉会变粗变大，一点按此穴，随即松解。

故，凡牙肿、目肿、脸肿、唇肿，但见炽热之象，点按角孙穴，可分解角斗之压力，从孙络中泄去。若再配合耳尖放血，无有不愈。

一头皮长疮的患者，疮常流黄水，黄水乃热也。角孙处点按，加耳尖放血，疮口就下瘪，结疤脱落。

角孙对《黄帝内经》讲的"诸痛痒疮皆属于心"的病痛效果良。

又一满面痤疮患者，点揉角孙穴后，痤疮变少，点揉合谷穴后，面疙瘩消平。

道家修士认为，凡勾心斗角会引起颅脑暗耗，从而让精子、卵泡变少变小，影响到传宗接代。

所以一般绞尽脑汁、挖空心思算计他人之人，常常后代不是很好。

这角孙穴，在脑首，提示心脑勾心斗角，就会绞杀后代子孙。明白此穴，断可以享祖上德，留子孙福啊！

此穴之真实意，可让人避免眼前无路想回头，背后有余忘缩手的陷阱。

故聪明智者归田园，留有余不尽，才是长远为子孙计。

【穴道小贴士】

角孙： 耳廓中间，开口有空。手太阳、手足少阳之会。《铜人》灸三壮。《明堂》针八分。

主目生翳肤，齿龈肿，唇吻强，齿牙不能嚼物，龋齿，头项强。

第300篇　一切带门之穴

南美洲，有世界第一大河——亚马孙河，是世界上流域面积最广、流量最大的河。世界上有九分水流入大海，亚马孙河占其中一分。亚马孙河以流量大而闻名于世。

风伯在雨林间穿行。有位土著人，曾受到雷电惊吓，耳不能闻音声，旁人要叫很大声他才隐约听得见。

风伯说："把门关上，虽声音在外，里面难听也。"遂帮土著人点按耳门穴，可以纳音入耳，开窍通脑。

按完后，周围人大声问："好了没有？"

土著人赶紧捂住耳朵说："别那么大声好不好！"

大家听完后乐哈哈，第一次见识到点按身体特殊部位可以疗愈疾病的神奇医学！

风伯这种手法迅速在土著人群中流传开，他们定义为"点按开关医学"。

《点穴神书》上记载：耳门，耳朵的门户，音声从此进，浊阴从此出。

一老者，耳中蝉噪有声，耳背，刺耳门、听会，耳鸣消退，音声清亮。

一少年，游泳后耳朵进水发炎，耳痛流脓，刺耳门，排出脓水，耳痛得愈。

道家修士认为，门者，开关出入之要害也。门若闭塞，则出入不得，功能尽废。耳门穴，就在耳洞出入的门户那里，它有助于纳音反思。

常言道"左耳进右耳出"，乃不能耳提面命，记忆不深也。点耳门穴，可加强音声入脑能力。

有一小孩多动，总是不能认真听课，上课分神，点按神门跟耳门后，精神专注，耳朵能听讲课，可以专心思考。

门又能解表，带门的穴皆主开合。

譬如，哑门穴，风寒束表后，声音不出，就找哑门。

石门，不孕不育，精元像被石门闭锁，就点这里。

云门，肺呼吸像吞云吐雾。此门闭，则吞吐不利，此门开，则吐纳畅快，云门主气郁气喘也。

更有梁门、关门、太乙门、滑肉门，有助于膏粱食物层层穿行，像乙字一样游动滑动，由上往下，层层推进，好像螺丝。故，此四门主便秘、肠蠕动力量差、肠梗阻诸症。

更有冲门，气血冲动，有没有冲劲，能不能破门而入，就要弄此门。

尚有箕门，是垃圾回收站，将垃圾打包送出去之门；神门，神往来之门，神识异常之门户也；

风门，风邪入侵身体的一道门；

魂门，魂牵梦系，三魂七魄变化之门，是多梦的要门；

肓门、殷门，专门增加骨髓油跟肌肉的门户，脾肾并补也；

金门，非常稳固，稳定性极强的门，藏金纳宝之门，如书本重要，藏之名山，放之金柜；同时金字架稳定最好，故金门主亏虚，下盘无力，炼千斤坠、金钟罩，就要在这里用功。

幽门，食物可以下达九幽之下，而不会反逆到咽喉食道；

郄门，病的很深，心绞痛，痛入骨髓缝隙之门；

液门，液体循环三焦上下之门；

京门，这是一扇大门，大胆之门，大气之门；

章门，脏会也，打开五脏障碍之门，四面有障碍，此门可通开，一切痞塞郁气之门，相当于中药路路通，疾病堵塞经络，令五脏元真不畅，就取章门；

期门，非常守信用之门，凡发作性疾病，选取此门，跟日期有关的，也在此门下手。

总而言之，门穴，能沟通表里，对流内外，畅达上下，连络虚实，平调寒热，疏理阴阳，是人体重中之重的穴位。

如空调房，一门之隔，外热内冷，所以外邪闭表，恶寒发热，选取门穴，就能破门而入，解表一身轻。

古人把汗孔叫鬼门，汗孔的开合就像门一样，开鬼门就叫发汗，人体所有的门穴都具有发汗作用，都能排出不同程度的病邪鬼怪。

比如，命门排腰肾之寒湿；石门去肚腹之坚聚；哑门散颅脑之湿郁；云门畅心肺之郁闷；梁门、关门、太乙门、滑肉门，总理肠腹之阻结；冲门负责冲开脾湿；神门，能够开门到家里睡好觉；风门，能使清气入脑，排掉清阳在下则生飧泄的风气，此门如清风见爽，让人精神，如春风又绿江南岸，如春风吹又生；魂门，能定魂，将鬼怪的想法念头送出门外去；肓门、殷门，使身体精油殷实，而令痰油燃烧泄走；金门，令脚踝如布金钟罩，不惧寒湿扰；幽门，使胃中梗塞消除；郄门，令诸骨孔不闭，使得孔隙之间相互通气；液门，使水液能互相对流，浊水能从三焦决渎排走，而无积液；耳门，令音声能沟通；京门，使胆气不闭郁，令音声洪亮；章门，令五脏元真通畅；期门，使胸胁郁结破除。

总而言之，门穴高深莫测，不可思议。

门户，乃一个家庭、一个公司、一个人的门面重要展现。门穴正是人精气神的体现！

耳门：耳前起肉，当耳缺者陷中。《铜人》针三分，留三呼，灸三壮。《下经》禁灸，病宜灸者，不过三壮。

主耳鸣如蝉声，聤耳脓汁出，耳生疮，重听无所闻，齿龋，唇吻强。

第 *301* 篇
和解少阳之穴

巴拿马人的刺绣工艺，堪称一绝！他们喜欢刺巨嘴鸟图像，各种奇特缤纷的刺绣，展示出巴拿马人精益求精的面貌。精工的绣品，体现民族精神风貌。

一位绣娘，长期刺绣，眼花口干，耳朵还痛，真是五官不调，形神枯槁。

风伯说："不要把刺绣当做是换取米粮的工作，要看成是精神寄托与追求，实现人品质提升的阶梯。匠工跟艺术家就在这里分别。"

绣娘听后，似懂非懂。

风伯帮她点揉耳和髎穴，此穴在眼耳鼻口舌之间，能通调五官，是髎孔里的和事佬。

眼花耳鸣、咽干口燥，就找到靠近耳朵边的耳和髎，它可通调五官，和谐七窍。

自从绣娘按完耳和髎后，咽喉滋润，眼目有光，耳痛不再。

怎么一穴有如此奇效？她惊讶不已。

风伯说："这跟你心态转变关系很大。我们中华文明讲究乐此不疲，把工作当做艺术爱好，你可以干一辈子都不疲劳。把工艺看成生活所迫无奈，你干半辈子就身残体衰。你看我，玩一辈子穴道，也没玩出身心毛病来，也没有玩出疲劳，因为我爱穴道。爱是疗伤圣药，爱乃愈病奇方。并非你七窍病痛失疗，实乃你对事业爱的缺少！"

这位巴拿马的绣女，立即破迷开悟，当下立地成家，由绣工转变为刺绣家，从此绣出来的作品闻名天下，王公贵族莫不争相拥有为荣。

原来绣工跟绣家，病痛与健康之间，只隔一道爱的桥梁。

可见，人品不提升，作品始终有瓶颈；人品一提升，作品必将不可思议，无有极限！

《点穴神书》上记载：耳和髎，穴在耳门稍上，主耳失聪，凡听力下降，就取耳和髎。

一小伙儿，游泳后耳朵嗡嗡响，闻声失常，按耳和髎后释放耳朵压力，得到调和，闻声重新恢复。

耳和髎，面临脸颊，人体颅首抛下来的龙脉在脸颊展开，耳和髎便能控制脸颊情况。故老人斑、脸面皱纹多，按耳和髎，可调和斑皱。

又耳和髎下连嘴角，严重的牙痛牵引到耳痛就按耳和髎，可以调和耳牙问题。

道家修士认为，音声相和，出音的是嗓门，听声的是耳朵，嗓子干哑、耳朵痛，耳和髎可以同时调和调理。

一位患者，开摩托车撞伤耳朵，引起耳部流脓水，一阵阵发痛，点按耳和髎后，排出脓水，阵痛消失。

可见，凡牵引着急，谓之不和，不和者，用和穴主之，耳和髎是也。

《伤寒论》上，小柴胡汤主口苦咽干、目眩，是和法代表，少阳经里的耳和髎，正是小柴胡，调上焦，给上焦带来和平。

一患者，感冒后口苦咽干、目眩，默默不欲饮食，心烦喜呕，按揉耳和髎后，居然闻香知饥，眼目明亮，耳朵清利，心情愉悦。

原来耳和髎，乃偏头痛小柴胡也。

故宫有太和殿、中和殿、保和殿，有乾清宫、坤宁宫，有交泰宫，而三焦经的耳和髎穴，正位于头首上下左右之中，正是保和安宁要穴，是调神理想之穴！

【穴道小贴士】

和髎：耳前锐发下横动脉中是穴。手足少阳、手太阳三脉之会。《铜人》针七分，灸三壮。

主头重痛，牙车引急，颈颔肿，耳中嘈嘈，鼻涕，面风寒，鼻准上肿，痈痛，招摇视瞻，瘛疭，口僻。

第302篇　丝竹中空之穴

巴拿马有个多拉岛，盛产极品珍珠。英国王室珍藏的上等珠宝，以及世界上流梦寐以求的稀世珍珠，常产于此处。

一位小影星，在拍片中突然双目上吊。此小儿天吊风，乃风火相煽，应当立即排空。

风伯在小儿的丝竹空穴搓按后，通透脑热，吊眼平复，神归正常。

《点穴神书》上记载：丝竹空，丝竹者，管弦乐器也，里面有诸多孔洞，能通风透气。此穴在太阳穴周围，能透阳火上头，风火相煽。

一对夫妻，生气后七窍冒烟，妻子倒地晕厥，急按丝竹空，像管弦乐器用孔排掉浊气，迅速苏醒过来。丝竹空有调和表里之功。

它靠近眼睛。通过揉按丝竹空，能让双目空灵，缓解电光性眼炎、视神经萎缩。

一电焊工，眼目胀痛发炎，疲劳得不能睁开，点按丝竹空后，眼疲劳缓解，畏光羞明感消失。

丝竹空又在眼角周围，这地方老化的鱼尾纹容易爬上来，常搓按这里，可以缓解脸上皱纹。

一妇人，年过半百，鱼尾纹遍满，自从点按丝竹空后，皱纹减下来了。

丝竹空在太阳穴周围，可以给头面充气，能让脸颊饱满若晴空，而无半点皱纹。

丝竹空靠近眼睛，可以平息风火，治疗眼莫名其妙跳动不安。

一小儿，考试前期老眼皮跳，此三焦经紧张焦虑过度。揉丝竹空，眼皮跳动现象就化解了。

道家修士认为，丝竹空，能缓解心狂越，神乱飞。

《笑傲江湖》里，受内伤跟情志困扰的令狐冲，因为得到绿竹翁琴箫的调和，平复了情志。足见，七情病，听曲可消愁，闻笛能悦志。

这丝竹空，就可以松缓神经，免除颅脑较劲，从而有身心轻安，通体舒泰之效，它是疗伤要穴、开窍奇穴！多按这里，可以舒缓神志，使主明则下安，万病消散。

【穴道小贴士】

丝竹空（一名目髎）：眉后陷中，手足少阳脉气所发。《素注》针三分，留六呼。《铜人》禁灸，灸之不幸，使人目小及盲。针三分，留三呼，宜泻不宜补。

主目眩头痛，视物𪾣𪾣不明，恶风寒，风痫，目戴上不识人，眼睫毛倒，发狂吐涎沫，发即无时，偏正头痛。

第十三卷
足少阳胆经

足少阳胆经穴主治

《内经》曰："胆者，中正之官，决断出焉。凡十一脏，皆取决胆也。胆为青肠。"又曰："胆为清净之府。诸腑皆传秽浊，独胆无所传道，故曰清净。虚则目昏，若吐伤胆倒，则视物倒植。"

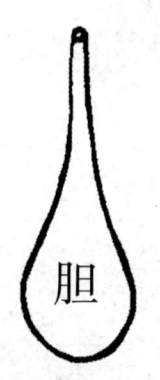

脏腑图

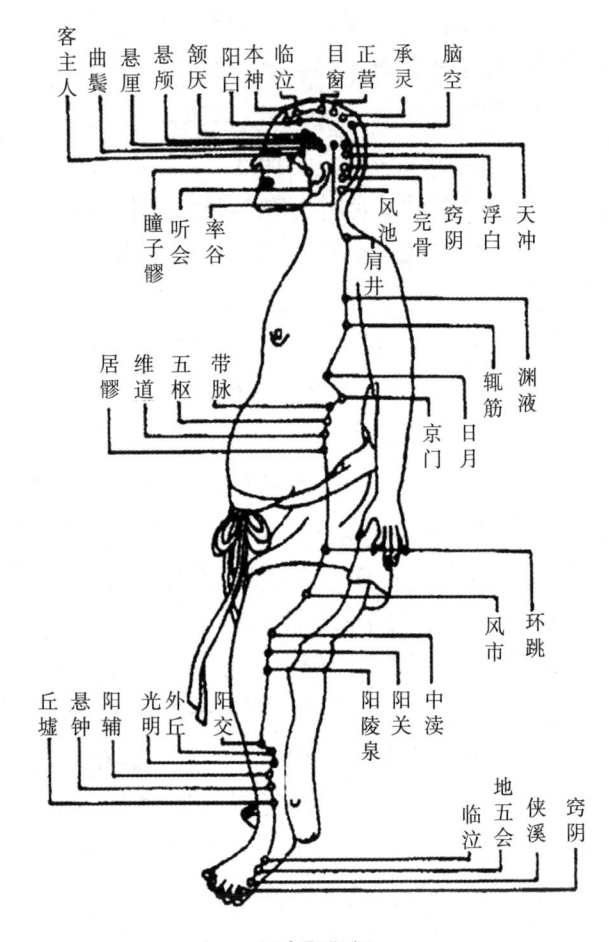

客主人 曲鬓 悬厘 悬颅 颔厌 阳白 本神 临泣 目窗 正营 承灵 脑空

瞳子髎 听会 率谷 风池 肩井 完骨 窍阴 浮白 天冲

居髎 维道 五枢 带脉 辄筋 渊液

京门 日月

环跳

风市 中渎 阳关 阳陵泉

丘墟 悬钟 阳辅 光明 外丘 阳交

临泣 地五会 侠溪 窍阴

足少阳胆经

足少阳胆经穴歌

少阳足经瞳子髎，四十四穴行迢迢。

听会上关颔厌集，悬颅悬厘曲鬓翘。

率谷天冲浮白次，窍阴完骨本神邈。

阳白临泣目窗辟，正营承灵脑空摇。

风池肩井渊液部，辄筋日月京门标。

带脉五枢维道续，居髎环跳风市招。

中渎阳关阳陵穴，阳交外丘光明宵。

阳辅悬钟丘墟外，足临泣地五侠溪，

第四指端窍阴毕（左右八十八穴）。

此一经起于瞳子髎，终于窍阴，取窍阴、侠溪、临泣、丘墟、阳辅、阳陵泉，与井荥输原经合也。

脉起目锐眦，上抵头角，下耳后，循颈，行手少阳之前，至肩上，却交出手少阳之后，入缺盆，其支者，从耳后入耳中，走耳前，至目锐眦后；其支者，别目锐眦下大迎，合手少阳，抵颇，下加颊车，下颈，合缺盆，下胸中，贯膈，络肝属胆，循胁里，出气冲，绕毛际，横入髀厌中；其直者，从缺盆下腋，循胸，过季胁，下合髀厌中，以下循髀阳，出膝外廉，下外辅骨之前，直下抵绝骨之端，下出外踝之前，循足跗上，入小指次指之间；其支者，别跗上，入大指，循歧骨内出其端，还贯入爪甲，出三毛。多气少血，子时气血注此。

甲木之腑，在关脉候。是胆病则眉攒口苦，而呕宿汁，善太息，恐如人捕。实则脉实，而精神不守，半夏汤泻之最良；虚则脉虚，而烦扰不眠，温胆汤补之却善。火不下降心胆跳，茯神沉香蜜和丸，送入人参汤；中风癫狂心恐悸，铅汞朱乳共结成，吞下井花水。咽痛膈壅，硝蚕黛勃蒲脑子，加麝以收功；胆虚卧惊，参柏枸神枳熟地，用酒而有力。清热宽咽，薄荷宿砂芎片脑；惊心怖胆，人参酸枣乳辰砂。惊神昏乱，记学士之良方；风引痛生，修真人之秘散。胆虚寒而不眠，炒酸枣调煎竹叶；胆实热而多睡，生枣仁末和姜茶。补用薏苡炒枣仁，泻须青连柴前胡。温则姜夏橘红，凉加竹茹甘菊。柴胡川芎，报使上行而不悖；青皮车前，引经下走以无疑。药有生熟，贵按脉而取用；剂宜多寡，当随症以权衡。或厥疾之未瘳，仗针灸以收功。

第303篇　目光炯炯之穴

南美洲的热带雨林，充满了各种未解之谜。里面动植物丰富多样，有红色的螃蟹、古怪的蜥蜴。这里能给科学家提供各种生物进化研究的灵感，乃世界上最美好的生态旅游地。

风伯在南美洲最大的淡水湖，上泛舟，摇橹的船夫双目水肿，不能见远。

风伯闻到他嘴里泛有酒气，说："这是胆经风火，夹水湿上泛目珠，必是好饮酒，彻夜无度引起。"

船夫点头，风伯帮他按瞳子髎，这个能去眼肿的足少阳胆经在头面的第一穴。

揉完后，明显肿消水退，眼清目明。

风伯笑着说："下次我不敢坐你的船了，因为你这属于醉驾。人多喝酒后伤了眼睛，神识就会影响到判断。"

《点穴神书》上记载：瞳子髎在目外角，俗名太阳穴。能令如太阳般光明的双眼恢复亮度，是治眼神穴！

凡青少年近视、老年远视、雀盲、白内障、青光眼，提前点按可预防，病后点按可缓解。

一老人，吹风就流泪，点按瞳子髎加风池，迎风流泪遂止。

一少年，老是揉眼睛揉得红红的，原来是双目有风，故而眼痒，点按瞳子髎加翳风后，老揉眼睛的动作就停止了。

瞳子髎穴，又名前关，前面脸部的病都跟它相关。

一孩子，受惊吓后，眼珠老往上吊，按瞳子髎加昆仑穴后，就降下来。

一妇女，平时老是觉得眼角有蚊子飞过，用手抓又没有，此飞蚊症也。点按瞳子髎、日月、光明、养老四穴后，飞蚊症消失。

道家修士认为，瞳子髎在目外角，乃目尖锐之处，能让人眼睛锐利。

想要修炼成鹰的眼睛，就要多按瞳子髎；老虎的背，就要多揉身柱；熊的腰，就要多点腰俞；兔子的耳朵，就要多按听宫；狗的鼻子，就要多按迎香；老鼠的牙齿，就要多按颊车；鸟雀的音声，就要多按璇玑；要走得地动山摇，就要多点大钟；跑的飞快，就要多按飞扬；反应敏捷，要多揉捕快穴——仆参；想要心灵手巧，就要多揉灵道……

这些穴道非徒为治病而设，治病只是它作用的极小发挥，它更巨大的意义在于提升人的生命质量，以及代代繁衍，使人类的生命力更加顽强！

【穴道小贴士】

瞳子髎（一名太阳，一名前关）：目外去眦五分，手太阳、手足少阳三脉之会。《素注》灸三壮，针三分。

主目痒，翳膜白，青盲无见，远视晾晾，赤痛泪出多眵眵，内眦痒，头痛，喉闭。

第304篇
心领神会之穴

安第斯山脉，全长近万公里，乃世界最长的山脉，海拔大多三千米以上，超过六千米的高峰不下五十座。

西半球最高的山峰——阿空力呱山，海拔七千米以上，号称世上最高的死亡火山。

风伯跟旅游团登上了高高的安第斯山脉。

一位白人，耳朵嗡嗡作响，得了登山综合征，耳内压力不能平和。

风伯随手帮他点按听会穴，随即压力消解，耳中隆隆之响消失了。

《点穴神书》上记载：听会，主管听觉，乃耳听八方要穴，是司听之会。

一中学生，坐在教室最后面，常听不到、辨不清老师讲课，点按听会穴后，听力猛增，声音如密音入耳，字字清晰。

一歌迷，彻夜听完演唱会后，兴高采烈，激动难平，耳朵轰隆隆作响，如碧海潮生，久久不去。点按听会穴后，风平浪静，杂音消失。

一潜水员，潜到水下数十米，起来后，耳朵居然一时失聪，音声不入，屡治乏效。找到一个民间针客，帮他刺听会后，听力之门再次打开，恢复耳朵收听功能。

一推销员，跟客户吵架后暴发耳聋，重按听会后，耳聋复通。

道家修士认为，大凡耳不能听，听而不能会，就取穴听会。

一小孩，平时记性差，师长讲课，三番四次他都难以会意，自从医生帮他点按神门、听会后，居然心领神会，从此听课一历耳根，刻骨铭心。

《黄帝内经》讲：心寄窍于耳。选择神门跟听会，就能提高听力，大大助长内化知识的功力，点揉听会，乃上根、利根之人秘密修炼之举。

【穴道小贴士】

听会：耳微前陷中，上关下一寸，动脉宛宛中，张口得之。《铜人》针三分，留三呼，得气即泻，不须补。日灸五壮，止三七壮，十日后依前报灸。《明堂》针三分，灸三壮。

主耳鸣耳聋，牙车臼脱，相离一、二寸，牙车急不得嚼物，齿痛恶寒物，狂走瘛疭，恍惚不乐，中风口斜，手足不随。

第305篇　关乎上焦之穴

安赫尔大瀑布，是世界上落差最大的瀑布，从长满青草的平坦山顶倾泻而下，跌落近千米，声势雄伟，远近闻名。

风伯坐在飞机上，观看这瀑布，用"水从天上来"来形容一点都不为过。

有一位乘客，天旋地转，晕头转向，原来是晕机了。

风伯拿出百草油，帮他搓上关穴，此穴接近太阳，乃至尊至贵之穴。晕头转向就点按这里。

古人称此穴为"客主人"，就是反客为主，如同天子下江南，所到之处，就是主人。故上关穴，专门管心主之神志，颅首之眩晕，以及心脑管不了脏腑的问题，比如，痴呆、植物人，还有神经官能症。

随即，乘客眩晕平定，晕机现象消失。

风伯说："此处常按摩，则能减少颅首问题。"

《点穴神书》上记载：上关穴，主治关乎上焦颅脑、头上七窍的要穴。

一牙痛连目痛的患者，以牙目皆脖子以上，选上关点按，牙目痛渐渐退去。

又一患者，常挤眉弄眼，不受控制，此客邪欺君犯上。上关穴能增强颅脑正气，它是脑首神志的边防关守，此关温暖有力，百邪难欺。

随即，患者头清目明，挤眉弄眼消失。

古人将上看作天日之象，日为阴云所遮蔽，心脑为痰油所覆盖，刮上关穴，就能拨乌云，见晴天。

一小儿痰多，老容易昏睡，刮上关穴后，痰少清醒，慵懒感消除。

故，凡乌云之象，引起神志昏聩者，可选上关。

道家修士认为，人有三宝：精、气、神，神上，气中，精下。

上关穴又名神关穴，凡失眠、癫狂、神志错乱等病，在上关穴微刺放血，可去狂越，宁神志。此乃医疗神神怪怪顽病的一个奇穴！

【穴道小贴士】

<u>客主人</u>（一名上关）：耳前骨上，开口有空，张口取之。

手足少阳、阳明之会。《铜人》灸七壮，禁针。《明堂》针一分，得气即泻，日灸七壮，至二百壮。《下经》灸七壮。《素注》针三分，留七呼，灸三壮。《素问》禁深刺，深则交脉破，为内漏耳聋，欠而不得呿。

主唇吻强，口眼偏斜，青盲，瞑目晾晾，恶风寒，牙齿龋，口噤，嚼物鸣痛，耳鸣耳聋，瘈瘲沫出，寒热，痉引骨痛。

第306篇　含咽气氧之穴

南美洲的金枪鱼，世界驰名。秘鲁沿海、巴西沿海有两大渔场，智利更盛产沙丁鱼，这些有温暖洋流经过之处，是鱼儿密布之所。

因为天冷就会缺氧，鱼儿难繁昌，水暖就能带来大量的氧气，鱼虾就茂密。

风伯站在港口，看着脸上挂满丰收喜悦笑容的渔农们，突然有位渔农倒在地上，张口呼吸，似乎严重缺氧，痛苦无比。

风伯一个健步上前，帮他点揉颔厌穴。点完后，渔夫渐渐醒过来，不用张口呼吸，须史就站起来，若无其事。

渔夫非常感谢地说：“若是往日，必定癫痫发作，若是在海上船上，怕是一发作栽在海里，就回不来了。”非常感谢风伯的出手。风伯因此教他点揉颔厌穴，能使身体颅脑吸入更多的氧气，从而解除缺氧、厌食、厌烦之感。

渔夫自从学会点揉颔厌穴后，癫痫真的很少再发作了。

《点穴神书》上记载：额厌穴，厌通咽下食物的咽。厌食之人，额厌此处板结不爱动。胃口好之人，咬肌发达，一咬动，额厌这地方随着上下波动，额厌发达，有助于磨碎食物，吸纳氧气，下咽水谷，无所梗阻，使颅脑清醒，神光焕发。

一厌食的小孩，点揉额厌穴后，进食愉悦，不再纳呆。

额字，有含进、纳进之意，厌有厌烦、厌离之意。

道家修士认为，额厌穴，不独对于厌食管用，对于厌烦，讨厌接受新事物，厌离，心不包含、不包容的状态大有好处。此穴能刺激颅脑分泌快乐素，使人接受新事物，迎接风雨困难的能力增强。

一都市隐者，不喜欢见人，常闭户塞牖，上网堕落，有厌世之心。随手帮他推拿额厌穴后，呼吸量增大，厌烦心减少，心肺打开，不再画地自牢。

一食道癌的患者，吞水都呕吐，点揉额厌穴、廉泉穴，纳水无障碍。

更有一梅核气的妇女，点额厌、不容、承满，咽喉梗塞感去除。

道家修士认为，人气足后，脸面会红扑扑，像氧气足红红火火；气虚后，像灶底，烟熏火燎，一派黑暗。

一患者，脸面乌黑，多年不愈，常张口呼吸，好像鱼离开水在陆地上，纳气不足，导致气虚血瘀。自从点揉额厌穴后，呼吸量大，进气功能变强，神清气爽，乌暗的脸转为红润。故知，额厌穴乃印堂发黑者的急救点。

额厌就像炉灶的通风口，此口打开，纳气足就烧红火，此口闭郁，使里面缺氧，则烟熏火燎，目暗肤黑。

故印堂发黑之人，大都缺氧之辈，额厌就能增强颅脑纳氧能力，使面部红润有光。

而癫痫，就是脑部缺氧的表现。

在针灸古籍上有颔厌主癫痫的记载，就是通过颔厌来提高脑氧，如此，癫痫发作便会停息。

又一哮喘患者，张口抬肩，喘息不止，点颔厌后，肩松口闭，呼吸顺利。

点揉颔厌，可使血温气氧足，细胞繁衍速度加快，正气密布，精力丰富，从而得到脏腑五谷丰登，肌肤丰衣足食，骨节国泰民安，经脉风调雨顺的效果！

【穴道小贴士】

颔厌： 曲周下，颞颥上廉。手足少阳、阳明之会。《铜人》灸三壮，针七分，留七呼，深刺令人耳聋。

主偏头痛，头风目眩，惊痫，手卷手腕痛，耳鸣，目无见，目外眦痛，好嚏，颈痛，历节风汗出。

第307篇　头悬能平之穴

潘帕斯草原，是南美最富饶的地方，畜牧业发达，牛羊成群，水草丰美。

一位大牧场主，年老体衰，常觉得双足无根，眩晕欲倒地。

风伯教他点按悬颅穴，随即解除他的心头之患。

牧场主以极大的热情，赠以牛羊成群，希望风伯留在南美。

风伯微笑着说："中华穴道应该走向世界，不属于任何地方，它属于全人类的智慧！"

《点穴神书》上记载：悬颅穴，顾名思义，专治眩晕，以悬通眩也。

一游客，跳蹦极后，老觉得头悬空晃动，久久难平，点悬颅后平息。

一小孩儿，坐完过山车后，走路像喝醉酒一样，按悬颅后，颅脑稳定，旋转不定之感消除。

一醉鬼，酒渣鼻，常躺下觉得天旋地转，此水饮攻颅脑，按悬颅、迎香后，眩晕消解，红鼻子退失。

道家修士认为，悬颅，乃脑部震荡的要穴，它又号髓乳穴，因为颅脑藏的是骨髓油，脑髓病变寻悬颅。故，年深日久的头痛、牙痛、目珠痛，皆可点悬颅治疗。同时，病入骨髓，要找悬颅，悬颅配悬钟、髓会，就专治顽病、深病、久病。

骨髓油少后身体会发热，故，久热不退，心胸烦满，点悬颅能愈。

【穴道小贴士】

悬颅：曲周上，颞颥中廉。手足少阳、阳明之会。《铜人》灸三壮，针三分，留三呼。《明堂》针二分。《素注》针七分，留七呼，刺深令人耳无所闻。

主头痛，牙齿痛，面肤赤肿，热病烦满，汗不出，头偏痛引目外眦赤，身热，鼻洞浊下不止，传为衄，目昏瞢瞑目。

第308篇
厘正头首之穴

南美造船业极发达，各种巨舰横空出世，货船、游轮应有尽有，甚至军舰、巡逻艇、潜艇这些高精尖的船业也极其发达。

一位造船师，常头痛，严重影响到眼力，在制造船只时，常出现差错，损失代价大。

风伯知道他的苦恼后，教他按悬厘穴，按完以后，头痛消失，眼力恢复，精准得让他都吃惊。

造船师不解问："这是什么道理？"

风伯说："此乃穴道文明，你头首的悬厘穴，悬者，脑首悬空也，主脑首病；厘者，厘正也，后人纠正，又云差之毫厘，谬以千里，微细之处认不准，容易有差池，是脑首分辨率下降，按悬厘穴可以提高脑首分辨入分入厘。正如手机像素大的，分辨率特高，照相特清晰。人体颅脑分辨率高的狙击手、射箭手、能工巧匠、赛车手，他们悬厘穴都很透。"

造船师听后，赶紧拿笔记，激动地说："能不能讲慢一点，这种学问，是我一生中稀有难闻，恨不能早闻，若我等工匠都能学习穴道文明，那我们工艺的寿命更长，工作应该能做到更精益求精，那我们国家会有更多绝世之品诞生。"

风伯哈哈笑说："我们古中国能有如此众多灿烂文化，因为有穴道文明保驾护航，这悬厘就是提高大脑分辨率的要穴。"

《点穴神书》上记载：悬厘，悬挂的颅脑难以理顺厘正，此穴有纠偏矫正之功。所谓火车跑的快，全凭车头带。悬空的颅脑头首就是火车头，它是理顺管控整辆车的中枢。

一偏头痛，常痛起来吃饭都打碎碗的患者，点悬厘穴后，头痛愈，手颤平。

一重视的患者，看东西老是两层影，点悬厘后，厘正头目，双影归一。

更有一耳鸣，耳朵老听到杂音、听不清的患者，点悬厘后，耳恢复清明。

道家修士认为，悬厘穴，悬者，上也；厘者，治理也。从上往下治理的一大要穴，它是天地交泰穴。按此穴有助于心肾交泰，睡眠安然。

古人有云，荷天冲，提地厘，即是荷天之道，提地之厘。说白了就顶天立地。用天冲穴配悬厘，相互透刺点按，几乎没有偏头痛难愈。

【穴道小贴士】

悬厘： 曲周上，颞颥下廉。手足少阳、阳明之会。《铜人》针三分，灸三壮。《素注》针三分，留七呼。

主面皮赤肿，头偏痛，烦心不欲食，中焦客热，热病汗不出，目锐眦赤痛。

第309篇
鬓白复荣之穴

亚马逊雨林，占全球热带雨林面积百分之六十以上，在净化地球大气中起着举足轻重的作用，被称为世界之肺。但由于商业利益驱动，遭受大肆盗砍。

一护林长官，为此焦头烂额，两鬓斑白。

风伯说："凡年老岁衰，致鬓发皆白，无能为力也。若年轻气盛，因焦虑、紧张、劳碌而致鬓发斑白，尚有可为。"

于是，风伯教这护林长官用木梳梳曲鬓穴。自此，长官对木梳爱不释手，只要每天梳半小时，必睡眠安宁，精神舒缓。结果，三个月后，银白的鬓发又重新转乌黑。

长官欲知此中机理。

风伯说："人之有头发，犹大地有草木。和谐则欣欣向荣，紧张焦虑则一派肃杀。焦虑是头发的电锯，紧张乃鬓毛的除草剂，此二情绪一下去，上好的森林都将光秃秃，风光不再。护林需要长官制止各种盗伐干戈现象，护头发、皮毛，也需要我们君主之心去统管七情波动，防止它们前来盗砍头发。"

《点穴神书》上记载：曲鬓穴，穴在鬓发弯曲处。主鬓毛早衰。无论疲劳，还是焦虑紧张导致的鬓毛早衰脱落，用木梳梳曲鬓，皆有助于毛发保养。此穴处于偏头，是偏头痛的奇穴！

一偏头痛患者，痛起来眼睛都睁不开，点按曲鬓穴后，痛去若失。

一老年健忘的患者，一到菜市场就不知道来这里干什么，脑筋像短路一样。用木梳梳偏头曲鬓后，健忘现象大为减轻。

孙思邈曰："子欲不死修昆仑"。昆仑就是颅脑头首。

道家修士认为，梳头按脚平常事，延年续命在坚持。

这种养生技巧，讲究持久建功，功在不舍。

现代研究发现，常按曲鬓梳偏头，可以延缓早衰。古人认为，鬓毛斑白是衰老的象征。诗云："光阴无改鬓毛衰。"

同时，鬓毛发白又是生活艰辛的写照。如诗云："尘满面，鬓如霜。"

像父母为儿女操尽心，曲鬓容易发白。这曲鬓穴，堪称尽亲穴，孝老穴。

聪明的一休，碰到疑难问题就旋转曲鬓、悬颅、瞳子髎，很快就有招了。这曲鬓穴，无疑就是疑惑不定时，启发慧光足见的慧光穴！

【穴道小贴士】

曲鬓（一名曲发）：在耳上发际曲隅陷中，鼓颔有空。足少阳、太阳之会。《铜人》针三分，灸七壮。《明下》灸三壮。

主颔颊肿，引牙车不得开，急痛，口噤不能言，颈项不得回顾，脑两角痛为巅风，引目眇。

第310篇　水谷代谢之穴

亚马逊森林的一个小村落，这里载歌载舞，大家尽兴地庆祝丰收的喜悦。

一位当地居民，酒喝多了，加上情绪激动，突然呕逆烦满，头痛欲裂。

风伯迅速帮他按率谷穴。凡肠胃翻江倒海，一般选合谷。如果肠胃浊气上犯到巅顶来，就要选率谷。

率是捕鸟丝冈，上下其竿柄也。它能让谷道高屋建瓴，往下理顺。

果然，按完后，头痛解，烦满消，呕逆除。

《点穴神书》上记载：率谷穴，能统帅五谷杂粮，它在胆经上，有助于胆腑分泌津汁，这些津汁就能消化五谷，消解痰瘀，从上往下梳理积滞。

人体能消化五谷的，有胆液、胃液、胰液、肠液、唾液。

率谷能助胆液分泌，合谷可以助胃液、肠液分泌，阴谷、前谷，有助于胰液、脾液、小肠液的分泌，肾经的阴谷、然谷，有助于唾液的分泌，从而共同达到消化食糜，吸收营养，提供能量的作用。

一血脂高的患者，常头晕，按合谷、率谷后，血脂下降，神清气爽。

一肥胖将军肚的厨师，按率谷、阳谷、通谷后，水谷通利，肥胖减轻。

一痛风的商人，常应酬，暴饮暴食，按率谷、然谷、阴谷后，痛风大为减轻。

总而言之，五谷杂粮腐熟不够、消化不透引起的肠胃病，就取谷穴。

道家修士认为，谷者，能纳周天之水。所以，人体水谷代谢异常引起的百病皆从谷穴下手，有意想不到的效果。

一服用激素过度的风湿性关节炎患者，满脸肿得似满月，按完率谷跟通谷后，一在胆经，一在膀胱经，一在头，一在脚，竟然二便通利，满月脸消去。

一水牛背的红斑狼疮患者，因过用激素伤到肾，按通谷、然谷后，二便量大；按率谷后，头痛解除，水牛背消平下去了。

一肠道息肉的患者，有水桶腰，按阴谷、阳谷，分别是肾经跟小肠经的要穴，再加率谷，小便量大增，肠道息肉变小，最终不再胃胀腹痛。

所谓两水汇合，名之曰谷。故，谷字，是两个八字水，最后入到一个口去，叫谷口。

人体谷口就在膀胱、尿道、肛门。前面腹股沟，就是八字撇下去，灌入尿道；后面臀横纹两撇，交叉到肛门，所以，谷有谷道、谷口、排污口之象，通身带谷之穴位，皆能调肛周、尿道疾患。

一尿道炎患者，撒尿刺痛不止，按合谷、率谷，尿道通利，烦痛俱去。

一痔疮发作的患者，按通谷、阴谷、率谷，疮痛除，肿胀消。

谷穴更是前列腺炎、妇科疾患的克星。凡入山，皆从谷口入。

人想要心胸宽阔，就要按膻中、玉堂、印堂。想要排泄代谢顺畅疏条，就要按胆经的率谷，大肠经的合谷，肾经的阴谷，膀胱经的通谷，小肠经的然谷、前谷，这样就会如同《黄帝内经》所说："饮入于胃，游溢精气，上输于脾，脾气散精，上归于肺，通调水道，下输膀胱，水精四布，五经并行，合于四时五藏阴阳，揆度以为常也。"

【穴道小贴士】

率谷：耳上入发际寸半陷者宛宛中，嚼而取之。足少阳、太阳之会。《铜人》针三分，灸三壮。

主痰气膈痛，脑两角强痛，头重，醉后酒风，皮肤肿，胃寒，饮食烦满，呕吐不止。

第311篇 颅压立降之穴

亚马逊雨林中，生活着各种稀奇古怪的生物。有一种毒蛙，堪称毒中之王，只要沾到点滴，必中剧毒。

印第安人收集毒蛙的毒液涂在箭头上，去射杀大型猎物，只要被箭射中，没有不倒地的。

一位印第安人，因为错失猎物而冲动，头痛发作，抱着头撞树，像孙悟空被念了紧箍咒一样。

风伯说："冲动上脑首，就选天冲！"

一刺天冲穴，压力遂解。随即，突发性头痛好了。

印第安人不断低头感谢。

风伯说："冲动是魔鬼，会扰乱你的颅脑天首，带来灾难。"

《点穴神书》上记载：天冲穴，专主天首颅脑之病。譬如头痛、癫痫、目胀、牙肿、鼻肿，对于冲动人群效果极佳。

凡冲动引起的病痛，天冲配太冲，几乎无往而不利。

一工厂拉链工，时常加班，得了手抖病，这是大脑压力大，像车开到极速的时候会发抖，人着急到一定程度也会抖。气得手抖嘴发抖，即是此理。刺天冲穴，缓解颅首压力，手抖就平息了。

一小孩，自从学会打电子游戏后，晚上老是磨牙，服遍驱虫药无效，刺天冲即愈。原来长期玩游戏导致脑部紧张拘急，晚上入睡时还带着压力，脑首还在兴奋，所以出现乱梦咬牙现象。天冲就专门放松天部的冲动，能松解神经紧张。

一癫痫发作的患者，手脚、颅脑都在抽，天冲、申脉下针后，抽动得平。

癫痫是因为脑神经缺氧，异常放电导致的。中医认为，天即脑首，故脑首有异常电波冲动的，就选天冲穴。

道家修士认为，脑宜清凉，手脚宜温暖，寿元自长。律己宜严，责人宜宽，肚量自广。

而天冲穴就是脑宜清凉穴，阳池、阳溪、阳陵泉就是手脚宜温暖穴。此穴常按，便可杜灾殃于眉睫，扼病痛于萌芽。

一峨眉山老道，年九十，鹤发童颜，动作不衰。人问其养生术，曰："但叩天冲，颅脑放松。如此，一松百脉通，脑松身少痛。"这样就符合《清静经》降本流末，而生万物者，自然人能长清净，天地悉皆归啊！

【穴道小贴士】

天冲：耳后发际二寸，耳上如前三分。足少阳、太阳之会。《铜人》灸七壮。《素注》针三分，灸三壮。

主癫疾风痉，牙龈肿，善惊恐，头痛。

第312篇　阳白上浮之穴

亚马逊雨林，世界上最大的热带原始森林，有着千万种动植物，价值无与伦比。可无休无止的砍伐使得这"地球之肺"千疮百孔，水土流失，岌岌可危。保护雨林，成为人类的职责。

一位生物学家，为保护雨林而四处奔走，几次获得诺贝尔和平奖的提名，年半百，头发渐渐发白。

风伯说："雨林要拯救，自己身体也要拯救。"

说完，教他点揉浮白穴。这生物学家做了三个月后，因为熬夜紧张、焦虑失眠浮上额头耳鬓的花白头发，纷纷退下了。

生物学家高兴地说："中华文明穴道，才是保护拯救身体的超人呐！"

《点穴神书》上记载：浮白者，浮，表浅也，上浮；白，花白、浅白、白沫、真相大白。

一小孩，老吐涎沫，白色唾沫一浮上嘴来就吐掉。重按浮白穴后，白色唾沫就没了。

一老人，记忆模糊，往事难以搜索，自从叩击浮白穴后，往事历历在目，大脑清楚。

古籍记载："浮白主年老足蹒跚不能行。"

浮有悬浮、漂浮之意，专门对抗下沉、下堕。像你在水面抱住救生圈就能浮起来，它是升清气的要穴，可以对治重浊。

一老人，走路拖泥带水，颤颤巍巍，上楼梯也气喘吁吁。学会点揉浮白后，拐杖可靠边站，不用再依靠外物，上楼梯气息也不再粗喘。

原来浮白，浮者，升也；白者，阳气也，它是升白色阳气要穴也。能够升阳举陷，专门对治下堕、胃下垂等陷堕之病。

有一脖子长瘰肿的患者，屡治不效，敲脑首浮白穴，常敲到一身汗，瘰肿由深转浅浮，由大转小，最后变没了。

原来，浮白能将沉积的积块调出水面肌表来，它像浮萍，可发汗解表，利水消肿。

道家修士认为，人思考的时候，眼珠子会向上。故上面有上星穴、浮白穴，如星光照耀，聚精会神后，三花聚顶，诸多想不开的谜团，就浮出水面了。

所以，勤点按浮白穴，能令念专意注，神精气聚，进而有助于决断问题，破除疑团。

浮白: 耳后入发际一寸。足少阳、太阳之会。《铜人》针三分,灸七壮。《明堂》灸三壮。

主足不能行,耳聋耳鸣,齿痛,胸满不得息,胸痛,颈项瘿,痛肿不能言,肩臂不举,发寒热,喉痹,咳逆痰沫,耳鸣嘈嘈无所闻。

第313篇
润泽孔窍之穴

巴西,足球王国。一个以激情四射、神采飞扬、积极奔放的性情而闻名于世的国度。

一位球星自豪地说:"在我们那里,小孩子们通常上午上课,下午去体育场,孩子们八成都在踢球。"

一位球员,在练球时,被球打伤了阴器,疼痛得难以行走。

风伯并没有去碰他的下窍痛处,反而找到他的头首窍阴。点按完后,阴器疼痛消失于无形。

这球员惊讶地问:"怎么有这种疗伤方式?"

风伯顺带给他普及了穴道文化:"这叫以上治下,用头部的窍阴穴,来治疗下部的阴窍病。"

如此神秘的点穴文化,立马引起足球俱乐部医生的注意,他们深入研究后,发现经常点按头部穴位,有助于球场上奔驰,可以提高腿脚的纵越能力。得到这一结论,他们更加痴迷于用头来顶球。

《点穴神书》上记载:窍阴,能够以阴液去润孔窍,专门帮助孔窍恢复阴液的一个大穴。

一教师，舌头干裂，心开窍于舌，点按心俞跟窍阴后，舌干裂得滋润，转动灵活，又恢复了口吐莲花。

一司机，目常干涩，不能久视，肝开窍于目，点肝俞跟窍阴后，干涩症状消除。

一老者，耳朵干燥瘙痒，点肾俞跟窍阴穴后，瘙痒解，干痛除，以肾开窍于耳也。

又一妇女，口唇开裂，不擦唇膏就没法上街，脾开窍于口，自从点了脾俞跟窍阴后，唇干痛的病症就没有了。

肺开窍于鼻。一小孩，得了干燥性鼻炎，鼻要喷水，才觉得湿润，不喷就很痛。自从点揉肺俞跟窍阴后，鼻干燥症消除。

凡孔窍干涩，窍阴主之。它可润窍孔，滋肌肤。

道家修士认为，古人设穴立名，常用反复颠倒法。比如，关元，实则元关，玄关也。

一工人，天热少喝水，又发大汗，遂得尿道炎，尿尿刺痛无力。点按窍阴穴后，尿道通利，疼痛得愈。

窍阴，暗指阴窍。窍阴穴，能主肛门、尿道、前列腺、生殖问题。常点揉头颅的窍阴穴，能提高生殖功能；它又处于少阳经，少阳的生机极旺盛也，故窍阴穴，是令阴窍生机旺盛之要穴也！

【穴道小贴士】

窍阴（一名枕骨）：完骨上，枕骨下，动摇有空。足太阳、手足少阳之会。《铜人》针三分，灸七壮。《甲乙》针四分，灸五壮。《素注》针三分，灸三壮。

主四肢转筋，目痛，头项颌痛引耳嘈嘈，耳鸣无所闻，舌本出血，骨劳，痈疽发历，手足烦热，汗不出，舌强胁痛，咳逆喉痹，口中恶苦之。

第314篇 完满壮骨之穴

巴西的足球俱乐部，遍布重要城市。足球市场精彩纷呈，各种联赛纷至沓来。

在一场球赛上，守门员头面被球打中，嘴都歪了，这后遗症屡治不效。

风伯伸手摸他耳后高骨，守门员"啊"地一声大叫。

风伯说："就这里了！此穴名完骨穴，能将骨歪斜完整地正回来，善医口歪面肿。"

只见风伯边出手揉完骨穴，守门员的脸，眼看着就正回来了。

《点穴神书》上记载：完骨者，完满、饱满之骨也，此处饱满如楼台，而人肾又主骨，骨气足则寿年长。

故，相书上称完骨穴为寿台骨，此处饱满丰隆，高耸坚固，一般生命力顽强，寿年绵长；此处低陷干瘪，一般命途多舛，痿弱，难负重任。

一患者，感冒后得了摇头症，点按完骨穴后，头动摇消失。此穴如高耸的山岳，能镇惊熄风。

又一患者，过年暴饮暴食，牙齿痛得难以忍受，肾主骨生齿，点按完骨穴后，齿痛消除。

一妇女，常清晨溪边洗衣服，受风冷后骨节痛、头痛，点按完骨，如同服用麻黄桂枝汤，发汗解表经络畅，风湿俱去人无恙，赞叹完骨效非常！

完骨穴亦是治疗头颈风湿、骨节痛之要穴也。

一伏案工作的会计师，颈痛多年，按完骨、大椎，渐渐消去。多年的颈椎痛要治骨，久病入骨也。

道家修士认为，前面来的风身体比较能抵抗，后面来的比较难防御。人的意念精神大多集中在前面，所以后面是重点。

一小孩，屡因天气变化而犯鼻炎咳嗽，此邪风从后面侵犯人体，点完骨穴，就在后脑、后背建立完整的骨气，御风墙，一下子鼻塞愈，感冒去，从此天气变化，不再反复外感鼻炎。

可见，完骨穴，实乃头背的抵抗力要穴，真乃延续命元的添灯油。

【穴道小贴士】

完骨：耳后入发际四分。足少阳、太阳之会。《铜人》针三分，灸七壮。《素注》留七呼，灸三壮。《明堂》针二分，灸以年为壮。

主足痿失履不收，牙车急，颊肿，头面肿，颈项痛，头风耳后痛，烦心，小便赤黄，喉痹齿龋，口眼㖞斜，癫疾。

第315篇　心本神明之穴

巴西狂欢节，堪称地球上最伟大的表演！在大广场上，人们穿古装，戴面具，飞舞彩旗，争奇斗艳，跳着印第安舞蹈，为节日增加欢乐气氛。

这时，一位舞者"啊"地叫一声，说他眼睛突然看不见了。

原来，是因为激动过度，引起暴盲。

《皇极经世》上讲"天之神栖于日，人之神栖于目"。这是神不归本，正所谓乐不可极，乐极生悲。

风伯随手帮他点按本神穴，舞者慢慢淡定下来，一过性的暴盲得到缓解，两目又恢复了精神。

《点穴神书》上记载：本神，在前额发际，内应颅脑，善主神识之病。

一小儿，常癫痫两目上吊，按本神后，发作次数减少。

一老者，易健忘，常叩本神，脑中恢复灵光。

一妇女失眠，常大脑旋转不停，点本神跟神门后，眠安神静。

又一老阿婆目昏，黄昏时加重，点按本神后，目转明，暗夜仍能亮。

道家修士认为，本神配百会，可对付老年痴呆健忘；本神配水沟、风池，能对付中风；本神配通天、悬颅，可疗血管神经性头痛；本神配天柱、神聪，有助于小儿颅脑发育，对于呆傻儿、愚笨儿效果好。

《黄帝内经》讲："心者，生之本，神之变也。"故本神，对心脑缺血缺氧有独到作用。

现代研究发现，点本神能缓解一过性脑缺血，令气血灌溉颅脑，使神光焕发。

【穴道小贴士】

本神：曲差旁一寸五分，直耳上入发际四分。足少阳、阳维之会。《铜人》针三分，灸七壮。

主惊痫吐涎沫，颈项强急痛，目眩，胸相引不得转侧，癫疾呕吐涎沫，偏风。

第316篇　向阳春气之穴

巴西，乃世界上最大的咖啡生产及出口国。

一位咖啡营销商，常去各处考察贩卖咖啡，整年舟车劳顿，皱纹爬上了眼角。人越疲劳，皱纹越明显，即便用咖啡来提神，也无效。

风伯在餐馆里，吃着刚出炉的包子，边吃边说："你看这包子，在阳气饱满充足的时候，白白嫩嫩，盈盈满满，哪会有一丝皱巴巴？"

咖啡营销商似懂非懂。

风伯拿起一个热的鸡蛋，用布包住，帮他滚阳白穴。

滚完后，商人惊讶地说："怎么我的眼睛从未感到如此放松？！"再一照镜子，丝毫皱纹都看不到。

商人连连作揖，拿出红包来感谢，激动地赞叹到："你真有回春般的妙手！你是我的天使！"

《点穴神书》上记载：阳白穴，在前额眉发间，此处平白易见，如同阳光照射之下的眉周，光天化日，没有隐私。

此穴善主目症翳障，能缓解眼部疲劳，常配合四白、睛明、翳明、太阳，通治目疾多效。

一老者，白内障，眨眼睛都堵塞，点阳白月余，眨眼灵活，阻碍消失。

一面瘫患者，面神经痛得动不了，点阳白、颊车、合谷后，面神经又恢复灵感。

更有一目珠瞤动的患者，点阳白、风池后，居然如同阳春三月，风调雨顺，眼目平息下来。

道家修士认为，白者，气也，阳白即阳气，如同熏蒸桶、蒸锅，吸饱满阳气，就能活血化瘀。故阳白穴，对面生痤疮、脸有瘀斑效果好。

一小伙子，打架打得面肿眼瘀青，用热鸡蛋滚眼睛穴位，其中就有阳白、四白。滚完几天后，肿痛渐渐消退。原来温暖的鸡蛋，有助于温通活血。

凡物，阳气少则瘪，阳气足则充，故面部得阳气则饱满，失阳气则干皱。阳白穴多晒太阳多温敷，有助于暖面。

【穴道小贴士】

阳白：眉上一寸，直瞳子，手足阳明、少阳、阳维五脉之会。《素注》针三分。《铜人》针二分，灸三壮。

主瞳子痒痛，目上视，远视䀮䀮，昏夜无见，目痛目眵，背膝寒栗，重衣不得温。

第317篇 临下润泽之穴

驼峰山，巅顶有一座两臂展开，形同十字架的耶稣圣像，圣像坐落在高耸入云的山尖，可俯视到城镇的每一个角落，而镇民也能瞻仰到山顶的圣像。

一位牧师，经常听他人倾诉，为他人开导，年老得了眼干燥症，常觉得双目无水，干涩难耐，点眼药水也只能暂解燃眉急，短期疗效尚可，长久徒劳无功。

风伯帮他按临泣穴后，牧师觉得鼻腔连着额头都酸楚，随即眼鼻俱湿，目鼻润泽。

牧师因此兴奋地说道："这么舒服的眼睛体验，已多年没有了！"从此，他常按头临泣穴，眼目干涩症居然一去不复返。

牧师高兴地将点按穴位之道传递给更多耳目痹翳的中老年，以及用眼过度人群，他把这种方法称为"神主的恩赐"！

《点穴神书》上记载：临泣，在头部，大有高屋建瓴，居高临下，向脏腑组织关窍播撒甘霖露雨之意。

古籍上讲："和调于五脏，洒陈于六腑。"临泣液门之功著。

《黄帝内经》曰："临泣穴，乃上液之道。"即是从上往下滋润的开关。

又曰："液者，所以灌睛濡孔者也。"津液是灌溉眼睛、濡润孔窍的重要物质。

凡机械，必须点油液方得灵巧，才能使用耐久，人体关窍亦是如此。

一老妇，牙酸痛难忍，常觉得磨损松动厉害，自从点按临泣穴后，常咬紧牙关，点按疼痛，居然牙齿松动解除，酸软消失。

一咽干咳嗽老人，点临泣穴后，常觉得唾液增多，干咳减少，最后消失。

更有干燥性鼻炎的小孩，喜食煎炸，严重时鼻燥出血，点临泣穴后，涕泪俱下，鼻燥得润，出血因止。

有一膝关节痛，走路老爱摸膝盖的老人，此乃筋失所养，胆主筋，点临泣穴后，液润膝，随即膝痛解除，酸软化解。

有一目珠疼痛的电焊工，受光电刺激，目胀难耐，点临泣穴后，双目湿润，眼干痛遂止。

道家修士认为，暴病属实，暴病多火，临泣、液门主之。譬如暴聋、暴哑、暴盲，这些关窍最灵敏之处，常常患病最急最火，临泣就能解急退火。

又人紧张之时，筋脉绷紧，少阳脉弦急，临泣穴如同菩萨低眉，杨柳慈悲，可以化解对立、冲突、较劲、对抗引起的紧张拘急。这样，站在时代快生活焦虑紧张的状态来用临泣穴，则大大拓宽了临泣的功能。

所以，临泣穴主口苦咽干脉弦之病，无论是脑病、胸病、腿脚病，总而言之，脉弦紧不松软，人躁不静，一旦临泣穴点通后，再弦硬的钢筋性子都随之而松软。

故古籍记载，临泣能主抽搐、癫痫、胁痛、磨牙、失眠、头痛，此皆紧张过度之病，临泣便能令水火交济，天地交泰，此方是临泣治病之真面目，非独滋润孔窍也！

【穴道小贴士】

临泣：目上，直入发际五分陷中，令患人正睛取穴。足少阳、太阳、阳维之会。《铜人》针三分，留七呼。

主目眩，目生白翳，目泪，枕骨合颅痛，恶寒鼻塞，惊痫反视，大风，目外眦痛，卒中风不识人。

第318篇
心灵窗口之穴

阿根廷，农牧业极其发达，有世界粮仓之称，大草原上激情的牧民，都是阿根廷向世界展现的窗口。

一位粮仓管理员，在丰收喜悦之余，常喜爱跳探戈舞，随着年老体衰，眼睛渐渐暗淡，跳舞时，常因视物不清而倒地撞伤，为此烦恼不已。

风伯用手模仿跳探戈舞的步骤，帮他点按目窗穴。

点完后，仓管员眼目明澈，叹未曾有，惊讶地问："这是什么技术，为何如此神奇？"

风伯哈哈笑说："这叫穴位上的探戈舞，我用双手，以指代脚，在你目窗穴上跳舞。用柔缓的探戈舞就是补，猛烈的踢踏舞就是泻，平稳的交际舞就是和。"

对于这种舞蹈爱好者来说，一听到能用手上跳舞疗愈身心，不禁神采飞扬，听得如痴如醉。从此，他学会用手来拨弄穴位，似弹琴练舞，从此眼疾目痛再也不能困扰他了。

《点穴神书》上记载：目窗，乃灵魂眼目的窗口，推窗后，光明会进来，拨弄目窗后，可以增加眼睛视明能力。

同时，目窗亦是重要的提升记性穴位！人在回忆往事时，双目常上视收神，凝神注脑，则旧事历历在目。

一孩子三心二意，读书不长智力，常边记边忘，自从点按目窗、悬颅后，从此记东西居然刻骨铭心，不易忘记。

一睡醒后面目浮肿患者，点目窗、合谷后，晨起浮肿现象就消失了。

道家修士认为，窗明几净，心生愉悦，壁洁墙清，百体调畅。

目窗穴通于肝，肝开窍于目，可以畅情志，调气机，如同窗户闭郁，则屋内闷气。推开窗牖，可疏解郁闷，按揉目窗穴，可以疏肝郁，令肝经跟外界交流沟通加强，可以缓解情志抑郁。

故此穴是闭户塞牖者的福音，诚乃消极不爱见人的重点之穴，它可以开心窗，推窗则光明自来，闭户则郁闷丛生，讲的正是目窗一穴！

【穴道小贴士】

目窗：临泣后寸半。足少阳、阳维之会。《铜人》针三分，灸五壮，三度刺，令人目大明。

主目赤痛，忽头旋，目䀮䀮远视不明，头面浮肿，寒热汗不出，恶寒。

第319篇　统正营血之穴

阿根廷当地的印第安人，极其喜欢佩戴白银饰品。故，阿根廷有"白银之国"之称。

这里有世界最壮观的大瀑布，连美国总统夫人来参观后都感叹："我们美国的瀑布跟这里比，有点像厨房里的水龙头！"

一位政要，看到如此壮观的景象，居然头晕目眩。

风伯说："这是血气不稳定，人在巨大的气场面前，会眩晕，唇抖目眩，就像猎物在老虎面前会发抖一样。这是营血波动不安。"

风伯帮他点按正营穴后，轻而易举就化解了目眩。原来，正营穴可以正营血，能够令血气汹涌得到平正。

《点穴神书》上记载：正营，使营血归正。凡营血不循常道，就会眼目肿，流鼻血。

一小孩，眼发红，布满血丝，点正营穴，红影退却。

《黄帝内经》曰："营主血，目得血则明。"

老年人白内障、雀目、雀盲，点正营，能让视物清晰。

一老人，目干涩，不见远物，点正营，如暗灯充电，而得复明。

道家修士认为，天子住的别馆叫营室，房室里向光明之处，叫正室。此穴能让颅脑生辉，治疗眩晕昏聩。

一牙医，做精细的事情过度，常眩晕烦呕，点正营穴后，神志清爽。

现代研究发现，正营穴，能治头项痛、目不明、鼻炎。营又有营救、建设、安营扎寨之意，这是一个扶正的穴道。

所以正气亏虚的牙痛、唇抖，惊吓后气怯，恐惧后气下，按正营，皆可营救正气，恢复精神。

【穴道小贴士】

正营：目窗后寸半，足少阳、阳维之会。《铜人》针三分，灸五壮。

主目眩瞑，头项偏痛，牙齿痛，唇吻急强，齿龋痛。

第320篇　承续灵巧之穴

阿根廷南部，有一景观奇特的冰川国家公园。巨大的冰川，雄伟壮观，这里时常可以听到惊天动地的冰崖坍塌之声。

第一次观看这种冰河汹涌现象，一位游客目瞪口呆，一时缓解不过来。

风伯随手帮他搓承灵穴，随之，眼目发暖，双睛又恢复了灵运的功能。

《点穴神书》上记载：承灵，承续颅脑元神下来的精华，能让五官七窍变得更加灵活、灵动、灵通。

夫心灵则手巧，对于中风偏瘫后手脚不灵，大多要治脑。

一坠马伤的青年，手常不听使唤，不灵活，刺承灵后，觉得有热流从脑灌到手上，随后恢复了灵动。

一鼻塞不闻香臭的厨师，医院诊断是鼻窒病，嗅觉失灵，针刺承灵后，鼻窍重开，嗅觉回敏。原来，承灵穴能恢复灵窍的敏锐性。

一双目呆滞的小儿，刺承灵后，眼神渐渐有光，干涩的眼眶恢复水灵。可知，要想有水汪汪的大眼睛，就要找承灵。

道家修士认为，一个人灵活与否，看他双目，双目乃神所聚，双目珠灵巧，则心窍光明；双目者笨顿，则脑不灵敏。

因此，刺承灵，能恢复记性，治健忘、善忘、转头即忘，老掉东西，记性不牢。

【穴道小贴士】

承灵：正营后一寸五分。灸三壮，禁针。足少阳、阳维之会。

主脑风头痛，恶风寒，衄衊鼻窒，喘息不利。

第321篇　令脑空灵之穴

阿根廷大草原，是阿根廷最发达的地区。牧民在这里和心爱的马跟成群的牛羊生活。

一位看起来体格健壮的牧人，老觉得脑胀，原来他自从坠马伤后，脑部的瘀血老去不掉。因此一想事，头就不舒服。

风伯出手帮他点按脑空，此穴能治疗脑袋气血水停留。

古谚云："胃常空则病少，脑常空则智多。"一个人脑海空，智慧就会奔涌冒出，这脑空穴、就能令脑子空灵，思想更新。

健壮的牧羊人，又恢复了往日神清气爽、大脑好想的状态。

《点穴神书》上记载：脑空穴，主头重、头项强、头癫痫、头风，总而言之，无论痰饮瘀血，不管气滞水停，按脑空穴能排泄脑中病理产物。

夫阴云蒙神，乌云遮日，必定会脑昏沉。用脑空配申脉、照海，便能医癫痫昏沉、呆傻愚笨等脑病。

但凡清窍为浊阴所遮蔽，譬如眼花、鼻塞、耳鸣、口角流涎，脑空穴，能令颅脑空荡，浊阴下降。点按脑空好似竹筒倒黄豆，一颗不留，彻底清空颅脑焦虑。

一推销员，常为繁重的推销任务而焦头烂额、掉发、夜间睡不着，自从点按脑空穴后，好似清空包袱，居然成功对付了焦虑症、失眠症。

由是观之，脑中神识能空灵，百体必舒泰。脑中信息太多，身体就会被折磨坏。

为何多欲之人多病？因为多欲之人大脑总发出多种指示，身体就难以胜任，脑空穴就是专门闲邪存诚，专门空掉欲邪之要穴。

【穴道小贴士】

脑空（一名颞颥）：承灵后一寸五分，侠玉枕骨下陷中。足少阳、阳维之会。《素注》针四分。《铜人》针五分，得气即泻，灸三壮。

主劳疾羸瘦，体热，颈项强不可回顾，头重痛不可忍，目瞑心悸，发即为癫风，引目眇，鼻痛。

魏武帝患头风，发即心乱目眩，华佗针脑空立愈。

第322篇
定风熄火之穴

阿根廷的舞蹈多姿多彩，以风靡世界的探戈舞而著名。原本是西班牙古典舞，传入布宜诺斯艾利斯后，演变成探戈，从大众化歌舞发展成登上大雅之堂的高雅艺术，广为群众热爱。

一位探戈舞者，锻炼过度，疲劳招风，鼻塞，颈项强痛，吃不香，睡不安。

风伯说："此乃风邪所伤，风伤于上，所以头痛颈强鼻塞。"

风伯迅速帮他找到防风的城池——风池穴。此穴能建筑人体卫气，让城池固若金汤。

点完后，探戈舞者满头大汗，鼻通脑通，颈部不再酸痛，胃口马上恢复，大睡一觉后，多日的疲惫统统消掉。

探戈舞者高兴地要拜风伯为师学习病痛的疗养之术。

风伯说："你要到中国去，那里的中医药大学有你想学到的一切。我希望你能像西班牙古典舞引进阿根廷，成为探戈舞闻名于世一样，将中医穴道文明引入阿根廷，成为大众所爱，健康保障。"

《点穴神书》上记载：风池穴，治风要穴，在后脑。风性善行而数变，故，关节隐痛，用风池穴配合谷、太冲，无不立解，《标幽赋》曰：寒热痹痛，开四关而已；游走性痛，必加风池。

一农夫，常涉水插秧种地，膝关节游走性疼痛，针风池、太冲、阳陵泉，痛去若失。

一荨麻疹女孩，浑身瘙痒，条条血痕暴露，刺风池、血海，瘙痒立解，血行风灭也。

又一顽固头痛的教师，问其哪痛，他说痛无定处。凡痛无定处之患，皆是风邪作怪，刺风池、列缺二穴，头痛遂收。

道家修士认为，风性轻扬，能升举，风能胜湿，风可解郁，风可开窗、开汗孔，以去闷热。故，对于清气在下则生飧泄的便溏现象，刺风池能升清阳止泻。对于头痛脑热发烧引起的惊风抖动现象，刺风池，能驱风退热，风池穴能熄风火，退脑热。

又风池在胆经，凡脖子两边长结块瘰气，乃风气对流不畅，故而鼓包结块，常揉按风池，能化解慢性咽炎、梅核气、瘰瘤结在喉。

更有癫痫疟疾患者，发作起来抽动，令人害怕。

《黄帝内经》曰："诸风掉眩，皆属于肝。"故选择风池、风府，能祛风止痉，配以神门、神堂，宁心安神，这些抽动的怪病就能得到平息。

俗话说，高巅之上，唯风可到。巅顶上头痛鼻塞，刺风池可发汗解表，醒神透脑，乃治疗头面窍闭之妙招！

总而言之，风池的风，能驱散外风；风池的池，可以熄灭内火。凡外风内火，风火相煽之象，风池俱能主之。

【穴道小贴士】

风池：耳后颞颥后，脑空下，发际陷中，按之引于耳中。手足少阳、阳维之会。《素注》针四分。《明堂》针三分。《铜人》针七分，留七呼，灸七壮。《甲乙》针一寸二分。患大风者，先补后泻。少可患者，以经取之，留五呼，泻七吸。灸不及针，日七壮至百壮。

主洒淅寒热，伤寒温病汗不出，目眩苦，偏正头痛，疟疾，颈项如拔，痛不得回顾，目泪出，欠气多，鼻衄衄，目内眦赤痛，气发耳塞，目不明，腰背俱疼，腰伛偻引颈筋无力不收，大风中风，气塞涎上不语，昏危，瘿气。

第323篇
人体井泉之穴

在璀璨绚烂的阿根廷都市夜景里，有"美洲巴黎"之称的布宜诺斯艾利斯，是最繁华的城市。城市名字的意思是好的空气。

一对夫妇因为开车过快发生车祸，丈夫头部撞破，妻子胸胁骨头都撞断。

二人分别留下头痛和胸痛的后遗症，无论怎么医都医不好，像影子跟着身体一样。夫妇二人对超速驾驶悔恨不已。

风伯说："我来试试！"

一针帮丈夫下然谷穴，一针帮妻子下肩井穴。在针灸要诀里头记到："脑震伤，选然谷，胸打击，刺肩井。"然谷穴能通窍活血，治脑震荡的瘀血。肩井穴相当于血府逐瘀汤，治疗胸胁撞伤后瘀血停留不去。

前后才针三次，丈夫头痛不再发作，妻子胸痛豁然若失。

夫妇二人高兴得要驱车带风伯游览整个阿根廷。

《点穴神书》上记载：肩井穴，井者，有三层意思。

第一，古有井田之法，井开四道而分八宅。故井穴有四通八达之意，上可通头至脑，下可通胸至腰，左右可通臂至手。故推拿按摩，无不以肩井为松通脉络总开关也。

一患者，夜卧当风，头首酸痛，拿肩井发汗即愈。

一妇女，乳腺增生发炎，日痛不已，连续拿肩井一小时，刺痛消失，硬结变软，经过三次后，结消化为云烟。

一腰痛患者，凡压力大时，腰痛加重，拿肩井，可释放背负的压力，乃减压穴，随即腰痛化解。

第二，井有出水之意。凡井泉，多能滋润灌溉，故肩井穴，可以治眼疲劳、鼻干、口干、耳干、耳鸣。

古籍记载："肩井主诸虚百损。"因为凡有井泉之处，必有生机。故肩井能滋阴润液，补虚疗劳。

一皮肤干燥症患者，擦润滑油无效，但见其肩耸，乃知井源闭塞，干枯乏液，故拿按肩井，水津四布，五经并行，干燥干枯恢复润滑。

第三，无论下多少雨，井都未见满过，以井善吸纳平衡水液也。它能将肩周的水湿像吸尘器一样吸纳进来疏泄走。

一患者，常清晨去批发水果，久受雾露，头痛，沉重如裹，迟迟不愈，但见其肩部紧缩，乃知水湿闭塞井口，遂拍打肩井，头湿重痛如裹之象消除。

总而言之，肩井穴有无限的可能，它能疏通经络，令井井有条，像市井之道，南通北达，可顺其性；又有井水灌溉之意，可养其真；又有井有收纳之象，可降其浊。三样合一，有虚可补，有实可泻，有阻可通，堪称难得难见之要穴也。

又因为它擅长活血化瘀，疏通经络，用于对付难产胞衣不下，故孕妇不可轻刺肩井。

道家正是看重肩井四通八达的要点，便通过挑担负重来开肩井，从而缓解痰喘在肺，风痹在骨，以及酸痛在肉，气逆在胸，胀闷在腹。总而言之，拍打肩井，堪称疗伤补虚要紧之事，推陈出新密行之法。倘使世人皆知此理，可挑担负重，日日练习，何患顽疾不去，何愁苦痛不愈。

【穴道小贴士】

肩井（一名膊井）：肩上陷中，缺盆上，大骨前一寸半，以三指按取，当中指下陷中。手足少阳、足阳明、阳维之会，连入五脏。针五分，灸五壮，先补后泻。

主中风，气塞涎上不语，气逆，妇人难产，堕胎后手足厥逆，针肩井立愈。头项痛，五劳七伤，臂痛，两手不得向头。若针深闷倒，急补足三里。

第324篇
腋下清渊之穴

秘鲁，号称玉米之仓，是古印加帝国所在地。秘鲁人信奉太阳神是造物主，因此把朝向太阳的向日葵花奉为国花。

一位老农，在收割玉米操作机器时胸腔被打伤，留下积液不化，活动不利，呼吸都困难。

风伯帮他点揉渊腋穴，第一次呼吸顺畅，第二次活动流利，第三次胸腔中的积液死血化散。

老农高兴地烤出最好的玉米给风伯吃。

《点穴神书》上记载：渊腋，乃排泄腋下积水要穴！是治疗胸腔积液的名穴。顾名思义，犹如腋下有渊泉，故对于胸腔积液引起的咳嗽满闷，停痰留饮，效果理想。

一患者久咳不愈，辨证为痰饮停胸，其脉弦，刺渊腋后，咳嗽减轻，痰饮消除。

又因渊腋穴靠近天泉、极泉、天溪，故此穴有泉腋之称，它可以宽胸行气，化肿消痰。

一胸膜炎老人，胸胁痛，伴随流口水不止，渊腋穴处推拿按摩后，口水消，胸痛止。

渊腋穴，从身体侧面下行，结穴于腋下。故对于腋下之疾，狐臭、腋汗，有良效。腋汗用渊腋配复溜，狐臭用渊腋配太溪，皆可借助渊腋冲涤污垢。

凡人体腋下，好像飞鸟翅膀，翅膀能展翅飞翔，全凭腋下有力，故渊腋、极泉，能调腋下之病，擅疗闷郁之疾。

古籍记载，渊腋主胸胁满闷，气不得伸，即是取渊腋振翅高飞之象。

古籍又云，渊腋主四肢无力。肢无力就相当于沮丧，手臂不举，渊腋的渊字通支援的援，能从深渊中提取能量援助腋下，使双臂有力。

若言指取决于腕，腕取决于肘，肘取决于肩腋，故肩井跟渊腋配合，能灵活双臂，对付肩周炎亦是黄金搭档也。

【穴道小贴士】

渊液（一名泉液）：腋下三寸宛宛中，举臂得之。《铜人》禁灸。《明堂》针三分。不宜灸，灸之令人生肿蚀马疡，内溃者死，寒热者生。

主寒热，马刀疡，胸满无力，臂不举。

第325篇　平肝降逆之穴

秘鲁，有一支印第安原始民族传承的村落。他们生长在恰恰湖畔，利用湖边生长的香蒲堆起漂浮岛，盖起茅草屋，酷似一个个硕大无比的茅屋。

一位印第安人，饱食后着急去捕鱼，这时候，胸暴闷欲呕，不断地泛酸水，难受不已。

原来他刚吃饱饭就剧烈运动，用力过度，导致木克土，胃发堵，饮食翻江倒海欲反出。

风伯见状，帮他点揉辄筋穴，点完后，印第安人若无其事，好像刚才那一幕难耐的感受像看电影一样，成为过去了。

他高兴地带风伯周游大湖，迎风前行。

《点穴神书》上记载：辄筋穴，有车水盖之意，车走后，泥水会溅上来，走越快，泥水溅得越高，这时就需要车水盖往下挡，才不致溅得满身满脸。

凡气急败坏，肝木化火生风，血气冲逆，筋就会抽动颤抖。好比如车子开到超速，车就会漂抖，非常危险。而人发脾气，就是筋脉里气血超速行驶之象，叫怒气冲胸，怒发冲冠，这时就要刹车。而辄筋的辄字，又通停止的止，同音同义，辄筋能让筋抽动生风之象停止下来，不正是缓急刹车吗？

明白此象，则古籍中记载的辄筋穴主治机理，便洞若观火，无不明达。只需知道它挡住上逆之象，令着急动摇之象平息，便得辄筋微妙大义。

古籍《针灸大成》中记载辄筋，主十大病象。

一曰胸中暴满。暴就是急暴，如同义愤填膺，怒火攻胸，辄筋就能碾压平息它，就像用车去碾压地面一样，它是碾压暴乱急躁的要穴。同时，像刹车板减速，令脾气缓和也。

二曰不得卧。晚上睡觉眼珠瞪大眯不下，像张飞，双目圆睁，静不下来。辄筋如同车水盖，令胃和得卧，筋急平缓。

三曰叹息。叹息乃肝郁也，郁闷则叹息。辄筋能舒肝和胃，如同车通行而过，留下痕迹，它能行肝胆气，令人不郁，如同坐车，非常快意。

四曰善悲。辄者，重蹈覆辙也，前车之辙也，人莫不以重蹈他人覆辙为悲哀，辄筋穴可防止气机反复走岔等悲忧之苦。

五曰小腹热。腹归脾所主，小腹还归肝管，肝急则生热，辄筋能止肝急，则热退。

六曰多唾。唾液向上涌，好似车行过快泥水往上飞溅，车水盖往下一压，辄筋穴往下一按，则唾水飞出减少。

七曰言语不正。胆者，中正之官。胆经上的穴大多能正其不正，此小柴胡汤调胆经，治病范围广泛也。而辄筋又有车轮轴，有钢筋之称，有辄筋如车轮有钢筋，方可不歪不斜，不偏不倚，故辄筋能正言语，正脸面，防偏瘫，抗斜歪。

八曰四肢不收。肢体松散没力，就找带筋或肉的穴。筋字解开来，就是月肉像竹纤维一样，一丝丝充满着力量。所以，阳陵泉、辄筋、筋缩，皆是提高身体筋骨力的要穴，好像墙非钢筋支撑，必难以承受高筑，一旦承受过重，必散掉松垮。人的肢体若非筋骨支撑，亦会成烂泥一坨，松垮不收。

九曰吞酸吐臭。此乃浊气上泛之象，车水盖就专门对付浊阴上犯的，故辄筋穴，对于木克土，着急吃饭，反酸、口干苦、臭气外出的，效果尤佳。

十曰呕宿汁，吞苦水。宿汁苦水同样是浊阴，浊阴不降，辄筋降之。辄筋穴就像碾压地面的车辙一样，能将反上来的胆汁酸水降下去。

总而言之，掌控了经穴名义，古籍上的主治，你便了然于胸。未知病症的治疗跟拓展，你照样可以推导而出。

像辄筋穴，能不能治癫痫抽动，可不可医水饮泛头、耳鸣眩晕？能不能治手足发抖、眼皮跳呢？在你洞悉穴以后，对付这些问题，都不是什么难题！

【穴道小贴士】

辄筋（一名神光，一名胆募）：腋下三寸复前一寸三肋端，横直蔽骨旁七寸五分，平直两乳，侧卧屈上足取之。胆之募，足太阳、少阳之会。《铜人》灸三壮，针六分。《素注》针七分。

主胸中暴满不得卧，太息善悲，小腹热，欲走，多唾，言语不正，四肢不收，呕吐宿汁，吞酸。

第326篇
日光月华之穴

秘鲁的马铃薯特别大，一个可达到两斤，联合国粮食计划署甚至在这里建立了世界马铃薯研究中心。

一位研究员，常口苦咽干，消瘦难寐，屡治乏效。

风伯想起《黄帝内经》曰："胆虚气上溢而为之苦，治之以胆募穴。"胆经的募穴，正是日月。

凡募穴，皆可以埋葬掉本经的浊阴邪气。

这马铃薯研究员，自从按了日月穴后，口中泛苦现象消失，晚上失眠的症状也解除，不到一个月，长了四五斤。他高兴地说："除了研究马铃薯五大三粗之秘外，我们还要研究中华穴道何以有疗疾强壮之神奇。"

风伯说："此是万物互通，经脉络属，以点带面，触类旁通也。"

万物生长靠太阳。日光月华，就是阳生阴长，站在这角度来用日月穴，真叫匪夷所思。

《点穴神书》上记载：日月穴，胆字拆解，即一日月也。日月乃天地之间最大之物，此穴敢以日月命名，它是大力穴。此穴又名募穴，属胆经，故能大其胆道，大其六腑，故又名大胆穴。

因惊吓而得的病，点日月可以减轻。一女孩，常夜中惊叫，点日月后，安然无恙。

现代研究发现，针刺日月穴，可以使胆囊收缩有力，胆管排泄顺畅，此穴乃胆囊炎的特效穴，是排泄胆邪不可多得的好穴。每天按揉日月穴五分钟，可以减少胆病的发作。

一胆绞痛患者急性发作，刺日月穴跟阳陵泉，发作遂止。

古代《道藏》上讲："日月者，左右双目也。"日月合起来，就是光明的明，此穴善治目病，故又名神光穴，目光穴。

夫天狗食日月，大地就会黯淡无光，人痰浊遮双眼，双目就难以看得远。

一白内障的老阿婆，视物轻度障碍，眼睛看东西老觉得有物阻挡，勤拍打点揉日月穴，居然眼目梗阻感消失，如拨云见日，重现光明。

道家修士认为，日月，都是非常讲信用的。朝升夕落，月盈月缺，亘古如此。

故，针刺日月配合期门，可以调月经，让紊乱的经期恢复平正，让月经能守约守信，如期而至。

一妇女，月经老是先后紊乱，有时早来，有时晚到。《百症赋》曰："妇人经事常改，自有地机血海。"于是，刺地机、血海，配合日月，居然周而复始，经事稳定。

从这角度切入，日月穴善治周期性疾病。而胆经又正是这往来寒热周期性疾病最重要的一条经，经上的日月穴意义就显得格外重大，用途也相当宽广。

一患者，下午四点钟必咳，刺肺俞加日月穴，咳遂止。

又一患者，晨起必拉肚子，刺日月配合肾俞，晨泄现象消失。

又一患者，半夜两点必醒，刺肝经太冲，因两点乃肝旺之时，配合日月，如此，气行如轮，血流圆满，夜间惊醒之象，就解除了。

日月穴还广泛用于怕冷怕热，发疟疾，外冷内热灯笼病上面。

一疟疾发作的黑人，一时找不到抗疟药，针刺陶道加日月穴，发作遂止。

针灸教材上记到，日月穴主治呕吐吞酸、黄疸嗳气、胁痛胁胀，这些都是浊阴不降之象。

这日月穴还是五脏六腑的太阳，乃奇经八脉的动力，它左右着人体升降，掌控着气机出入。它是中正之官的胆上要穴，里面的功效怎么讲也讲不完，如何发挥都发挥不彻底，它有太多匪夷所思的可能！

【穴道小贴士】

日月： 期门下五分，足太阴、少阳、阳维之会。针七分，灸五壮。

主太息善悲，小腹热欲走，多唾，言语不正，四肢不收。

第327篇　藏精封水之穴

秘鲁人崇拜大自然，敬畏太阳，他们把祖国称为太阳之国，他们将城市建在山巅，以离太阳更近。

在盛大的太阳节，众人聚集在一起，向太阳敬酒。

一位秘鲁的老人，因为脚肿上不了山巅，急得团团转。

风伯说："着急要寻胆经、肝经，水液代谢异常要寻脾跟肾。刚好胆经上有肾之募穴京门，能够胆肾并调，气水同化。"

风伯帮老人点揉京门穴后，老人坐起来，一抬腿就跨过门槛，高兴地前去参加太阳节了。

《点穴神书》上记载：京门，肾之募穴，治水道尤效。

一售票员，小便不利膀胱痛，刺京门、中极，这肾跟膀胱的募穴后，遂小便通调，不再涩滞。

一肾炎脚肿的老人，艾灸京门、肾俞，补肾利水，肿胀减轻，行步利索。

一肾结石患者，常隐隐作痛，点按京门太溪后，痛去若失，带病延年，结石不再发作，如同活火山变死火山。

一泄泻久不愈的妇女，久病及肾，久泄多补肾，泄又是水液紊乱，水土流失。刺京门，从而达到利小便实大便之功效，随即大便成形，泻痢得止。

道家修士认为，肾之募穴京门，它有助于肾去收藏募集五脏六腑之精水，能助肾封藏，使腰骨致密，麻痛消除。符合《黄帝内经》讲的："肾者，受五脏六腑之精而藏之。"

一老人，常胸胁抽筋，中医认为，肝主筋，五行属木，水能生木，抽筋是肝木病变，虚则补其母，可从固肾水补肾处治之。

若是小腿抽筋，点阳陵泉、承筋、太溪遂愈；若是胸胁抽筋，按京门、筋缩、太溪，很快就不抽了。

像小松鼠到处采集松果，最后就会收藏到洞里。人练功习劳后，最后就要通过肾封藏进骨髓。

所以收功时，通过搓揉肾之募穴，就能将练功的内劲收藏，众多养生功法，最后收功动作无不是纳气归田，令五气朝元，若非明达穴道真义，断然不知此举作用非凡。

【穴道小贴士】

<u>京门</u>（一名气俞，一名气府）：监骨下，腰中季肋本侠脊，肾之募。《铜人》灸三壮，针三分，留七呼。

主肠鸣，小肠痛，肩背寒，痉，肩胛内廉痛，腰痛不得俯仰久立，寒热腹胀引背不得息，水道不利，溺黄，小腹急肿，肠鸣洞泄，髀枢引痛。

第328篇
如带环腰之穴

安第斯山脉崇山峻岭中，有座马丘古城，这里保存了十五世纪前的神殿古堡遗迹，共有百余座，成为秘鲁震惊世界的古文明遗址。

马丘古城，坐落在云雾飘渺的山间，每天云蒸雾绕，霞光万丈，交映生辉。

一位妇女，在溪边洗衣服时皱眉，原来她白带异常。妇人带下病，难言之隐。

风伯想起《针灸甲乙经》上讲："妇人少腹坚痛，月水不调，带脉主之。"带脉穴，正是调节妇女带下病的要穴。

于是，风伯教她敲打带脉，随即眉头舒展，其乐融融，而后白带异常的症状就好过来了。

带者，束带、腰带也。腰带不紧，裤子就会掉，人带脉松弛，水湿就会泛滥成灾。敲带脉相当于加固拦河坝，拦腰一收束，水湿就不会下流泛滥成灾。

《点穴神书》上记载：带脉穴，顾名思义，环腰一周之腰带也，如同束带。故一切下半身约束不了的病，带脉可管束。

一男子，夜间常遗精，敲带脉后，精关收束，遗精就不见了。

一小儿，夜间尿多，时常尿床，敲带脉后，夜尿减少，尿床消失。

一肥人水桶腰，敲带脉一个月，大腹便便、水湿松坠之象松解。带脉诚乃减肥要穴也！

一妇女，脸上长暗斑，大便不通，自从敲带脉后，二便通畅，暗斑消除，脸上生光辉。现代研究，带脉是通便养颜要穴！

一带状疱疹后遗症患者，常腰肋风驰电掣般痛，俗称腰缠火丹，又名缠腰火龙，猛敲带脉后，腰肋神经样抽痛消失。

故古籍讲，带脉主瘈疭病，就是神经像触电一样，带脉可以解。

现代研究表明，敲带脉可以缓解偏头痛，像孙悟空被念紧箍咒，整个头部压榨性痛，敲带脉可减轻。

道家修士认为，带脉，管下半身湿病。古籍云："带脉主腰腹滞重，溶溶如坐水中。"即妇人赤白带下，痢疾滞下，里急后重，大便不成形，走路拖泥带水。

凡是下半身觉得黏腻，如行水中，那种迟滞之感，带脉统统可以去掉滞胀，恢复轻盈舒畅。

敲带脉要敲到心情愉悦，如放风筝，如同帽子的丝带，又如同国旗在高空迎风飘扬，就可达到松解郁结，缓解脑部神经紧张、身体纠结长包块之效果。

这样形容带脉能够治疗乳腺增生、子宫肌瘤、肝部囊肿、将军肚，也是不难理解的了。

【穴道小贴士】

带脉：季肋下一寸八分陷中，脐上二分，两旁各七寸半。足少阳、带脉二脉之会。《铜人》针六分，灸五壮。《明堂》

灸七壮。

主腰腹纵，溶溶如囊水之状，妇人小腹痛，里急后重，瘕瘕，月事不调，赤白带下。

第329篇 五脏枢纽之穴

智利，世界上国土最狭长的国家，有世界边缘之称。这里有世界上最高的活火山，火山活动常引起地震。

一位老农，腰板结，已经弯不下腰拔草了，他忧愁地说："人生最苦的不是干活，而是你很想干活却干不了。"

风伯笑着说："最苦莫过不觉悟。觉悟可去诸般苦。"随即，帮他点揉五枢穴，此穴在人身体侧面当中，当扭转身躯，或跪拜五体投地时，此穴正对腰部转折之处，凡转轴点名枢，凡中央名五，五枢即中央转摇之枢，恢复灵活的要点。

点完后，风伯说："你试试弯下腰去捡硬币。"

老农有些不相信，结果膝盖还没弯，就将硬币捡起来，他开心地说："你真是神医！你真是我的大救星！"

风伯笑着说："若你能洞悉穴道之理，勤加点揉，你就是自己的神！中华穴道是很强调自我主观能动性，自强不息的。"

从此，老农经常点揉五枢，一直从事他热爱的劳动，关节再没有板结僵硬了。风伯感慨地说："诸苦源自于不解悟，解悟穴道，破诸般迷苦，真乃圣哲言语！"

《点穴神书》上记载：五枢穴，前连腹，后连腰，上可转运颅脑，下可主导腰脚，是上下前后中间五方的枢要。

一老人腰酸头痛，点五枢后，腰酸去，头痛轻。足见，头痛并非统一头首病变，可能是腰部枢机不利引发。

一男子疝气，此气机滞塞，转枢不利，服茴香橘核丸，配合五枢穴，疝气硬结就消解。

凡枢纽，皆灵活之处，它能行气活血。五枢穴位于头脚之中枢，故擅长灵活转动。

一老人，腹痛便秘，久治不愈，揉腹效果也不理想。后敲打五枢穴，居然大便顺畅，腹痛痊愈。

原来，正面攻击腹部积块难以显效时，就可从侧面入手。正面是阳明胃经，侧面就是少阳胆经。就像正面跟敌军交战，不能撼动其分毫，从侧面攻击，或绕到后面去，常常能收到神奇之效。

这叫以侧治正，以旁治中，以偏治直。

这就是天枢穴必须配合五枢穴，揉腹要配合敲胆经，等于前面侧面夹击，使便秘积滞之邪无所遁形，便可拔去恶疾。

一脚痛患者，问其痛在何处，指着脚的外侧。若内侧，必治足三阴，若外侧，必治胆经。虽在五枢穴上下针，一针而脚外侧痛荡然无存。

道家修士认为，五枢，还可治疗卵缩、脱肛、尿频、阴挺及子宫下垂、带脉失约、阴道炎症、男子失精、女子梦交等一派下湿的病象；甚至还可以治疗咽干口燥、五官失养、眼目呆滞艰涩不灵、皮肤焦干如荒地不泽、肌肉消瘦似沃土不润等一派上燥的病象。

这可是五福临门的一个枢纽，只有道家修士洞察人体内景图者方能知道的秘密，这是河车运行的一个最重要转运点。

像瀑布河流，水湿下泻时，可以通过水车把水湿搬运转到上面来灌溉庄稼，滋润农田，饮牛马。

人体凡带枢的穴位都有这功能。它似水车运行，能将下漏的水湿搬运到上面去，有助于人体风调雨顺，五谷丰登。

故对于上热下寒、上燥下湿的患者，五枢可以将气血津液由下往上搬运，使人口舌滋润，眼目不干，荣光满面，精神焕发！故知，五枢穴，实乃运津液于五脏的重要枢纽，它在人体的位置不容小视，是养生保健的一个大穴，作用一点不亚于足三里！

【穴道小贴士】

五枢：带脉下三寸，水道旁五寸五分。足少阳、带脉之会。《铜人》针一寸，灸五壮。《明堂》三壮。

主疝癖，大肠膀胱肾余，男子寒疝，阴卵上入小腹痛，妇人赤白带下，里急瘛瘲。

第330篇　维系通道之穴

复活节岛，是一个火山岛，这里最出名又最具神秘色彩的是岛上六百多尊面对大海的巨大半身石像，增添了一层古老神秘的气息。

人们百思不得其解，这些石像是如何雕成竖立的？

一位老人，子宫脱垂，如同松垮的香蕉叶往下耷拉。她不断地祈祷上天，让她恢复身体的康健。

风伯说："久劳身体虚，绝虑精神壮。太劳心了，有求了，身体也会虚。杜绝掉思虑妄想，反而能安养老。"

于是，教她点揉维道穴，这个号称能维护天地正道，令道心坚固的要穴！

点完后，感觉脱垂的子宫一下被提系上去，真是神奇得让妇人觉得这是天神的指示！

风伯说："此乃带脉失约，宫颈脱垂。维道就专门维系带脉之道路，有助于束缚上提，令气不陷。"古籍曰：维道主阴挺。阴挺就是子宫脱垂。

《点穴神书》上记载：维道穴，维系道路通达之意，它能解除手少阳三焦经不通引起的水肿、足少阳胆经不通引起的焦虑。

一焦虑患者，服抗焦虑药稍安，不吃就受不了。敲打胆经维道，焦头烂额现象得消。

维有维护之意，维持之理，有系住束缚的作用，此穴相当于杜仲、川断，能修复折伤，这是维续血脉经络并联的要穴，所以经络损伤，维道是要穴。

一后脚筋痛不能踏地的患者，点按维道、环跳，遂得治愈。

一中风偏瘫患者，觉得下半身不听使唤，点按维道、阳陵泉、悬钟，下半身又恢复了知觉。

一搬抬木箱闪岔腰痛的工人，腰痛得好像要断了，点按维道、肾俞，腰脚居然无痛，现场得消。

道家修士认为，维道穴还是经络血脉上下的维护者，平时勤按揉，可以使经络通畅，百体安和，是下半身静脉曲张、骨节不利的名穴！

同时，维护血脉传承，有赖于维道，这是胆经上极有生机的穴，此穴通后，生殖系统能源源不断，生生不息产生精元生机，是不孕不育患者修复身体的绝佳要穴！

【穴道小贴士】

维道：章门下五寸三分。足少阳、带脉之会。《铜人》针八分，留六呼，灸三壮。

主呕逆不止，水肿，三焦不调，不嗜食。

第331篇
变动不居之穴

玻利维亚，西部丛林中有数万的少数民族，他们居然没有一人会讲话，全部用手势交流。久而久之，喉头口腔舌肌萎缩，居然不能发声。

一位少数民族老人，老爱端坐在椅子上，屁股长疮，股骨头轻度坏死，更不爱站起来了。

风伯教授他点按居髎一穴，说这是居髎这穴道骨孔处堵塞，只要点按活动开，股骨头就会充血复活，屁股的烂肉就会满血生长。

果然如风伯所预测，点按了半个月居髎穴后，老人不再久坐，开始到处游走，也乐于去行走，烂疮很快恢复，骨头烂死得到再生。

《点穴神书》上记载：居髎穴，人端坐时，此穴委曲，居成髎孔凹隙，它像胶钳孔，管控着人体俯仰屈伸。故，腰痛引腹，屈伸不利，俯仰困难，必寻到居髎中去，是能够让你行住居处，自然快乐的一个重要孔隙，可以安居乐业的要穴！

一患者，大腿凉麻，此气血在环跳、居髎周围下不去，躯干跟四肢接轨不通畅，拍打居髎、环跳穴后，上下气血交通，腿麻脚冷症状消失不见了。

一司机，长期久坐驾椅，常腰酸难以承受，点按居髎后大为缓解，平时多捶打腰部，骨刺居然好了。

足见，居髎穴对于腰臀久居不动之病变效果奇特。

道家修士认为，居者，住也。气机滞住，居髎穴就可以点活。居者，通拘束的拘，凡腰部疼痛引起腹肌拘挛，骨头痛引起牙齿咬肌不松，胸背痛拘急引起耸肩不放，居髎穴深度点揉后，都可以减缓乃至根治。

故，平时敲打居髎，有病治病，没病防病。它可令气血应无所住，让精神无拘无束。

【穴道小贴士】

居髎：章门下八寸三分，监骨上陷中。《素注》章门下四寸三分。足少阳、阳跷之会。《铜人》针八分，留六呼，灸三壮。

主腰引小腹痛，肩引胸臂挛急，手臂不得举以至肩。

第332篇 鱼跃龙门之穴

玻利维亚高原上，有三十六个小岛，如太阳岛、月亮岛，岛周围有巨大的湖泊。湖泊上常漂着著名的香草小船，是当地乌罗人的湖上交通工具，既便捷，又有情趣。

一位妇女，坐在船上，别人都能站起来划船，她却转动不得。原来，下半身摔伤后，一直处于半瘫状态。

针灸古籍上面无不赞叹环跳主半身不遂。

风伯教她拿划船板戳环跳这种棍棒疗法。结果，不到半个月，妇人就能站立起来。三个月后，行走无障碍。

她高兴地说："以为瘫痪一生再无希望，沮丧地想划船出去投入湖中，想不到得到天神的垂爱，降下救命的方法！"说完，跪拜感念风伯的指点之恩！

真是仕君子，仗游天下，见人危难处，出一穴解救之，真乃无量功德。

《点穴神书》上记载：环跳穴，在靠近股骨弯曲之处，人每当跳跃时，必先弯下身子，弯曲腰胯膝踝，在侧腰处形成一半环形的凹隙，此处名环跳。这是胆经由上到下、从躯干到四肢连通的要点，故它能治下半身麻痹瘫痪，腰胯运动不利。

一中风卧床的老人，天天点环跳穴，后来可以挂拐杖走路，再后来连拐杖也丢了。

一坐骨神经痛的司机，刺环跳与委中，痛去若失。

更有一下肢水肿的妇女，水湿潴留，自从点揉环跳穴后，下半身沉重感减退，水潴留消失，脚一按一个坑的现象没了。

故知，环跳穴功在于通利。

有一小儿，玩漂流，下半身泡在水中受凉睾丸痛，针刺环跳，朝睾丸方向，只一针，那种收缩抽搐的痛就好了。

原来，肝经它是环绕阴器的。环跳穴直接指向阴器，能疏解回环紧缩之病。

一厨师，常面对锅火，一旦忘了喝水，脑袋就像被铁环箍紧一样，一点按环跳穴，紧箍咒般折磨就消退了。

道家修士认为，凡是环，有圆环之意，此处的气机流动，情绪高涨。故知，环跳穴是一个悦情志的要穴。情志一愉悦，事业就风生水起。

所以环跳这穴道，必定是带动上下气血的大穴，好比人一快乐愉悦，手舞足蹈，马上讲话就带风，做事带劲。所以环跳周围，一定有风市。陶道周围，必定有风门。

故环跳能主风疹、癣痒。

《针灸大成》讲："遍身瘙痒无定处，环跳能主。"

《医宗金鉴》曰："腰胯膝骨痛难言，环跳能减。"

若人生事业上百尺竿头，想更进一步，此环跳穴要常护念，它就是人纵跃能力高强的重要修炼点！

【穴道小贴士】

环跳：髀枢中，侧卧伸下足，屈上足，以右手摸穴，左摇撼取之。足少阳、太阳之会。《铜人》灸五十壮。《素注》针一寸，留二呼，灸三壮。《指微》云："已刺不可摇，恐伤针。"

主冷风湿痹不仁，风疹遍身，半身不遂，腰胯痛塞，膝不得转侧伸缩。

仁寿宫患脚气偏风，甄权奉勅针环跳、阳陵泉、阳辅、巨虚下廉，而能起行。

环跳穴痛，恐生附骨疽。

第333篇
风吹草生之穴

美洲，有最古老的史前文明遗址——太阳门、众神庙，这些巨型石雕、石刻、石门牌，不仅在风雨中千年屹立不倒，最神奇的是，每年夏至这一天，太阳的曙光会准确照射到门的中央。

有位老人，到冬天了萎缩的小腿既麻痹又瘙痒，怎么抓都停不下来，这叫干燥性皮肤瘙痒症。

　　风伯说："凡痒来的漂浮不定的，乃为有风故也。若痒在头首，取风池、风府、翳风；痒在颈脖，取秉风；痒在肩背，取风门，痒在腰腿呢，那就取风市。"

　　于是，教老人家拍打风市穴，这个穴就像它名字一样，风邪汇集的闹市窝点，只要每天拍打十分钟，腰脚都不痒。

　　老人兴高采烈地说："我这么大年纪，什么世面都见过，却没见过敲敲打打，将这些痒痛病疾治的服服帖帖的。"老人因此爱上穴位拍打这中国古术。

　　风伯说："点点按按，病去一半。若要身体好，拍打按摩不可少。"

　　《点穴神书》上记载：风市，乃诸风之要穴，此穴神通广大，治的病变化多端。此穴虽在腿脚，却能医风性动摇，善行数变，比如偏枯麻痹，瘙痒瘾疹，中风不利，面肌痉挛。

　　一面瘫患者，点风池、风市、颊车、合谷后，面瘫复正。

　　一中风偏瘫后，单条腿麻痹，挪步走路的老人，敲打风市后，居然越走越大步，最后恢复正常走路姿势。

　　道家修士认为，市有繁华的意思。它在大腿外侧肌肉饱满，血气丰富之处，这里血液流动非常充盈充沛，它可以带动掉肉重长，枯骨复苏，燥干滋润，麻痹重活。故，风市配足三里，治重症肌无力；风市配绝骨，治股骨头坏死；风市配阳陵泉，治筋萎缩；风市配太渊，治脉痹脉管炎，血脉都乌暗变黑者。

　　一派死气沉沉，没有活力，就赶紧点按带风的风市。因为带风的穴位，一般极具生机，尤其风市又是在少阳春令上的穴道，它秉的是春风，此穴有春风化雨之功。穴往深处挖，义往大处发，必须在这高度上来用风市，才不会委屈这穴道。

风市穴就是制造生机，制造春风之穴，对付的是枯萎之病，起到的是春风化雨，老树吐嫩芽之作用！

自从多拍打风市穴后，下半身麻枯之感彻底消失。

一妇人更年期后，双腿莫名其妙麻枯。

看来风市穴不单能排出大腿多余的水湿，使之苗条，这叫风能胜湿；同时，它更能复苏人体血生肉长，对付下半身偏枯、痿痹、瘫痪、脚气、筋缩。它不单是治风要穴，更是制造风气春气的要穴！

【穴道小贴士】

风市：膝上外廉两筋中，以手着腿，中指尽处是。针五分，灸五壮。

主中风腿膝无力，脚气，浑身瘙痒，麻痹，厉风疮。

第334篇
决渎中焦之穴

委内瑞拉，这个高原上的国家，在加勒比海之滨，这里可享受到凉爽宜人的海风，领略到独具韵味的沙滩乐趣。

一位游客背痛，痛攻上下，难以伸直。

风伯在他腿上点按穴位，查看，当点到中渎穴时，游客"啊"地叫一声。

风伯说："此穴点着可治胆囊之病。按之痛者，一般提示胆囊发炎，或者长结石，敲打点揉可化解。"

游客吃惊地说："这胆囊结石，我连家人都没告诉，你居然在我腿上摸一下就能说出，你一定有办法让我不用开刀，我想为你出这旅游的所有费用，希望你帮我。"

风伯笑笑说："我能指点你，你可以自己帮自己。我也是举手之劳，你不用客气。在你这中渎穴这里捶打敲击，将来胆囊炎、胆结石就很少会发作。"

游客按照风伯讲的，坐着敲中渎，现场背痛就消解。他信心大增，经常有空就敲打，几年下来，没再出现胆囊炎发作引发背痛。有次体检，胆囊结石居然不见了。

《点穴神书》上记载：中渎穴，善调中焦，有助于肝胆脾胃中州流通。渎者，河渎巨川也，有川流不息之象；渎者，堵音，有流通拥堵之意。故，凡中焦涩滞壅堵，选中渎，可令中焦川流不息，决渎而下。

有一位胃胀满，痛引胁肋的患者，点中渎，现场速解。

而人体胆为中正之官，中渎穴最善调中正之胆，它是胆结石、胆绞痛的敏感反应点，也是理想治疗点，更能治疗中焦的肋骨痛。

一左边胸胁痛的患者，有跌打旧伤，刺右脚中渎穴，得以痊愈。

又中渎穴在膝盖上面，它可对治筋痹不仁，风寒湿三气杂至合而为痹。

一水边工作的工人，腿筋骨迈步迟重，艾灸中渎后，走路困重感消除。此湿痹也，中渎擅长流通中焦之湿，以渎为堵住之水湿，宜流通导引之。

又中渎，乃调急性胃痛之要穴，中焦中脘，胃痛难耐，痛攻上下，会走窜的，就可以选中渎；痛在一处，如针扎固定的，就要选梁丘。因为，河渎是流动的，而丘陵呢，是固定的。

这是道家认识经穴的思路。

【穴道小贴士】

中渎：髀外膝上五寸分肉间陷中。足少阳络，别走厥阴。《铜人》灸五壮，针五分，留七呼。

主寒气客于分肉间，攻痛上下，筋痹不仁。

第335篇
延年抗老之穴

委内瑞拉的国家公园，风和日丽，常年如春，是南美景色最美之处，这里瀑布争喧，河流竞奔，高山耸立，原始热带雨林一望无际，堪称得天独厚，大自然青睐之所。

在如此美丽的环境里，也有不少关节疼痛的病患。

物壮则老，人长则衰，这是天地规律，自然现象。

一位老年人，膝关节发凉麻痹，摸下去冷冰冰，膝盖痛得连门槛都迈不过。他感叹说："我即使变猴子也上不了树了。"

风伯听了笑笑说："若保健得当，虽大树不可上，小树尚可攀，大步不可迈，小步尚可移，不至退化那么快。"

老人提起精神说："真的吗？"

风伯教他点揉阳关穴，当天点完，腿就能迈门槛。他因此产生了强大的自信，天天点按揉，不到半个月，就请走了凉麻不利索，冷硬人发愁。

《点穴神书》上记载：阳关穴，在膝关节外侧，外侧叫阳侧，掌管膝关节，故名阳关。所以，膝关节退行性病变，此穴不可缺。

一运动员，打球伤到膝盖，留下旧疾瘀血不去，夜间常疼痛。

风伯说："祛瘀要行阳，阳动则瘀化。"就用拍阳关法，果然夜间膝痛消除。

又有《千金方》上记到：阳关，乃关阳也。膝盖是相当灵活之处，阳动不行，或阳动太过之病，可取此穴。

此穴在膝盖旁，又名膝阳关，主治膝痛不可屈伸，它的功效是祛风湿，利关节，止瘀痛。

凡人老，老在脚上，年老的体现就是迟步，又叫步态龙钟，步履蹒跚，而阳关穴，关乎回阳、扶阳、固阳的。人生命延长，叫阳寿足。故阳关穴，它是提高腿脚使用寿命的一个大穴。

机器的使用寿命大多取决于它的关节枢纽处，人的寿命也要看关节。而阳关，无疑就是延年抗老的阳寿之关。常人用它来治膝痛腿不利，道家修士用它来延长腿脚使用寿命。

【穴道小贴士】

阳关：阳陵泉上三寸，犊鼻外陷中。《铜人》针五分，禁灸。

主风痹不仁，膝痛不可屈伸。

第336篇 春生养筋之穴

世界上落差最大的瀑布——安赫尔瀑布，便在委内瑞拉，这高原上的国家。

看着飞流直下的宏伟气势，风伯为大自然的鬼斧神工而陶醉不已。

这时，旁边的司机突然呕吐胁痛发作，大汗淋漓。原来是胆结石绞痛，众人第一印象是赶紧送往医院。

风伯一个箭步上前，双手按在司机的阳陵泉上。随即，痛渐渐消减，神色由拘紧变为舒缓。

这一瞬间的逆转让观者莫不惊讶，都忘了旁边雄伟壮观的瀑布。

司机站起来，来回走动跳动，刚才痛如地府中严刑拷打、铁烙火烧之症，像噩梦惊醒一样没了。

这是什么道理？

风伯和盘托出："此乃中华穴道文明！我按的是你胆经的合穴阳陵泉，古籍讲：胁下支满呕吐逆，阳陵泉主之。胸胁满胀，痛得狂吐，按阳陵泉就会舒缓。"

众人纷纷要求学习这穴位，风伯顺带开了一场健康大餐，文化盛宴。

八总穴歌曰："胸胁阳陵"。同样一个胸胁痛，如果是打球被撞伤，有瘀血刺痛，就要阳陵泉配膈俞、三阴交，活血止痛。

若是家人吵架，同行恶性竞争，看不惯对方做法，气得咬牙切齿，胸中肋痛，就要用阳陵泉配期门、太冲，行气止痛。

如果是暴饮暴食，煎炸冰冷不忌，导致舌苔垢腻，湿热熏蒸，胁肋垢满，就要用阳陵泉配蠡沟、支沟，清热利湿止痛。这是辨证用穴之精髓也！

《点穴神书》上记载：阳陵泉，足少阳胆经的合穴。《黄帝内经》讲："邪在腑，取之合"。六腑有病，就取经络的合穴。

那邪在脏呢？《难经》曰："邪在脏，取之井。病变于脏，取之井。"

如果内脏无力，六腑又排浊不去，那就井合并用。像慢性胆囊炎、胆结石，就要揉足窍阴配阳陵泉，使井喷有力，管道通畅。

又如便秘不下，久秘难愈，虚实夹杂，取厉兑补肠胃虚，使它蠕动有力，如井喷；配合足三里，令六腑管腔宽阔。像这种井合配，就是通补配。

井是源头，内脏是气血的发源地；合是汇入，汇入排泄，六腑就是浊气的排泄所。

故，凡胆囊炎、胆汁反流性胃炎，一切胆功能下降引起的口苦、咽干、目眩，取胆经的合穴阳陵泉，能通清胆腑，普降胆浊。

一患者，口苦、咽干、目眩，数月不退，点阳陵泉后，诸症皆消。

现代研究发现，点按阳陵泉，能使胆囊收缩能力加强，排泄降浊功能提高，有助于消化食物。

一患者，大便常酸臭不干，大量营养未消化，脉象弦紧，这是紧张后胆汁排泄不畅，因而消化食物不彻底，点按阳陵泉后，放松舒缓多了，大便因此成形，消化彻底。

所以，紧张性胃溃疡、胃拘挛、快生活引起的消化不良，脉象只要带弦急紧硬的，取阳陵泉，皆可缓解胃肠，从而提高消化质量。

一患者，臀部打针后留下后遗症，巴掌大的地方麻痹难忍，用热敷了也没有缓解，这是没有敷对地方。在患者的阳陵泉周围拔罐、按摩、热敷，臀部麻痹的肌肉就恢复了松弛，冷凉就转为了温和。

因为阳陵泉，又有筋会阳陵泉之称，是八会穴之中鼎鼎有名的，但凡筋紧张、神经痛抽搐、筋拘挛，没有一个穴位疗效能跟阳陵泉比的。

说白了，阳陵泉就是放松万能穴。凡病引起紧张，或紧张引起病痛，总而言之，人不放松就取阳陵泉，它是松筋要穴。

故古籍曰："凡筋病，必取阳陵泉，后取他穴。"

故此穴主中风、偏瘫、半身不遂、筋骨麻痹、肌肤不仁、脚气拘挛。凡脚崴伤、腰扭伤、手腕摔伤，但见筋伤骨动者，莫不取阳陵泉为先。

因为阳陵泉乃少阳胆气，主春生，它是万物之先。凡损筋劳骨者，莫不先筋损也，而阳陵泉，就是伸筋、长脉、壮肌、益皮、强骨的起点。

一年之中，春为先，一身之中，筋为先。万般修复，从筋开始。

故阳陵泉之用大矣。若只知其治筋骨不利，膝盖疼痛，那真是小用了。

进而可知其调神经，去痿痹，强腰肌，除痛疾，生新肉，退死气，便得此穴要理。至于用于落枕、膝关节炎、肋骨炎、腰肌劳损上，就都不是什么难解之事了。

【穴道小贴士】

阳陵泉：膝下一寸，外廉陷中，蹲坐取之。足少阳所入为合土。《难经》曰："筋会阳陵泉。"疏曰："筋病治此。"《铜人》针六分，留十呼，得气即泻。又宜灸留针，日灸七壮，至七七壮。《素注》灸三壮。《明下》灸一壮。

主膝伸不得屈，髀枢膝骨冷痹，脚气，膝股内外廉不仁，偏风半身不遂，脚冷无血色，苦嗌中介然，头面肿，足筋挛。

第337篇 春阳交会之穴

哥伦比亚，接近巴拿马运河，有南美门户之称，这是为了纪念航海家哥伦布发现这一片充满希望的土地而命名的。

这里阳光充足，鲜花盛开，成为世界上跟荷兰一样数一数二的鲜花出口国。

一位花农，咽喉堵塞，面部肿胀，眉头紧皱，正为此吃睡不得，坐立难安。

风伯就帮她按阳交穴，此穴跟阳明胃经丰隆、太阳膀胱经飞扬，都在外踝尖上七寸，通过络脉相交，故有三阳交之美称，正是三阳开泰要穴。此穴与三阴交对应，三阴交主少腹，三阳交就主胸背。

这是阳春三月，草长莺飞名穴，专门主治寒凝冷痹，阳虚阴凌之病。

风伯帮她点完阳交穴后，花农喉咙开，呼吸畅，脸上肿胀感立马减轻，好像久寒遇朝阳，常冷逢温暖。

尝到甜头后，她就常拍打阳交穴，人好像交春阳台上的花朵一般，头面阳光灿烂，咽喉半点沙哑也没了。真是心花怒放，百体舒泰，阳气充足，天灾灭除。

阳光来了，黑暗就会走，阳气足后，痹痛就会除。

《点穴神书》上记载：阳交，主治阳气不能交会于头面。

《针灸甲乙经》上讲："阳交主喉痹面肿。"阳气足，怎么会肿？怎么会痹？向日葵在阳气足时，开得灿烂非凡，人在阳气足时眉头舒展，不会皱巴巴。

又一患者，额头有悬针纹，好似心事重重，其实是心脏像遇冷的馒头，皱缩不能丰隆。艾灸阳交穴以后，悬针纹消失，额头舒展，晦气事减少。

人说印堂发暗，必有晦事纠缠，此时艾灸阳交，使阳气充满上头，积极自信。

故《千金方》上讲到："阳交主胸满肿。"胸部被痰湿蒙蔽不开，无论冠心病心绞痛、心肌炎、胆囊炎、胸腔积液，阳交穴上搓揉拍打按，便可拨阴转阳，拨云见日。

阳交配内关，可治痰迷心窍；阳交配丰隆，可治痰浊阻胃；阳交配合谷，可治痰油在面；阳交配解溪，能化解痰阻双足；阳交配委中，能除痰在腰背；阳交配中脘、天枢，能化痰在肚腹……

总而言之，阳交一穴，是治痰要穴。痰乃阴邪，阳交跟丰隆、飞扬靠在一起，它们主治多有相通，就能补阳气，祛阴痰。

故阴天引起的怪病，《针灸大成》上讲到的，惊惧、痫癫、痛痹、瘰疬、痉挛、拘急这些由痰作祟的怪病，逢到阳交，如同春雷响，气血飞扬，怪症俱除。

现代研究发现，阳交能缓解各种放射性的颈肩腰背痛。人体有痰浊后，病痛会沿痰浊放射到枝末。像这种放射性的，要选阳交、丰隆等穴，如同阳春惊蛰之雷轰隆隆，交春下雨淅沥沥，飞扬的尘土污浊纷纷落下去。

这阳交又是阳维经的郄穴，它能利腿足，令人善逐以维系阳气正常运转交接。腰脚灵敏度不够，它可是不可多得的好穴！

【穴道小贴士】

阳交（一名别阳，一名足窌）：足外踝上七寸，斜属三阳分肉之间，阳维之郄。《铜人》针六分，留七呼，灸三壮。

主胸满肿，膝痛足不收，寒厥惊狂，喉痹，面肿，寒痹，膝胻不收。

第338篇　外隆如丘之穴

哥伦比亚，除了鲜花似锦外，还有黄金遍地之说。这里的黄金工艺登峰造极，有专门的黄金博物馆。即便是见多识广的，到这里来看完黄金工艺后，都会拍案叫绝，赞叹不已。

一位雕琢黄金的工艺师，络腮胡子，两颊间长了大量的痤疮，常年累月不愈。

风伯教他拍打外丘穴。人侧面是胆经，两颊侧面的痤疮，往外爆突发炎疼痛，还冒出血水，就要找胆经的郄穴。

阳经郄穴主痛症，主发炎；阴经郄穴主血症。而外丘，正是足少阳胆经郄穴。顾名思义，向外突出隆出像丘陵般的病象，这些痤疮正是也。

自从工艺师学会拍打外丘穴后，脸上痤疮由多变少，由大变小，由密集变稀疏，最后变为无，他高兴地打造出黄金的镯子送给风伯。

《点穴神书》上记载：外丘此穴，有向外隆起如丘之状的意思，人在下蹲努力时，此处肌肉暴隆，它跟丰隆穴在同一条肉棱上，能共同治疗痰涌起包，长疮生痔，骨刺骨垢，一切暴隆如火山状、似丘陵一样的病灶现象。

譬如，胆结石、骨刺、囊肿、肌瘤、息肉、梅核气、疝气，这些一个个，都不属于身体以内的，在远处看像凸出地表像沙丘一样之物，又如同锈迹长在利刃的表面凸出一样，外丘穴统统能消平它。

一腰椎间盘突出，膝盖骨也长骨刺的患者，本想动手术换膝盖，在公园里跟着拍打外丘、阳陵泉、绝骨，三个月后，不动手术也没事了。

尤其是越深层的结节，越要找外丘。因为外丘是郄穴。郄乃孔隙义，气血深藏聚，病症反应点，临床能救急。

一肌肉萎缩无力的老人，服补中益气丸后，拍打外丘、足三里，居然下垂眼睑上提了，一碗的饭量变两碗，半桶水提不起的变为提两桶。

一小孩，经常看恐怖片，得了惊吓尿床病，经常噩梦惊醒，惊叫，自从拍打外丘穴后，噩梦乱叫的病症消失了。

由于它靠近小腿，又含有胆春生之气，是治脚气的要穴，拍打它能升阳除湿，令清升浊降，何臭之有？

道家修士认为，外丘穴，是人体重要的抵抗力大穴，像建筑丘陵，抵抗外邪一样，像人体一道防风墙。拍打此处，能提高人体卫外能力，如同体虚之人服用玉屏风散，高筑墙，广积粮，缓称王一样。

【穴道小贴士】

外丘：外踝上七寸，少阳所生。《铜人》针三分，灸三壮。

主胸胀满，肤痛痿痹，颈项痛，恶风寒，猘犬伤毒不出，发寒热，速以三壮艾，可灸所啮处，及足少阳络。癫疾，小儿龟胸。

第339篇 光照乾坤之穴

哥伦比亚人，在做生意时，往往喜欢相互询问对方家庭，爱好兴趣，他们认为，光谈生意太急功近利。闲谈家常，倾听双方，是尊重对方人格跟兴趣，把对方放在心里比较重要的地位，这跟中国所谓的"生意不成情义在"有异曲同工之妙。

一位哥伦比亚生意人，在打球时，一只眼睛被撞伤，失血过多，导致失明，他沮丧得在生意场上抬不起头来，整天借酒消愁，感叹说："独目如何做生意！"

路过酒吧的风伯，听到叹息声后，哈哈笑说："半月不也照乾坤！不一定日月同在你才看到光明，单有日或月你都可以见到路。这一半的月亮，不也照得乾坤光明，路人通行吗？

谁说近视的人就不可以做生意？谁说一只眼的人就不可以闯天下？以前独脚大盗、独眼龙都可以，难到堂堂生意人，就不如一个盗贼吗？"

生意人听后，茅塞顿开，颓废之中惊坐起。

风伯还教他拍打光明穴，从此生意人再投入生意场中，因为更谦卑，而生意兴隆通四海，财源广进达三江。

《点穴神书》上记载：光明穴，足少阳胆经之络穴，连络肝胆表里，沟通上下气机，善将目痛夜盲治，能把膝肿腿软医。

夫胆字拆开来，一日月也，日月的光明挥洒到大地，胆经的光明挥洒到膝腿，肝胆又通目，光明穴通双目，此乃治目神穴，跟阳白、四白、睛明、目窗、承灵、承光、丝竹空、攒竹，任何两穴相配，几乎通治赤目痒，眼胀眼痛。

一网吧的管理员，长期熬夜对电脑，双目刺痒，拍打光明穴后消失。

一乳腺增生妇人乳房胀，伴随视力减退，拍打光明后，乳房胀、视力减退的烦恼同时消除。

一头痛患者，每逢不顺之事便纠结。智者有言，真正的光明是在黑暗中仍看到朝霞，逆境中仍充满希望。当他看到这句名言后，心中消解大半，再拍打光明穴，头痛好得一干二净。

可见，身心之顽疾的疗愈，拍打筋肉占一半，明透道理占一半，你如果道理又不通，拍打又不积极，真的很难对付拦路小疾。

【穴道小贴士】

光明：外踝上五寸。足少阳之络，别走厥阴。《铜人》针六分，留七呼，灸五壮。《明下》灸七壮。

主淫泺，胫酸胻疼，不能久立，热病汗不出，卒狂。与阳辅疗法同，虚则痿躄，坐不能起，补之。实则足胻热膝痛，身体不仁，善啮颊，泻之。

第340篇 辅佐阳气之穴

厄瓜多尔，这个贯穿在赤道上的国家，石油天然气丰富。

一位开采天然气的劳工，得了偏头痛，三天仍好不了。

风伯说："胆为木火，少阳主偏头，实则泻其子，取胆经五腧穴上的火穴——阳辅。"

一针下去，还未出针，偏头痛就好了。一般偏左头，刺右边阳辅；偏右头，刺左边阳辅。

《点穴神书》上记载：阳辅穴，辅助阳气蒸腾，能够治疗寒凝阴滞之证，以其善扶阳抑阴也。

譬如，缺盆腋下，以及膝盖有积液，或腰部如坐水中，下肢肿胀，但凡阴成形过度，阳化气不足，阳辅穴能助阳化气，减掉阴凝。

一腹水的患者，在阳辅穴上艾灸，尿量增大，腹水减退。

一鹤膝风的患者，同时艾灸阳辅、阳陵泉、阳交、阳关，诸阳汇聚，助阳化气，肿胀的膝盖流出黄水，恢复利索正常。

一常年下水游泳，后来腰部重痛的患者，所谓欺山莫欺水，不单指要谨慎落水，也指，在水中泡的时间不宜太频繁、太长。于是，用吹风筒吹阳辅穴，助阳升腾，居然得以痊愈。

可见，善于识穴名，认穴位，举手投足间，按穴点、灸穴处，都可以缓解病苦。

一北方的老人，小腿常拘挛，服药无用。遂用阳辅辅助阳气，在此艾灸，拘挛的关节很快松解，紧张的肌肉变得柔顺。

道家修士认为，阳辅位于小腿的下缘，对面是三阴交周围，所谓少腹阴交，阳辅就是督背，这有助于督背阳气升腾。凡有助于督背扶阳的，就有助于抗衰老，延命寿。

那些修真道士、和尚，常结双跏趺，盘腿静坐，就是通过拉筋炼骨，摩擦按揉阳辅穴，以助阳寿，如此，不祈寿而寿自延，不求福而福自至，这可是一个让人蒸蒸日上之穴，按阳辅，可谓是变易命运之妙举也。

【穴道小贴士】

阳辅（一名分肉）：足外踝上四寸，辅骨前，绝骨端三分，去丘墟七寸，足少阳所行为经火。胆实泻之。《素注》针三分。又曰：针七分，留十呼。《铜人》灸三壮，针五分，留七呼。

主腰溶溶如坐水中，膝下浮肿，筋挛。百节酸痛，实无所知。诸节尽痛，痛无常处。腋下肿瘘，喉痹，马刀夹瘿，膝胻酸，风痹不仁，厥逆，口苦太息，心胁痛，面尘，头角颔痛，目锐眦痛，缺盆中肿痛，汗出振寒，疟、胸中、胁、肋、髀、膝外至绝骨外踝前痛，善洁面青。

第*341*篇　枯骨重生之穴

厄瓜多尔，出名的赤道纪念碑，是标志性建筑，此处被称为太阳之路，太阳一年有两度跨过南北半球时必经此处。人群都欢声雷动，唱歌跳舞，欢庆阳光的恩德。

一位坐在轮椅上的老妇，在她儿子的推动之下，也出来观看歌舞。

老妇笑得乐开花，鼓起掌来。

风伯说："不如鼓脚。"于是引导妇人拍绝骨穴。

一场盛大的欢庆节目，载歌载舞的旋律，热情奔放的气场，加上乐观积极的拍打，老妇居然忘了自己是瘫痪之人，站起来跟着大伙一起，众人惊讶得停下来。

坐轮椅大半年，中风偏瘫，怎么一朝就站起？

众人纷纷拜谢太阳之功，他们认为，这是太阳神假借风伯的手，让老妇人脱离轮椅的束缚。

一时之间，歌舞更加热情！

风伯说："我也没想到，是你们的仪式跟气场加强了穴道产生的威力！这绝骨穴，号称髓会，专门主治大病偏瘫，病入骨髓膏肓。"

如若是中风大病，用三拍，一是悬钟、三阴交拍，两手对拍；二是阴阳陵泉交拍，两边对拍；三是风市猛拍，拍出巨响，效果巨好；拍出大声，改变巨大。

《点穴神书》上记载：绝骨，又名悬钟，在外踝尖上三寸，正对面内踝尖上三寸，就是三阴交。少腹三阴交，腰骶悬钟（绝骨）。

故绝骨穴，是下半身瘫痪的要穴。

一中风患者，话都说不出来，通过深刺绝骨穴后，骨髓油增多，舌头流利，音声得彰。一般中风中脏腑，音声就说不出，这就要深刺；中经络肌表，就麻木不仁，这就要浅刺。

又一肌肤麻痹不仁的患者，刺绝骨表皮，不仁遂去。

一股骨头坏死患者，始终恢复不良，中医叫骨枯，练习拍打绝骨穴后，奇迹出现，坏死的骨垢缓慢重生，腿脚又重新恢复利索。

一贫血的小女孩，吃什么高档营养都是面白如纸，可拍打绝骨穴后，却红光满面，手脚温暖，血象上升。

原来，骨髓能造血，补血只是补血量，而拍打绝骨穴却是在挖血源，有助于源头生化，则用之不竭。

一车祸后骨折，记忆丧失的伤者，无论用何种方法都难以唤回记忆。家人正束手无策，听闻拍打绝骨能唤醒痴呆，可接续筋骨，于是，拍得"啪啪"作响，半个月后，记忆逐渐浮现，人事渐知，最后恢复正常。

绝骨穴之所以被称为悬钟，就是提醒拍打它时，要像撞击悬挂的大钟一样，音声必须亮，必须空前绝后，必须像绝响一样越亮越好，越亮疗效越惊人。

故，针灸古籍中讲，绝骨主治喉痹，皮肤燥干，二便艰涩，筋骨哐当响如钟，夜间咳嗽似烂钟，但音声病变者，取悬钟。此穴可增加大音量嗓门，故能主喉痹，馁弱诸疾。

声若洪钟，金钟罩，都是身体强壮，抵抗力好的表现，这都可以通过悬钟穴跟大钟穴来修炼。

【穴道小贴士】

悬钟（一名绝骨）：足外踝上三寸动脉中，寻摸尖骨者是。足三阳之大络。按之阳明络绝，乃取之。《难经》曰："髓会绝骨。"疏曰："髓病治此。"袁氏曰："足能健步，以髓会绝骨也。"《铜人》针六分，留七呼，灸五壮。《指微》云："斜入针二寸许，灸七壮，或五壮。"

主心腹胀满，胃中热，不嗜食，脚气，膝胻痛，筋骨挛痛足不收，逆气，虚劳寒损，忧恚，心中咳逆，泄注，喉痹，颈项强，肠痔瘀血，阴急，鼻衄，脑疽，大小便涩，鼻中干，烦满狂易，中风手足不遂。

第342篇 以土补虚之穴

大洋洲，这是是旅行家的天堂。风伯在这奇特的地理环境中，看到了各种精灵存在，如，海牛、斗篷蜥蜴、极乐鸟。

一位摄影爱好者，脚部崴伤，一瘸一拐，脚外侧缘疼痛。

风伯以痛为腧，在他丘墟穴上点按。

摄影爱好者痛得哇哇叫，可再起来走路的时候，居然不再一瘸一拐。他惊讶地竖起双手的大拇指，称赞风伯有一双神奇的手！

风伯笑着说："不是手神奇，是中华穴道神奇！这丘墟穴，就是外踝尖上的穴位。外踝尖隆起如沙丘、丘陵，若此处肿痛，就按丘墟。"

《点穴神书》上记载：丘墟穴，胆经原穴，原穴善补虚。凡经络原穴，不分寒热虚实，但此经病变皆可使用。

比如，偏头痛、胆结石、口干苦、目珠胀、胆汁反流，以及胁肋满痛、默默不欲饮食、心烦喜呕，只要出现脉带有弦象的，丘墟穴皆可令其松缓，症状减轻。这就是原穴虚实通吃、寒热并治的精神。源源不断，可以提供动力的穴。这原穴的作用，自然不必多说。

故《内经》有云："五脏有病，取之十二原。"

一电脑工作者，目肿如丘陵，胆经络目，丘墟有消肿化瘀之功，拍打丘墟穴后，肿从下面缓解。

一裁缝，常伏案，导致腋胀胸满，腋下亦胆经所过，胸腋有气堵，就找胆经原穴——丘墟。拍通以后，胸腋满胀俱去。

有一腹胀的厨师，无论菜多好吃都难以下咽，吃消食化积药，效果并不理想。一切其脉弦硬，弦主肝胆病，遂在胆经的原穴丘墟上点按，结果，胆经松解，胆汁分泌多，腹胀消解。

现代研究发现，只要在丘墟穴上针刺，胆总管会有明显蠕动现象，故阳陵泉、日月、丘墟，这胆经上的穴位同时扎，能大大增强胆经排浊沙，胆囊吐瘀渣，这就不难理解拍打脚背可助消化的神奇效验了！

道家修士认为，丘墟，刚好在外踝尖转角处，这是一个由阳转阴的穴，它能从阳引阴，故一切阳性的结聚，如丘陵般硬疙瘩，风湿因子偏高，肝部囊肿脂肪板结如丘，肝硬化，此穴皆可从阳引阴，化刚为柔，转块作粉，令弦紧得松弛。

【穴道小贴士】

丘墟：足外踝下从前陷中骨缝中，去临泣三寸。又侠溪穴中量上外踝骨前五寸，足少阳所过为原。胆虚实皆拔之。《铜人》灸三壮。《素注》针五分，留七呼。

主胸胁满痛不得息，久疟振寒，腋下肿，痿厥坐不能起，髀枢中痛，目生翳膜，腿胻酸，转筋，卒疝，小腹坚，寒热颈肿，腰胯痛，太息。

第343篇　少阳春生之穴

在世界各大洲中，几乎找不到能像大洋洲那样岛屿灿若群星，数以万计。唯一一块最广阔的大陆岛屿，就是澳大利亚。

这里有大量世界知名的珊瑚礁。

一位潜水员，常带游客下去观赏珊瑚礁。水下的压力压得他耳朵痛，常流脓水。

风伯说："这叫耳泣，耳朵哭泣了，就点按胆经上的足临泣。"

一点完后，当场耳朵不痛，流水顿收。

随后，潜水员总喜欢用手点按自己的足临泣穴，自此跟耳痛流水告别。从此对中国来的客人都特别热情，他知道中国背后有人体秘术——穴道文明！

《点穴神书》上记载：足临泣穴，胆经这条木经上的木穴，本经本穴，一般能治此经所过的一切病。比如耳痛、目肿、乳胀、腰偏侧痛、膝盖边痛、踝外侧痛。总而言之，脉象只要带涩滞之象，足临泣都可以主之。

《脉诀歌》上讲，涩为血少或精伤。但凡见到涩脉，不是跌打劳损，就是久虚伤精。人体精血干涩，就要点按足临泣穴。

一摩托车司机，头部撞到电线杆上，瘀伤久不愈，点按临泣穴后，瘀血分解，头痛遂去。可见，足临泣，擅长治脑部血瘀，正乃头病治足，通畅瘀血的要穴也！

《八脉交会歌》上曰："临泣胆经连带脉。"这足临泣，虽然在胆经上，它却是治疗带脉疾病的一个要穴，带脉不单主女子的带下，带脉环腰一圈，它管的是生殖、生育。这是胆经上少见的可以管生殖系统的一个穴位。

一妇女，带下不止，民间称为子宫哭泣，点按临泣穴后，终止了带下。

一乳母，因孩子吃奶水不及时导致乳房生疮，疼痛难忍，时常流出疮水，时来时止。凡时发性疾病，时有时无，时来时止，就取胆经。疮痛流水之象，就像乳房在哭泣，名乳泣，故取胆经上足临泣穴。

刺完后，疮痛平，流水终止。故知足临泣穴，善治乳汁壅塞也。它的主要作用是通上彻下，通天彻地。

道家修士认为，人为何会临泣？因为悲伤。此时，便需要找少阳春生之经——胆经，胆经是木经，代表欣欣向荣，还要找这木经上木穴，更是欣上加欣，荣上更荣。而胆经木穴就是足临泣，于是可推导出，足临泣有大生机，可悦情志，畅心怀，可喜上眉梢，乐不可支。

　　如此可知，足临泣主悬针纹、面上皱纹多、白头发在偏头，以及年老腰弯不了，膝蹲不下，以及一切流水的现象，包括年老小便频多之水，大便溏泻之水。总而言之，年老体衰，四大分散，气血堕落，就要求救于临泣，以它能用生机救死气也。

　　解穴能解到如此地步，可不是小彻小悟，应属透彻透悟。至于古籍认为它可调经，能医足，善治疟，堪破瘰疬，善消乳痛，能平胁满，可治眩晕，这些不过是临泣穴上微细功能的发挥而已，不足以长篇大论。

【穴道小贴士】

　　临泣：足小趾次趾本节后陷中，去侠溪一寸五分。足少阳所注为输木。《甲乙》针二分，留五呼，灸三壮。

　　主胸中满，缺盆中及腋下马刀疡瘘，善啮颊，天牖中肿、淫泺，胕酸，目眩，枕骨合颅痛，洒淅振寒，心痛，周痹，痛无常处，厥逆气喘不能行，疟疾日发，妇人月事不利，季胁支满，乳痈。

第 *344* 篇　以一会五之穴

　　大洋洲，譬如新西兰、澳大利亚等国家，他们生活富裕，注重享受，一般每天点心夜宵，都有蔬果、牛奶、蛋卷，每天还要喝六次茶，一到喝茶时间，不论多么紧要的工作会议，一律要停下来。

一位园丁，工作清闲，一天常只工作一小时就够了，而且吃的跟主人一样美味。久之足背痛风肿痛，不能踏地，一碰就痛，修剪花木都极其辛苦。

风伯现场帮他扎地五会，此穴顾名思义，脚下五个趾头都能跟地接会。凡足背红肿，五趾不能着地，针之必肿消病去。

第一次出针，园丁的脚就敢猛烈地踏地，他惊讶地问："这是什么术？怎么扎进针，没打药水，就能解我病忧？"

风伯建议他去看中华针灸学，同时轻巧地说："我疗愈你身体的疾苦，如同你拿剪刀修剪花木一样轻而易举，而中华针灸学就是讲修剪身体多余病气的艺术。"

园丁抚掌称叹。

《点穴神书》上记载：地五会，此穴乃少阳胆经通其他五经汇合处，并且导入大地之所，以足方象地，同时，中央土其数五，土性甘缓，故地五会能缓解一切木郁之疾。

一考生，双目肿胀，复习过度紧张，刺地五会，眼目松弛，消肿去胀。

一运动员，急于比赛，耳鸣有声，此急火上头不能下地，刺地五会，鸣声消除。

一作家，屡用心脑，导致意识难以停止，此心神阳不能入阴，遂刺地五会，此导亢阳思虑之火下入地中静息，如此阴平阳秘，精神乃至，失眠亢奋遂止。

一妇女，乳腺炎发作，凡炎症皆是阳热，此少接地气也，刺地五会，胸胁硬结消解，故知地五会能平亢消急。

道家修士认为，凡合穴、会穴，都是能量跟气血比较充足饱满的。比如百会，能会神；合谷，能合气；合阳、会阳，可以壮阳；臑会、会宗，能长肉；而地五会，却能补五脏，聚精会神，调和阴阳。

亢为害，承乃治。任何人亢过度，就会生灾，此地五会，就能顺承，无论高血糖、高血压、高尿酸、高胆固醇，这些三高五高，热得人心烦意躁团团转，好像电器，电流交争，接一条地线，就导回入地中，没事了。

地五会就是承乃治的电线，专门上承，能让绷紧急躁的神经松缓下来。

故曰，

地五会，放松身心灵。

头百会，提高精气神。

【穴道小贴士】

<u>地五会：</u>足小趾次趾本节后陷中，去侠溪一寸。《铜人》针一分，禁灸。

主腋痛，内损唾血，足外无膏泽，乳痈。

第345篇 行侠泄热之穴

风伯坐在游艇上，跟着一群游客出海，观赏这大洋洲最美的海景。这里有世界上最大的珊瑚礁，大堡礁，各种珊瑚虫快乐地生长在其中。

这时，一位游客头晕目眩，就快要倒地，风伯赶紧扶住他，帮他点按侠溪穴。原来是高血压发作，加上坐船摇晃眩晕，脸目通红，乃肝阳上亢。

而侠溪穴，是胆经的荥穴，荥主身热，身体发热、阳亢、眩晕，就选荥穴。

游客恢复过来后，高兴地请风伯吃美餐，并说，他每次眩晕发作没有大半天好不过来，这次点点按按就好了，出乎他的意料，特来请教。

风伯说："这是中华穴道，侠溪就像一二层电梯按钮一按，压力上亢到二十层的电梯就会下降，是不可多得的治眩晕、高血压名穴。"

《点穴神书》上记载：侠溪，胆经荥穴，荥主身热。凡胆部发热引起的眼花、头晕、胸满、耳聋、口苦、脚麻、膝痛，侠溪统统能对付。

一患者血压高，口苦咽干，睡醒特明显，自从学会拍打侠溪穴后，口中干苦感一去不复返。

一胆囊炎患者，胁胀呕逆，此胆火上攻，刺侠溪，能清热消炎利胆退火，随即呕逆与胁胀并消。

至虚之处，必是容邪之所，侠溪穴是胆经的荥穴，穴性是水，水能生木，故侠溪能生胆木，有助于疏泄破结。一腋下长包块的患者，常拍打侠溪穴后，腋下的肿结果然消掉了。

侠溪带水性，道家修士认为，水能生木。侠溪是荥穴，荥能清火。这个侠溪穴，就是滋水清肝饮，专治胆火，是高血压解压要穴，乃心胆火、胆胃不降的理想要点，是阴虚火旺的关键要穴。所以，舌光绛少苔，咽干口燥，阴虚阳亢，舍此不作他穴想。

侠溪: 足小趾次趾歧骨间,本节前陷中。足少阳所溜为荥水。胆虚则补之。《素注》针三分,留三呼,灸三壮。

主胸胁支满,寒热伤寒,热病汗不出,目外眦赤,目眩,颊颔肿,耳聋,胸中痛不可转侧,痛无常处。

第346篇 以小制大之穴

所罗门群岛着,有茂密的森林,有高耸入云的椰子树,散发着迷人的魅力。

一位椰农,眼角被椰子砸中瘀肿,痛苦多日不能解,常夜间一点痛醒。

风伯说:"夜间一点,乃胆经交肝的时辰也,眼睛目外眦乃胆经所管,胆经的瘀肿下络到脚下足窍阴。"

于是,帮他推拿足窍阴穴,半小时做完,瘀肿消无芥蒂,夜间睡眠深沉。

椰农非常热情地请风伯喝椰子汁,并把这种疗法称为"龙的启发",因为这是中国传过去的,中国人就是龙的传人。

风伯哈哈笑说:"你如果目外眦打伤,就找足窍阴;如果目内眦打伤,就找膀胱经至阴;如果目下侧打伤,就找胃经的厉兑。"

椰农一头雾水,风伯送给他一本《穴道奇书》说:"你如果通中华穴道,就不会问这么多为什么了,里面都已经为你解惑了。"

结果,这部《穴道奇书》,就为所罗门岛培养了一个厉害的穴道高手，专替人点点按按，疗伤去患，远近有口碑。

《点穴神书》上记载：足窍阴穴，胆经井穴也，井主心下满。凡胆囊炎引起心烦意乱，口苦咽干，心烦喜呕，这些心胆不降之症，无论失眠、偏头痛、胁痛，足窍阴穴统统可以引阳入阴，化满为空，解烦为安。

一患者，口苦咽干，心烦难卧，点足窍阴，晚上十分钟，诸症消解。

又一患者，晚上必咳醒，不喝两大杯水都没办法再睡，此心急火燎伤上焦，点足窍阴，不需咳醒灌水。

现代研究发现，足窍阴穴对胆道蛔虫症效果明显，有蛔虫上钻胆道，引起心烦意乱，刺足窍阴，可以引发胆囊排泄胆汁，强烈收缩舒张，将虫菌冲下十二指肠、六腑，使之不作乱。

道家修士认为，足窍阴，能够以阴分滋润孔窍，故，七窍干涸，小趾解救。

譬如，眼干、鼻干、耳干、舌干、咽干、口燥，足窍阴点按，可以滋阴润液，缓解干燥综合征。

一妇女，更年期目燥，难以看书，夜间按足窍阴后，双目舒适，蝇头小字阅读都不再是难事。

《千金要方》讲：足窍阴主痈疽。痈疽没有不引起心烦疼痛的，痈疽之象，就是局部瘀塞，缺乏疏泄，这时，就要找肝胆经，以肝胆经能行木令，主疏泄。

一工人，得了牙痛痛得眉头皱，几经消炎退火，皆不得根治。经穴道高手指点，用筷子夹足窍阴，好像古代犯人，犯了不可饶恕的罪过，给趾头上刑一样，痛得他咬牙切齿，挤眉弄眼，深沉呼吸，吐出恶气，居然痛肿由硬变软，由软变散。凡井穴有带清润之意。尤其足窍阴，更能清润整条胆经。同时，井所出之水必清凉也，故痛疽热烫，逢胆经井穴足窍阴可得清凉。专门清心火凉胆热。

一患者，咳嗽胁痛口干苦，按足窍阴，诸症消失，此木火刑金也。

《针灸甲乙经》讲：足窍阴，主胁痛咳逆不得息。胸胁痛想好好吐口气都难，刚好胆经过胸胁，胆经的最下面足窍阴，乃交阳入阴之穴，咳逆、上气是阳亢不得导下，足窍阴正有导亢阳入阴，又有导龙入海之效，可以平亢正逆，缓和急躁气息。

一患者，消渴，大量饮水皆不解。点完足窍阴后，饮水量减半，依然口腔滋润而不烦躁。

《医宗金鉴》又云：足窍阴主口干火燥。以胆火上炎，必毛焦毛燥，饮水不解渴，得消渴之症。此乃胆经最低的穴，胆火往头面上冲时，足窍阴就能将心急火燎、攻心窜脑的火气下拉到地下小脚趾头。

所以，古代道门人在深山修炼都喜赤足奔跑，此乃开通窍阴之气，越跑，火气越不上亢，赤脚越跑，颅脑越清明，而不会脑充血。

现在人不知道这窍门，不知道赤脚接地气，不知道"若要身体好赤脚满地跑"的俗谚，都喜欢裹脚包鞋，就像电器没有地线，就容易触电发热，人如果跟地面绝缘，身上产生的生物电流积累过多就会心烦意乱，从而引起焦躁。时代焦虑症越来越多，皆因不解穴道足窍阴。

若人皆通此中华穴道，皆践行不疑惑，世间将少无数烦焦之人，燥火之病，此乃学穴道之真正体用之处，并非等到失眠烦躁，焦虑不安，方才想到遣用穴道。但见四肢沉重，心烦溢脑，就要懂得点按足窍阴等脚尖穴道，令燥火潜消，康乐丛生。

【穴道小贴士】

窍阴： 足小趾次趾外侧，去爪甲角如韭叶。足少阳所出为井金。《素注》针一分，留一呼。《甲乙》留三呼，灸三壮。

主胁痛，咳逆不得息，手足烦热，汗不出，转筋，痈疽，头痛心烦，喉痹，舌强口干，肘不可举，卒聋，魇梦，目痛，小眦痛。

第十四卷

足厥阴肝经

足厥阴肝经穴主治

《内经》曰："肝者，将军之官，谋虑出焉。"

肝者，罢极之本，魂之居也。其华在爪，其充在筋，以生血气，为阳中之少阳，通于春气。

东方青色，入通于肝，开窍于目，藏精于肝，故病发惊骇，其味酸，其类草木，其畜鸡，其谷麦，其应四时，上为岁星，是以知病之在筋也。其音角，其数八，其臭臊，其液泣。

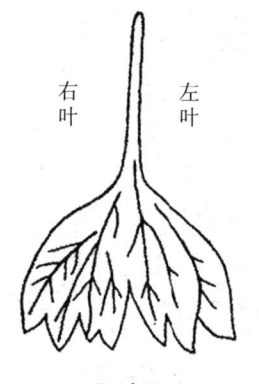

右叶　左叶

肝脏图

东方生风，风生木，木生酸，酸生肝。肝主筋，筋生心，肝主目。其在天为玄，在人为道，在地为化，化生五味。道生知，玄生神，在天为风，在地为木，在体为筋，在脏为肝。在色为苍，在声为呼，在变动为握，在志为怒，怒伤肝，悲胜怒，风伤筋，燥胜风，酸伤筋，辛胜酸。

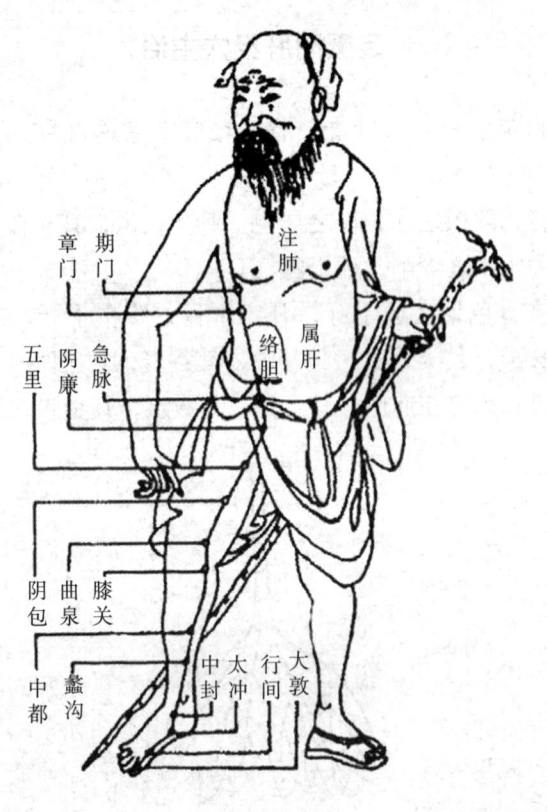

足厥阴肝经

足厥阴肝经穴歌

一十四穴厥阴，大敦行间太冲侵，中封蠡沟中都近，膝关曲泉阴包临，五里阴廉急脉穴，章门常对期门深（二十八穴）。

此一经起于大敦，终于期门。取大敦、行间、太冲、中封、曲泉，与井荥输经合也。

脉起大指聚毛之际，上循足跗上廉，去内踝一寸，上踝八寸，交出太阴之后，上腘内廉，循股，入阴中，环阴器，抵小腹，侠胃，属肝，络胆，上贯膈，布胁肋，循喉咙之后，上入颃颡，连目系，上出额，与督脉会于巅；其支者，从目系下颊里，环唇内；其支者，复从肝，别贯膈，上注肺。多血少气，丑时气血注此。

乙木之脏，脉在左关。是肝实则脉实，两胁痛而目眦肿痛；虚则脉虚，七叶薄而汪汪昏泪。资心火以补肝虚，抑阳光而泻本实。故味辛补而酸泻，气凉泻而温补。姜橘细辛补之宜，芎芍大黄泻之可。目胜离娄，君神曲而佐磁石；手开瞽盲，捣羊肝以丸连末。气疼两胁，君枳实芍药参芎；痰攻双臂，施木草橘半附苓。右胁胀痛，桂心枳壳草姜黄；左胁刺痛，粉草川芎和枳实。悲怒伤肝双胁痛，芎辛枳梗，防风干葛草姜煎；风寒撼水囊茎痛，茴香乌药，青橘良姜调酒饮。疝本肝经，何药可疗？附子山栀力最高，全蝎玄胡功不小。上燥下寒，梅膏捣丸归鹿；头痛气厥，乌药末细川芎。寒湿脚痹踏椒囊，风热膝痛煎柏术。欲上行引经柴胡川芎；下行须要去穰青皮。温则木香肉桂，凉则菊花车前。补用阿胶酸枣仁，泻用柴前犀牛角。勿胶柱而鼓瑟，当加减以随宜。

《导引本经》："肝以眼为穴，人眠则血归肝，眼受之而能视也。夫眠乃无名惑复之火，不可纵之使眠，亦不可不眠。若胆虚寒不眠，则精神困倦，志虑不安；肝实热眠过多，则慧镜生尘，善根埋灭，皆非调肝胆，伏睡魔之道也。举其要而言，勿嗔怒，勿昼寝，睡其形而不睡其神是也。盖睡之精，乃身之灵，人能少睡，则主翁惺惺，智识明净，不惟神气清爽，梦寐亦安也，若贪眠则心中血潮，元神离舍，不惟云掩性天，神亦随境昏迷。三丰有云：'捉取梦中之梦，搜求玄上之玄，自从识得娘生面，笑指蓬莱在目前。'此之谓也。《内经》曰：'春三月，此谓发陈，天地俱生，万物以荣，夜卧早起，广步于庭，披发缓形，以使志生，此春气之应，养生之道也。逆之则伤肝，此又不可不知。'"

第347篇　敦厚破结之穴

大洋洲，有万余种动物，而其中百分之八十是特有种类，其他国度鲜有所闻的。有彩色的极乐鸟，斑斓的蜥蜴，更有跟中国大熊猫齐名憨态可掬的奇珍异兽——考拉。

在一个野生动物园里，园长的小孩得了睾丸炎，阴囊肿痛鼓包，痛得哇哇叫。

风伯说："让我摸摸看！"

孩子哭的声更大，不让摸。

风伯说："好好好，不摸痛的地方，摸大脚趾可以吧！"

随着风伯有节律地推揉大脚趾大敦穴，小孩渐渐停止了哭声，似乎很享受这种柔缓的推拿。

一场推拿下来，小孩子活蹦乱跳，刚才肿痛皱眉，哭天叫地的表情烟消云散。

为何大敦穴是阴囊、睾丸炎症肿包的首选？

风伯说："大敦穴，又名大顺穴，专门顺肝性，解肝郁如敦。由于大脚趾力量大，所以这大敦穴解肝郁的力量就大。无论颅脑、咽喉、胸胁、少腹、膝脚，但凡肝经所过之处，大敦穴都是解结释缚上上之穴。

所谓治病如理乱丝，用药如解死结，大敦穴就是理顺乱丝，解破死结的要点。而敦，就是一个结，大敦就是大大的结。每天按摩大敦五分钟，可以防瘤消积，能对抗包块结聚的增大。"

《点穴神书》上记载：大敦，如同大桥墩、大树墩，敦有敦厚结聚之意。故一切包块堵塞，譬如疝气、淋症、结石、脂肪瘤、增生、肌瘤、梅核气、痰块、瘰疬、积水、囊肿，这些外形都像敦，都是因为身体肝气疏泄的力量变小了，才郁结在局部为患。提高肝气条达，可以冲破敦结硬块，而大敦就是提高肝气条达的一个按钮，还是大按钮。

一患者，子宫肌瘤，多年药物攻伐无效。于是学习道家内传秘法——踮趾桩。就是踮起脚跟来站桩，像钉子一样，气气可以归脚，大敦跟隐白受力最大。如此站了半年多，在一次体检中，惊人发现，子宫肌瘤没了。

一咽喉肿瘤的患者，吞东西梗塞感明显，几次欲动手术。有次得到道家真传——踮趾桩，就是把两个踮趾站在门槛上面，做深蹲运动。刚开始一个很困难，后来一口气可做一百个，从此吞东西再无梗阻。一拍片，咽喉的阴影消失了。

一肝囊肿的医生，自己奈自己不何。正准备安排动手术，看到电视讲拍肝经太冲、大敦有助于释放压力，缓解囊肿，他举起手来就开始拍打。一个月后，囊肿小一半，见效生信心，效不改法，如此坚持三个月，敦大的囊肿都消掉了。

故曰，不怕你囊肿如大敦大，只要你勇于拍打。唯恐你意志差，包块从来不会怕。

一梅核气的妇女，吞之不下，吐之不舒，咽喉如有物堵，此乃长期生闷气，气结在咽。而肝经有循咽喉，布胸胁之说。凡肝气郁结成大敦包，就拍大敦穴，可解郁散结。天天拍打才十五分钟，一个星期如同云开雾散，咽喉梗阻不见了。

原来在足底全息疗法里，大敦穴对应的就是颈脖，颈脖周围的瘰疬、梅核气、富贵包、牙痛、牙周炎、腮腺炎、食道癌，在大敦这里下手，都有好处。

道家修士认为，人在将醒未醒之际，脚趾会微动，动脚趾头就是动脑。夫人迟迟难以睡醒，生机遭湿气阻郁。大敦穴就像木之尖峰，肝之井穴，含生发之气，破土而出！这是提神醒脑的要穴。

一位中风偏瘫的老人，医院诊断脑血管梗塞后遗症，导致颅脑不能指挥双脚。女儿帮他天天拍脚背太冲、大敦，不到半个月，脚趾居然能动，也慢慢能讲话了。

但凡井穴对应颅脑，能破迷开悟，提神醒脑。故佛家以合掌代表觉悟，就是开十宣，道门以打坐双盘来通脚下十宣井，使气能连心通脑，神可回归安宁。

故大敦穴，又主嗜睡、懒惰、恋床，是迟醒的要穴。

一患者癃闭，排不出尿，脱离不了尿管。按摩时，教他用毛巾沾热水搓大敦。不多日，就脱离了尿管，能自行排尿了。

人体双蹰趾合并，如同生殖器，大敦趾缝间，似阴沟。

故，搓揉下刮，有助于利尿通闭。疏肝解郁，不单疏解郁闷在胸胁，也疏解郁闷在尿道。不仅疏解气郁，也疏解水郁、血郁、痰郁。癃闭就是水郁，闭经就是血郁，打呼噜就是痰郁，无论你因何病得郁，或者因郁得何病，推揉大敦，统统解郁减轻病疾。

道家修士又认为，大敦极具生机。凡木之生发，先生其根，肝木的根就是大敦。

古籍曰，大敦穴力深厚者，肝木条达茂盛，眉毛乌黑浓密，双目炯炯有神，容光焕发，精神抖擞。

故道家秘术，通经络穴道，皆懂得踏脚跺脚拍脚背来壮大敦，相当于，培土固本，生根延命。

一患者，头发常年焦黄，没有色泽，屡下补益药，生发散，皆以失败告终。自从练习鞭腿踢打木人桩后，喜爱上了踢脚背大敦，只是平常饮食，未加任何药物、补品，居然稀疏的头发长浓密，焦黄的发色变乌黑。

一前列腺炎老人，排尿时，老滴到鞋上、掉到裤子里，不能一尿排尽，穴道高手教他道家秘传排尿时固齿，五脚抓地法，如此养成习惯后，小便不利的症状就好转了。

原来五指抓地术，能提高肝主疏泄能力，使尿不储积。同时，大敦的敦，有敦赋、敦厚，能量饱满之意，十指之中，大踇趾能量最爆满，人体的大脑就是一个大敦，所以大敦穴能治三叉神经痛，解饥饿焦虑，通便秘，导瘀血。

总而言之，它有结可散，有虚可补，有寒可温，有瘀可清，是极其神通广大的穴位，乃肝木抽枝吐嫩，生根发芽的要点。人体生机出则百病除，大敦就是生机要穴，凡死气沉沉者，皆可从大敦处下手，可恢复生机。

【穴道小贴士】

大敦：足大趾端，去爪甲如韭叶，及三毛中。足厥阴肝脉所出为井木。《铜人》针三分，留十呼，灸三壮。

主五淋，卒疝七疝，小便数遗不禁，阴头中痛，汗出，阴上入小腹，阴偏大，腹脐中痛，悒悒不乐，病左取右，病右取左。腹胀肿病，小腹痛，中热喜寐，尸厥状如死人，妇人血崩不止，阴挺出，阴中痛。

第348篇 气行病愈之穴

澳大利亚，是世界上唯一一块由单独一个国家占据的大陆，它有茂密的森林、辽阔的草原、浩瀚的沙漠以及各种神奇的动物。

风伯正坐在疾驰的车上，远处，大大的袋鼠在蹦跳，一派人与自然和谐、天地万物共生的景象展现在眼前。

这时，司机突然眉头紧皱，赶紧停下车来，用手捂着胸胁，原来是急性肝炎发作。

一旦操劳、熬夜、连日开车，司机就会口干口苦，胸胁痛，风伯随即帮他点按行间穴，这个肝经的荥穴。

《黄帝内经》讲：夫荥主身热。身上一切火热发炎，找荥穴，可以清解。肝经的荥穴（行间）就能清肝泻火，脾经的荥穴（大都）能清退肌肉热，胃经的荥穴（内庭）就能清胃消炎，小肠经的荥穴（前谷）可以清肠消炎，肾经的荥穴（然谷）就能清骨退蒸，肺经的荥穴（鱼际）就能清肺降热，心经的荥穴（少府）就能清心安神。

刚按完行间，司机感受到紧张着火的胸胁速得清凉松解，人终于缓过气来了。

他十分不解地问："这是怎么回事？每次我肝炎发作，都要在医院睡几天，怎么这次这么容易就缓解了？"

风伯说："这是穴道的奇妙！你这肝炎如果常按行间穴，可以撤热退火，热退火降则炎症得消。"

司机因此快乐地开上车。风伯坐在车上，开心地传播穴道常识。

"古籍讲：'所出为井，所溜为荥。'荥穴像井水头出来溜溜走动一样，能带走你身体的烦闷。肝经的荥穴，能给肝经水箱加水，使水冲走火热，带走炎毒。"

众人听了，纷纷竖起大拇指。原来中华穴道，竟然如此高深莫测！

《点穴神书》上记载：行间，行者，行走，行动。气得行而通，滞得行而解。间者，间愈也，古称疾病好了叫病间。这穴位在脚趾叉，能够行通气血，而使病得间愈。

一妇女乳腺炎，乳房发热肿胀，按揉行间，遂得气行血化，炎消热退，乳房的闷热感得到了清凉。

一扁桃体发炎的患者，水吞下去都痛，此乃肝郁化火，郁则成结，火则红肿，既郁结又红肿，于是拍打行间，行其气血，散其郁结。点完后居然顺利吞水而不梗阻，咽喉疼痛豁然而愈。

一双下巴、富贵包，睡觉还打呼噜的患者，自从学会拍打行间后，呼噜音消失了，一个月下来，双下巴明显收下来，富贵包明显低下去，走路昂首挺胸，一下子年轻多了。

可见行间穴，能让气通血旺，使人昂首挺胸，大步流星，做事有气场，是行气要穴。

道门修士，通过踮起脚尖扎马，能引气血下行，正好到行间这穴，身体的一切瘰疬、包块、痰湿，一下注，病邪在体内就留不住了。

故而，行间是冲和气血，强健身体要穴。所谓的目赤肿痛、青光眼、眼压高、鼻血、衄血、牙齿出血、肋骨炎、宫颈炎、膝关节炎、耳膜炎、眩晕、头痛脑热，这些肝阳上亢，《黄帝内经》所说的气血并走于上的症状，导致的各种火热症，行间皆可引火下行，使人压力减轻，通身轻安。

【穴道小贴士】

行间：足大趾缝间，动脉应手陷中。足厥阴肝脉所溜为荥火。肝实则泻之。《素注》针三分。《铜人》灸三壮，针六分，留十呼。

主呕逆，洞泄，遗溺癃闭，消渴嗜饮，善怒，四肢满，转筋，胸胁痛，小腹肿，咳逆呕血，茎中痛，腰疼不可俯仰，腹中胀，小肠气，肝心痛，色苍苍如死状，终日不得息，口㖞，癫疾，短气，四肢逆冷，嗌干烦渴，瞑不欲视，目中泪出，太息，便溺难，七疝寒疝，中风，肝积肥气，发痎疟，妇人小腹肿，面尘脱色，经血过多不止，崩中，小儿急惊风。

第349篇 生命根源之穴

澳大利亚，返璞归真的自然景象，加上一流的现代化交通，使得这里成为人们出境旅游神往之所。

风伯看到有辆车撞到了树上，司机磕破了头，捂住眼睛，睁都睁不开，痛得没法再开车了。

风伯迎上去，说了一句口诀"颅脑太冲"！就帮他用指关节点刮太冲穴。

刮着刮着，司机渐渐把捂住眼睛的手放下来。再刮着刮着，痛苦的声也没有了。再刮着刮着，睁不开的眼睛居然睁开来！车上的游客纷纷拍掌称赞。

众人都不解，何以在脚上点点按按，头上就病去一半？

原来，这太冲穴，专门主气血冲头，无论是气滞还是血瘀下不去，按太冲，就能冲下去。

《点穴神书》上记载：太冲穴，太有非常盛大的意思；冲有冲击、冲刷、冲出之意。这个穴位，冲刷病灶瘀滞，作用特别强大！大有气血冲和，百病不生之意。

《道德经》曰："万物负阴而抱阳，冲气以为和！"这太冲穴，就是道门修冲气以为和的大穴，是益气延年的要穴！人大多以饮食来养活身体，以情志来调畅心神。

如果说足三里是健胃养躯体之大穴，那太冲就是疏肝悦情志的要点。

大凡怒气冲头，怒不可忍者，点按太冲，应手取效，这时太冲相当于香附，乃气病之总司。

又闻目珠赤痛，气火上炎，点按太冲遂愈。这时太冲穴相当于夏枯草，乃肝火之要药！

有一患者，咽干口燥，酸苦难耐，点按太冲，两天就好了。此木克土，胃发堵，饮食不化向上冲，吃好营养不舒服。这时，点按太冲就可以缓解木克土现象，因拘急紧张引起消化不良感消失无踪。

一患者，胸胁痛如针刺，此肝胆经有瘀血，太冲穴能疏肝泻热，活血化瘀。连续拍打三天后，胸胁刺痛消失无踪。

有腹股沟斜疝的患者，生气动怒，腹股沟就鼓一个包，一拍打太冲，就得到消解。足见太冲，乃治疗气疝的要穴，情志起伏波动、赌气鼓包，就点按此点。

可见，肝经所过之处的郁结、肿痛、邪气不散，太冲穴统统可管。所以上至巅顶瘀血、鼓包，中至胸胁增生、囊肿、郁结，下至血海肌瘤、疝气、痰核，太冲穴统统能让身体气血冲和，从而冲走积滞。

太冲又是肝经的原穴，原穴多补虚，肝虚按这里，可以得到补益。

一患者，久视伤血，目常昏花，不耐视物，点按太冲、血海穴后，补肝血，随即眼疲劳缓解，视物有力，可见蝇头小字。

故知，《黄帝内经》曰："肝气通于目，肝和则目能辨五色。"真至理也。

一小孩，辨色能力极差，推拿医生教他点按太冲穴后，第二年体检，辨色能力俱佳。

一银行家，手情不自禁发抖，此血虚风动，点按太冲、足三里、合谷穴后，手抖现象大减，冲动之象得平。他高兴地买一大批穴道书籍送给员工。

一小孩，得了挤眉弄眼、摇头晃脑的病，吃东西没胃口，这是土虚木摇了，选择足三里培土，太冲、阳陵泉平木息风，不到三个月，摇抖现象几乎看不见了。

肝在体为筋，凡筋之动摇之病，面肌拘挛、手指颤抖、眼球震颤、舞蹈病、惊风、走路颤颤巍巍、老化后四肢不听控制，连讲话后嘴都在发抖，这些病象，都需要太冲养肝来平息风动，足三里培土来制约木摇，就连癫痫发作，用太冲，配合神门、人中、申脉、照海，也能涤痰安神，定志去抽。

一孩子讲话嘴抖，手不听使唤，这是慢惊风，眼睛常往上吊，点按太冲穴，加艾灸关元、百会，居然风平浪静，惊悸动摇之象解除。

现代研究发现，针刺太冲穴，配合足三里，有疏肝利胆作用，可以明显增强胆道排空能力，缓解胆囊炎，胆道壁毛糙引起的拘挛痛。

总而言之，太冲穴号称八总穴之一，是人体解气穴、消气穴，专主肝郁气滞之患，肝虚木动之疾，它既能令木郁达之，也可使木虚补之。

道门有一招叫根深蒂固按摩法，专门刮按太冲，有助于脚趾周围气脉经络丰富舒展，开叉伸张，可以增加神经元细胞、经络的密集度，可以让气脉更深沉、更有力。

太冲穴还是焕发生机的大穴要穴！是生命力之穴，是生命之源。

常人不知道，这穴还是长高要穴，长粗壮要穴，轻身延年要穴，纵跃腾空武术家、运动员珍爱无比的要穴，即便再多的赞誉，都难以将此要穴的真正精微讲透！

【穴道小贴士】

太冲：足大趾本节后二寸，或云一寸半内间动脉应手陷中。足厥阴肝脉所注为输土。《素问》女子二七，太冲脉盛，月事以时下，故能有子。又诊病人太冲脉有无可以决死生。《铜人》针三分，留十呼，灸三壮。

主心痛脉弦，马黄，瘟疫，肩肿吻伤，虚劳浮肿，腰引小腹痛，两丸骞缩，溏泄，遗溺，阴痛，面目苍色，胸胁支满，足寒、肝心痛，苍然如死状，终日不得息，大便难，便血，小便淋，小肠疝气痛，颓疝，小便不利，呕血呕逆，发寒，嗌干善渴，肘肿，内踝前痛，淫泺，胕酸，腋下马刀疡瘘，唇肿，女子漏下不止，小儿卒疝。

第350篇　以土封藏之穴

澳大利亚，岩塔沙漠，这里气候干燥，风蚀地貌，荒凉到了极致，就像月球一样，反成一种美景，众多游客不远千里，也要来游访这盛景大漠。

一位游客，频频上厕所，得了尿崩之症。

风伯说："急则伤肝，尿崩宜关闭之，关闭曰封，这时需要在肝经上面找能封闭之穴，此时非中封莫属。此穴处于两筋之间的封闭处，在商丘跟丘墟两丘之间，专治梦遗泄精、尿不禁，故本穴又名悬泉。"

风伯帮游客点按完中封穴后，奇迹出现，尿频止住，尿崩得控。

游客开心地说："若非路遇贵人，此番旅游，必将苦无尽头。"

风伯哈哈笑说："承蒙中华穴道文明庇佑，化解疾苦在投足举手间。"

《点穴神书》上记载：中封，中者，中土也；封者，封闭也。沟中流水，用土盖上曰封。罐里走气了，把盖盖上，叫封坛罐。水坝漏水，填上土叫封土。故一切气血精神外露外泄之象，中封可止。

如果把太冲看作油门，提高冲劲、魄力，破散郁结，那中封就是刹车，缓解着急、焦虑，封存住不安，舒缓情志。

故，遗精、带下偏多、疝气、崩漏、尿频、遗尿等，一派下焦精气神走泄之象，中封能作用于足厥阴肝经，挽回走泄之颓势，如封坛盖罐，封堤筑坝，使精华保存。这是肝经上重要的封藏之穴，一般肾主封藏，中封穴在肝经上，却能助肾封藏。所以那些脾气大，定不住的，中封可以稳定情志喜怒。容易乱发脾气的，用左脚大敦、隐白踩右脚中封，能明显稳定江山，安和五脏。大有天王盖地虎，宝塔镇河妖之效。

一孩子，夜间遗尿，常惊恐不安，点中封穴，遗尿止，惊恐消。

又一老人夜尿频繁，兜收不住，点中封穴，提高堤坝高度，膀胱存水量便足，原本一小时上两次厕所，现在两小时都不用上一次，夜尿大为减少。

又一患者身体发黄，此黄疸黄水外溢，像黄河决堤时，必水四散溢出，一片黄浊，选择中封穴，像开封府上面的黄河加堤筑土，使水不溢出，居然黄染退却，人家惊为奇迹，孰不知水来土掩，肝胆经走黄到皮肤，就选中封穴，能借助中土，封存妄泄。

道家修士认为，这中封穴不简单，是封侯拜相，分封土地的要穴。所以中封穴，它是补肝的要穴，它可以拓宽肝经土壤，使肝经管辖能力加强，是能量要穴，能为肝经提供强大的粮草后盾。

所以，行步无力，没后劲，光点太冲，只能提高爆发力，点中封，才能提高耐力。

一患者，走路老抬不起脚，偶尔抬起，也不能持久。抬不起脚点太冲，不能耐久按中封。自从点按太冲、中封后，行步艰难的现象就解除了。

故而古籍有云，行步艰难疾转加，太冲二穴效堪夸，更针三里中封穴，去病如同用手抓。

可见，太冲配中封、足三里，对老人行步颤颤巍巍极有好处，对年轻人步履轻健、耐劳大有助力，这堪称清热除湿，消肿补力之三大要穴，既补精又补肉，精肉并补，力气无穷。对于各种中风偏瘫，膝脚老化，但凡血凝气滞，筋伤骨损，只要膝伤不利，后劲不济，用活络油或按摩酒在这穴位周围推拿，力量会源源不断涌出。

一小伙儿，打篮球后崴着脚，始终肿痛不除，在此三穴上面点按，加药酒拍打，三次后肿痛消，步履轻健，活蹦乱跳，若无其事。

由此可见，中封穴，能补肝虚，可以缓肝急，能够顺肝气，解肝郁，是不可多得的护肝大穴！

【穴道小贴士】

中封（一名悬泉）：足内踝骨前一寸，筋里宛宛中。《素注》一寸半，仰足取陷中，伸足乃得之。足厥阴肝脉所行为经金。《铜人》针四分，留七呼，灸三壮。

主痎疟，色苍苍，发振寒，小腹肿痛，食快快绕脐痛，五淋不得小便，足厥冷，身黄有微热，不嗜食，身体不仁，寒疝，腰中痛，或身微热，痿厥失精，筋挛，阴缩入腹相引痛。

第351篇　清洗阴沟之穴

悉尼歌剧院，是澳洲人的骄傲，也最能体现澳洲精神，其外形似一个个洁白无比的大蚌壳，里面富丽堂皇，各国的演唱家、歌剧团、交响乐队，都以能在这里演出为荣。

一位音乐家，正要开始演出，因为紧张、焦虑，顿觉肚脐下硬，尿急又排不出。

这是急性尿闭，连上楼梯都抬不起脚，正准备叫救护车，取消节目。

在众目所望之下，风伯走了出来，托起演唱家的小腿，用指头在那里点来点去，好像要找什么。

演唱家"啊"地叫一声说："我要小便。"赶紧到厕所排出小便，立刻通体舒松。顺利上台表演，直到节目顺利谢幕，演唱家才激动地跑到风伯面前千恩万谢，还非常不解。

风伯笑着说："这是中华穴位学，又叫中华开关学，好比如谢幕的时候，你就看不见，开关一按，灯灭了，屏幕黑了，你这膀胱急性尿闭，就像谢幕的歌剧，我点你这蠡沟穴，就能蠡清沟渠，让闭塞的尿道重新开放。"

《点穴神书》上记载：蠡沟，蠡者，水族之阴类也。湿生于下，湿能腐木，湿可生虫。人体大多是下焦先冷，腿脚先衰，阴湿丛生，才给虫提供生长的环境。故而蠡沟穴可以保护腰脚，免受虫菌骚扰。

一老人腿沉，小腿皮肤常有湿疹渗水，自从学会拍打蠡沟穴后，湿去身轻，皮肤不再流水，腿脚利索多了。

一欧洲妇女，得了霉菌性阴道炎，这是消炎药、抗生素都奈何不了的阴部痒症、虫症。

中华穴道理论认为，治虫先治湿，湿去虫亦去。于是选择艾灸蠡沟穴，想不到数年炎症不灭，艾灸一个月得以痊愈。这欧洲妇女惊讶地说："我治好了医生都没治好的病，这究竟是怎么回事呢？我想弄清楚里面的原因！"

古籍中记载，蠡沟穴主治阴痒，一般配合三阴交、中极，治疗阴道瘙痒、湿痒，效果奇佳。

我们从蠡沟的蠡字造字，就可以看出虫喜欢在木橼下面潮湿的地方繁衍，所以蠡沟穴必定位于小腿下缘，对应的就是生殖泌尿系统。

又一妇女，白带量多、异常，不论黄带、白带，量多、量少，蠡沟穴皆可清理，于是选择艾灸蠡沟，轻松就除掉寒湿恶臭。

道家修士认为，蠡沟，相当于人体阴沟，沟乃凹渠之阴象，蠡有瓢的意思，蠡沟穴又是肝经的络穴，这肝经水湿重，瓢起瓢落，胀满不安，痒痛难耐，坐立不定。在蠡沟穴点按、扎针、艾灸，便可以恢复沟通渠畅，邪去正安。

一患者，睾丸肿痛，这是肝经湿热，刺蠡沟穴，肿痛因此而除。

一妇女子宫脱垂，艾灸百会、关元、蠡沟，升阳举陷，宫脱得收。

一幽门螺杆菌感染的胃炎患者，百医乏效，一位穴道高手帮他艾灸中脘跟蠡沟二穴，想不到胃痛不再，炎症感染消失。艾灸怎么能对治感染呢？原来，把胃看作上、中、下三个部分，幽门螺杆菌喜欢在下口幽门繁衍，蠡沟穴就专治下半截的湿。

故而幽门狭窄多湿，艾灸蠡沟、中脘即可愈。

而蠡沟穴，在小腿肚子，像一个蚌壳，光明穴在对面，像一颗明珠，蠡沟光明拍，就是玉蚌含珠拍。道家通过肝胆蠡沟、光明二穴对拍，能够育阴潜阳，令珠光朗照，返观内视，纳气归田。如此对拍，大有真人之息，若珠在渊之意。

俗云，水含珠而川媚，石韫玉而山辉。水有珍珠，显得流川特美，石头含了美玉，就会有光彩。人的蠡沟、光明穴对拍，眼珠就会明亮、灵秀！

故老年人白内障、目暗淡、飞蚊症，眼珠黄浊，勤拍打光明、蠡沟，可以明目退翳，滋阴涵阳，令视物耐久，保护眼球。

【穴道小贴士】

蠡沟（一名交仪）：内踝上五寸。足厥阴络，别走少阳。《铜人》针二分，留三呼，灸三壮。《下经》灸七壮。

主疝痛，小腹胀满，暴痛如癃闭，数噫，恐悸，少气不足，悒悒不乐，咽中闷如有息肉，背拘急不可俯仰，小便不利，脐下积气如石，足胫寒酸，屈伸难，女子赤白带下，月水不调，气逆则睾丸卒痛，实则挺长，泻之；虚则暴痒，补之。

第352篇 执中守道之穴

新西兰，这个景色如画的岛国，是大洋洲地热资源最丰富的国家，这里的大陆常发生断裂移动，赤热的岩浆蒸发水汽，冒出地面，似云雾缭绕的仙境一般。

有位船夫，在停船后，不断地摸自己肚子。

风伯见人言动，则知其祸福，便说："你这肚子胀多久了？"

船夫惊讶地问："你怎知我肚子有问题？我这吃完饭后胀满，数年不愈。"

风伯笑笑说："你这叫中焦壅堵，中堵了，肝主疏泄，就找肝经的中都穴，专门解决中堵的问题。"

风伯教他推拿中都穴，果然，胀满现场就消解。船夫信心大增，有事没事就推拿中都，居然多年的饭后腹胀之感消失得荡然无存。

此后，船夫见到乘客，都热情地将自己的经历讲为故事，在新西兰一带成为美谈。

《点穴神书》上记载：中都，中者，中焦中土也；都者，聚集丰富也。凡中央汇聚气血能量，叫中都，像都市、都城，成为繁华之地。此处点穴，能让中焦气血丰满。这时，肠胃缺血引起的中焦胀满问题，纷纷迎刃而解。

一男子，暴饮暴食，长出了水桶腰、啤酒肚，时常肚腹隐痛。堵则不通，不通则痛，点按肝经中都穴后，通则不堵，不堵则不痛，腹痛症遂愈。

中都是肝木能疏脾土、缓解壅堵的要穴。故凡大腹或小肚，无论肝所主，脾所管，出现气血痰水壅塞，点中都，皆有助于疏通。

河泽中的泥土沙丘隆起曰都，有除湿治水之功。故而，崩漏、泄泻、大便不成形、产后恶露不绝、带下、湿气泛滥，点中都，皆可治疗。

一患者，大便不成形，每当着急坐车赶路，吃东西肚必痛，痛必泻，自从点按中都后，肠胃功能修复，不再痛泻并作。

道家修士认为，无论上病下病，外病内病，只要疑难杂病难以治疗，必从中间来治，故有百病不治取中的说法。

《伤寒论》上讲：虚劳里急诸不足，这时就要治中，治中就要用小建中汤。各种病邪调理不好，就要调带"中"的穴位。

比如，中脘、建中，就能调理胃下垂、胃虚胀。

小便问题，无论尿闭还是尿频解决不了，皆从中极下手。

乳腺增生，或乳积、乳房痛，总离不开乳中。

脑部无论缺血还是颅内压力变大，甚至脑梗中风，中冲少不了。

更有顽固腰椎间盘突出，腰不能承重，萎软无力，久治不愈，必寻到委中穴。

更有顽固的强直性脊柱炎，非艾灸脊中、中枢不可。

更有睡梦不安，心中杂念不断，你就要拨弄膻中穴上面的中庭，二中合用，拨散心中杂念，似洒扫庭除。

又有吃饱吃撑胃胀满，几乎没有哪个穴可以跟中脘比了，它是腑会中脘，又是胃经的募穴，能让胃气降浊。

更有气炸肺，咳嗽不愈，拍打中府，分分钟能够治愈。对于喘气、肺胀气、鼻炎久治不愈，中府气足，何病不愈。

肩周炎老好不了，肩中俞少不了，在肩关节处，专治颈肩综合征。

腰部冷痛，八髎灸里头，中髎要重灸。

人疲劳，精力不济，肾经上的中注穴，可以注入精气神，提高抵抗力。

尿道结石，或胆结石，肠道息肉，这都像流通的川水之间堵塞的物体，就像橘子洲，在洲中间堵住，这叫中堵，所以手少阳三焦经的中渚穴非同凡响。此穴主治脉管炎、经络发炎，在经络脉管堵住，如同绳索打结成堵，常推拿这里，可以治疗堵气在胸，痰瘀堵在管道。三焦它是脏腑以外，皮毛以内，无处不到，所以身上一切的脂肪瘤、包聚，只要是有形的壅堵，皆可找中渚，这叫疑难杂病找三焦。

更有胆经的中渎穴，非常有助于排胆汁，可以治疗胆囊炎。一旦将胆汁决渎出来，所过之处，像大水冲过，瘀堵没有。

更有肝经的中封穴，中间封闭锁住，可以打开。开得太过，又可以封上。故重按中封，可以泻肚，轻揉中封，可以封住。

凡身体带中的穴位，都比较中正平和，正如《道德经》讲："多言数穷，不如守中。"

能通达这些带中的穴位。比如，中都、中封，能治湿重带下，中脘能治中满，中庭能治心中闷，中极可治膀胱肿胀；更有人中，能治疗面肿、中风；肝胆脾胃经带中的穴，都可以治中州病。

无论消化不良，还是着急焦虑，脾气上的地动山摇，跟情志上的翻江倒海，出现口苦、口臭、口浊、口腔发炎，皆可以找中。

故曰，四象五行皆赖土，九宫八卦不离中，这是《黄帝内经》的真正治本思想，但得本，莫愁末啊！本就是中。

【穴道小贴士】

中都（一名中郄）：内踝上七寸，胻骨中，与少阴相直。《铜人》针三分，灸五壮。

主肠澼，㿗疝，小腹痛不能行立，胫寒，妇人崩中，产后恶露不绝。

第353篇 以膝通目之穴

新西兰，是世界上人口最稀少的国家之一，故而政府极其鼓励生育，孩子十六岁以下，都可领取一笔不菲的抚养费，多生多养者，还可以得到丰厚的鼓励金。

一位妇女，输卵管不通，多年无子，非常愁苦。

风伯说："为何不试试中华穴道拍打，鞭打这膝关之穴？"

妇人半信半疑。

结果，通过一个月的狂轰猛炸拍打膝关穴，居然顺利怀上孩子。一时，惊呆了那里的医生，他们纷纷请教风伯是什么道理。

风伯说："我们中华古国，把儿孙满堂称作子孙绕膝，将一个人没有生养叫膝下无子。这种叫法，不单是现象，更是实质。人膝盖的力量跟生殖密切相关，膝通肝，肝主生发，就是生长发芽，生殖繁衍之意。故而膝盖经络通畅，屈伸利索，必定对应肝主阴器功能强大，欲要输卵管通畅，精索静脉条达，都可以在膝关处拍打提拔。

而且，膝关位于肝经，膝是最大关节，此大关一通，那些卵管、精索小关小窍，亦会随之而通。"

新西兰的医生听后，都惊讶这种解释，但用于临床后发现，果然，拍打膝关穴后，有助于生育率的提高。他们非常佩服中国人练习膝跪功、盘腿、八段锦、导引图的修行，原来这些都是提高人类繁衍生息的一种方式！

有人问风伯："你不怕国术外泄吗？"

　　风伯哈哈笑说："中华穴道是全人类的！凡是人，皆须爱，天同覆，地同载。学医既不能有门户区别，也不能有种族歧视。"

　　《点穴神书》上记载：膝关穴，穴在膝关节处，治膝关节病，调其屈伸，效果彰显。

　　一老者，上楼梯膝盖提起很艰难，步履维艰，医院检查是膝关节退行性病变。膝病就找膝关，于是，选择艾灸拍打膝关穴，原本楼梯跨一步都艰辛的，现在两步并作一步走，也不觉得费劲。

　　他高兴地说："未拍膝关腿无力，拍了膝关长脚力。人说穴道小儿戏，我说小孔太神奇！"

　　又有一老者，膝关节肿个大疙瘩，人称鹤膝风，其实是膝盖气血不通，不通则肿，通则不肿。通过膝关、阳陵泉对拍，寒冷的膝盖转为暖热，肿胀僵硬的感觉消失。

　　又膝盖，乃人身关节最大者，故名膝关。人老就老在膝盖，抗老就要从膝盖上下手。

　　道家修士认为，凡修学打坐，读书抄经，皆需薄被覆盖膝盖，可以防风抗寒，延长膝盖使用寿命。

　　人言未老先衰，衰在哪里？在两条膝盖，若常抚摸膝盖者，必是膝部虚，有隐疾，此时，揉膝关，相当于服牛膝，能壮膝。

　　一膝盖刺痛的膝痹患者，使劲拍打膝关，使之充血，发红发热，几次后，痹痛就消失。

　　中医认为，肝主筋，开窍于目，膝为筋之府。意即膝关可治筋骨风湿，胸胁牵扯痛，以及目珠干涩。像养筋汤，不单养膝盖之筋，还养眼睛之筋，因为肝血是全身互联互通的。

那些视力退化的人总有一个现象，膝盖无力。故而，洞悉此理，通过练深蹲，提高膝力的同时，还可以壮眼力，使眼睛明察秋毫。

人知膝关治膝，不知膝关治眼疾。若是世人皆知膝关能明目，平时课间多活动膝部，世间眼目疾患者，必将大为减除。

【穴道小贴士】

膝关： 犊鼻下二寸旁陷中。《铜人》针四分，灸五壮。

主风痹，膝内廉痛引髌，不可屈伸，咽喉中痛。

第354篇　诸合总会之穴

新西兰人，非常喜爱喝酒，常常一条小镇不到两三公里便有几十家酒馆。

风伯在酒吧里，点了一杯酒来喝。

有个醉汉，踉跄着走来，周围人都笑他："上次喝酒栽在楼梯下，扭伤了半月板还没好，这次还敢来喝，不怕把另一边扭伤后，再也走不了了？"

酒鬼乐观地说："走不动了，我推轮椅也要来喝！"

扁鹊六不治里头有一条，叫做轻身重财色者不治。你把身体看轻，非常重视财物酒色享受的，这是很难治的。

风伯慈悲，笑着说："我帮你弄一弄脚，弄好了这顿酒钱就你付了！"

醉汉说："别说一顿了，你在这吃一个月我都帮你买单！"

只见风伯的手，像魔法师一样，在醉汉的膝盖上点点按按，随之叫醉汉再走走。

这一走，醉汉没感觉到什么，周围人却惊呆了，跟跟跄跄的脚步没有了，醉汉走得更自然了。

酒馆响起雷鸣般掌声，大家纷纷追问其故。

风伯说："这招手法，叫曲泉透阳陵泉，专门对治半月板损伤。我们中华古曲谱里头，有一首叫二泉映月，这曲泉、阳陵泉互点互按，就极有助于半月板修复，堪称神效二字，不为过也。"

众人听后，莫不对中华穴道文化生起强大兴趣。

《点穴神书》上记载：曲泉，曲者，有隐秘、隐私之称；泉者，乃地下暗水。此穴善于舒达男子精道、女子胞宫血海，有助于泌尿道弯弯曲曲的流畅度提高。

这曲泉穴，就专门治疗各大阻滞流动不畅的病。

一男子，晚上常流精，点按曲泉、关元后，精关牢固，泄精消除。

一女子崩漏不止，点按曲泉、中都后，崩中漏下得息。以中都乃肝经郄穴，主治肝疏泄过度的血症，曲泉乃肝经合穴，如蚌壳交合固摄，这些漏血就会消止。

又一妇女，阴部肿胀，点按曲泉配蠡沟，肿胀感消除。

一男子，前列腺增生，尿频急，小肚子坠胀，点按曲泉跟三阴交，小便通利，尿频急得消。

一老人，小便常带浊，此乃浊精，人体虚无力，点按曲泉、足三里，通过曲泉这肝经的合穴将精华摄住，足三里土经土穴，培土制水，尿浊迅速就得到了疗愈。

又一中风偏瘫老人，经常流鼻水、口水、眼水，根本控制不住。此乃中风后遗症，必找厥阴风木之经，又因其流水之象，必找泉、沟、池，带水之穴；更因其水液泛溢，此时不能选支沟这络穴，不能加速它泛溢，要选曲泉这合穴，有助于弯弯曲曲兜收住，有巩固之意，可以提高固摄能力；它又在腿上，所以曲泉力量比曲池大，以胳膊拧不过大腿。故点按加艾灸曲泉，迅速就化解了他中风后遗症、七窍流水之苦恼。

这就是古籍上记载，曲泉主风痨之意。古籍又说曲泉主迎风目泪，目睆睆不能见，也是这个道理。

现代研究发现，艾灸曲泉，配合百会，可以治疗阳痿、宫脱、阴挺、小便不能兜收。

道家修士认为，所入为合，合穴如同百川归海，不论你在九曲十八弯的黄河压力有多大，水一奔腾入海，压力就缓解了。所以量血压，在手臂上量出压力很大，只需在曲池、曲泉这些合穴上拨弄通开，有助于导龙入海，引川归海，迅速降压而稳定情绪。

常人把曲泉当做治膝关节不利、半月板损伤的要穴，实在委屈了曲泉，曲泉还是降压奇穴，以合主平缓，已渐入佳境。然后能更深层次的穴往大处发，义往深处挖，进而知道曲泉，能对治各类焦虑，有纠偏归正的作用，那已经领悟穴道，登堂入室了。此时你就可以明白为何曲泉，在各类报道中，讲它可以治各类风温、温热、热毒的道理。毒一入合穴就稀释，肝毒一到曲泉这里就被化解。

所以，曲泉穴还是降转氨酶，缓解急性肝炎的一个要穴，是肝火上炎，肝气烧脑的一个理想之穴。

通身上下瘙痒，只要按曲池、曲泉，上下呼应，再稍加以血海，血行风灭，何痒之有？

解穴不能光解穴性、穴义、穴效、穴理，更要深入去悟穴道。

学穴位，学得不是一个点，而是一种思维模式，一种能统一诸穴的认知!

【穴道小贴士】

曲泉：膝股上内侧，辅骨下，大筋上，小筋下陷中，屈膝横纹头取之。足厥阴肝脉所入为合水。肝虚则补之。《铜人》针六分，留十呼，灸三壮。

主癀疝，阴股痛，小便难，腹胁支满，癃闭，少气，泄利，四肢不举，实则身目眩痛，汗不出，目䀮䀮，膝关痛，筋挛不可屈伸，发狂，衄血下血，喘呼，小腹痛引咽喉，房劳失精，身体极痛，泄水下痢脓血，阴肿，阴茎痛，胕肿，膝胫冷疼，女子血瘕，按之如汤浸股内，小腹肿，阴挺出，阴痒。

第355篇
化阴消积之穴

峡湾国家公园，古代曾是高原，在高山峻岭中，形成河山湖泊，周围山峰林立，山水相依，大量未融化的冰块浮在水面，景色奇特，如入童话世界。

公园，有位退休老人，排便困难，有尿意，却难排干净。此乃尿脬问题。

风伯叫他用手搓肝经上的阴包穴，此穴主生殖泌尿，有助于水液的排泄分泌，气化流通。

自从搓热阴包后，小便无比顺畅，老人欲知其故。

风伯笑着说："你看这湖面的冰疙瘩，若无温度阳气去暖化，你行船就涩滞难通，一旦暖化以后，便畅顺无阻。而阴包这里呢，刚好通尿脬，尿脬遇冷必缩，排尿涩滞困难，就在阴包处艾灸拍打按揉，随即温通畅顺，非常舒适。"

老人听后，恍然大悟，从此不单晚上按脚，还泡脚，多年的前列腺炎、排尿障碍问题彻底痊愈。

《点穴神书》上记载：阴包穴，阴者，水也；包者，尿脬的脬，意即膀胱生殖泌尿之所。故此穴善治小腹水胀、遗尿、失精、小便难。

一小伙儿，喜吃凉冷饮食，夜间常小腹痛，按阴包，拍打三阴交后，腹痛消失。

又一壮年男子，腹股沟淋巴结炎。阴包刚好在膝盖的阴侧，通向腹股沟，此处拍打，使得淋巴结肿消解。

阴包，又法象子宫，故妇女月事不调，子宫精室不调者，可以点按阴包，以保健胞宫。

道家修士认为，阴包，乃阴成形的包块，肝经气郁或受寒后，就容易长包。

气郁，就是阴沉之脸，受寒，就是阴缩的相。故而长包块有两种人，一种是阳虚，像天冷了自动结成霜雪，肿成包块，如冻疮、脚肿；另一种是生气，肝气郁结，思则气结的包块，这叫气滞包块，是情志不能调畅，肝气不能畅达，好像绳索打结不能松解，这个包块就一直在那里，无论天冷天热它都在。

故而，化解包块有两招，一种疏肝解郁，一种温阳化气。

疏肝解郁代表方：四逆散；代表穴位：太冲、行间、大敦、蠡沟、曲泉等。

温阳化气代表方：桂枝汤；代表穴位：阳池、阳溪、温溜、阳陵泉。

而阴包穴这里，拍打热它，可以温阳化气，针刺通它，可以疏肝解郁。它又在肝经之上，专门条达气机，生发春意，消融包块，祛除积郁。

一般上半身胸胁的包块，选择脾经大包；下半身腰脚的包块，选择肝经阴包。

一患者，膝盖长个包，行动不利，拍打阴包穴后，包消肿平，恢复行走能力。

一小儿麻痹患者，肌肉萎缩，拍打阴包穴后，气通血畅，手脚四肢恢复知觉。

还有一脂肪瘤患者，腰圈、大腿积了大量瘤结，拍打后，瘤散结去。

这阴包穴是克包要穴。卵巢囊肿、脂肪瘤、子宫肌瘤都属于包瘤。若包块因情志波动变大者，点按拍打阴包，有助于解锁释缚，松解包块。

阴包穴提示我们，大量包块，皆阴成形产物，需要益阳光，消阴翳。故通过拍打艾灸，都可令阳化气功能加强，使寒散包化，肿消水利，于身体大有利益。

【穴道小贴士】

阴包：膝上四寸，股内廉两筋间，蜷足取之。看膝内侧，必有槽中。《铜人》针六分，灸三壮。《下经》针七分。

主腰尻引小腹痛，小便难，遗溺，妇人月水不调。

第356篇　足五补中之穴

大洋州，有纹身的土著人，有在胸前挂着玉雕像的毛利人，他们有着深厚的信仰跟浓烈的神崇拜。

一位毛利人，腿上长了疮痛烂肉，迟迟难愈。

风伯说："阳生阴长，阳气如果不够，疮肉是很难生长的，如同大地不春暖，鲜花很难盛开。"

于是，帮他艾灸五里穴跟臂臑穴。肝经的五里，有助于调动春生之气；大肠经的臂臑，有利于增加肌肉充实感。

不到半个月，烂疮流水收，腐肉去，新肉长。真如《百症赋》上讲："五里、臂臑，生疬疮而能治。"

《点穴神书》上记载：五里者，能理顺五脏内里。凡穴位冠以三里、五里者，皆言其善治多经病。

夫五者，五之数，肝经上带五的穴，堪称土木通调，能生肌长肉，此穴多按久按，能够明显将身板长壮。故《针灸大成》讲："五里主风劳。"招风伤风后劳损掉肉，五里可祛风长肉，对付人体消瘦。

一孩子，感冒后咳嗽月余，体重减轻数斤，神疲乏力，通过点揉五里、足三里，居然出现咳嗽痊愈，身体长圆实充满的奇迹。

《针灸甲乙经》上讲："五里主少腹中满，热痹不得尿。"

一司机，久开长途车，膀胱如同缺水发热的水箱，没有尿出来，胀痛难耐，通过针刺足五里，配合水道穴、中极穴，小便遂通。

道家修士认为，五里穴，气场相当强大，能有效地提高人体肌肉的力量。故针灸古籍上讲："五里主四肢不举。"

人以为五里只治阴囊潮湿、瘙痒疾患，是浅视了这穴道，它是肝经通达东南西北中五方的要穴，这里是连络肢体跟躯干的要点。故，凡脏腑病变引起的肢节痛，或肢体疼痛引起躯干疼，点五里可痊愈。

【穴道小贴士】

五里：气冲下三寸，阴股中动脉应手。《铜人》针六分，灸五壮。

主腹中满，热闭不得溺，风劳嗜卧。

第357篇
助阴益阴之穴

南太平洋岛国众多，因受到热带海洋性气候影响，盛产甘蔗，得天独厚，有糖岛的美称。

一种植甘蔗的妇女，婚后三年无子。

《针灸甲乙经》上记载：阴廉主妇人绝产。

风伯说："妇人求子，艾灸阴廉，可得偿所愿。"

妇女闻令即行，专心艾灸，冰冷的少腹转温暖，短少的月经恢复正常，多年绝子之象逆转，顺利怀子生产。

《点穴神书》上记载：阴廉穴，靠近阴部，廉者，侧也，在大腿内侧靠阴之处。故主治月经不调，阴道瘙痒，大腿疼痛。此处多艾灸，可扶阳益阴，通筋活络。

一跨栏运动员，拉伤大腿内侧，半个月上不了赛场，后靠艾灸阴廉，得以恢复。

一富商，骑马时大腿摩擦伤，下肢拘挛疼痛十天，艾灸阴廉，当天痊愈，行走利索。

道家修士认为，阴有内侧之意，廉有收敛之理，故阴廉穴，有助于收敛阴部内侧病患。

譬如，带下异常，阴廉配三阴交；阴中痒症，阴廉配蠡沟；下肢痒症发麻，阴廉配委中；小孩绣球风、阴囊肿大，阴廉配风市、蠡沟。

总而言之，阴廉在阴部周围，主治生殖系统疾病，效果极佳，是生殖发育要穴！

【穴道小贴士】

阴廉： 羊矢下，去气冲二寸动脉中。《铜人》针八分，留七呼，灸三壮。

主妇人绝产，若未经生产者，灸三壮，即有子。

第358篇　躁急得平之穴

南极洲，千百年来不断积雪，把这里堆成世界最高的陆地，是一个真正举世无双的冰雪世界。有大量企鹅在这里顽强地生存着，堪称南极洲的管家、大明星！

一位游客，趴在冰面上观察企鹅，起来的时候，发现睾丸拘急，冷痛难耐。原来是久卧压迫，冻伤下半身。

受冻则拘挛，风伯赶紧教他搓按急脉穴，这是足厥阴肝经最靠近睾丸的要穴，跟睾丸相互络属，内有系带相连，乃治疗睾丸冷痛拘急要穴，故称急脉。

不到盏茶功夫，游客阴部拘急疼痛消失，若无其事。

周围的游客都竖起大拇指。在这缺医少药的地方，碰上病痛，前不着村，后不着店，有钱也找不到医院。你如果精通穴道学问，举手投足之间，轻松终结病变，可见，穴道修炼，真乃人生最大保险。

《点穴神书》上记载：急脉穴，走路时这里脉动明显，受凉后拘紧板结，难以迈开。

由于这里气血流动快速滑利，一般不针刺，选择艾灸推拿，可缓解生殖系统受凉后肌肉筋脉紧张牵拉痛。

一孩子，吃完冰淇淋后，阴茎痛。此寒主收引，拘急而痛。足厥阴肝经络阴器，推拿急脉穴，艾灸大敦穴，随即阴痛消除，又活蹦乱跳。

一游客，旅游期间爬山涉水，脚在凉水里时间太长，寒气循经传感，引起小肚子痛，腿脚痛得难以迈步。此寒性拘急，寒主痛，通过点按急脉穴，艾灸阳陵泉、三阴交，温通经络血气，小腹痛得以解除，腿脚重新走路利索。

一中风后下肢走路抖动的老人，抖乃急之象，按急脉，走路抖动减轻了，甚至丢掉了拐杖。

一孩子，平时老爱跷二郎腿，还双腿抖动，乃心肝不定，是散乱焦急的表现。通过点按急脉穴、足三里，情不自禁跷二郎腿的现象就消失了。

同时，道门修士认为，通过盘腿，刚好压到急脉穴，再开急脉，可让人不焦虑，不急躁，这是对福薄慧浅之人来说，一种心沉气定的修为。

道家修士认为，急脉穴又名羊矢穴，这里有个疙瘩硬结，长期紧张焦虑后，硬结会变大变硬，引起行动不利索，严重者会引起睾丸发炎，会败坏精子、卵子，引起孕育困难。中医解释这种现象叫木郁化火，伤了肾水。如果懂得睡前松解急脉穴，在病根上下手，诸病都会痊愈。

中华穴道文明，巧借急脉一穴，教人修心炼性，易骨洗髓，去躁急，增平和，缓焦虑，延年寿。

故学穴道，不能止于治病止痛，更要精进于强壮延年，提高平和心态，增强淡定功夫，拓宽慧光领域，升华灵性力量。

【穴道小贴士】

急脉：肝经有急脉，在阴毛中之上，行小腹下，引阴丸，寒则为疼，其脉甚急。故曰急脉。能舒前阴及下腹筋脉拘急诸病，故名。

按之隐指坚然，甚按则痛引上下也，其左者中寒，则上引少腹，下引阴丸，善为痛，为少腹急中寒，此两脉皆厥阴之大络通行其中，故曰厥阴急脉，即睾之系也，可灸而不可刺，病疝，少腹痛，即可灸。

《备急千金要方》：妇人胞下垂注，阴下脱，灸侠玉泉三寸，随年壮三报。

第359篇 周身经募之穴

在南极，有世界最大的冰川，各国的探险家、科研人员纷纷汇聚于此。

由于天寒地冻，吃少了，没热量，不能御寒，吃多了，又饱撑不消化。

一位生物学家，常觉胸胁饱撑，食不下，觉体力不支，无法做研究。

风伯在他身上点按，发现章门穴处敏感，压痛现象明显，于是，肯定地说："这是脾不通畅。脾主肌肉，主力量，脾不运化，则无力量，脾有积，则无力。没有力量就要找大力穴，大力穴就是募穴。募穴者，是能募捐力量，募集卫兵，募招勇士之穴。"

于是，教生物学家侧拍章门。拍完后奇迹出现，见食不喜的现象消失了，闻香则悦、食饭知味的感觉复来，胸腹不再胀满。

在这天寒地冻，缺医少药的研究所里头，学会点按穴位，拍打经络，真是保健养生的一招强大王牌。

生物学家开心地每天敲敲打打，点点按按，连平日容易头痛脑热、鼻塞、腰酸疼痛都好了。

《点穴神书》上记载：章门穴，章者，障也，又胀也，乃脾之募穴，章门又是脏会，八会穴中统管五脏的。当五脏四面有痰饮水湿障碍，使脾难以运化，此穴能增加脾运化能力，故为脾之募穴，有助于推陈生新血，排积增力气。如此，气血足，百病除，反之，气血虚，万邪生。

一患者，时常四肢无力，筷子都拿不住，自从拍打章门穴后，脾主四肢能力加强，好像脏腑一下募集到粮草，手脚一下灵活多了。

一中风的老人，口唇歪斜，口水情不自禁漏出来。此乃中风后久坐伤肉，伤肉即伤脾，拍打脾经募穴章门，居然脾开窍于口能力加强，统摄水湿功能恢复，口歪得正，漏水得收。

故五脏六腑虚弱，就要用俞募配穴法，经络水道不通，就要选择原络配穴法。原络穴在肢节，有助于经络通达；俞募穴在腹背，有助于脏器强壮。

故《十二经募穴歌》必须了然于胸。五脏六腑不能推陈出新，就要选择募穴。

正如《黄帝内经》上讲："胆虚气上溢而口为之苦，治以胆募俞；"脾虚气逆不降，而舌苔腻口浊，治之以脾募穴、胃募穴。这些募穴的拍打，就像脏腑将浊气埋葬一样。募通墓，带降之意，但凡募穴，都能降本经的浊气。就像尘归尘，土归土，人死归坟墓一样，而浊阴必定归募穴也。

正如《十二经募穴歌》曰：

大肠天枢肺中府，小肠关元心巨阙。膀胱中极肾京门，肝募期门胆日月。胃募中脘脾章门，三焦募在石门穴。膻中穴是包络募，从阴引阳是妙诀。

道家修士认为，临床上，如果六腑发生病变，每在相关募穴处会出现压痛及敏感现象，在此处按摩导引，针刺艾灸，通常效果比较好。

比如，大肠病取天枢穴，无论便秘泄泻，艾灸点按天枢穴，皆效果极佳。胃脘痛，取中脘穴，无论胃炎、胃出血、胃胀、胃下垂等，按摩下针中脘穴，皆有大利益。况中脘又为腑会，非独治胃，六腑皆治。

为何讲募穴有从阴引阳之意？原来，募者，有终结的意思，厨余垃圾埋葬下去，产生的营养就能孕育出蔬菜果苗新生的力量。

所以，募穴是从坟墓中获得力量，从土地里头获取营养，从推陈之中获得新生。

故，无论寒热虚实，阴阳表里诸证，调理募穴，皆有助于平定和谐。

故募穴歌必须熟记。通过十二经募穴，就可以调五脏六腑之疾，是为不可思议。

【穴道小贴士】

章门（一名长平，一名胁髎）：大横外，直季胁肋端，当脐上二寸，两旁六寸，侧卧，屈上足，伸下足，举臂取之。又云："肘尖尽处是穴。"脾之募。足少阳厥阴之会。《难经》

曰："脏会章门。"疏曰："脏病治此。"《铜人》针六分，灸百壮。《明堂》日七壮，止五百壮。《素注》针八分，留六呼，灸三壮。

主肠鸣盈盈然，食不化，胁痛不得卧，烦热口干，不嗜食，胸胁痛支满，喘息，心痛而呕，吐逆，饮食却出，腰痛不得转侧，腰脊冷疼，溺多白浊，伤饱身黄瘦，贲豚积聚，腹肿如鼓，脊强，四肢懈惰，善恐，少气厥逆，肩臂不举。

东垣曰："气在于肠胃者，取之太阴、阳明。不下，取三里、章门、中脘。"

魏士珪妻徐病疝，自脐下上至于心皆胀满，呕吐烦闷，不进饮食。滑伯仁曰："此寒在下廉，为灸章门、气海。"

第360篇　如期而至之穴

北极地区，广大无比，气候异常寒冷，这里有冰上霸主——北极熊，在冰冷的海中，它仍然可以凭借强劲有力的脚掌，游水滑行，体内能量非常充足，泡在冰水里，居然一口气可以游近百里。

有一位中国女探险家到北极探险，在寒天冻日之中，经期该来不来，紧张得胸闷心慌头痛。

风伯说："经期不守约就按期门、交信二穴，可使月经如期而至。此二穴乃治疗血证二穴，乃疏通月经为最。"

自从按摩期门后，经期恢复正常，顺期而来，同时，头痛胸闷胁胀的综合征也随之而去。

这对于常年在外舟车劳顿，考试压力大，探索研究负担重的妇女朋友们，点按期门，无疑就是维护月经如期而至的一妙招！

《点穴神书》上记载：期门穴，乃肝经之募穴，能降肝毒，泄肝浊。

一脂肪肝患者，按期门、丰隆，脂质消融，血脂回归正常。

一胆固醇偏高的商人，按期门、胆俞，胆固醇得以下降。

更有夜间两点钟常胸胁痛醒的患者，此肝气不畅，按期门、太冲，气血冲和，百病不生。一气周流，万邪立安。

期门像日期一样，往来寒暑，日月来复，非常有规律。凡疾病规律性发作的，可点按期门。譬如疟疾、疝气、往来寒热、经期头疼、经期肚胀、经期腰酸，总而言之，跟日期相关性强大的，点期门，可缓解之。

一妇女，经期必痛得卧病在床，难以上班，点期门、三阴交，腹痛之症大解，再服姜枣茶，遂得根治。

道家修士认为，凡带门之穴，皆善开合表里内外，而期门，它是肝经的募穴，能开肝胆排泄消化液，有助于消融宿食，化解积滞。

一学生，老容易发困，喜欢把自己关闭在家，宅在卧室。这是肝郁木滞之象，宜疏肝解郁，条达木气，选择拍打期门后，居然提神醒脑，有往操场运动场上跑的冲动，又恢复了往日精神抖擞、神采飞扬的乐观青年应有气质。

一胆囊壁毛糙的男子，常脾气暴，咽喉痛，刺期门跟阳纲后，居然胆痛消，怒气冲冲得到疏条，身心舒适，病去若失。

一白内障患者，好嗔怒，人说他双目是气花的，遂点按期门跟临泣穴，目中涌出津液，如同洗车冲水，遂得焕然一新，耳聪目明。

期门是排肝毒的要穴，是祛除肝积、肝浊不可多得的好穴。

张仲景对付郁证，有两招一招，外感风寒束头颈的，要刺风池、风府；另一招，内伤郁闷，想不开想不通，胸闷气闭的要刺期门。

外感病治风，要刺风池、风府，内伤病治气，要刺期门、章门，此二穴堪称人体祛郁要穴，能令五脏元真通畅，何病可生？

《金匮要略》曰："五脏元真通畅，人即安和，客气邪风，中人多死。"

期门、章门，是调理五脏元真。章门乃脏会也，乃脾之募穴，期门又是肝经的募穴，善推陈出新，这是募穴的作用。

风池风府，在胆经，督脉上，能助阳祛风，解表发汗，排除客气、邪气，使外感表邪一汗而解，大有汗出一身轻之效。

故学者学医、学药、学经、学穴道，不可贪多嚼不烂，常需一穴研透，便可一招鲜吃遍天。

故知，穴道者，不可不知；孔窍者，不可不识。不知穴道，则气血结聚不明；不识孔窍，则病邪所在不清。不识气血流注，不知病疾所处，何病能疗？何疾可愈？

【穴道小贴士】

期门： 直乳二肋端，不容旁一寸五分。又曰："乳旁一寸半，直下又一寸半。"肝之募。足厥阴、太阴、阴维之会。《铜人》针四分，灸五壮。

主胸中烦热，贲豚上下，目青而呕，霍乱泄利，腹坚硬，大喘不得安卧，胁下积气，伤寒心切痛，喜呕酸，食饮不下，食后吐水，胸胁痛支满，男子妇人血结胸满，面赤火燥，口干消渴，胸中痛不可忍。伤寒过经不解，热入血室，男子则由阳明而伤，下血谵语，妇人月水适来，邪乘虚而入，及产后余疾。

一妇人患热入血室，许学士云："小柴胡已迟，当刺期门。"针之，如言而愈。

太阳与少阳并病，头项强痛，或眩冒，时如结胸，心下痞硬者，留刺大椎第二行肺俞、肝俞，慎不可发汗，发汗则谵语，五六日谵语不止，当刺期门。

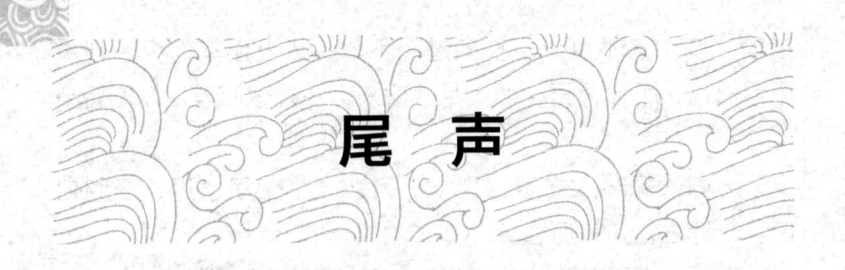

尾 声

青山。

夕阳。

古松下。

一个孩童正托着下巴，眼睛滴溜溜地转着。

他前面坐着一个老人，望着天边的落日余晖。

孩童说，爷爷，我怎么觉得故事里的风伯伯就是您呢?

老人回过神来，笑着说，风伯的故事讲完了，不过接下来，我还会给你讲凤哥一指，花婆巧手，你要不要听啊?

孩童拍着手说，要听要听，起码听故事比背《针灸大成》有趣多了。

老人摸着孩童的头说，再多的有趣的故事，也是从这本书演变出来的，老实把它啃下来，你就可以像风伯一样，逍遥自在于天地中了。

孩童看着《针灸大成》，两眼发光，好像看到了名山大川，江河湖海，草原戈壁……